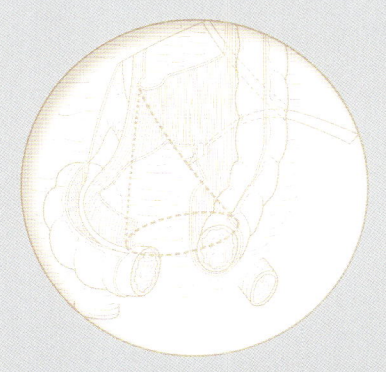
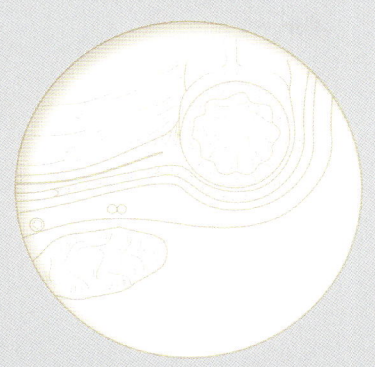
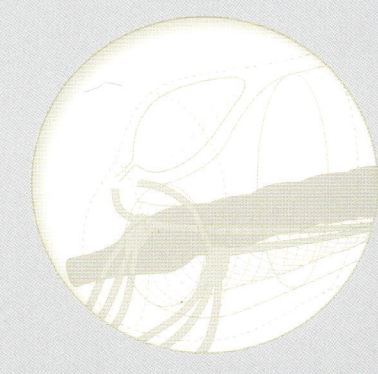

腹腔鏡下大腸癌手術

Laparoscopic Colorectal Cancer Surgery

発生からみた筋膜解剖に基づく手術手技

［監修］加納宣康　亀田総合病院・特命副院長，主任外科部長
［著］三毛牧夫　亀田総合病院・外科部長

医学書院

著者略歴

三毛牧夫（みけまきお）Makio Mike M.D., Ph.D.

1952年（昭和27年）　愛知県に生まれる。
1982年（昭和57年）　秋田大学医学部卒業
1985年（昭和60年）　秋田大学医学部第2外科に入局。公立角館総合病院外科（科長），
　　　　　　　　　　厚生連雄勝中央病院外科（科長），千葉徳洲会病院外科（部長），
　　　　　　　　　　亀有病院外科（部長）などに勤務
2004年（平成16年）　亀田総合病院外科（医長）
2007年（平成19年）　同　外科部長
　　　　　　　　　　現在に至る。

日本外科学会指導医・外科専門医
日本消化器外科学会指導医・消化器外科専門医

所属学会：日本内視鏡外科学会，日本臨床外科学会，臨床解剖学研究会，万国外科学会，
アメリカ消化器内視鏡外科学会，アメリカ結腸直腸外科学会，アメリカヘルニア学会

腹腔鏡下大腸癌手術
―発生からみた筋膜解剖に基づく手術手技

発　行　2012年5月1日　第1版第1刷Ⓒ

監修者　加納宣康（かのうのぶやす）
著　者　三毛牧夫
発行者　株式会社　医学書院
　　　　代表取締役　金原　優
　　　　〒113-8719　東京都文京区本郷1-28-23
　　　　電話　03-3817-5600（社内案内）
印刷・製本　三美印刷

本書の複製権・翻訳権・上映権・譲渡権・公衆送信権（送信可能化権を含む）
は（株）医学書院が保有します．

ISBN978-4-260-01476-2

本書を無断で複製する行為（複写，スキャン，デジタルデータ化など）は，「私
的使用のための複製」など著作権法上の限られた例外を除き禁じられています．
大学，病院，診療所，企業などにおいて，業務上使用する目的（診療，研究活
動を含む）で上記の行為を行うことは，その使用範囲が内部的であっても，私的
使用には該当せず，違法です．また私的使用に該当する場合であっても，代行
業者等の第三者に依頼して上記の行為を行うことは違法となります．

JCOPY　〈(社)出版者著作権管理機構　委託出版物〉
本書の無断複写は著作権法上での例外を除き禁じられています．
複写される場合は，そのつど事前に，(社)出版者著作権管理機構
（電話　03-3513-6969，FAX 03-3513-6979，info@jcopy.or.jp）の
許諾を得てください．

監修者序

　外科医としては胆嚢摘出術が最初の経験と言ってよい腹腔鏡下手術は，わが国でも1990年以降急速に普及し，現在，各種の領域の手術に応用されている．

　なかでも，消化器外科領域において大腸手術への応用には近年目覚ましいものがある．

　亀田総合病院では現在，三毛牧夫部長がこの分野の責任者として大腸癌手術に取り組み，彼のライフワークとも言える「発生学に基づいた臨床解剖学」に沿った大腸癌手術を若手医師に厳しく教えこんでいる．

　筆者自身も三毛先生に代わって，指導の立場で大腸癌手術の前立ちとして手術に入ることがあるが，そのたびに当院の若い外科医たちが三毛先生の厳しい指導のお陰で，正しい臨床解剖学を身につけ，その知識に基づいて，厳密に筋膜解剖を意識した手術を学んできていることを実感している．私はともすれば従来の系統解剖学の知識を基に，「出血せず早く手術が進む層」を追求した術式をとりがちであるが，三毛先生およびその指導を受けた若い医師たちの正しい臨床解剖学に則った手術に，いつも私は感動を覚えるのである．

　世に大腸癌手術の権威と言われる外科医は多いが，三毛先生が彼の尊敬する師である高橋　孝先生の意志を継ぎ，さらにそれを発展させようとしているのをみて，その研究成果を世の中の多くの若い外科医に少しでも合理的に伝える方法はないものかと思案してきたのであるが，このたび医学書院各位のご協力・ご指導で，これを実現することができた．

　目を通された皆様からは，あるいは異論が出る可能性もあることを覚悟して，この書を世に問うものである．若手医師たちの進歩の一助になるものと信じて，監修の言葉とする．

2012年3月吉日　亀田総合病院中央手術室にて

加納宣康
亀田総合病院 特命副院長，主任外科部長，内視鏡下手術センター長
帝京大学医学部外科学客員教授
安房地域医療センター　顧問
マハトマ・ガンジー・メモリアル医科大学名誉客員教授

序

　外科学の基礎は総論にある．それでは，総論とは何かと考えたときに最も大切なことは，「言葉」であるとの結論に至った．手術手技を完全なものとするには，外科手術で使用する言葉の定義から始めなければならない．その上で，手技の基礎となる臨床解剖を理解する必要が生じる．そして，臨床の場での視認に耐えうる臨床解剖でなくてはならない．したがって，言葉の認識が異なっていれば，スタッフ間で共通の基盤を持ちえない．

　2004年2月縁あって，亀田総合病院主任外科部長 加納宣康先生から腹腔鏡下大腸手術を導入してほしいとの依頼をもとに，私は亀田総合病院に入職した．それから，はや8年の月日が経過した．

　この間，消化器外科において腹腔鏡下手術はどこの病院でも普通に行われる一般的な手術になり，その術式も適応が拡大され安全性も著しく向上した．特に大腸癌手術においてはその症例数も増加しつつあり，今や腹腔鏡下大腸癌手術は，特殊手術ではなくなりつつある．これに伴い，さまざまな著作物・ビデオが出版され，教育講演なども多く行われている．それらにおいては，腹腔鏡による術野の拡大視により，微細な手術手技が詳細に述べられ，アプローチにおける正しい解剖の認識がこの手術では如何に大切であるかが理解されるようになってきた．これはすなわち，手術手技において筋膜解剖の認識こそが合併症を減らすことにつながると考えられ，臨床解剖学に基づいた術式の再考察が行われるに至っている．

　しかしながら，その臨床解剖の理解には往々にして基本的な概念から離れた考察も多く見られる．臨床解剖学では本来，剥離層を発生学的認識に基づいた筋膜解剖から理解し，手術における最適な層の選択が第一義となるべきであると考える．この一方で，今でも腹腔鏡下大腸癌手術に関する著作や講演に欠如していることは，まさに手術手技そのものに関しての詳細な説明である．すなわち，術者が今まさに行っている手技について，適切な解剖学用語を用いて，誰でも十分に理解しうる説明がなされていないということである．もちろん，今まで腹部手術手技の多くは，術者の経験と勘で行われてきた歴史があり，欧米での手術手技もわが国と同様である．つまり，旧来の系統解剖学から得た血管構築を参考にした外科手術の域をいまだに出ていないのである．外科医にとっての第一歩は人体解剖に熟知することであるが，従来の経験や考えに囚われない，発生学の基礎に基づいた筋膜構成を理解した腹腔鏡下手術を施行できて，はじめて新しい外科医の誕生となる．

　筆者は，腹腔鏡下大腸癌手術の実地・教育において，スタッフとの共通認識のためには，言葉の定義と解剖，特に臨床解剖が重要であると考え，腹腔鏡下大腸癌の手術手技についてマニュアルを作成し，実践してきた．ここに，当院で施行している手技と考え方，そして言葉の定義と臨床解剖について出版して，世の外科医にその重要性を問いたいと考えたのであった．

　本書での手技は，最終的には補助切開を行い，その創からの手技も含むことから，実際には「腹腔鏡補助下大腸癌手術」としたほうがわかりやすいとも考えられる．しかし，その内容の多くは臨床解剖に沿った手技であり，完全腹腔鏡下大腸癌手術も腹腔鏡下手術として呼ばれることが多いことから，すべてを含めての「腹腔鏡下大腸癌手術」と呼称することとした．

　最後に，腹腔鏡下大腸癌手術の実施・指導に関して，大きな心で見守り指導してくださった主任外科部長の加納宣康先生に厚く御礼申しあげます．そして，今は天国にいらっしゃる元癌研究会附属病院外科部長，故 高橋 孝先生にも，本著作を捧げ厚く御礼申しあげます．さらに，日々の手術において一緒に仕事をしてくれている同僚のドクターならびに看護師や技術スタッフの方々にも深く感謝いたします．

この2年間オリジナルのイラストを作成をしてくださった兄の友人でもある青木出版工房の青木勉氏にも御礼申しあげます。なお，このように仕事に十分に専念できるのは妻 千津子の支えのお陰でもあります。

　今回，書籍刊行の機会を与えてくださった医学書院の伊東隼一氏，編集のサポートをしてくださった川村静雄氏に感謝致します。

　2012年3月　春まだ浅き日に

亀田総合病院外科　　三毛牧夫

目次

 **基礎編** 腹腔鏡下手術で理解しておきたい筋膜の解剖と脈管解剖 ——————— 1

はじめに 2

- **I** 言葉の定義—剥離，切離と癒合，癒着 ……………………………… 2
    1. 剥離と切離の概念 2
    2. 癒合と癒着の相違 2
    3. 腹腔鏡下手術での剥離の考え方 4
- **II** 胎生期の腹膜配置・体壁 ……………………………………………… 4
- **III** 腸管回転と腹膜 ………………………………………………………… 6
- **IV** 胃と横行結腸との関与—特に横行結腸中央部での関係 …………… 8
- **V** 組織学的にみた筋膜の存在 …………………………………………… 8
- **VI** 大腸血管解剖とリンパ節郭清度 ……………………………………… 10
    1. 右側結腸の血管解剖とリンパ節郭清度 10
    2. 左側結腸の血管解剖とリンパ節郭清度 11
    3. 結腸脾彎曲部の血管解剖 11
- **VII** 結腸癌手術術式の種類と定義 ………………………………………… 14
- **VIII** 臍の筋膜解剖と Hasson カニューレの挿入の仕方 ………………… 16

まとめ 17

文献 18

応用編　腹腔鏡下大腸癌手術の基本 — 19

A　腹腔鏡下大腸癌手術アプローチの基本 — 20
1. 術中体位　20
2. トロッカーの留置位置　20
3. 小腸移動と体位変換　21
4. 腹腔内の解剖学的指標の確認と腹腔検索　23

文献　23

B　腹腔鏡下S状結腸切除術 — 24
- I　適応 …… 24
- II　切除範囲，郭清度 …… 24
- III　病変のマーキング，術前処置 …… 24
- IV　S状結腸に関する基本的事項 …… 24
- V　S状結腸の血管系 …… 25
- VI　下行結腸，S状結腸とS状結腸窩の筋膜構成 …… 26
- VII　手術の実際 …… 29
  1. 術中体位の取り方　29
  2. アプローチの基本　29
  3. 手術の手順　29
     - ⓐ 外側アプローチ　30
     - ⓑ 内側アプローチ　41
     - ⓒ 直腸周囲の剥離　49
     - ⓓ 肛門側S状結腸あるいは直腸切離　49
     - ⓔ 腸管吻合　52
     - ⓕ ドレーン挿入，閉創　52
- VIII　筋膜構成をどのように理解するか …… 53
  1. 腹膜下筋膜深葉　53
  2. 直腸後方の筋膜構成〜直腸固有筋膜　54
  3. 内側アプローチの指標　54
  4. 外側アプローチの指標　55

文献　55

C　腹腔鏡下直腸低位前方切除術 — 58
- I　適応 …… 58
- II　切除範囲，郭清度 …… 58

Ⅲ	病変のマーキング，術前処置	58
Ⅳ	S状結腸，直腸の血管解剖	59
Ⅴ	直腸の筋膜構成の基礎	60

1. 大動脈分岐部のレベル　60
2. 岬角のレベル　62
3. 直腸膀胱窩のレベル　62
4. 側方靱帯のレベル　62
5. 腹膜下筋膜深葉の最終ラインの尾側のレベル　64

| Ⅵ | 手術の実際 | 64 |

1. 術中体位の取り方　64
2. アプローチの基本　65
3. 手術の手順　65
   - ⓐ 外側アプローチ　65
   - ⓑ 内側アプローチ　75
   - ⓒ 小骨盤腔内（特に直腸後腔）の剝離　83
   - ⓓ 直腸腹側の切離・剝離（Denonvilliers 筋膜腹側の剝離）　86
   - ⓔ 右側方靱帯の剝離・切離　88
   - ⓕ 左側方靱帯の剝離・切離　88
   - ⓖ 直腸腹側のさらなる剝離・切離（Denonvilliers 筋膜の切離）　88
   - ⓗ 直腸の切離　89
   - ⓘ 腸管吻合　91
   - ⓙ ドレーン挿入と閉創　91

| Ⅶ | 腹腔鏡下手術における新たな臨床解剖学の重要性
―直腸筋膜の臨床解剖 | 91 |

1. 骨盤内の筋膜構成―直腸固有筋膜　92
2. 内側アプローチの指標　92

文献　94

D　腹腔鏡下腹会陰式直腸切断術　98

Ⅰ	適応	98
Ⅱ	切除範囲，郭清度	98
Ⅲ	ストーマサイトマーキング，術前処置	98
Ⅳ	S状結腸，直腸の血管解剖	98
Ⅴ	直腸の筋膜構成の基礎	98
Ⅵ	手術の実際	99

1. 術直前処置　99
2. 術中体位の取り方　99
3. アプローチの基本　100
4. 手術の手順　100

- ⓐ 外側アプローチ　*100*
- ⓑ 内側アプローチ　*100*
- ⓒ 直腸背側の剝離　*100*
- ⓓ 直腸腹側の切離・剝離（Denonvilliers 筋膜腹側の剝離）　*104*
- ⓔ 右側方靱帯の剝離・切離　*104*
- ⓕ 左側方靱帯の剝離・切離　*104*
- ⓖ 直腸腹側のさらなる剝離・切離（Denonvilliers 筋膜の切離）　*104*
- ⓗ S 状結腸の切離　*104*
- ⓘ 会陰からの操作　*105*
- ⓙ 人工肛門の造設　*107*
- ⓚ ポート部閉創と人工肛門の maturation　*108*

Ⅶ　骨盤底筋膜の構成と手術のポイント　………………………………………………　109
　　文献　*112*

E　腹腔鏡下右側結腸切除術　——　116

Ⅰ　適応　………………………………………………………………………………………　116
Ⅱ　切除範囲，リンパ節郭清度　……………………………………………………………　116
Ⅲ　病変のマーキング，術前処置　…………………………………………………………　116
Ⅳ　上腸間膜動静脈系の分岐形態とリンパ節郭清　………………………………………　117
Ⅴ　右側結腸切除術式の定義　………………………………………………………………　118
Ⅵ　右側結腸の筋膜構成　……………………………………………………………………　120
Ⅶ　手術の実際　………………………………………………………………………………　123
　1．術中体位の取り方　*123*
　2．アプローチの基本　*123*
　3．手術の手順　*124*
- ⓐ 小腸間膜基部の切離・剝離　*124*
- ⓑ 腹膜下筋膜深葉からの剝離　*125*
- ⓒ 上行結腸と横行結腸の直線化　*126*
- ⓓ 肝彎曲の授動　*127*
- ⓔ 小開腹　*127*
- ⓕ 腸管切除・吻合　*128*
- ⓖ 閉創　*128*

Ⅷ　右側結腸部における筋膜の構成　………………………………………………………　130
　1．後腹膜アプローチにおける切開・剝離の指標　*130*
　2．内側アプローチにおける剝離操作　*131*
　3．右側結腸の授動　*131*
　　文献　*131*

F　腹腔鏡下左側結腸切除術　——　134

Ⅰ　適応　………………………………………………………………………………………　134

Ⅱ	切除範囲，郭清度	134
Ⅲ	病変のマーキング，術前処置	134
Ⅳ	結腸脾彎曲部の特異的な血管支配	134
Ⅴ	左側結腸切除術式の定義	136
Ⅵ	横行結腸，下行結腸と結腸脾彎曲部の筋膜構成	137
Ⅶ	手術の実際	144

　　1．術中体位の取り方　144
　　2．アプローチの基本　144
　　3．手術の手順　145
　　　　ⓐ S状結腸外側アプローチ　145
　　　　ⓑ S状結腸内側アプローチ　147
　　　　ⓒ 下行結腸授動　154
　　　　ⓓ 胃結腸間膜からのアプローチ　156
　　　　ⓔ 小開腹　158
　　　　ⓕ 腸管切除・吻合　158
　　　　ⓖ 閉創　158

| Ⅷ | 結腸脾彎曲部の授動のための筋膜構成の理解 | 158 |

　　文献　159

G　腹腔鏡下大腸亜全摘術 ——— 161

Ⅰ	適応	161
Ⅱ	切除範囲と郭清度	161
Ⅲ	術前処置	161
Ⅳ	大腸の血管解剖	161
Ⅴ	大腸の筋膜構成	162

　　1．右側結腸　162
　　2．S状結腸　167
　　3．直腸　169
　　4．脾彎曲部　173
　　5．肝彎曲部　179

| Ⅵ | 手術の実際 | 180 |

　　1．術中体位の取り方　180
　　2．アプローチの基本　181
　　3．手術の手順　181
　　　　ⓐ 右側結腸の授動　182
　　　　ⓑ 内側アプローチによるS状結腸の授動　183
　　　　ⓒ 直腸（特に直腸後腔）の剝離　193
　　　　ⓓ 直腸腹側の切離・剝離（Denonvilliers筋膜腹側の剝離）　195
　　　　ⓔ 右側方靱帯の剝離・切離　197

xii 目次

- **f** 左側方靱帯の剝離・切離　197
- **g** 直腸腹側のさらなる剝離・切離（Denonvilliers 筋膜の切離）　198
- **h** 直腸の切離　198
- **i** 左側結腸の授動　199
- **j** 肝彎曲の授動　202
- **k** 上腹部での小開腹　203
- **l** 腸管吻合　203
- **m** ドレーン挿入と閉創　203

Ⅶ　筋膜構成を理解すれば将来は QOL を備えた腹腔鏡下大腸全摘術も可能に ……………………………………………………………………… 204

文献　205

欧文索引　211
和文索引　213

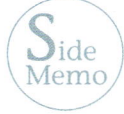

- 大腿ヘルニアにおける筋膜構成　5
- 傍十二指腸ヘルニア　7
- S 状結腸の Medial-to-lateral vs Lateral-to-medial アプローチ（MtL vs LtM）について　56
- 現在の直腸筋膜構成の問題点とその考え方—特に手術手技との整合性　95
- 傍仙骨アプローチ（いわゆる Kraske 手術）における筋膜構成　113
- 右側結腸の Medial-to-lateral vs Lateral-to-medial アプローチ（MtL vs LtM）について　132
- 横行結腸癌に対する筋膜構成を考えた手術手技
　—横行結腸の肝彎曲，脾彎曲からの外し方　160
- 腹部筋膜構成の理解が難しい部位での考え方　206

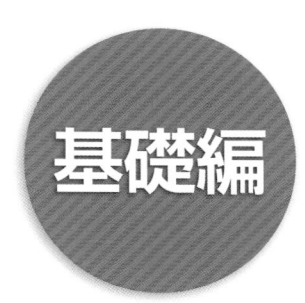

腹腔鏡下手術で理解しておきたい筋膜の解剖と脈管解剖

はじめに

　腹腔鏡下手術が消化器外科では一般的になった。特に大腸癌手術においてはその症例数も増加の一途をたどっている。そして，その手術手技については，腹腔鏡による拡大視によって微細構造が明らかになったことで，アプローチ方法と筋膜解剖の認識がこの手術にとって大切であることが理解されるようになった。さらに，結腸・直腸における手術手技においては，筋膜解剖の認識こそが合併症を減らすことにつながると考えられ，臨床解剖学に基づいた再検証が行われている。しかしながら，この臨床解剖の考察には基本的な概念から離れたものも散見されている。そこで，本書では改めて剝離層を発生学に基づいた筋膜解剖から理解しなおし，最適な剝離層の選択を前提とした新たな手術手技の提唱をしようと思い立つに至った。外科医にとっての第一歩は人体解剖に熟知することである。すなわち，発生学の基礎に基づいた筋膜構成を理解してはじめて，新しい外科医の誕生となると言えよう。

I　言葉の定義―剝離，切離と癒合，癒着

　開腹法と比較し視覚・触覚・運動の制限のある内視鏡下手術でも，消化器外科手術の基本は剝離と切離である。これらの制限を克服し，剝離・切離を行うには，体位の選択，ポートの位置が重要になる。斜視鏡や先端方向可動性の電子スコープの利用により，むしろ開腹法よりも多方向からの術野の観察は可能になり，術野を拡大視できることから，剝離・切離もより精密な手技となった。逆に，術野拡大により，視野が狭いということが，一手動（ストローク）を小さくさせており，時間を要する操作とならざるをえない。このため，癒着の剝離は電気メスで可能であるが，止血を伴う切離操作では内視鏡下手術用の超音波凝固切開装置（USAD：ultrasonically activated device）がその有用性を発揮する。

1．剝離と切離の概念

　手術療法とは常に，温存すべき部分と摘除すべき部分とを区別し，前者を残し後者を撤去する作業にほかならない。このことから，境としての筋膜構成の理解がさらに重要度を増している。特に悪性疾患に対する根治的手術療法では，残存する部分と除去される部分の境界を峻別しなければならない。合理的にかつ厳格に規定されたこの境界に沿った摘除操作を「剝離」と呼び，特にリンパ管，リンパ節に対して行われた剝離を「郭清」と呼ぶ。

　厳密に定められた境界は1本の細い線で表される。これが太く幅のある線であれば，その境界に沿った摘除は「剝離」ではなく「切離」と呼ばなければならない[1]。

2．癒合と癒着の相違

　消化器には癒着と癒合が存在し，厳密にこの違いを認識しなくてはならない。発生学上の筋膜解剖に則り癒合部の腹側あるいは背側の剝離操作を行うことにより最終的に消化管の切除が可能になるわけである。したがって，癒合筋膜の概念が理解できていないと臨床解剖の理解ができないことになり，ひいては手術が順調に運ばないことになる。もちろん，外科教育にもつながらない。

　ここで，言葉の使用についての定義の再確認をしなくてはならない。なぜなら，筋膜構成，筋膜解剖で頻繁に使用される言葉に間違いが生じているからである。まず，筋膜とは，肉眼で視認できるほどの大きさをもった結合織の塊と定義される。その構成はさまざまであるが，一般的に筋膜のなかの膠原線維が織り合わされており，腱や腱膜でみられる緻密な並行方向の構成はめったに持ち合わせていない[2,3]。さらに，「筋膜は筋を覆うものとは限らない。ほかの器官（腺など）の表面を包むものや，疎性結合織の膜性のしきりをなしているものなどがある。また，太い血管の周囲にみられることのある鞘も一種の筋膜といえる」[4]とされている。

　臨床解剖学の書として最も頻用されるのは，フランスの解剖学書の訳書『臨床解剖学ノート．腹

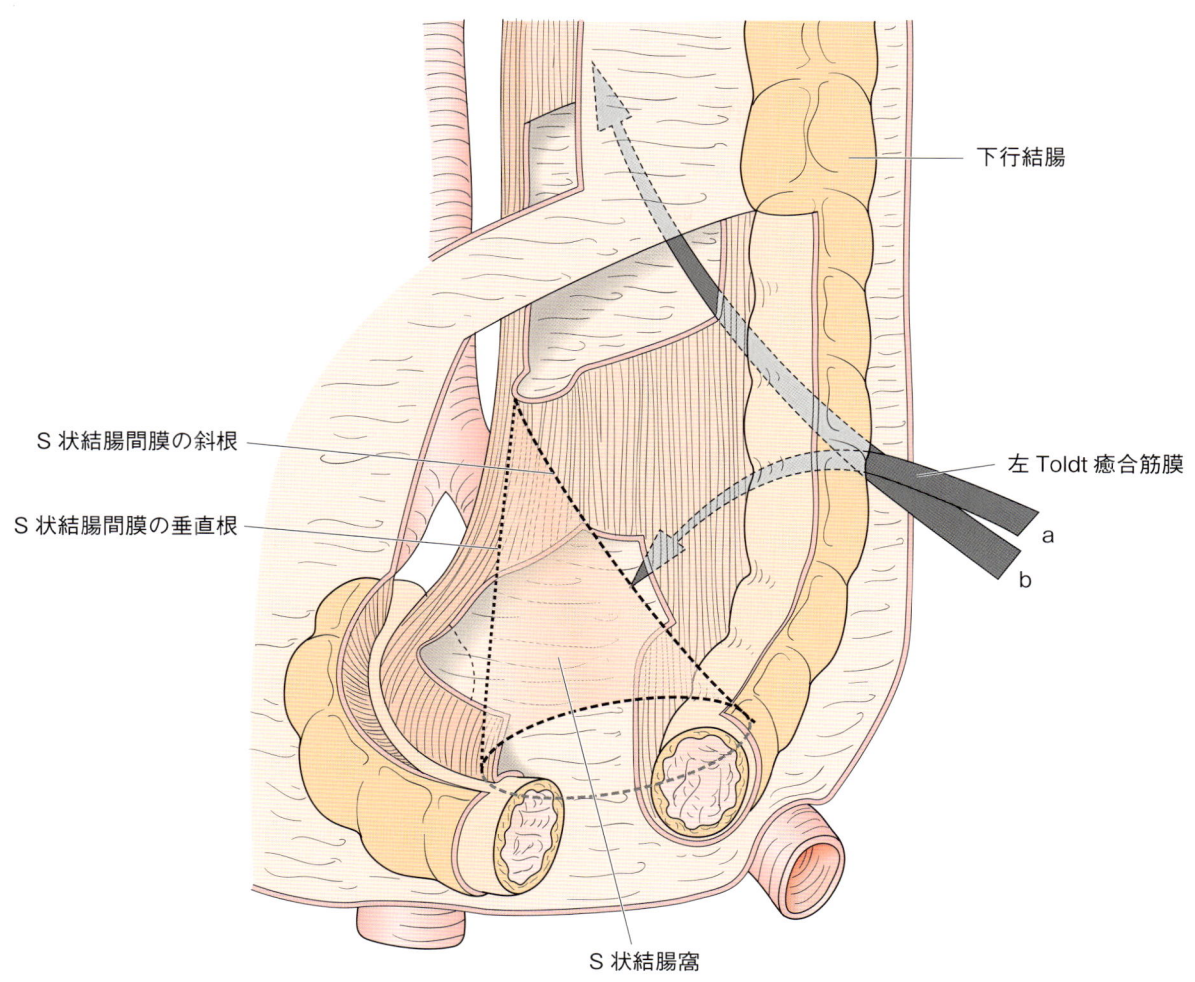

図1 臨床解剖学ノートでのS状結腸の癒合筋膜
矢印(a, b)は,剥離可能を意味する矢印ではなく,左Toldt癒合筋膜が形成される面を示している。
(Mike M, Kano N：Laparoscopic-assisted low anterior resection of the rectum；A review of the fascial composition in the pelvic space. Int J Colorectal Dis 26：405-414, 2011)

部編（Ⅰ），（Ⅱ）』Perlemuter L, Waligora J（著），佐藤達夫・高橋　孝（訳）（中央洋書出版部，1980年出版）[5]である。本書の多くの図においては，癒合筋膜が形成されている部位に矢印が記されており，例えば，図1の矢印2本(a, b)は左Toldt癒合筋膜形成部位を表しているが，この矢印が剥離可能部分との誤解を生んでいる。癒合筋膜の定義は，「隣り合う漿膜が相互の可動性を失い，ついには癒合することにより結合織の薄板に化してしまうこと」[4, 6, 7]といえ，決して癒合筋膜のなかを剥離することができないと定義することができる。また，癒合と癒着の相違の理解が大切である。「生理的癒着」なる語が使用されることもあるが，これが癒合を意味しているのか病的癒着の対極にある言葉なのかも定義が曖昧であるので，ここでは使用しない。

　さらに，解剖学用語としての前後という言葉は別として，方向を表す言葉として，前後という恣意的な言葉はなるべく用いず，腹側，背側，頭側，尾側，左側，右側という普遍的な言葉を使用する。これによって，患者のどの方向であるかが間違いなく表現できる。また，接頭語についての注意事項として，「臓側」という語があれば必ず「壁側」という語がつけられた解剖学用語がなくてはならない。さらに，「剥離する」という表現に関しては，今までの筋膜剥離記載の多くが「ある筋膜を剥離する」といった誤解を生む表現にあふれている。しかし，実際は，2枚の筋膜の間を剥離するのか，1枚の筋膜の腹側あるいは背側を剥離するかのこの2つの場合しかありえない。そして，郭清とは剥離された2枚以上の筋膜に挟まれて存在するリンパ管，リンパ節をある境界で切離することである。

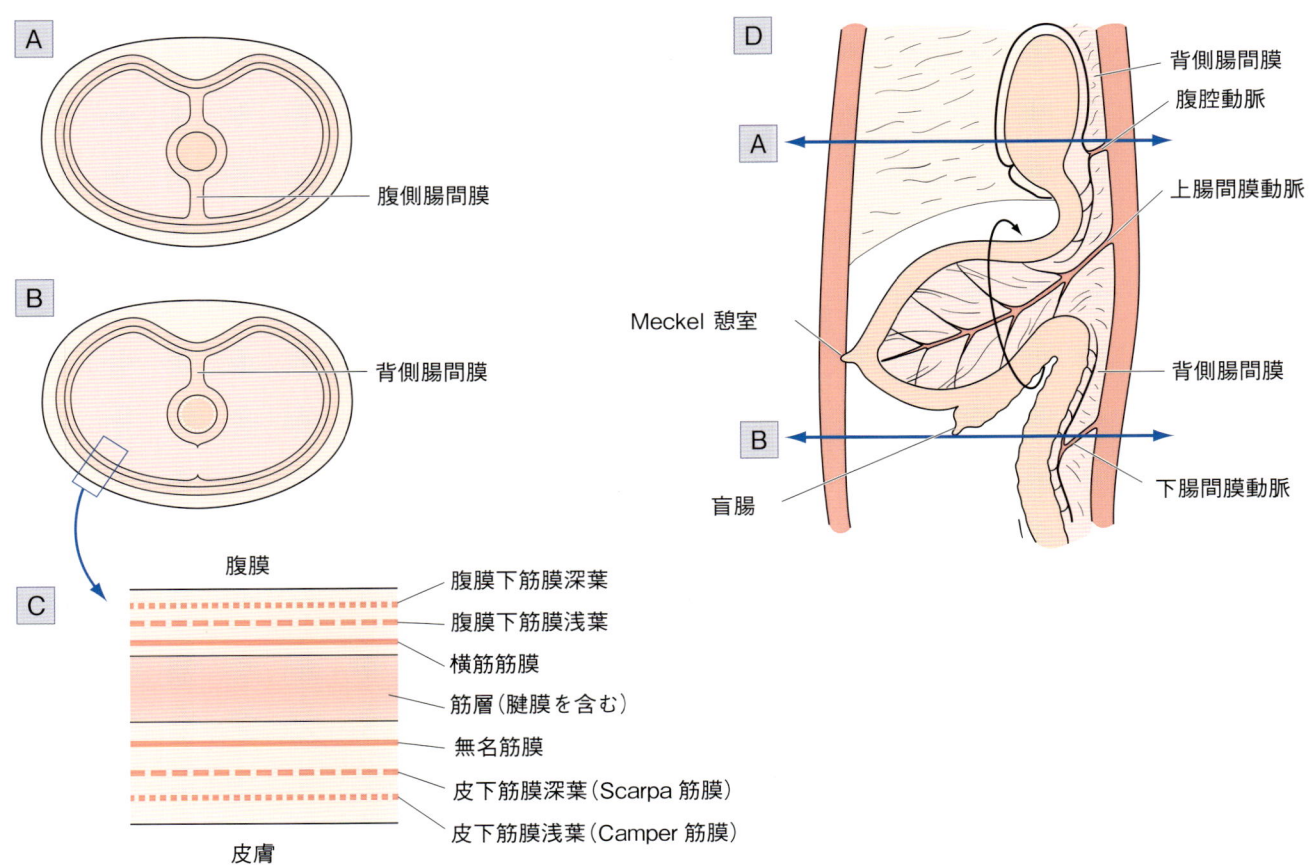

図2 胎生期の腹膜配置，体壁の基本図
体幹の構造は，腹腔内の構成（円筒内の構成）と体壁の構成（円筒壁の構成）に分けられる。後者は，筋層を中心として対称の関係にある。（Mike M, Kano N：Laparoscopic-assisted low anterior resection of the rectum：A review of the fascial composition in the pelvic space. Int J Colorectal Dis 26：405-414, 2011）

3. 腹腔鏡下手術での剝離の考え方

　本来消化管の構造は三次元で構成されているが，腹腔鏡下では二次元の面で認識され，剝離は一次元の線として目に映じる。この一次元の線を剝離していくためには，術者の左手と助手の両手の協調運動により緊張のある剝離面を形成することが必要になる。腹腔鏡下では，この線を鮮明に見ることができ，正確に剝離操作を行うことができる。したがって，腹腔鏡下手術の剝離操作を行ううえで最も重要なことは剝離層を視認することである。正しい剝離層と剝離線を見つけ，正しい層に入ることができれば，デバイスが何であろうと次々に剝離操作が進んでいくものである。癒合筋膜と本来存在する膜構造の境界線を見出すことは可能である。正しい層で剝離すれば，ほとんど出血しなくてすむはずである。この意味においても，筋膜構成の理解がいかに大切かがわかる。

Ⅱ 胎生期の腹膜配置・体壁

　胎生期の腹膜配置・体壁の基本図（図2）を示す。体幹周囲の筋膜構成の解釈の基本として，Tobinら[8]および佐藤[9]の解釈がある。これによると，横隔膜より肛門側の体幹の構造は，円筒内の直線腸管として単純化して考えることができる。そして，その構成の基本は腹腔内の構成（円筒内の構成）と体壁の構成（円筒壁の構成）とに分けて考察される。前者においては頭側腹部で，背側腸間膜と腹側腸間膜が存在し，尾側腹部では背側腸間膜のみが腸管に関与する。後者は環状構成であり，支持組織の層の内方として腹膜下筋膜浅葉と深葉が腹部全周に存在する。体壁は筋層を中心として，対称の位置関係となる。体幹は発生学的に多重層構造（たまねぎ構造）multi-layer structure（onion structure）と考えることができる[10]。

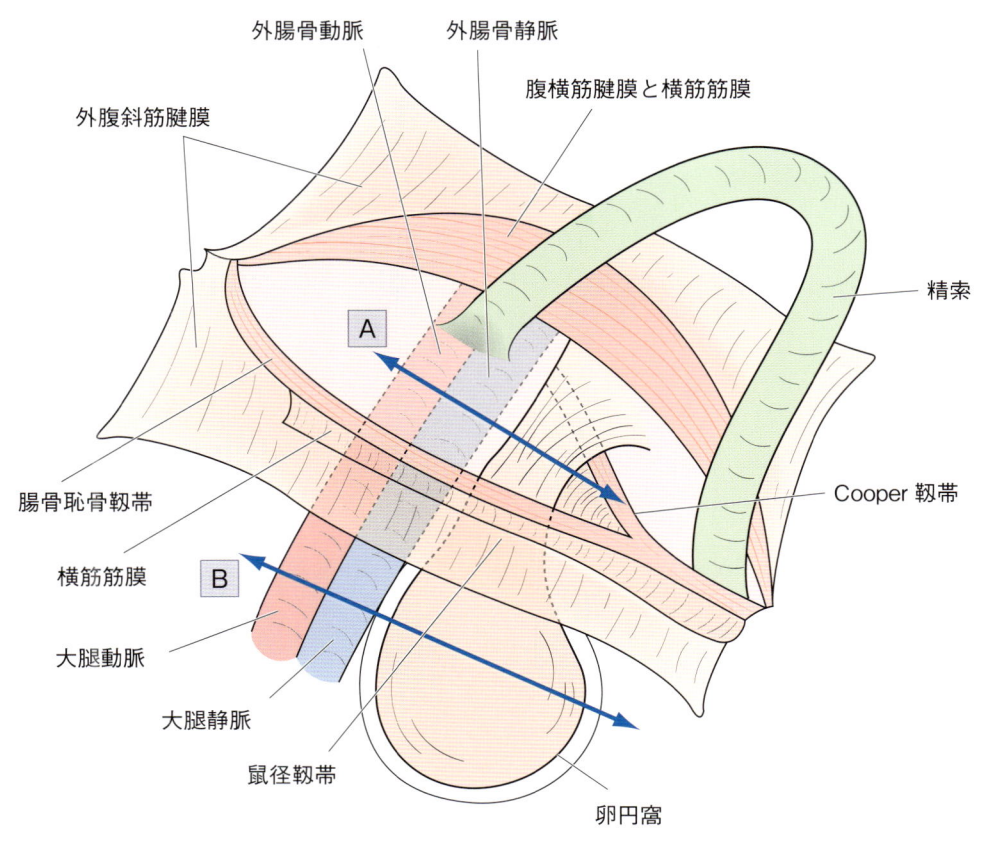

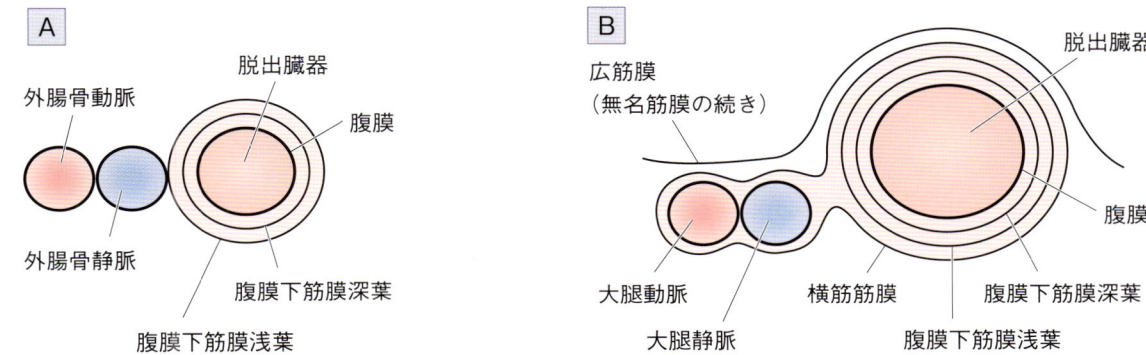

図3　大腿ヘルニアにおける筋膜構成
内鼠径輪から鼠径管後壁のみを恥骨結節まで切開した図を示す。ヘルニア嚢（腹膜）は腹膜下筋膜深葉・浅葉に包まれているのが見られるはずである。鼠径靱帯の頭尾での筋膜関係をAとBに示した。

大腿ヘルニアにおける筋膜構成

ここでのmulti-layer structureはもちろん，鼠径・大腿部でも同様であることから，大腿ヘルニアの修復時にもその理論が応用可能である（図3）。鼠径管後壁は，横筋筋膜に内腹斜筋と腹横筋からの腱膜線維が合わさってできている（図2C）。また，大腿ヘルニアはヘルニア嚢としての腹膜が腹膜下筋膜深葉・浅葉とともに大腿輪から大腿窩に脱出するものであり，大腿窩では無名筋膜と横筋筋膜がその外側に存在し，腹壁の筋層を除いた因子がすべてそろっている（図3B）[11]。

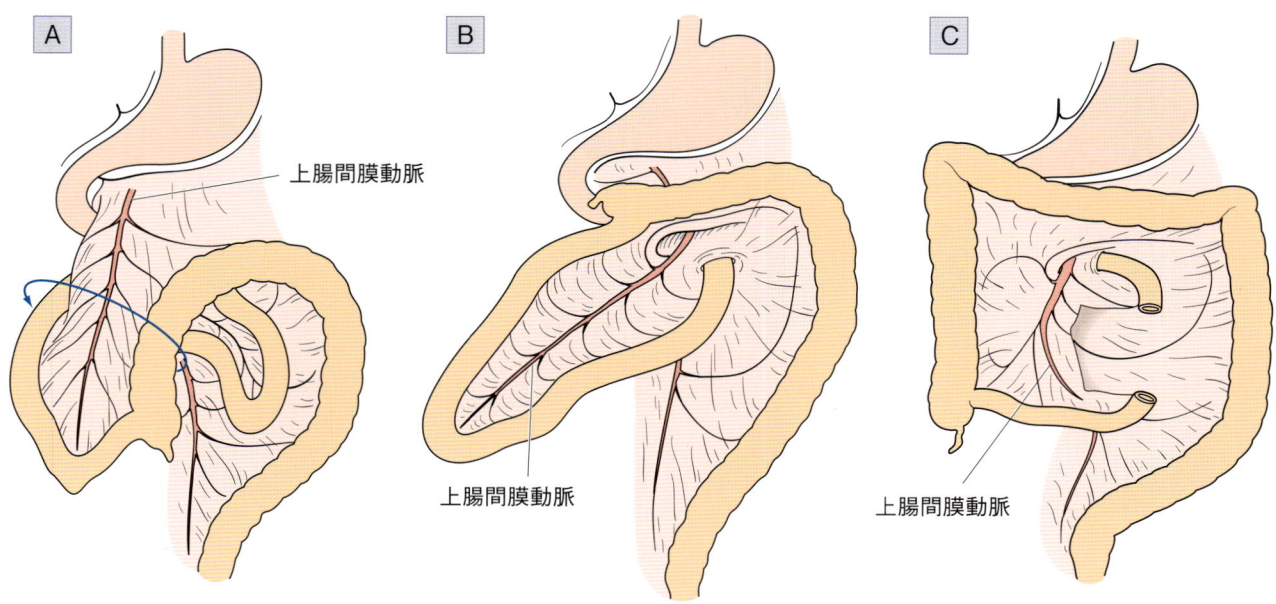

図4 腸管回転と癒合
本来1枚の背側腸間膜が上腸間膜動脈（SMA）を中心にして回転する．回転の終了時点で癒合が形成され，結腸の大部分が後腹膜に固定される．SMAは，回盲弁から50〜100 cmの部位に向かう動脈と定義される．青色実線：腸管回転の方向を示す．

　発生学上は，体幹に存在する膜構造は皮膚表面から定義した浅および深という語で表される．このうち，より腹膜に近い腹膜下筋膜「深葉」は単に，狭義に，かつ文字どおりの腹膜下筋膜と呼ばれることが多く，背側体壁では，後腹膜下筋膜と呼ばれることもある（図2）．最近では，腎臓部では腎筋膜前葉，その尾側でだけ後腹膜下筋膜前葉，さらに骨盤腔に入ると尿管下腹神経筋膜などとその名称の統一がなされておらず，概念も明らかにされていない．本書では，先ほど述べたように前・後の表現はしないことから，本来の腹膜下筋膜深葉を腹部・骨盤での言葉と定義して使用する．腹膜下筋膜について重要なことは，この2葉の筋膜，すなわち深葉と浅葉はお互いに独立した位置関係にあることで，いかなる腸管の回転が起ころうと決して腸管や腸間膜と関係しないことである（図2Ｃ）．この2葉の筋膜は，大動脈を腹側と背側から挟んでおり，そのまま骨盤に向かっている．

　骨盤内の筋膜構成を考察するためには，腹膜下筋膜の2葉の筋膜の骨盤内への連続性が担保されない限り，この基本構成図も不完全なものとなる．したがって，本書では骨盤内においても，腹腔との連続性を考慮して，腹膜下筋膜深葉・腹膜下筋膜浅葉という言葉を使用する．これら筋膜の連続性を認識した臨床解剖学でなければ，いかなる手術書も説明が十分とは言えない．さらに，鼠径部における無名筋膜は，筋層を中心にして横筋筋膜と対応して存在する．

Ⅲ 腸管回転と腹膜

　腸管回転と各腸間膜の関係では，本来1枚の背側腸間膜（図2）が上腸間膜動脈（SMA：superior mesenteric artery）を中心にして回転することがわかる（図4）[12]．そして，腸間膜関係の最終を考える際には癒合筋膜の概念が不可欠であり，各結腸間膜が腹膜と癒合することにより大腸の後腹膜への固定が完成する．

　上行結腸やS状結腸の癒合筋膜と腹膜下筋膜深葉との間を剥離する際，結腸間膜側にさらなる筋膜を見てしまうことがありうる．すなわち，結腸の腸間膜は2枚の筋膜で構成されているとは限らないと考えられる．腹膜は，身体のなかで最も広い漿膜であり，壁側腹膜と臓側腹膜に分けられる．壁側腹膜は腹腔，骨盤腔と腹部の横隔膜表面を覆う．臓側腹膜は腹部と骨盤の臓器を覆い，腸

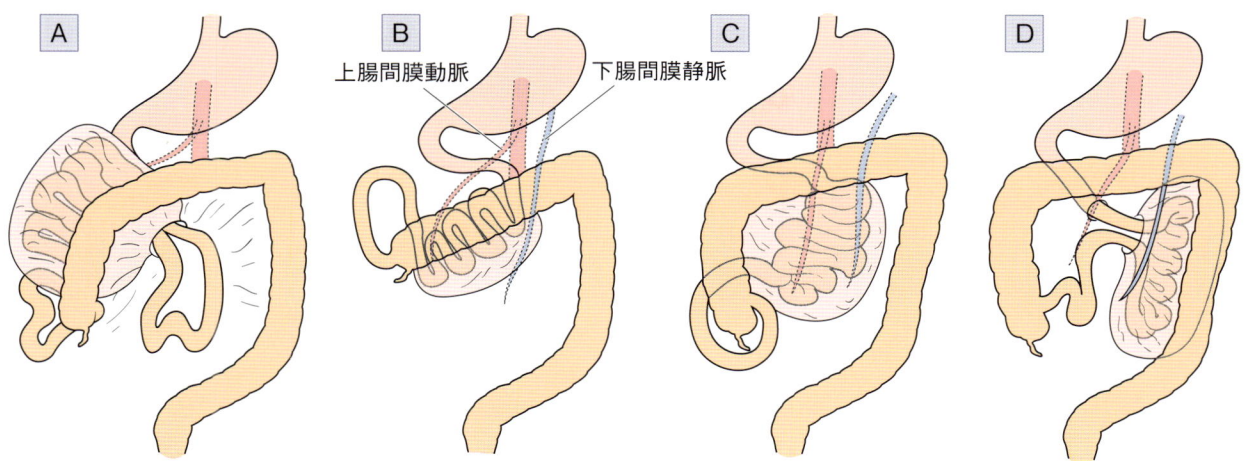

図5　右側傍十二指腸ヘルニアと左側傍十二指腸ヘルニア
右側型では，図4 Ⓐの時点から小腸の回転が行われないため，大腸のみが回転し，小腸は右背側に置き去られた状態となる（Ⓐ）。左側型では，小腸の回転時に上腸間膜動脈（SMA）の背側の後腹膜もろとも左側に移動し，下腸間膜静脈（IMV）背側に入り込むことにより形成される（Ⓑ，Ⓒ，Ⓓ）。

間膜をも含むと考えるのが一般的である。本来すべての腸管，腸間膜を覆う腹膜は壁側腹膜を含めて同一構造とされ，腹膜は，fibrous layer（線維層）（the tunica subserosa，漿膜下層）と surface layer of mesothelium（中皮の表層）（tunica serosa，漿膜）からなっていることから考えると当然かもしれない[13]。また，腹膜下筋膜深葉は背側腸間膜内を通じて，腸管部分まで延長してきているとの考え方もあり（図6）[9]，そう考えると腸間膜は4〜6枚の筋膜として考えてよいことになる。これらのことは，右半結腸切除術の肝彎曲部剝離と直腸低位前方切除術のDenonvilliers筋膜背側剝離の臨床解剖において，重要な意味をもつ。剝離中に見てしまう筋膜を一概に外科医が作るアーチファクトと考えてしまうのは早計と考えられる。しかし，手術で重要なことは，筋膜の枚数ではなく，指標をどの筋膜におけば正しい剝離層を進むことができるかということである。

傍十二指腸ヘルニア（図5）

　腸回転異常と癒合不全の関係がヘルニア形成にあずかっていることがある。そして，腸管回転が終了した時点での背側腸間膜と壁側腹膜の癒合の具合によって，傍十二指腸ヘルニアに代表されるヘルニアの形態に影響を与える。すなわち，小腸間膜，結腸間膜と後腹膜の癒合不全により，さまざまな病態を作り出すことが考えられ，多くは「内ヘルニア」の名称のもとに腸閉塞として発症する。これに反して，結腸間膜に欠損孔を形成することによる「裂孔ヘルニア」も発症することがあり，癒合不全による病態との鑑別を要する。

　右側傍十二指腸ヘルニアは，結腸の回転が終了しているにもかかわらず，小腸の回転が行われないため，右背側腹腔にヘルニア嚢ができ，このなかに小腸が位置するままとなる。この場合には十二指腸の固定もなされていないことが多い。左側傍十二指腸ヘルニアでは，小腸回転時に上腸間膜動脈（SMA）の背側後腹膜もろとも全体で移動して，下腸間膜静脈（IMV）の背側に入り込んだ状態となったものである[14,15]。さらに，これらの腸回転異常と癒合不全に加えてヘルニア嚢形成を考察できない場合があり，Jackson veil[16]の概念が必要になると考えられる。

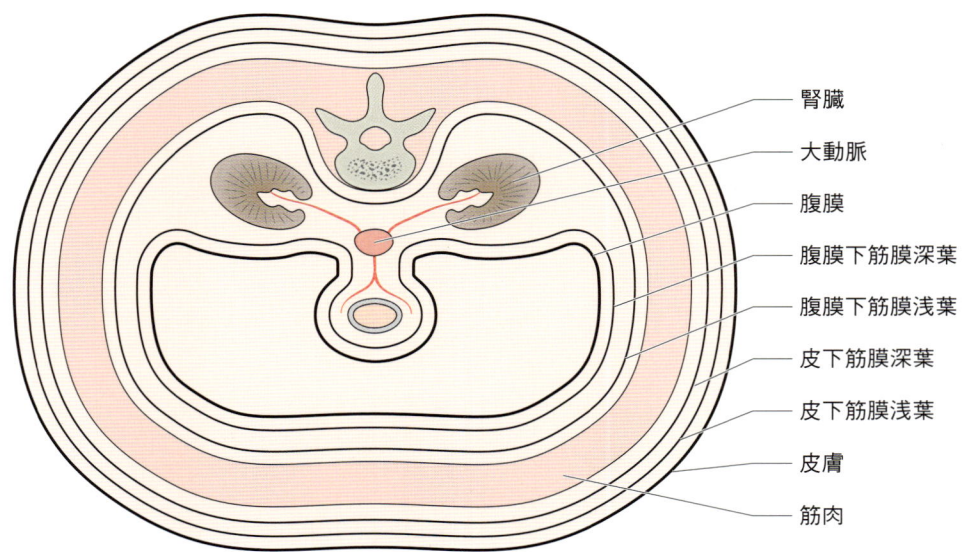

図6　佐藤の概念
腹膜下筋膜深葉は，背側腸間膜を通じて腸管全周を覆っており，この筋膜の間が脈管の通路であるとする概念である．しかし，この概念を腹腔内すべての場での概念とすると臨床の場での視認に耐えることができない．

IV　胃と横行結腸との関与—特に横行結腸中央部での関係

　大腸の全体像を捉えるうえで胃と横行結腸の関係を除くことはできない．この部分の関係については，既存の書籍に多く間違いがある．胃手術においても，膵手術においても，今見ている筋膜は胃に属するものか横行結腸に属するものなのかを考えながら施行できなければ，剝離・切離の境界を理解しているとは言い難い．

　腸管回転と癒合筋膜をこの部分に当てはめると，この部分の筋膜構成を理解することができる．すなわち，胃結腸間膜と呼ばれるものは，胃と横行結腸を結んでいる間膜であり，大網以外にはありえない．大網は本来背側腸間膜(後胃間膜とも呼ばれる)が尾側に伸びたことにより形成される胃に属する組織である．横行結腸間膜は腹側葉と背側葉(前葉，後葉と呼ばれることが多い)があり，これらは胃とは全く関係がない．しかし，腸回転の最終行程で背側腸間膜(大網)の4枚目と横行結腸間膜腹側葉が癒合する(図7)．これらのことが理解されることなく，外科学では実際の臨床解剖とはかけ離れ，多年にわたり網囊の背側壁を横行結腸間膜腹側葉と誤解した著書が多く存在することとなった．もちろん，網囊背側壁は背側腸間膜3枚目であり，胃に属する組織である．この背側には，背側腸間膜4枚目と横行結腸間膜腹側葉の癒合筋膜が存在する．したがって，「横行結腸間膜前(腹側)葉を剝離すると膵前面の漿膜剝離層に連続する」といった表現はありえないし，「横行結腸間膜前(腹側)葉剝離」というためには，この癒合筋膜背側を剝離する必要がある．この剝離を続けると，もちろん膵前面には向かわず，膵背側の後腹膜方向に向かうこととなる．この剝離を網囊切除の考え方に変化させるには，背側腸間膜3枚目と4枚目の間を剝離するか(図8②)〔この場合は，前(腹側)葉剝離という言葉ではなくなる〕，結腸間膜腹側葉(癒合筋膜)の背側を剝離後(図8①)，膵体部で癒合筋膜を腹側に切離し，膵腹側の筋膜(背側腸間膜3枚目)背側に続けなくてはならない(図8)[17]．

V　組織学的にみた筋膜の存在

　横行結腸間膜部における全層の組織学的検索においては，腹側に背側腸間膜3枚目，その次に背

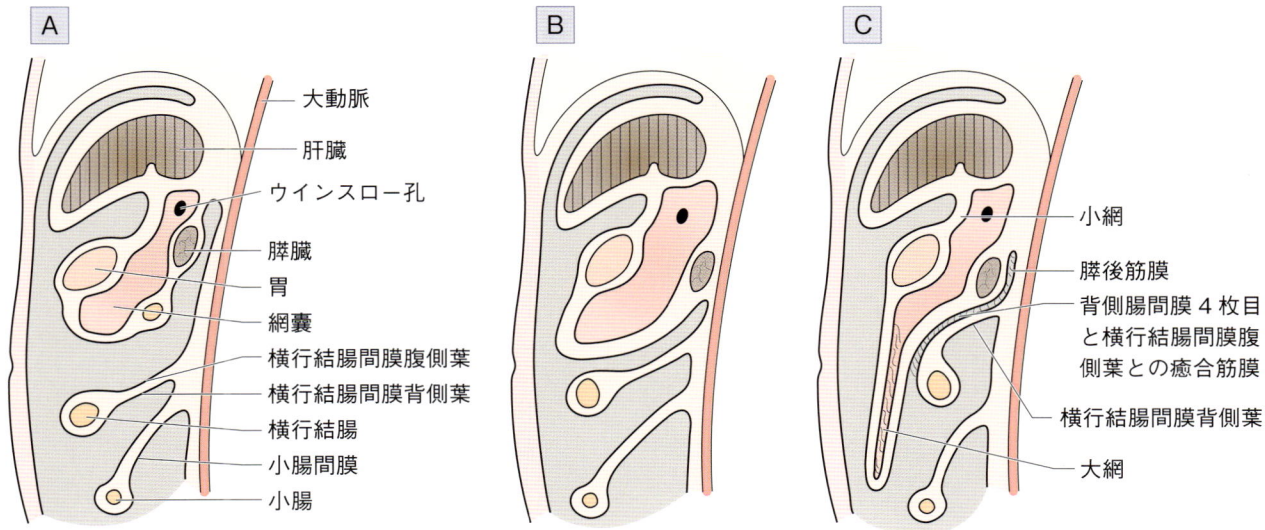

図7 上腹部前額断図による胃と横行結腸の関与

大網は本来背側腸間膜が尾側に伸びたことにより形成される胃に属する組織である。横行結腸間膜は腹側葉と背側葉があり，これらは胃とは全く関係がない。しかし，腸回転の最終行程で背側腸間膜（大網）の4枚目と横行結腸間膜腹側葉が癒合する。

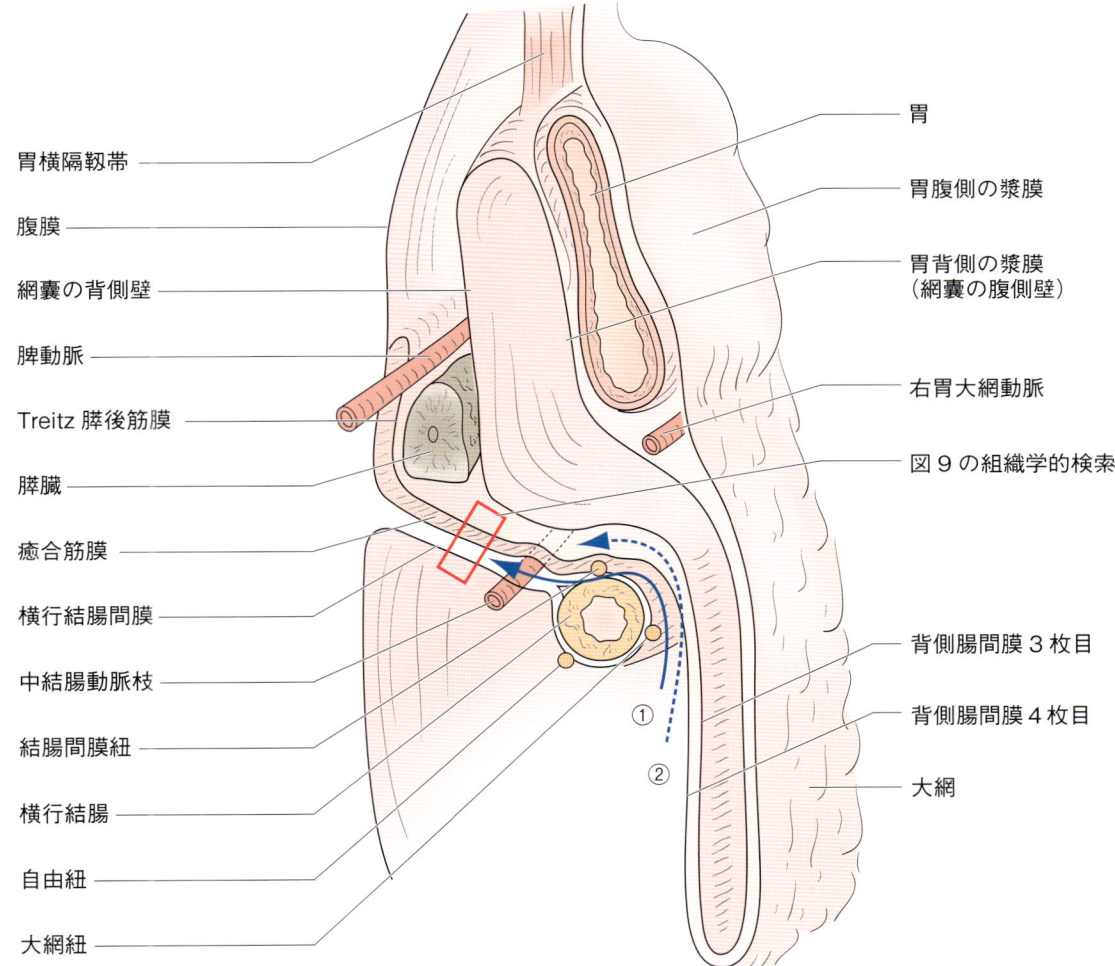

図8 Bursectomy としての横行結腸間膜前（腹側）葉剥離

横行結腸間膜前（腹側）葉剥離は，2種類の考え方ができる。すなわち，癒合筋膜背側を剥離する本当の意味での前（腹側）葉剥離（①）と，実質的な bursectomy（網嚢切除）としての前（腹側）葉剥離。すなわち，背側腸間膜3枚目と4枚目の間を剥離（②）するかであるが，後者では，横行結腸間膜前（腹側）葉剥離とはいえない。

Ⅴ 組織学的にみた筋膜の存在　9

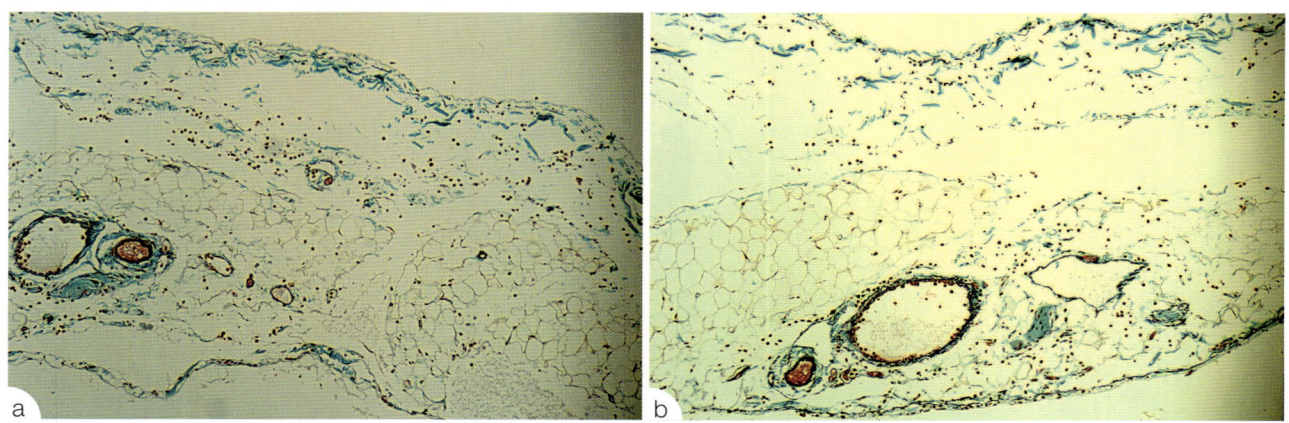

図9 網嚢から横行結腸間膜背側葉までの組織学的検索

網嚢背側壁（背側腸間膜3枚目），背側腸間膜4枚目と横行結腸間膜腹側葉の癒合筋膜，横行結腸間膜背側葉の3枚の筋膜が存在するはずであるが，癒合筋膜はわずかの弾性線維しか存在しない組織像である。

側腸間膜4枚目と横行結腸間膜腹側葉の癒合筋膜，そして最背側に結腸間膜背側葉が存在するはずである。しかし，実際の組織学的検索では，この癒合筋膜は一部で断続的なわずかの弾性線維の層としてしか同定できない（図8，図9）。すなわち，組織学的にすべての筋膜構成を同定できはしないということを銘記すべきである[17]。

VI 大腸血管解剖とリンパ節郭清度

1. 右側結腸の血管解剖とリンパ節郭清度

右側結腸においては，Gillotのsurgical trunkの概念[18]が1970年代にわが国に導入されてから，リンパ節郭清度には2種類の言葉が存在するままになっている。すなわち，大腸癌研究会の『大腸癌取扱い規約 第7版』による主リンパ節を支配動脈根部に求めて考える郭清度と，Gillotのリンパ流に基づくsurgical trunkを郭清することによる郭清度である。

前者においては，まず動脈分枝を定義するところから出発しなくてはならない。ここでは，上腸間膜動脈（SMA：superior mesenteric artery）から直接分枝する血管を結腸動脈と名付け，直接分枝していない動脈は結腸枝と定義する。そうすると外科的な考え方が明瞭となる。SMAの分岐は，左側に比べ変異が多いが，最終分枝の回結腸動脈（ICA：ileocolic artery）は必ず存在する。しかし，SMAの定義がないため，例えばICA起始部を最終回腸枝からの分岐部と誤解している場合もみられる。SMAの定義は，その周囲で腸管回転が生じることが知られ，その先端部は卵黄嚢で，メッケル憩室の生じる部位と考えると，回盲弁から50～100cmの小腸に向かう動脈と定義することができる。そして，このSMAから直接分枝する最終枝がICAであり，直接右側結腸に分枝するのが右結腸動脈（RCA：right colic artery）である。この定義によるとRCAは，約10～40％の頻度でしかない[19]。さらに，SMAから右側結腸に分枝する動脈の本数は2本であることが70～90％であり，3本であることが10～30％である。これらのことを勘案すると，ICAと中結腸動脈（MCA：middle colic artery）の2本の場合が多いということになる。また横行結腸の動脈に関しては，MCAの右枝，左枝といった言葉ではなく，肝彎曲動脈あるいはMCAからの枝として肝彎曲部枝，横行結腸動脈あるいはMCAからの枝として横行結腸枝といった表現が適切であると考えられる。SMAの最初の右側への分枝はMCAで，膵下縁付近で分枝する（図10）[20]。

後者は，上腸間膜静脈（SMV：superior mesenteric vein）前面から右側面をICAの分岐部からHenleの胃結腸静脈幹（GCT：gastrocolic trunk）までの領域を示すsurgical trunkを郭清したほうがリンパ流からはよしとしている。しかし，はたして郭清度に意味があるのかどうかが検証されて

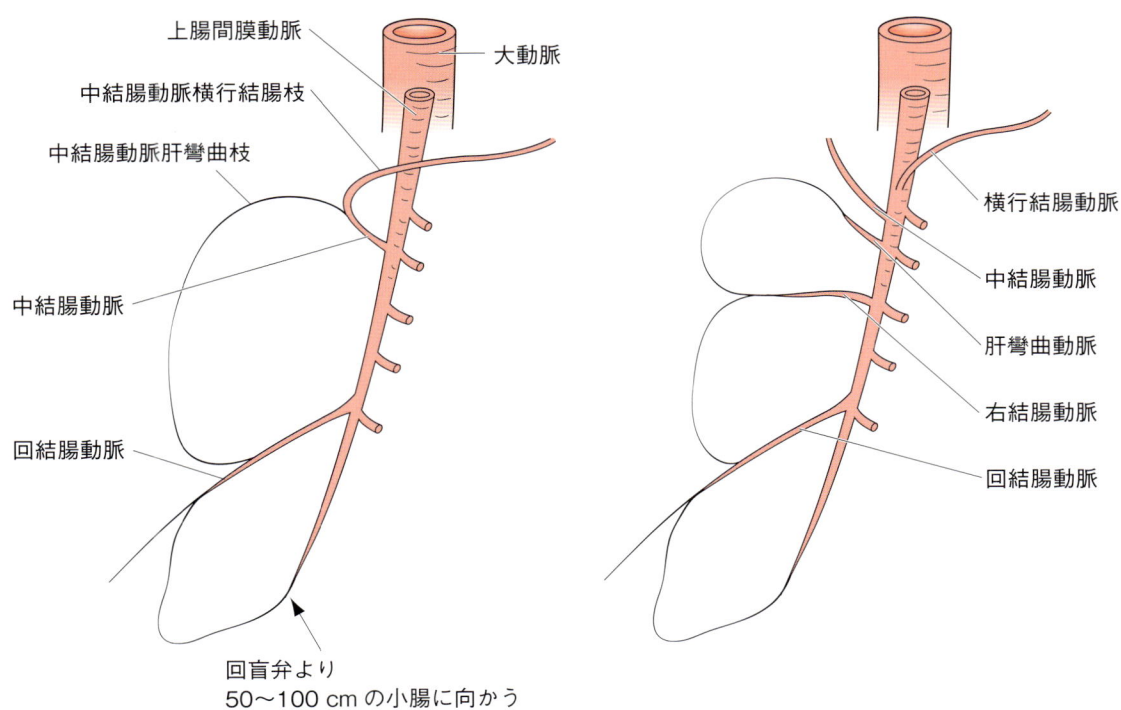

図10　右側結腸の動脈支配

上腸間膜動脈(SMA)から直接分岐する最終枝が回結腸動脈(ICA)であり，直接右側結腸に分岐するのが右結腸動脈(RCA)である。また横行結腸の動脈に関しては，肝彎曲動脈あるいは中結腸動脈(MCA)からの肝彎曲部枝，横行結腸動脈あるいはMCAからの横行結腸枝といった表現が適切である。

いない。GCTは69％に形成されている[21]。

2. 左側結腸の血管解剖とリンパ節郭清度

左側結腸については，下腸間膜動脈(IMA：inferior mesenteric artery)は必ず存在する動脈であるから，左結腸動脈(LCA：left colic artery)の定義をしなくてはならない。下行結腸へのLCAの血流が欠損する場合，すなわちSMAからの供給がある場合を除き，IMAより左側に分岐する最初の枝をLCAと定義する。このLCAから分岐する枝が存在すれば，それは「動脈」という言葉は使用せず「枝」をつけて呼称することにするのは，SMA系の命名と同様である。この定義に従うと，IMAのvariationは，①LCAが単独でIMAから分岐する場合(58％)，②LCAからS状結腸枝(第1枝)が分枝する場合(27％)，③IMAの同一部位から同時にLCAとS状結腸動脈(SA：sigmoid artery)第1枝が分岐する場合(15％)に分けることができる[22,23]（図11）。

リンパ節郭清についてのvariationは，大腸癌研究会の『大腸癌取扱い規約 第7版』もTNM分類の世界も大差ない。しかし，主リンパ節N3部分に転移があれば，全身病であるとの世界の趨勢のなかで，わが国だけがいつまでたっても，D3信仰から抜け出せていない。

3. 結腸脾彎曲部の血管解剖

左側結腸におけるIMAからの血流はほとんどがLCAである。しかるに，横行結腸からの血流はその血管支配が多様であり，横行結腸動脈，MCAの横行結腸枝という表現が最も確かである（図12）。

RCA(あるいはそれが欠損している場合はICA)とLCAとの間の領域においては，1本以上のいわゆる「MCA」がみられる(25％)。これらのいわゆる「MCA」は，動脈としてあるいはその枝とし

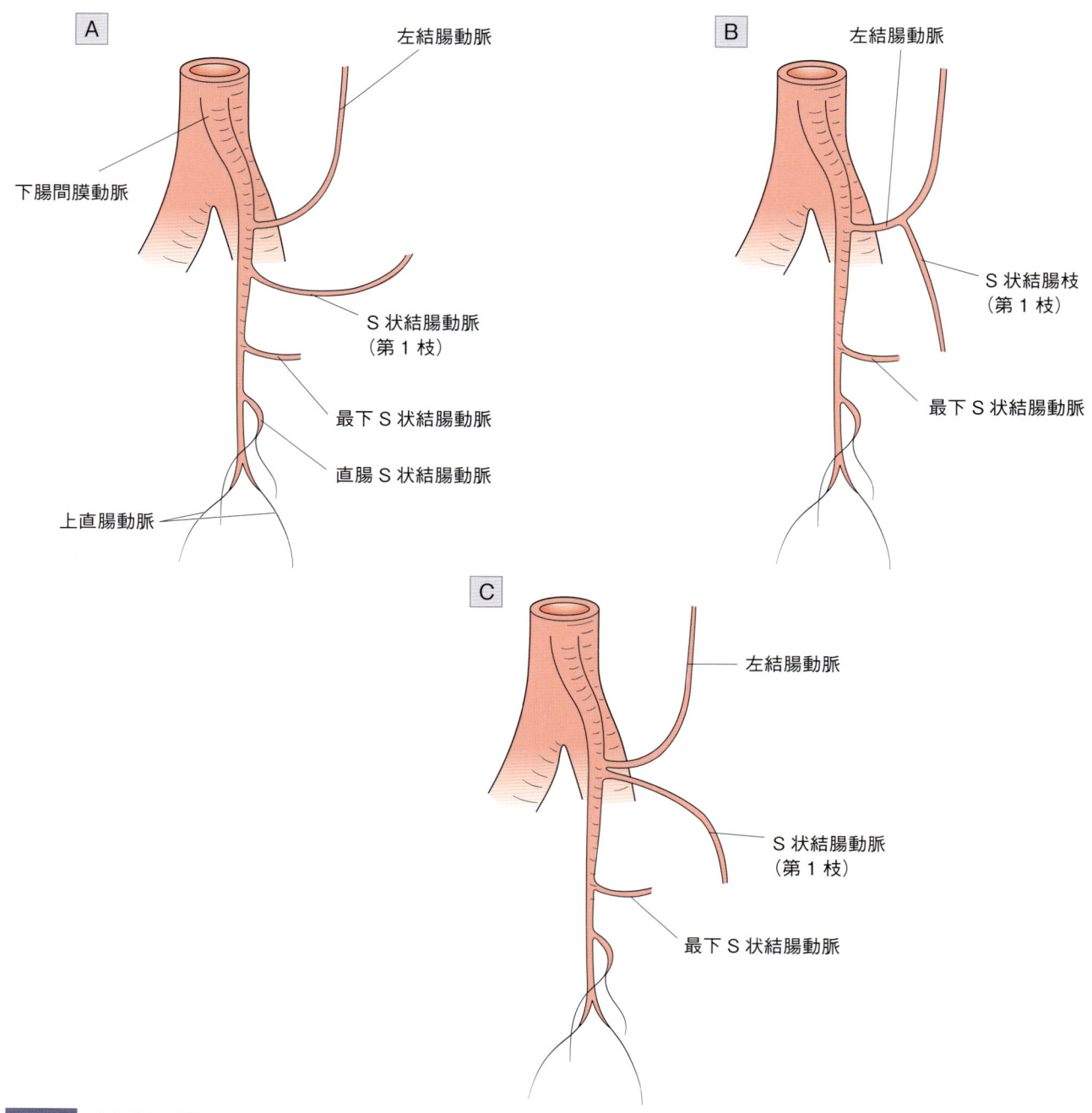

図11 左側結腸(特に脾彎曲部)の動脈支配

下腸間膜動脈(IMA)より左側に分岐する最初の枝が左結腸動脈(LCA)である。IMAの分枝は，Ⓐ LCAが単独でIMAから分岐する場合，Ⓑ LCAからS状結腸枝(第1枝)が分枝する場合，Ⓒ IMAの同一部位から同時にLCAとS状結腸動脈(SA)第1枝が分枝する場合に分けられる。

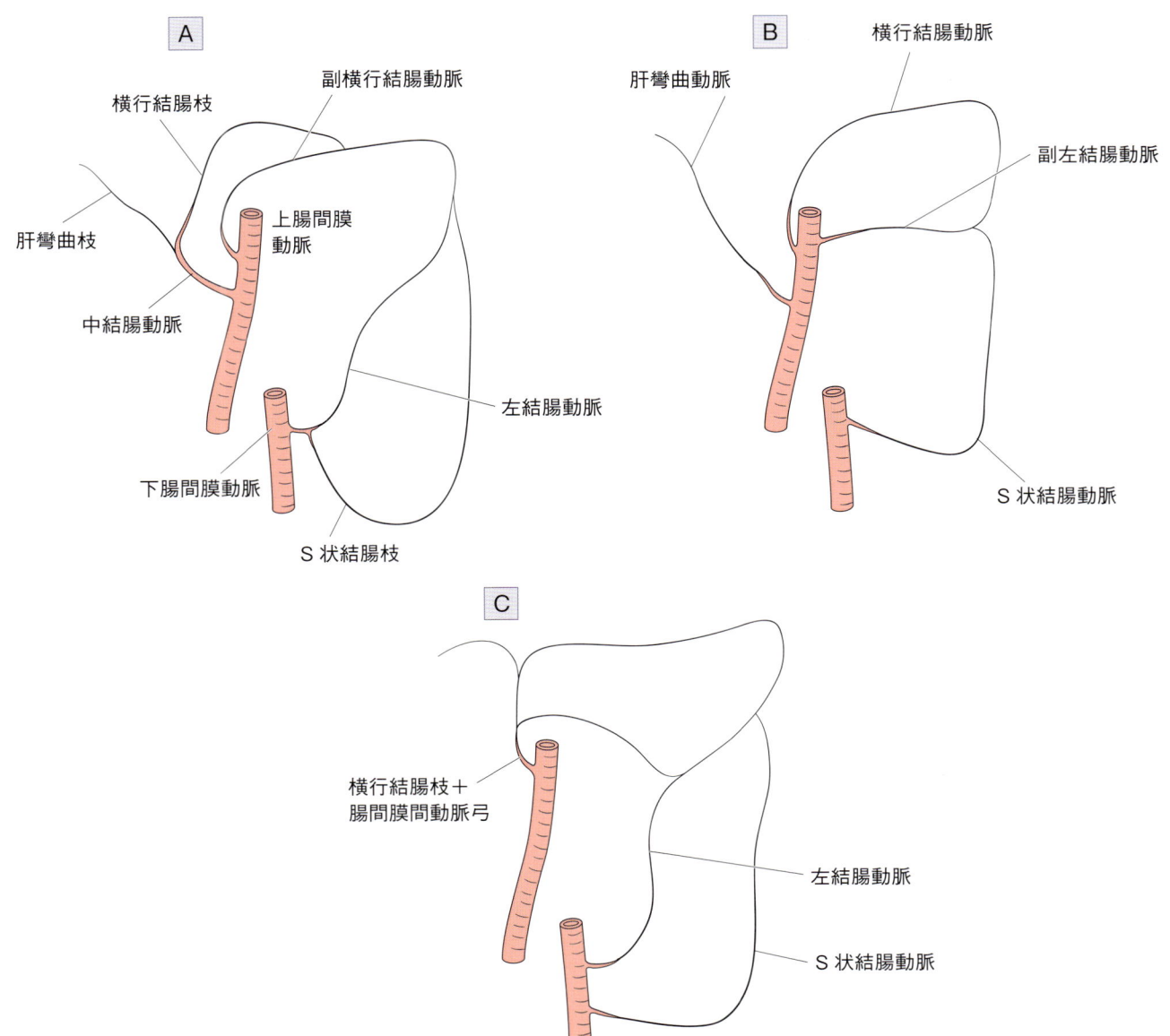

図12　脾彎曲部の動脈支配
左側結腸における下腸間膜動脈(IMA)からの血流は，ほとんどが左結腸動脈(LCA)である．横行結腸からの血流は，横行結腸動脈，中結腸動脈(MCA)の横行結腸枝という表現が最も確かである．

て，5つの顕著な脈管として分けることができる．これらの5つの組み合わせによって法則化することができる．

①真のMCA(46％にみられる)は，肝彎曲枝と横行結腸枝に分かれる．②肝彎曲動脈(32％にみられる)，③横行結腸動脈(12％にみられる)，④副横行結腸動脈(3％にみられる)，⑤副左結腸動脈(7％にみられる)．また，75％の症例に1本のいわゆる「MCA」を，25％に2本のいわゆる「MCA」を，1％に3本のいわゆる「MCA」をみる(図12)[20]．

大腸癌について，広い範囲の腸管切除を行うことにより，リンパ節郭清数を増やすことが，予後につながるとする提言がある．しかし，術前に精密なCT検査を用い，リンパ節郭清をさらに狭めた手技でも十分であるとの考え方も存在する．現在の精密なCT検査で検出されたリンパ節転移診

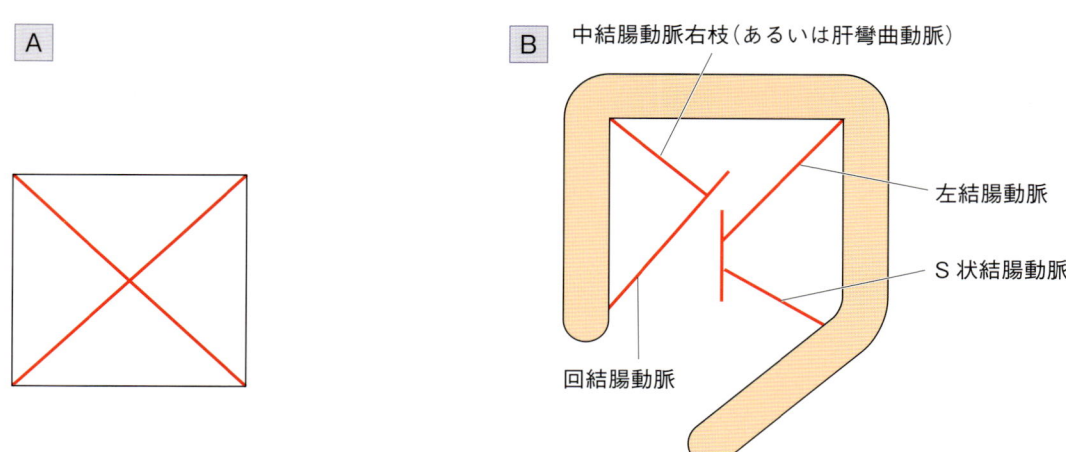

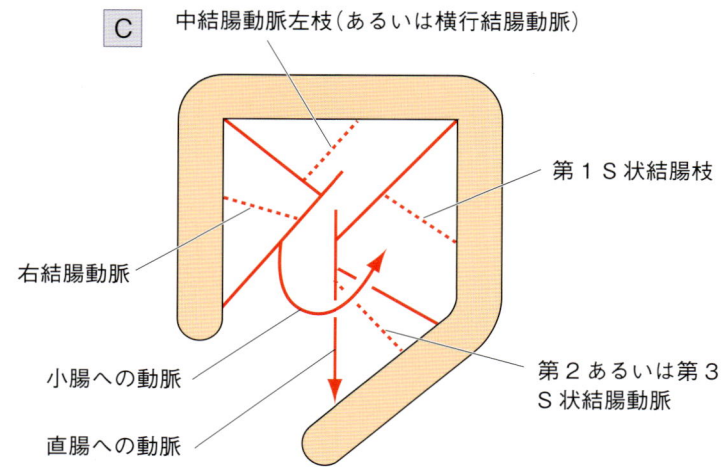

図13 大腸動脈の基本構成の理解

正方形模型を用いて，大腸の主要な動脈を4本定義し，これを大腸の骨格と考える。回結腸動脈（ICA），中結腸動脈（MCA）右枝，左結腸動脈（LCA），そしてS状結腸動脈（SA）である。4本の付加動脈として，右結腸動脈（RCA），MCA左枝，第1S状結腸枝，第2あるいは第3SAを設定する。小腸への動脈と直腸への動脈を加えた。頭側赤色矢印：小腸への動脈，尾側赤色矢印：直腸への動脈を表す。

断を参考にして，術中所見と，術後に外科医自身が切除標本を的確にリンパ節マッピングした病理結果とを比較し，どちらが優位性であるかを明らかにしなくてはならない。

VII 結腸癌手術術式の種類と定義

まず，手術を考える場合に，結腸手術手技の定義について確認しなくてはならない。『大腸癌取扱い規約 第7版』では，結腸の切除方法として回盲部切除術，結腸部分切除術，結腸右半切除術，結腸左半切除術，S状結腸切除術，結腸亜全摘術，結腸全摘術が設定されているが，その定義は述べられていない。

高橋は，大腸癌手術術式の定義としてフランスの考え方を導入した[25]。正方形模型を用いて，大腸の主要な動脈を4本定義し，これを大腸の骨格と考えた（図13 A）。すなわち，ICA，MCA右枝（あるいは肝彎曲動脈），LCA，そしてSAである（図13 B）。そして，その4本に付加されるべき変異の多い動脈として，RCA，MCA左枝（あるいは横行結腸動脈），第1S状結腸枝，第2あるいは第3SAとした。さらにこの図に小腸への動脈の矢印と直腸への動脈の矢印を加えた（図

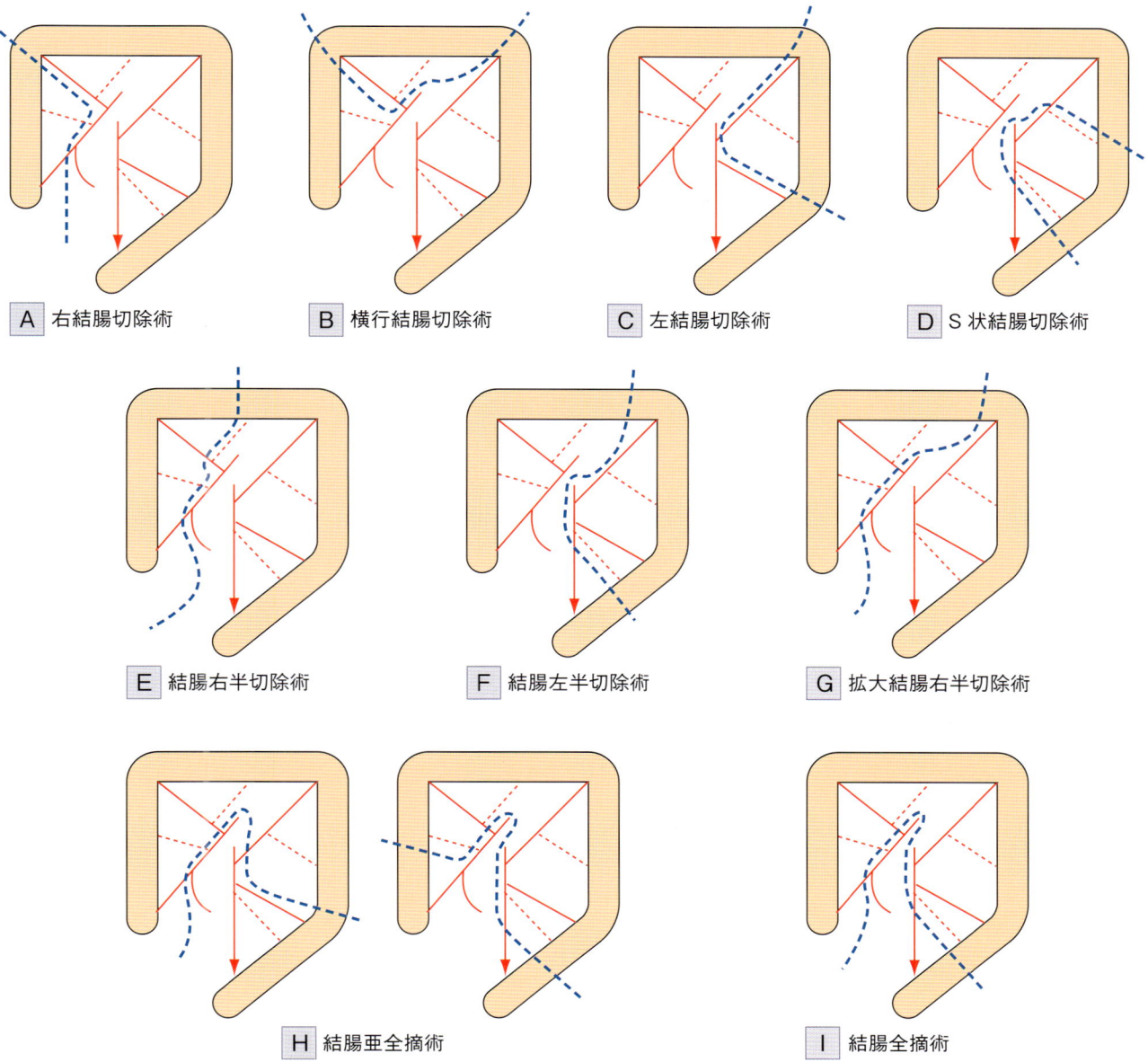

図14　結腸癌手術術式とその定義
1本の主たる結腸動脈が処理されれば区域切除術，2本の結腸動脈が処理されれば半切除と定義する。さらに3本の主たる結腸動脈が処理される場合を結腸亜全摘術，4本の結腸動脈が処理されれば結腸全摘術である。青色点線：切除範囲を示す。

13 C）。

　以上をもとにして，結腸癌手術の定義を行った。結腸癌の手術は，結腸区域切除（結腸部分切除術），結腸半切除術があり，また，大部分の結腸が切除される結腸亜全摘術と結腸全摘術がある。
　1本の主たる結腸動脈が処理されれば区域切除術（部分切除術），2本の結腸動脈が処理されれば半切除と定義する。この場合，付加された結腸動脈は処理されてもされなくてもよい。ただし，半切除においては，左右の結腸区域に加えて横行結腸がある程度は切除されることになる。中結腸の付加的動脈までも切除した場合を拡大切除という。さらに3本の主たる結腸動脈が処理される場合を結腸亜全摘術，4本の結腸動脈が処理されれば結腸全摘術である（図14）[25,26]。
　しかしこれとて問題がないわけではない。すなわち，右結腸切除術における定義と回盲部切除の

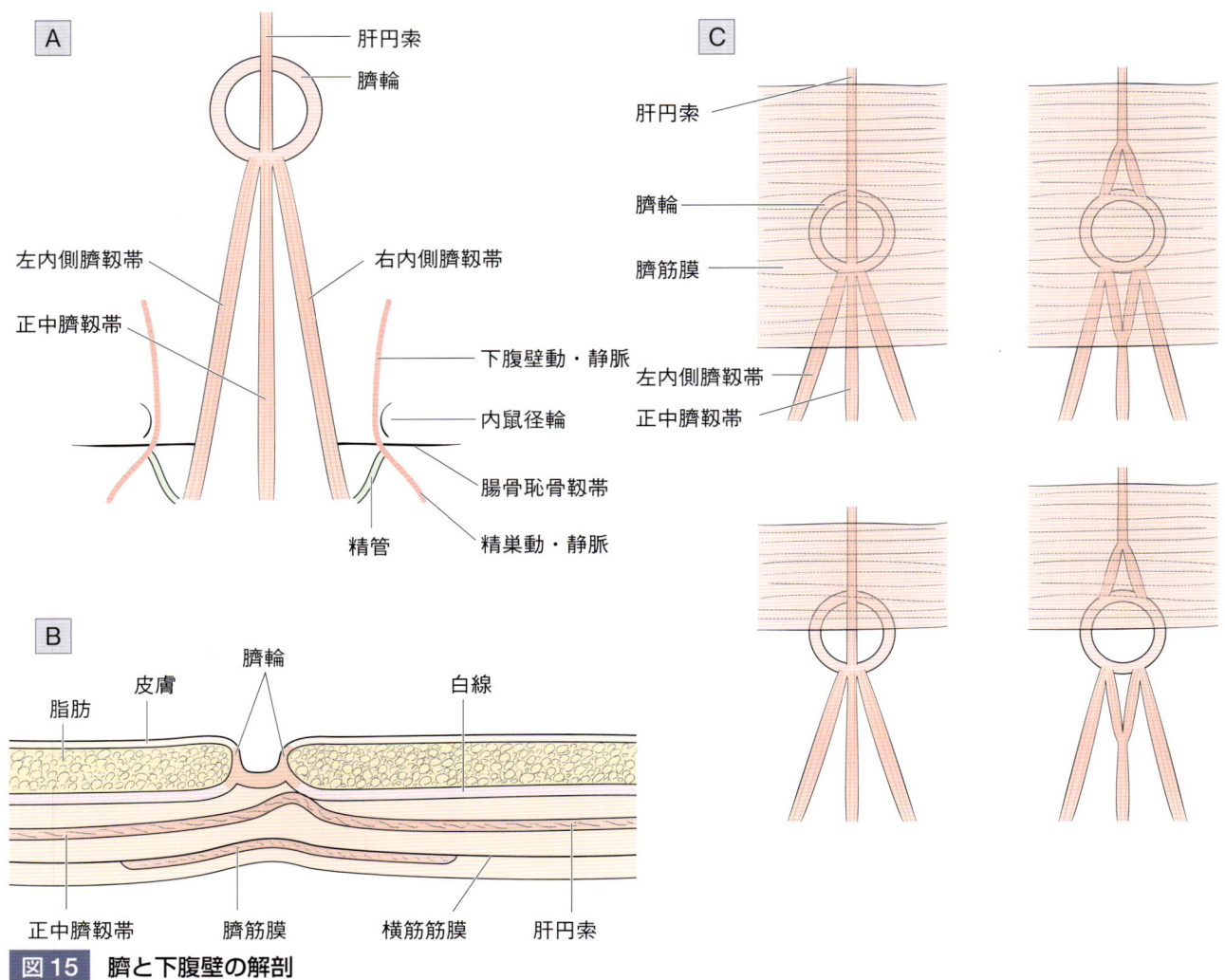

図15　臍と下腹壁の解剖
臍を中心として，尾側方向には，正中臍靱帯と両外側に内側臍靱帯がある．その両外側は鼠径・大腿ヘルニアの発生部位である．臍部の解剖も理解しておくのがよい．

定義が重なってしまうことである．さらに，常識では右半と左半を足せば，全結腸となるのが当然である．さらに，発生，血流からは横行結腸左側1/3の部分を半分の境とすることがよいと考えられる．すなわち拡大右半切除術が右半切除術の境となってしまう．

Ⅷ 臍の筋膜解剖とHassonカニューレの挿入の仕方

　腹腔鏡下手術を施行することで，下腹壁の背側面を見ることが多くなった．この部分の解剖については，尿膜管遺残以外の疾患が浮かんでこない．正中臍靱帯と内側臍靱帯と臍との関係は腹腔鏡担当助手（第2助手）には重要な意味がある．すなわちこれは解剖学的指標となり，腹腔鏡が傾いていないかの指標となる．また，両鼠径・大腿部の解剖も記憶にとどめ，ヘルニアの合併がないかを確かめておく必要がある（図15 Ａ）．さらに，正中臍靱帯，内側臍靱帯と肝円索がいかに臍輪と関係しており，横筋筋膜の肥厚として認識される臍筋膜との関係も頭に入れると肥満患者に臍輪に沿いHassonカニューレを挿入する時の目安となる（図15 Ｂ）．
　肝円索と臍輪，正中臍靱帯，内側臍靱帯と臍との関係を腹腔内から観察すると，ほぼ2型に分け

られる（図15 C）。すなわち，Hassonカニューレを挿入するopen法においては，特に肥満の場合は臍輪に沿って腹腔内に向かうのが容易で，その場合正中臍索帯に突き当たるか，正中臍索帯の股の間に入るかのどちらかである。この部分を通過すると後は，臍筋膜にぶつかる場合と臍筋膜が存在しない場合の2通りが同率である。この後は腹膜ということになる[27]。

まとめ

　腹腔鏡下大腸癌手術を考えるにあたり，その基礎となる総論について述べた。手術手技を完全なものとするには，外科手技で使用する言葉の定義から始めなければならない。そのうえで，手技の基礎となる臨床解剖を発生学的に理解する必要が生じる。しかし，この発生からの理解もその根源を細かくすればするほどよいというものではなく，臨床の場での視認に耐えうる考え方でなくてはならない。

　胃と横行結腸の臨床解剖においては，過去58年の長きにわたり間違ってきた臨床解剖を正しく理解することにより，腹部全域の臨床解剖の是正につながると考えている。

　大腸脈管解剖においては，いままでその定義もなされないまま，さらに出現の頻度に応じた考察もなされず，その血管に沿ったリンパ節郭清のみが強調されてきた。わが国の『大腸癌取扱い規約第7版』は，これらの現実から離れた考察のなかにあり，片手落ちと言わざるをえない。この際，脈管解剖を現実に即したものとし，血管の定義を行い，その後にリンパ流を考えに入れ，リンパ節郭清の定義を見直す必要があると考えられる。

文献

1) 高橋 孝：大腸癌根治手術のための解剖学的基盤．剝離と郭清(1)．消化器外科 17：1758-1770，1994
2) Standring S, Borley NR, Healy JC：Gray's Anatomy. 40th ed. p39, Churchill Livingstone, Edinburgh, 2008
3) 佐藤達夫：臓側筋膜の局所解剖—層構成の基本と各部位における分化．日臨外医会誌 56：2253-2272，1995
4) 藤田尚男，藤田恒夫：強靱結合組織．標準組織学総論．p106，医学書院，1975
5) L. Perlemuter et J. Waligora(著)，佐藤達夫・高橋 孝(訳)：臨床解剖学ノート．腹部編(Ⅰ)，(Ⅱ)．中央洋書出版部，1980
6) Tobin CE：The renal fascia and its relation to the transversalis fascia. Anat Rec 89：295-311, 1944
7) Woodburne RT, Burkel WE：The peritoneum. *In* Woodburne RT, Burkel WE (eds)：Essentials of Human Anatomy 9th ed. pp436-446, New York, Oxford University Press, 1994
8) Tobin CE, Benjamin JA, Wells JC：Continuity of the fascia lining the abdomen, pelvis, and spermatic cord. Surg Gynecol Obstet 83：575-596, 1946
9) 佐藤達夫：体壁における筋膜の層構成の基本設計．医学のあゆみ 114：C168-175，1980
10) Sato T, Hashimoto M：Morphological analysis of the fascial lamination of the trunk. Bull Tokyo Med Dent Univ 31：21-32, 1984
11) 三毛牧夫，加納宣康：大腿ヘルニア—特に臨床解剖学的考察と修復術．臨床外科 63：1763-1769，2008
12) 高橋 孝：大腸癌根治手術のための解剖学的基盤．脈管(1)．消化器外科 16：1582，1993
13) Skandalakis JE. Colborn GL, Weidman TA, et al：Skandalakis' surgical anatomy. The embryologic and anatomic basis of modern surgery. Chapter 10；Peritoneum, omenta, and internal hernias, New York, McGraw-Hill, pp503-513, 2004
14) Zimmerman LM, Laufman H：Intra-abdominal hernias due to developmental and rotational anomalies. Ann Surg 138：82-91, 1953
15) Estrada RL：Internal intra-abdominal hernias. Herniations into periduodenal fossae. pp8-84, Boca Raton, CRC Press 1994
16) Schnoor EW：The significance of the Jackson veil. Ann Surg 60：622-636, 1914
17) 三毛牧夫，木村圭介，清澤美乃，他：胃癌手術における「横行結腸間膜前葉剝離」に関する臨床解剖学的検討．手術 53：103-107，1999
18) Gillot C, Hureau J, Aaron, C, et al：The superior mesenteric vein. J Int Coll Surg 41：339-369, 1964
19) Garcia-Ruiz A, Milsom JW, Ludwig KA, et al：Right colonic arterial anatomy. Implications for laparoscopic surgery. Dis Colon Rectum 39：906-911, 1996
20) vanDamme JP, Bonte J：Vascular anatomy in abdominal surgery. pp48-78, New York, Thieme Medical Publ 1990
21) Yamaguchi S, Kuroyanagi H, Milsom JW, et al：Venous anatomy of the right colon. Dis Colon Rectum 45：1337-1340, 2002
22) Mayo CW：Blood supply of the colon：Surgical considerations. Surg Clin North Am 35：1117-1122, 1955
23) Basmajian JV：The main arteries of the large intestine. Surg Gynecol Obstet 101：585-591, 1955
24) 高橋 孝：大腸癌根治手術のための解剖学的基盤．脈管(5)消化器外科 16：1732-1741，1993
25) Perlemuter L, Waligora J(著)，佐藤達夫，高橋 孝(訳)：臨床解剖学ノート．腹部編(Ⅱ)右結腸．中央洋書出版部，pp43-59，1981
26) Perlemuter L, Waligora J(著)，佐藤達夫，高橋 孝(訳)：臨床解剖学ノート．腹部編(Ⅱ)左結腸．中央洋書出版部，pp77-94，1981
27) Orda R, Nathan H：Surgical anatomy of the umbilical structures. Int Surg 58：458-464, 1973

腹腔鏡下大腸癌
手術の基本

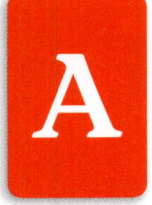

A 腹腔鏡下大腸癌手術アプローチの基本

腹腔鏡下大腸癌手術において，応用編としての各手術術式に共通するアプローチの基本と臨床解剖上の留意点を述べる．ただし，術中体位の取り方は切除部位により異なるので，各術式の項で提示する．

1. 術中体位

腹腔鏡下大腸癌切除における術中の視野の展開のためには，小腸を術野から排除する必要がある．それには，頭低位と手術台の回転が基本となる．術者，第1助手，腹腔鏡担当助手（第2助手）の配置および術中の体位変換など各術式において詳述する．

2. トロッカーの留置位置

仰臥位で臍下部にopen法でHassonカニューレ（12 mm）を挿入する．実際には，臍の下縁に沿って縦切開をおき，鈍的に剥離して腹直筋前鞘（白線）に至りそこをコッヘル鉗子で把持して縦に切開し，さらに鈍的に腹膜を貫通し腹腔内に入る．肥満症例では，腹壁が厚くHassonカニューレの挿入に難儀することがある．この場合は，臍輪に沿った剥離を行うと，腹壁が最も薄い部分で腹腔内に到達することができる．皮膚切開において，臍部を横切開するとの記載もみられるが，横切開では将来的に臍が盆状となり，縦長の臍が好まれる現在では美容的でない．

創の両側縁を強々彎針付き3-0 Vicryl®吸収糸を用い，筋膜と腹膜を一緒にW縫合し，創部を持ち上げる．Hassonカニューレを挿入し，先のVicryl糸を巻きつけ，しっかり固定し，気腹が漏れないようにする（図1）．腹腔鏡下にカニューレが腹腔内にあることを確認して10 mmHgで気腹する[1]．腹腔鏡を挿入して腹腔内を検索し，トロッカー穿刺予定の部位に腸管などの癒着がないことを確認する．既往手術の癒着などがあれば，癒着部の対側の側腹部に2か所トロッカーを穿刺して，まず3ポートで癒着を剥離する．

臍部にかかる正中切開創がある場合は，Monro-Richter線外側1/3の部からopen法でHassonカニューレを腹腔内に導入する．

トロッカーの留置には，メスで最低限の横切開を真皮まで加え，電気メスでさらに皮下脂肪まで切開してペアン鉗子で鈍的に剥離し，腹膜を圧迫して腹腔鏡下に穿刺部位を確認する．当科ではステップ法〔バーサステップ®（US Surgical Norwalk, CT）〕で行っている．

トロッカーは，右側腹部・頭側（臍高）（10 mm），右下腹部（上前腸骨棘内側）（10 mm），左側腹部・頭側（臍高）（10 mm），左下腹部（上前腸骨棘内側）（10 mm）に刺入する（図2）．補助小切開創は，右側結腸切除術では，臍部（Hassonカニューレ部）か，心窩部正中に新たに創を設ける．下行結腸切除術では，左側腹部・頭側ポート創を用いることが多い．S状結腸切除術，直腸切除術では，D3手術では臍部，D2以下では左下腹部ポート創を用い，最初の切開創を延長する．トロッカーの穿刺には下腹壁動静脈を損傷しないよう腹腔鏡下で確認しながら施行する．トロッカーはすべて10 mm径を用いる．

すべてのトロッカーを10 mm径としている理由は，どのポートからもガーゼの出し入れが必要になることがあり，また内視鏡の挿入，自動縫合器の挿入のために10 mm径を必要とするからである．

また，シニアレジデント（後期研修医）が術者になる場合であっても，指導者がアシストのためのいかなる補助でも可能にするためにも，ポートを10 mm径とすることが望ましいと考える．現在

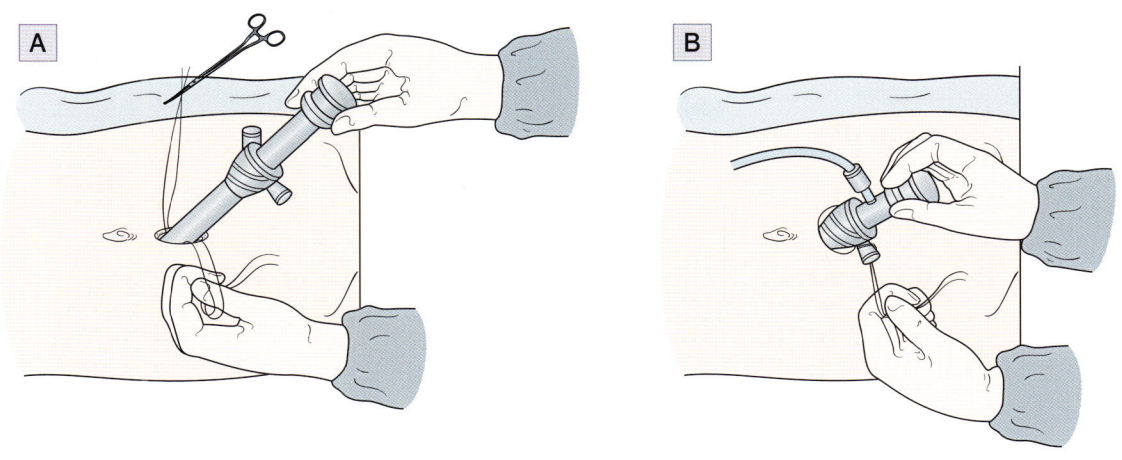

図1 Hasson カニューレの固定
創の両側縁を強々彎針付き 3-0 Vicryl®糸を用い W 縫合し，創部を持ち上げる。Hasson カニューレを導入し，先の Vicryl 糸を巻き付け，しっかり固定する。

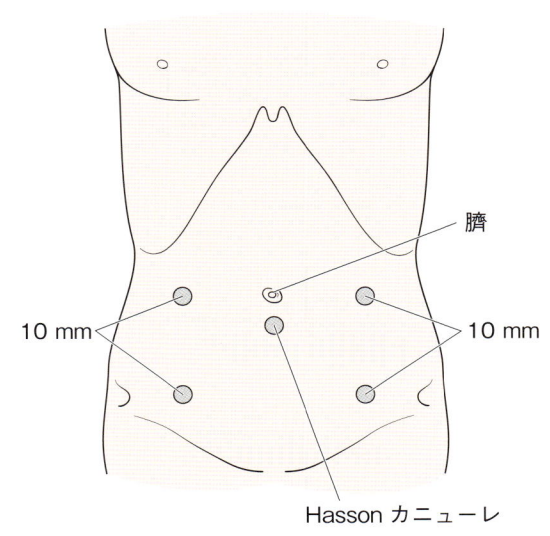

図2 トロッカーの留置位置
トロッカーは，右側腹部・頭側（臍高），右下腹部（上前腸骨棘内側），左側腹部・頭側（臍高），左下腹部（上前腸骨棘内側）に留置する。

のところ，すべての腹腔鏡下大腸癌手術はこの 5 ポートで施行している。

症例によってトロッカーの径を細かく変更することは，術式の standard 化にとって好ましくないが，将来的には，状況に応じてさらに細径トロッカーに変更したいと考えている。

3. 小腸移動と体位変換

基本的に頭低位，右側結腸切除以外は右側低位の状態に手術台を調節する。横行結腸と大網を十分に頭側に排除してから小腸の排除にかかる。この時，腹膜と大網の癒着があればできるだけこれを剝離・切離しておくと結局は後の操作が容易となる。骨盤内に落ち込んでいる小腸を終末回腸部から順序よく頭側右側に引き出す。小腸間膜背側葉が広く見られるように右尾側から左頭側に向かい小腸を脱転させる（図3）。Treitz 靱帯近傍の空腸をも頭側・右側に排除しようとすると，回腸部分が骨盤内に落ち込むことになる。小腸間膜根を中心に小腸間膜背側葉を全体的に上腹部へ展開することで十分である。中心性肥満患者においては，小腸間膜の重さと厚さのため，小腸圧排がうまくいかないことがあり，さらなる体位変換により排除が必要である。さらに，湿らせた開腹用ガーゼをポートから挿入し，小腸間膜根に固定した後，小腸を覆うことにより小腸の小骨盤腔への落下

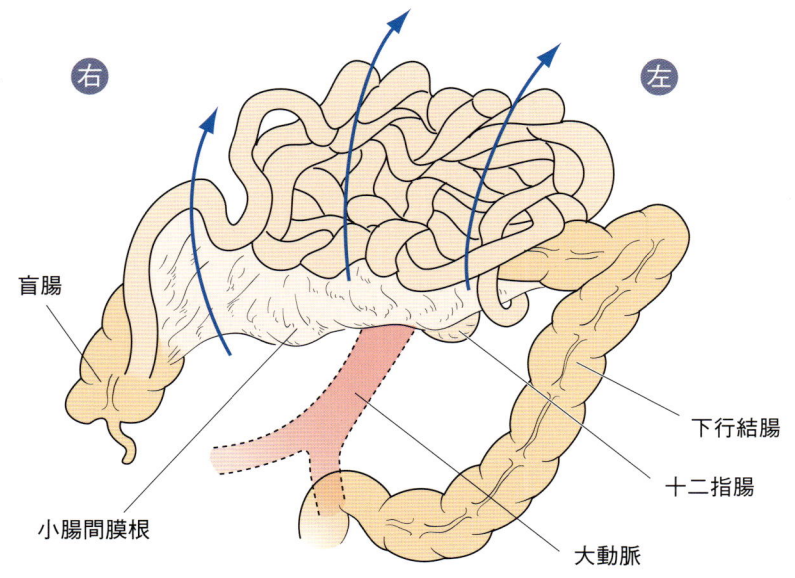

図3　小腸の移動（左下腹部からの視野）
頭低位・右側低位の状態。骨盤内に落ち込んでいる小腸を終末回腸部から頭側右側に引き出す。
小腸間膜背側葉が広く見られるように右尾側から左頭側に向かい小腸を脱転させる。

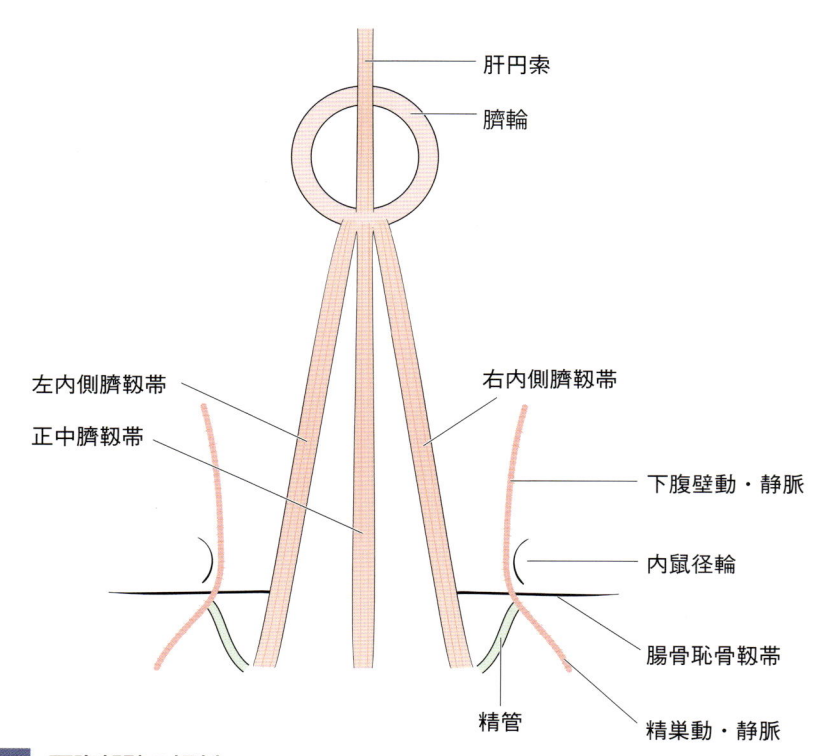

図4　下腹部壁の解剖
臍を中心として，尾側方向には，正中臍靱帯と両外側に内側臍靱帯がある。その両外側は
鼠径・大腿ヘルニアの発生部位であり，特にその部位から発する下腹壁血管と男性の場合
の精巣血管，精管の走行が重要である。

を防ぐこともできる。
　右側結腸切除においては小腸間膜根を軸として，すべての小腸を横行結腸側に排除することにより，十二指腸第3部を直視下におくことができる（図3）。なお，後腹膜視野で十二指腸第3部を見ることができず，腹側の腸間膜を透かして十二指腸第3部を見ることができる場合もある。

4. 腹腔内の解剖学的指標の確認と腹腔検索

　ジュニアレジデント(前期研修医)が腹腔鏡担当助手(第2助手)を務めなくてはならない状況も多くあることから，解剖学的指標を手術に携わる術者，助手などすべての者が共有することが大切である。傾いた視野で手技を続行することは強く戒められるべきである。認識すべきは，正中臍靱帯，両内側臍靱帯，両鼠径部，特にそこから発する下腹壁血管と男性の場合の精巣血管と精管の走行である(図4)。もちろん，女性における卵巣血管も重要である。

　右側結腸切除においては小腸間膜根の切離ラインを常に視野のなかにおき，これが水平であるように維持する。

　ここで，肝表面の所見をとってから，膀胱(子宮)直腸窩の所見をとる。腹水が存在すればSumius®(気管吸引チューブ，住友ベークライト株式会社)を使用して採取する。腫瘍の位置が明らかな場合は漿膜浸潤の程度を検索する。

文献

1) 加納宣康：胆嚢摘出術. 加納宣康(編)：腹腔鏡下手術テクニックマニュアル. pp121-124, 南江堂, 2001

B 腹腔鏡下S状結腸切除術

　S状結腸の手術には，腹腔鏡下手術の手技の基本が含まれており，初めて施行するのに適した部位であるといえる。しかし，その手術手技の理解については筋膜解剖の認識に誤りが多く，あってはいけない記載の文章が多い。臨床解剖学に基づいた手技が行われるべきである。

　本手技においては，確立された施設での熟練者を想定するのではなく，初めて手術を施行する施設における手技の確立を目指した文章とする。間違った臨床解剖で手術を施行している多くの施設が，すでに自浄作用のきかない状態となっていることは，筋膜解剖の基礎が訂正されていないことからも明らかである。

I 適応

　本手術の適応外症例は，他臓器高度浸潤，減圧不能な腸閉塞症であり，腫瘍の大きさもその因子になりうるが，明らかな大きさの線引きは難しい。最終的には腹腔鏡下S状結腸切除術（Lap S：laparoscopic sigmoidectomy）の適応の判定は，術中の診断的腹腔鏡で行う。Lap S遂行困難例は開腹手術に移行する。

II 切除範囲，郭清度

　Lap Sは，腹腔へのアプローチ法の違いのほかは切除範囲，郭清度ともに開腹手術と差がないことが基本である。S状結腸の長さおよび位置関係により切除範囲はさまざまであり，また吻合部は口側から肛門側まで多様で，その時々に吻合操作を考慮する必要がある。S状結腸においては，性能の向上した腹部CT検査などにより検出されたリンパ節を参考にして手術を行うが，下腸間膜動脈幹リンパ節の中枢側で切離しても郭清度が不十分と考えられる症例は多くはなく，術前D2の郭清度で十分であると考えられる場合が多い。D3手術が必要不可欠な手術かどうかはほかに譲るとし，ここでは過不足のない手術を目指す。

III 病変のマーキング，術前処置

　術中に病変部位の同定が困難な病変の場合は，術前マーキングが必須である。クリップ法を用い，数日前までに行う。クリップは病変の肛門側ギリギリに確実に打つことが重要である。

　腸管拡張は腹腔鏡の視野を著しく妨げるため，十分な腸管の減圧，拡張の予防に努める。術前日にクエン酸マグネシウム製剤を服用させることが多いが，閉塞型の場合は，症例に応じて絶食，栄養管理，経肛門的な long intestinal tube の留置などの対策をとる。

IV S状結腸に関する基本的事項

　S状結腸に関する基本的事項は，術前にすべて理解されていなくてはならない。

　S状結腸と下行結腸の境は腸骨稜であり，BMIが相当に大きくない限り，これは臍の高さである。臥位腹部X線撮影と注腸検査あるいはCT-colonographyからS状結腸の走行を知ることができる。CT-colonographyに加えCT-angiographyが施行されているのが望ましいが，臍は大動脈

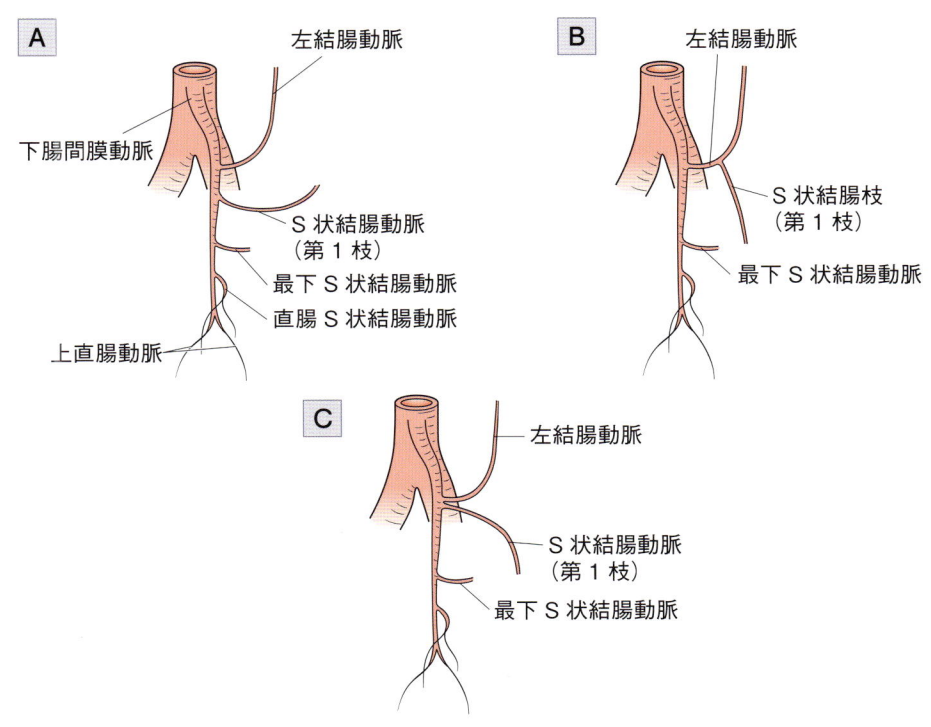

図1 S状結腸の動脈系

下腸間膜動脈(IMA)より左側に分岐する最初の枝を左結腸動脈(LCA)と定義する。IMAからの動脈のvariationは，ⒶLCAが単独でIMAから分岐，ⒷLCAからS状結腸枝が分枝，ⒸIMAの同一部位から同時にLCAとSA第1枝が分岐に分けることができる。

分岐部頭側とほぼ一致する[1,2]。さらに郭清の指標となる下腸間膜動脈(IMA：inferior mesenteric artery)根部は臍から約30～50 mm程度頭側の部位にあることが多い。ただし，年齢とともに尾側にずれるとされており[3]，CT検査で確認しておく必要がある。

これらの知識を頭に入れて手術に臨めば，臍高に設けるポート(port)から挿入する術者左手の鉗子が血管系のなかで，今どの程度頭側・尾側にあるかが判定できる。

Ⅴ S状結腸の血管系

左側結腸には，必ずIMAが存在する。したがって，左結腸動脈(LCA：left colic artery)の定義をしなくてはならない。下行結腸へのLCAの血流が欠損する場合，すなわち上腸間膜動脈(SMA：superior mesenteric artery)からの供給がある場合を除き，IMAより左側に分岐する最初の枝をLCAと定義する。このLCAから分岐する枝が存在すれば，それは動脈という言葉は使用せず枝をつけて呼称することにすると外科的には理解しやすい。この定義に従うと，IMAのvariationは，①LCAが単独でIMAから分岐する場合(58%)，②LCAからS状結腸枝(第1枝)が分枝する場合(27%)，③IMAの同一部位から同時にLCAとS状結腸動脈(SA：sigmoid artery)第1枝が分岐する場合(15%)に分けることができる[4,5]（図1）。

多くの論文で，IMAからLCAを分岐した直後は上直腸動脈(SRA：superior rectal artery)と記載している。これは，直腸癌における中枢方向での動脈切離部に関しての論文でhigh tieとlow tieという言葉が使用され，本来は，high tieはIMA根部での結紮，low tieはLCAを分岐した後のIMAでの結紮と定義すべきである。ところが，LCAを分岐した尾側のIMAをSRAと誤って命名されたことによる[6]。最初にLanzとWachsmuthがLCA根部より尾側のIMAをSRAと命名した[6]。多くの論文で，low tieはLCAが分岐した直後のSRAで切離した場合との定義が採用されている。SRAからSAが分岐することになり改善しなくてはならない。本書では，LCAを分岐した後のIMAは，そのままIMAと表記する。

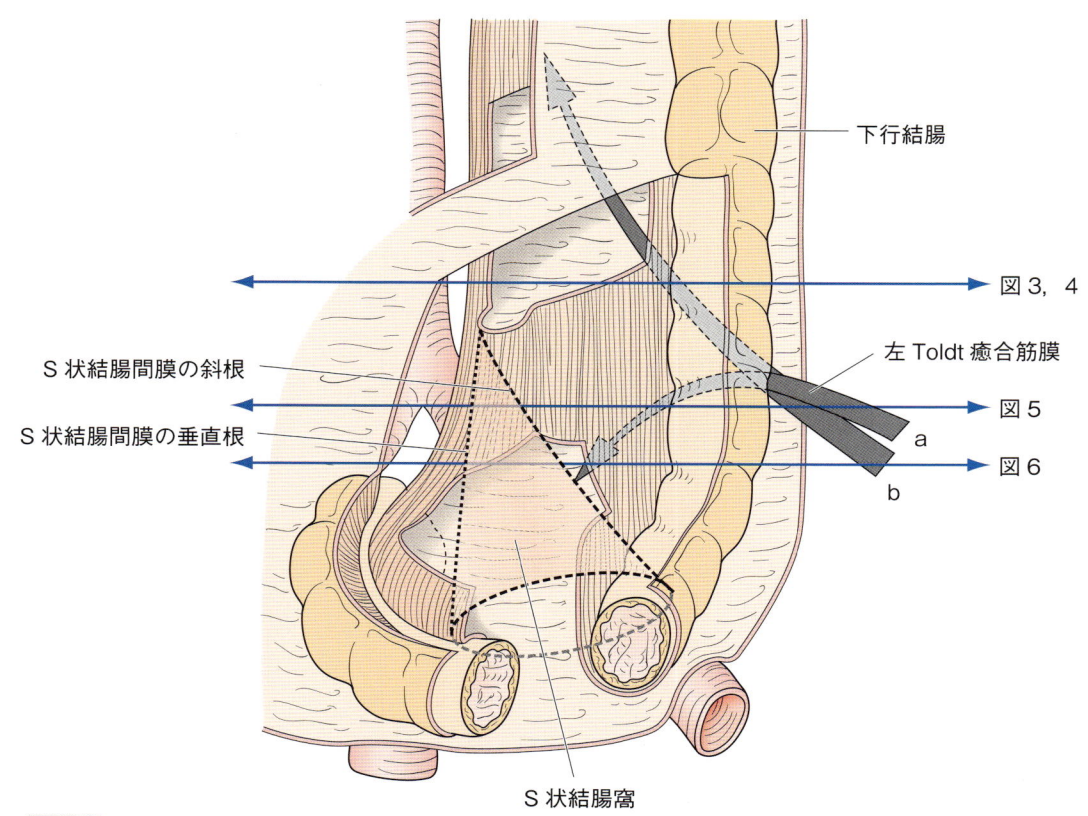

図2 下行結腸・S状結腸の癒合筋膜とS状結腸窩の解剖図
左Toldt筋膜の2本の矢印（a, b）は，この部分を剥離できるとする矢印ではなく，この部分が癒合筋膜であることを意味する。

VI 下行結腸，S状結腸とS状結腸窩の筋膜構成

　下行結腸とS状結腸は，発生学的には背側腸間膜を介して背側腹壁につながり可動性をもち，この間膜内を脈管と神経が走行している。腸回転が終了すると，下行結腸間膜はその左（背側）葉部分が壁側腹膜に癒合して左Toldt癒合筋膜を形成するため，下行結腸の可動性が消失する。これに対してS状結腸の隣接関係はその長さと位置に応じて変異が大きい。また，S状結腸間膜背側の発生の過程での癒合不全が生じることにより，この部分にS状結腸窩が形成される。S状結腸窩の腹側はS状結腸間膜左（背側）葉，背側が壁側腹膜，左右が2つのS状結腸間膜根（垂直根と斜根）で囲まれ，左下方に開いた空間をなし，典型的には扇形をなしている（図2）。この垂直根と斜根はS状結腸間膜左（背側）葉と背側腹膜との境であり，容易に視認できる。この図2の左Toldt癒合筋膜と記されている2本の矢印（a, b）は，剥離できるとする矢印ではなく，本来は2枚の漿膜がこの矢印部分で癒合したということを意味している。したがって，この矢印部分での剥離は不可能である。

　外側アプローチにおけるS状結腸間膜の剥離については，癒合筋膜と腹膜下筋膜深葉との間を剥離することが正しい（図3）。癒合筋膜のなかを剥離するとする考え方は，言葉の定義からも根本的な間違いである（図4）。

　さらに，このS状結腸窩の最頭側部には，下行結腸間膜内側部の癒合欠如によって形成されると考えられる小さな腹膜陥凹であるS状結腸間陥凹が存在することがあり，内ヘルニアの原因と

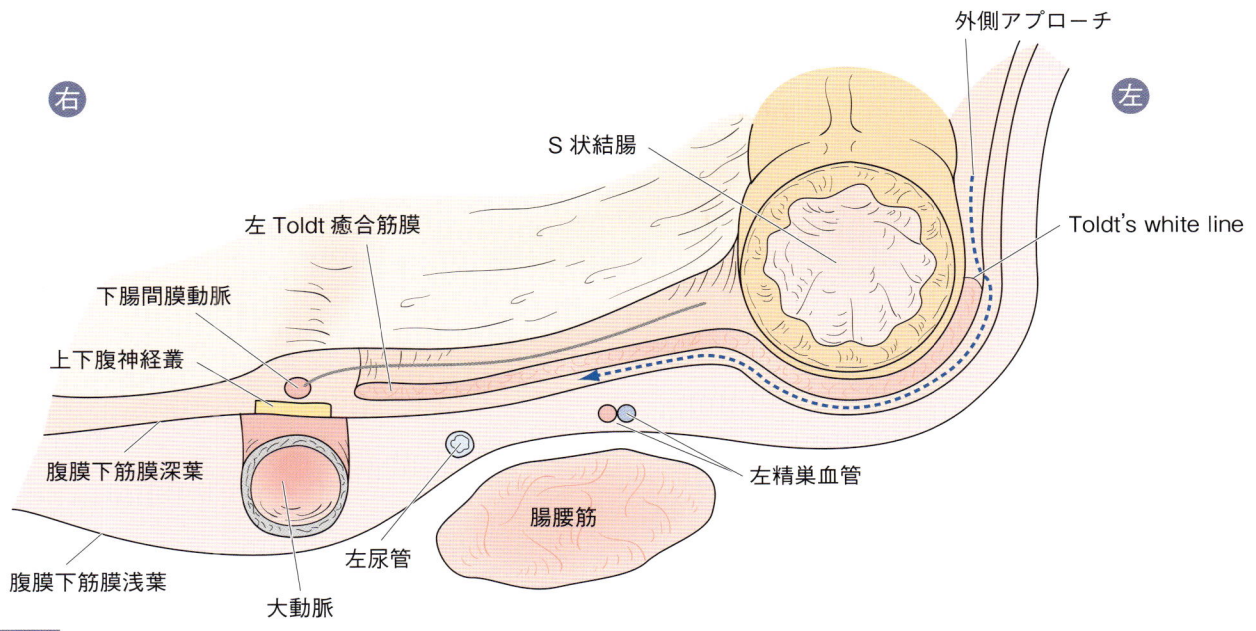

図3　S状結腸間膜の癒合とその断面図（頭側部）

点線の矢印（青色）は，外側アプローチによる癒合筋膜と腹膜下筋膜深葉との間の剥離層を示している。
（Mike M, Kano N：Laparoscopic-assisted low anterior resection of the rectum；A review of the fascial composition in the pelvic space. Int J Colorectal Dis 26：405-414, 2011）

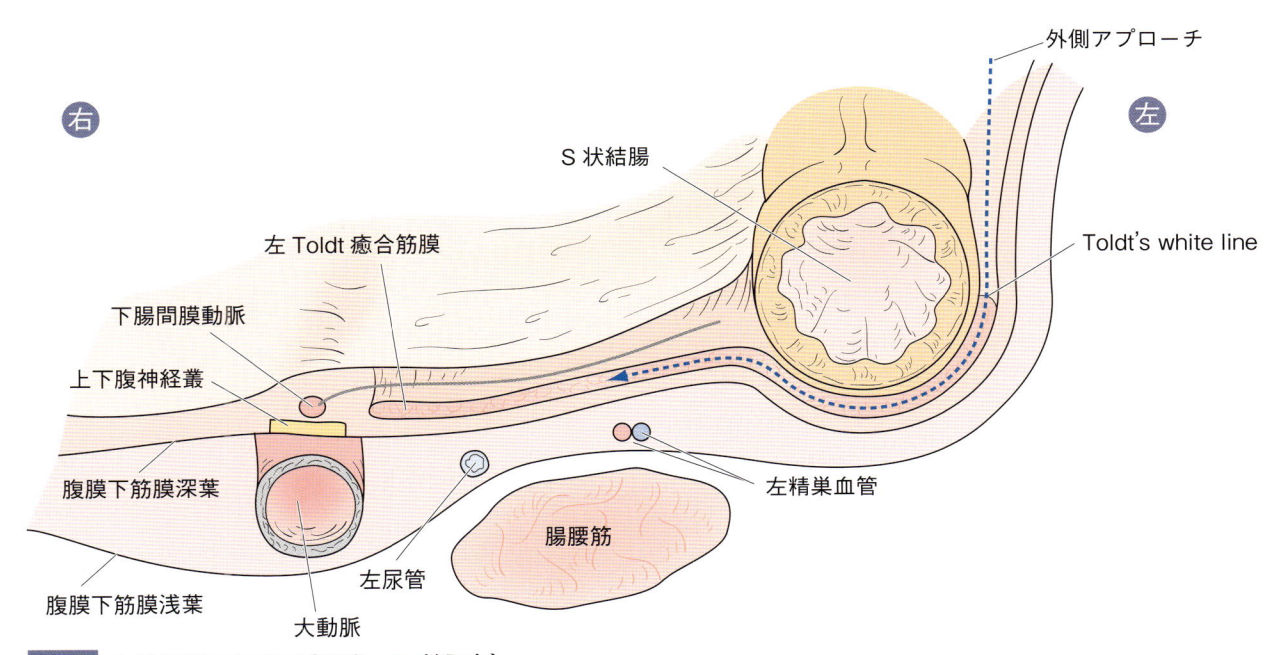

図4　S状結腸の剥離層（間違った考え方）

癒合した筋膜，そのもののなかを剥離できるとする考え方は，その語の定義からも間違った考え方である。
（Mike M, Kano N：Laparoscopic-assisted low anterior resection of the rectum；A review of the fascial composition in the pelvic space. Int J Colorectal Dis 26：405-414, 2011）

しても知られている。一方では，この部分は，尿管を同定する目印ともされ，ここで尿管は腸腰筋表面にあり，おおむね精巣（卵巣）血管と並行に走向している。このS状結腸間陥凹をS状結腸窩と混同しないように注意が必要である。

S状結腸の尾側においての断面図（図5）では，S状結腸窩が書き加えられる。図2は，S状結腸部における，左Toldt癒合筋膜とS状結腸窩を示しており，矢印aはS状結腸窩の部分で，2枚の

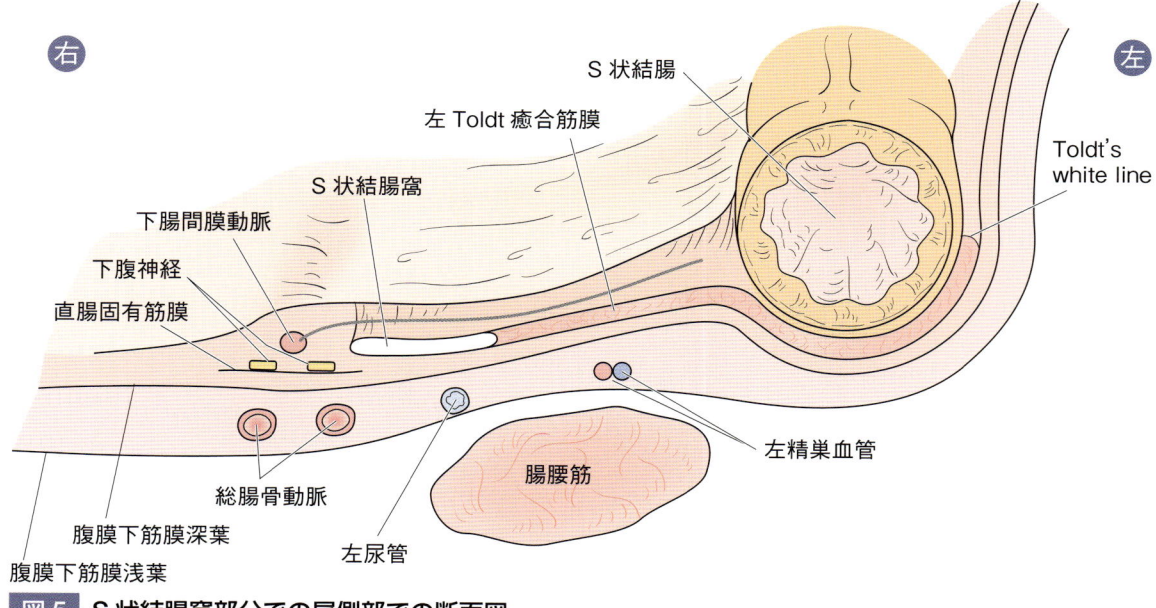

図5 S状結腸窩部分での尾側部での断面図
S状結腸窩が加えられる。直腸固有筋膜の続きである筋膜の理解なしにこの部分の解剖を考察できない。

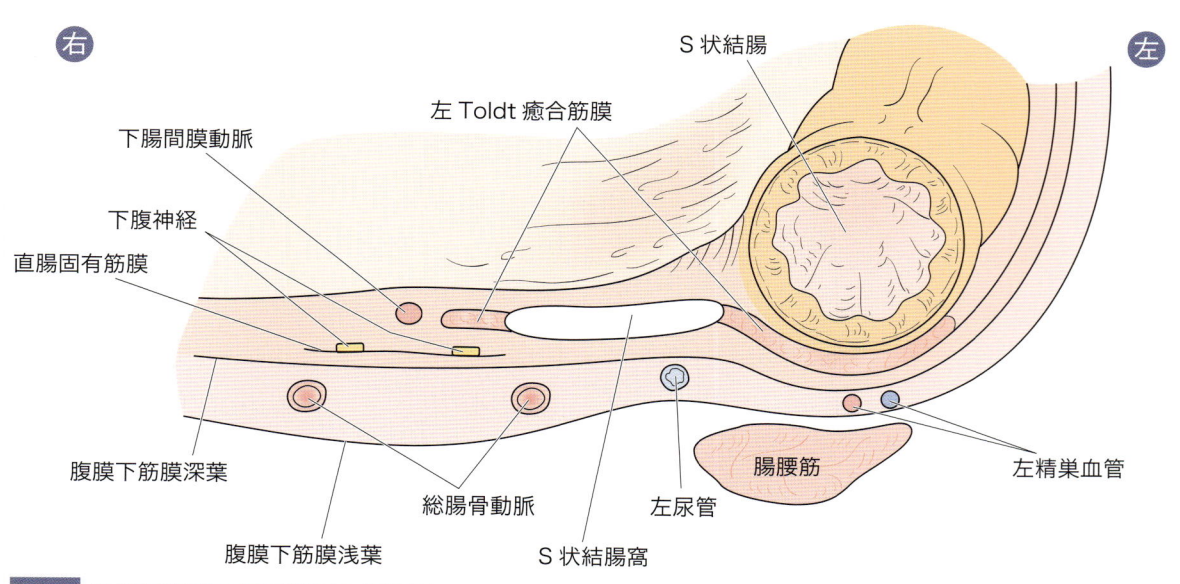

図6 S状結腸窩の最尾側での断面図
S状結腸窩のさらに尾側では，腔が広がり，内側と外側に左Toldt癒合筋膜が形成された状態となることもあり，多様である。

筋膜，すなわちS状結腸間膜左（背側）葉と壁側腹膜に連続することになる。さらに矢印bは左Toldt癒合筋膜が頭側に続いていることを示している。そして，図5では，腹膜下筋膜深葉の腹側に新たな筋膜が書き加えられる。この筋膜は最頭側においては腹膜下筋膜深葉と癒合していると考えられる。この筋膜の続きは直腸背側においては，直腸固有筋膜と称され，高橋による自律神経線維の臓器支配関係の発生学的考察から導き出された概念である[7〜11]。さらに尾側では，S状結腸窩がさらに広くなり，その両側に癒合筋膜が形成される場合もありうる（図6）。

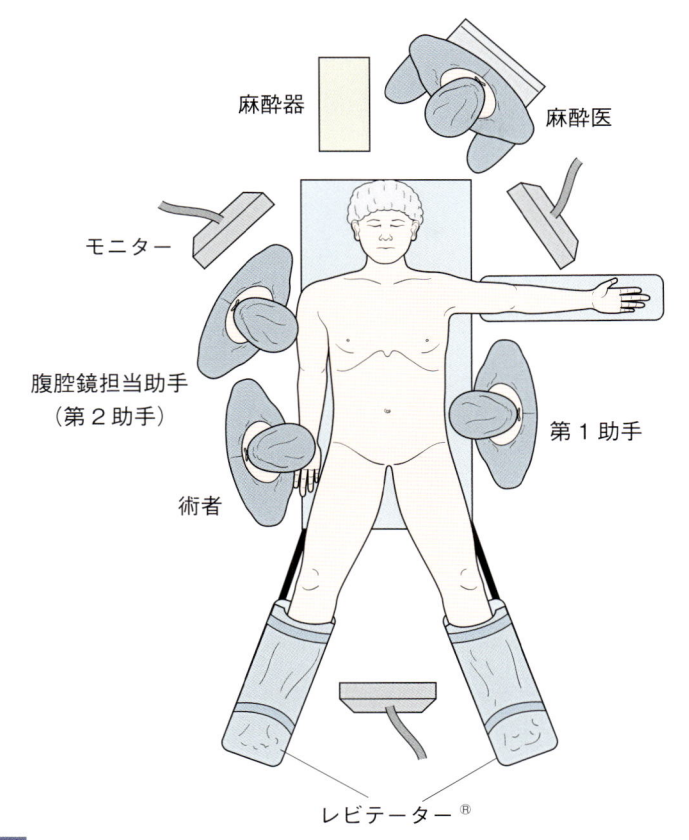

図7 術中体位

S状結腸では自動吻合器を使用することが多くレビテーター®を用いて切石位とし，さらに頭低位・右側低位とする。大腿は伸展位として，鉗子操作の妨げにならないよう配慮する。

VII 手術の実際

1. 術中体位の取り方

　　腹腔鏡下大腸切除における術中の視野の展開では，小腸の排除のための体位が大切である。頭低位として，右側へ手術台を回転させるのが基本であり，右側に術者・腹腔鏡担当助手（第2助手），左側に第1助手が位置するため，左手は広げ，右手は体幹につける。レビテーター®（下腿支持器）を用いた切石位で両大腿は体幹と並行になるべく伸展し，鉗子操作の妨げにならないようにする（図7）。また，レビテーター®の使用に関しては，特に右下肢外側の神経麻痺の報告もあるため十分に注意を払う。体幹右外側に側板を置き，また両肩部には頭低位の際に身体が滑り落ちることを防ぐためにshoulder protectorを装着する。

2. アプローチの基本

　　各術式に共通する手技手順は前項（20〜23頁）参照。

3. 手術の手順（図はすべて男性の場合）

　　S状結腸剝離に関しては，初期には外側アプローチが多く施行され，最近では，内側アプローチを施行している施設が多い。筆者らは，外側アプローチにおける解剖学的認識が不可欠な手技であるとの考えから，両者ともに施行できることを目標としている。本書では ⓐ 外側アプローチ，ⓑ 内側アプローチに分けて記載する。

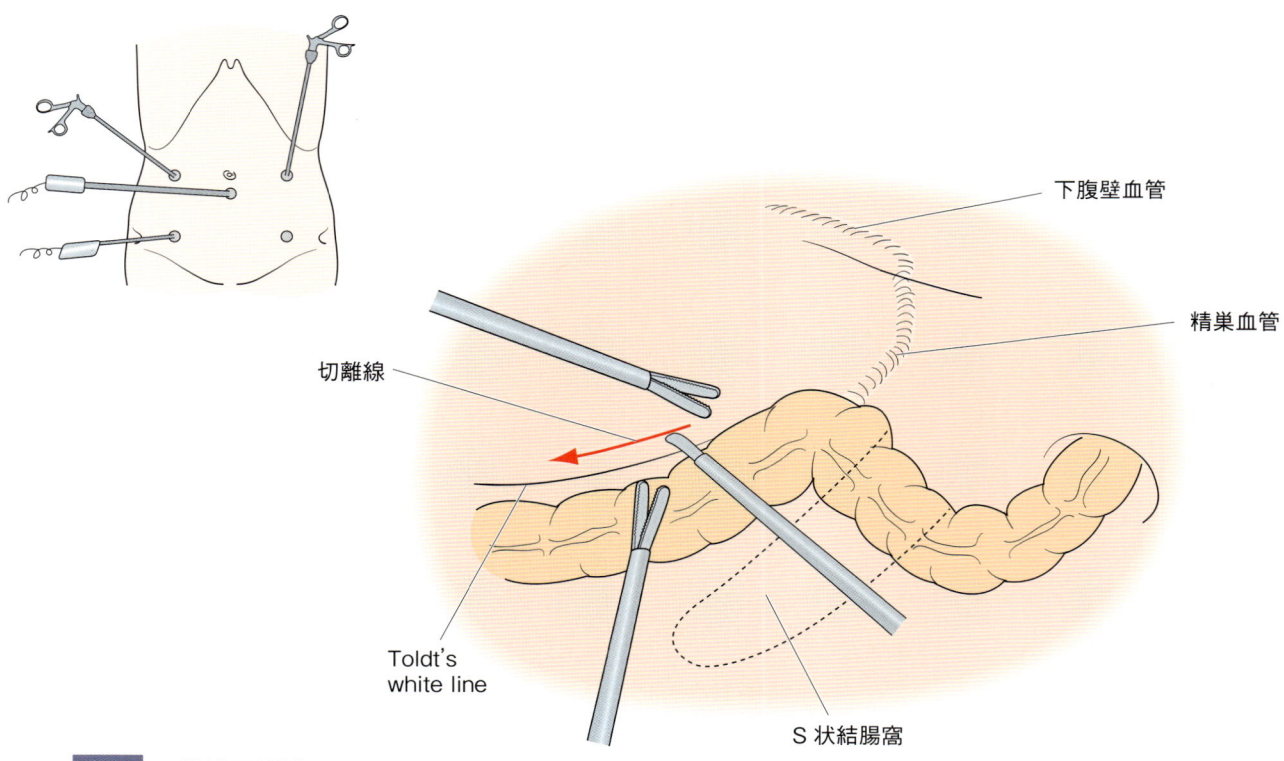

図8 S状結腸外側のToldt's white lineの切離

S状結腸の腸腰筋の最腹側部より頭側・外側部分のToldt's white lineより頭側に腹膜1枚のみを切離する。Toldt's white lineの外側を切離するほうが，あとあと筋膜剥離層を修正しやすい。赤色矢印：Toldt's white lineの外側での腹膜切開。

ⓐ 外側アプローチ

① 外側からのS状結腸の授動

- **腹腔鏡**：臍部
- **術者右手**：スパチュラ型電気メス
- **術者左手**：特にことわりのない限り腸鉗子。剥離する腸管を把持する。
- **助手右手**：特にことわりのない限り腸鉗子。術者左手とのカウンタートラクション。
- **助手左手**：この場面では，freeのことが多い。

　まず，S状結腸窩の広さを確認する。そして，S状結腸の尾側・外側への癒着に目を奪われることなく，腸腰筋の最腹側部より頭側・外側部分のToldt's white lineに注目し，この部分より頭側に腹膜1枚のみを切離する（図8，図3 27頁）。この切開はToldt's white lineの外側で切離するほうが，あとあと筋膜剥離層を修正しやすい。

　腹膜下筋膜深葉の腹側を露出していくが，一部分を持ち上げる手技（picking up手技）によって切離をするのではなく，助手と共同して面を作り，面を剥離することを重視する。下行結腸の剥離は左Toldt癒合筋膜が覆った結腸間膜の脂肪組織をできるだけ頭側まで剥離しておくことが後の手技をやさしくする。この時点の剥離手技では，結腸間膜側に多くの筋膜層を見てしまうことがありえるが，この部分の筋膜の考察は後ほど記載する。精巣（卵巣）血管の腹側に1枚の筋膜，すなわち，腹膜下筋膜深葉を残しつつ剥離するということに尽きる。

　臍高に設けられた術者の左手のポートは，定義上のS状結腸と下行結腸の境目である腸骨稜に

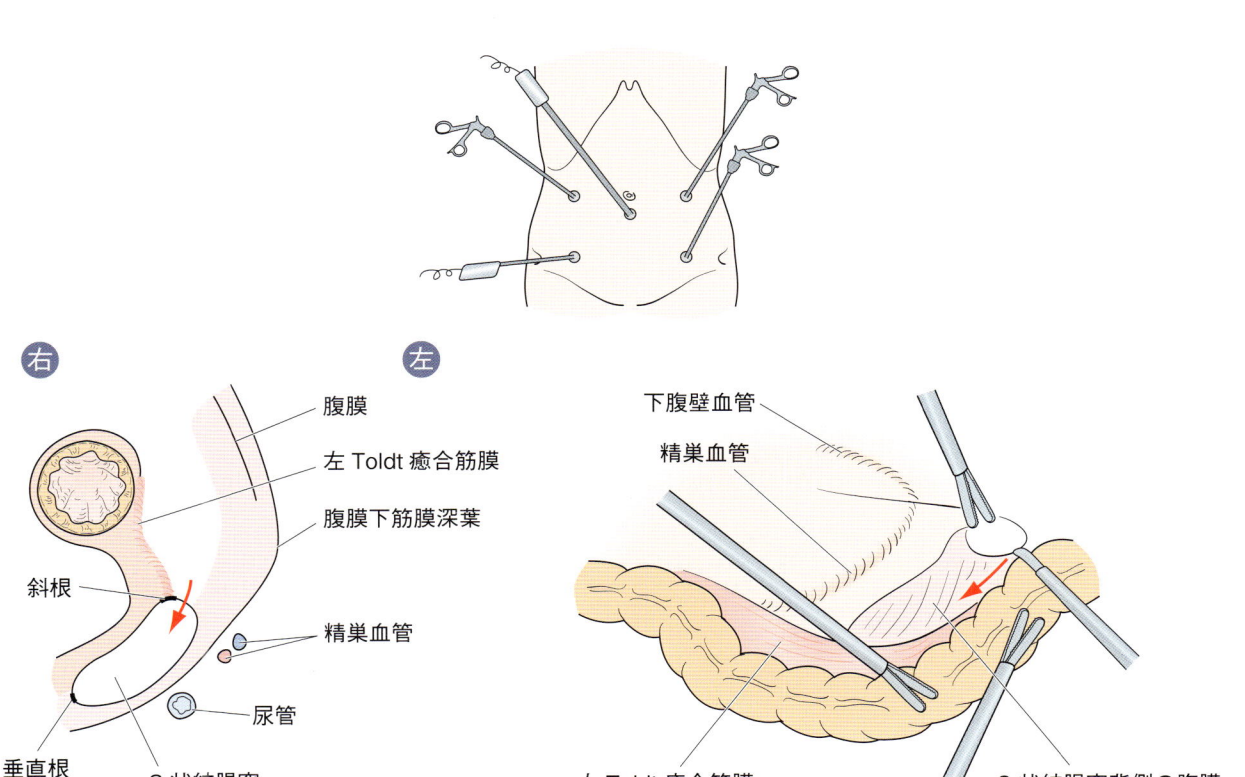

図9　S状結腸窩の剝離・切離
S状結腸窩の斜根ギリギリに切離していく．この部位の切離線はS状結腸外側のToldt's white lineと同様に白色の線として認識できる．赤色矢印：S状結腸窩斜根の切離．

一致する．したがって，これを参考にして，十分に頭側までS状結腸間膜と下行結腸間膜を剝離した後に，S状結腸間膜の尾側への剝離を行う．この過程ではすでに精巣（卵巣）血管を確認できることが多い．この部分で，尿管を確認するとの記載がなされていることが多いが，この部分で尿管を確認することはできない．なぜなら，この部分にはS状結腸窩が存在し，その広さはS状結腸間膜背側葉と背側腹膜との癒合によってさまざまである．

ここで，助手の両手により，S状結腸窩を切離する術野を形成する．
- 腹腔鏡：臍部
- 術者右手：スパチュラ型電気メス
- 術者左手：S状結腸窩漿膜最内側を把持
- 助手右手：直腸を頭側に牽引
- 助手左手：S状結腸窩漿膜外側を把持

S状結腸窩は左Toldt癒合筋膜が形成されなかった部位であることから，S状結腸窩斜根，すなわちS状結腸間膜左（背側）葉とS状結腸間膜窩背側の壁側腹膜の境をきっちりと認識し，この境をギリギリに切離していく．この部位の切離線はS状結腸外側のToldt's white lineと同様に，白色の線として認識できる（図9）．この外側に剝離したS状結腸窩の腹膜を助手に外側・腹側に牽引してもらいながら，斜根から垂直根へとS状結腸間膜と背側腹膜との境を切離していくと，直腸左外側の腹膜移行部に到達できる．ここで視認できるS状結腸間膜のふくらみを内側・頭側に剝離していくと，腹膜下筋膜深葉に覆われた尿管を同定できる（図10）．

S状結腸窩がない場合や狭い場合は，S状結腸窩を外側から剝離し，S状結腸間膜とともに授動する方法が考えられる（図11①）．しかし，この場合は，尿管の背側へ進みやすく，注意が必要である（図11②）．

肥満患者，特に中心性肥満患者では，腹膜下筋膜深葉背側の脂肪組織が多く，精巣脈管も尿管も

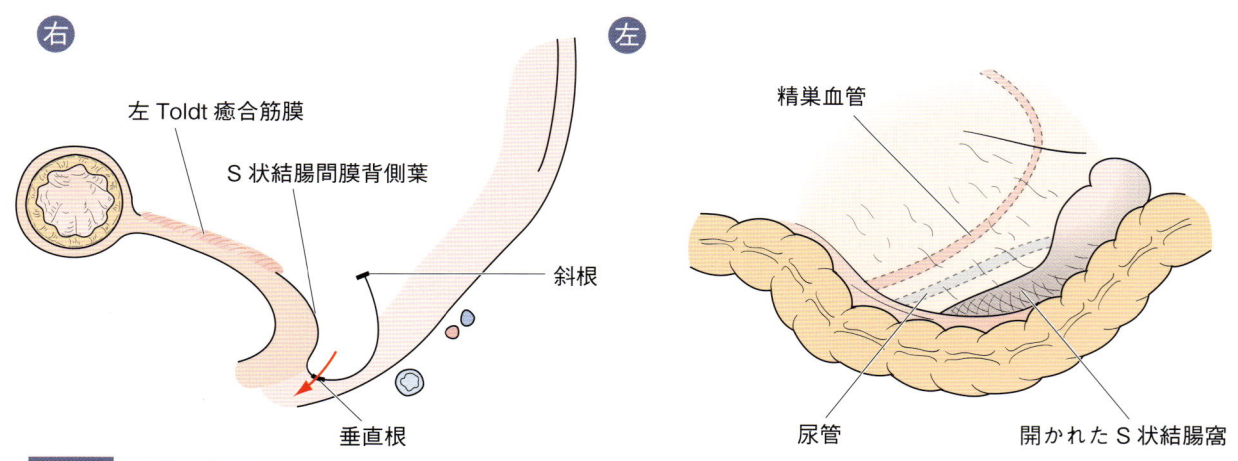

図10 尿管の視認

S状結腸窩を斜根から垂直根へと切離していくと，直腸左外側の腹膜移行部に到達できる。ここで，視認できるS状結腸間膜のふくらみを内側・頭側に剥離していくと，腹膜下筋膜深葉に覆われた尿管を同定できる。赤色矢印：S状結腸窩垂直根の切離。

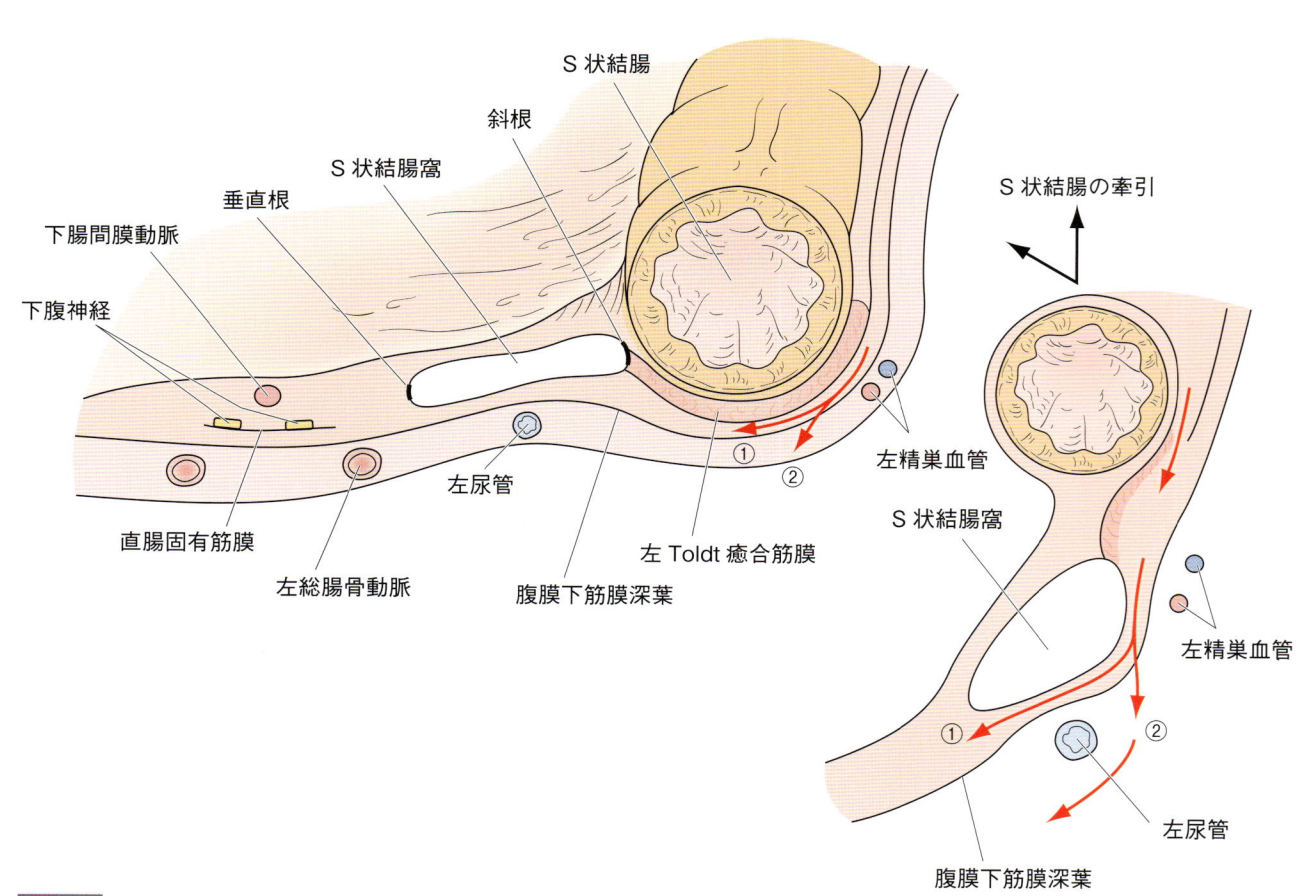

図11 S状結腸窩の剥離・切離

S状結腸窩に入ることができない症例では，S状結腸窩を外側から剥離し，S状結腸間膜とともに授動する方法が考えられる（①）。しかし，尿管の背側に進みやすく，注意が必要である（②）。赤色矢印①：S状結腸窩背側の剥離ライン　赤色矢印②：間違った剥離ライン。

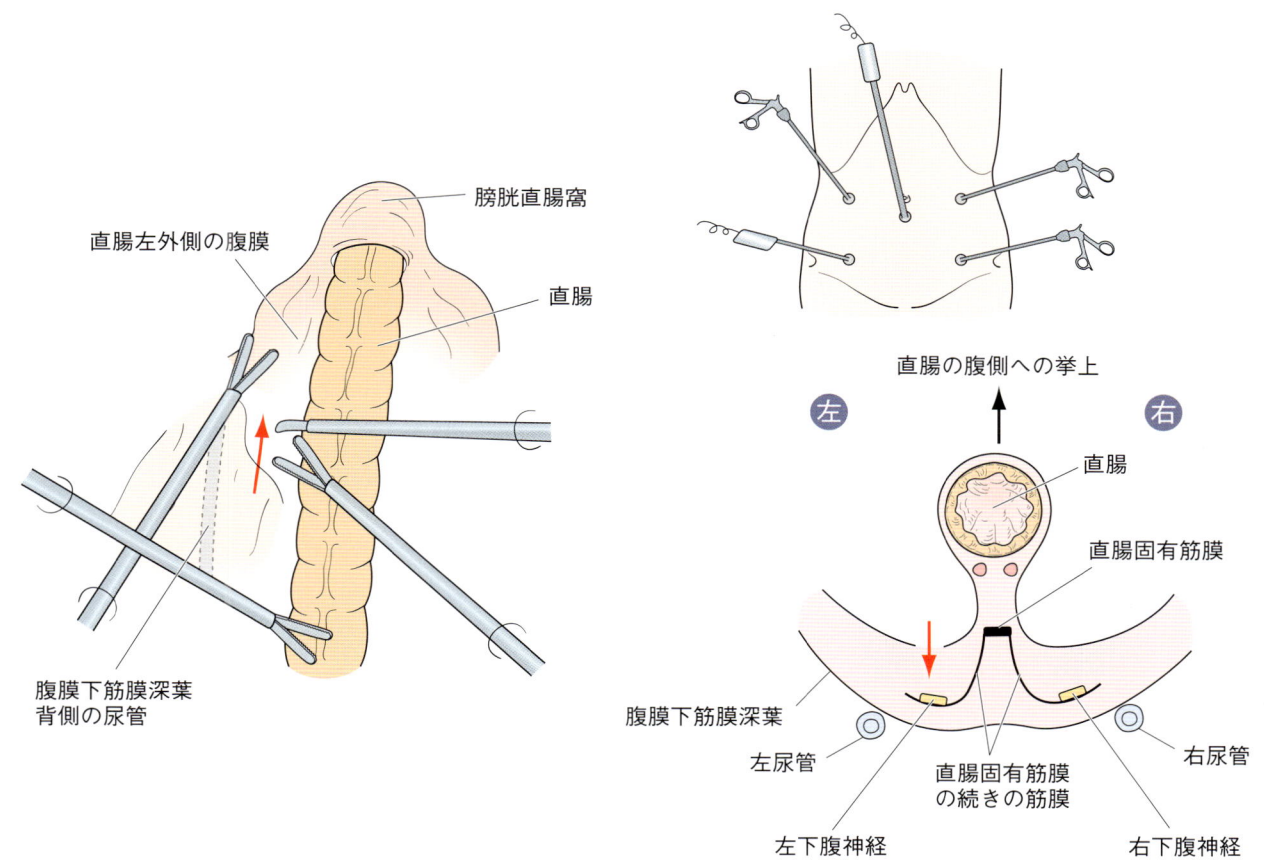

図12 直腸左外側の腹膜切離
視認できた尿管を左側に見ながら，助手とのカウンタートラクションでできた直腸左外側の腹膜を切離する．赤色矢印：直腸左外側の腹膜切離方向．

同定できない場合がある．この場合は，斜根・垂直根とS状結腸間膜側の左Toldt癒合筋膜のふくらみが唯一の指標となることを認識しておく必要があり，以上のアプローチの重要性が増す．

尿管を視認できた後は，男性では，さらにS状結腸間膜を頭側・内側に剝離すると尿管が精巣血管に近づくのが見られる．さらに，尿管と精巣血管が交わるところまで剝離を進めておくと，その高さがIMAの根部付近であり，後の操作が容易となる．女性では，この尿管は，卵巣血管と並走して内側に存在する．

ここで，直腸左外側の腹膜面を尿管との共通の視野とし，尿管を視認しながら，直腸左外側の腹膜切離を行う．この腹膜切離をできるだけ膀胱（子宮）直腸窩方向まで続けておく（図12）．直腸の左外側腹膜を切開した後，尿管と直腸の間の谷を剝離するのであるが，その内側面の考察は非常に大切であり，筋膜が直腸背側との間に介在し，いわゆる直腸固有筋膜の続きの筋膜である（図13）．本来，直腸間膜を被覆する筋膜を直腸固有筋膜と呼称している．しかし，高橋[7〜11)]は腹膜下筋膜深葉が直腸背側で頭側に折り返し，左右対称で上下腹神経叢部に収束し，再度腹膜下筋膜深葉と癒合する筋膜を想定し，この筋膜のすべてを直腸固有筋膜と呼称している（図14）．本書では，直腸間膜を被覆する筋膜を直腸固有筋膜と呼び，それ以外の連続する筋膜には，あえて名称をつけずに，「直腸固有筋膜の続きの筋膜」と呼ぶ．

以上の手技は，左結腸，特に脾彎曲部を剝離する場合の基本手技である．したがって，外側アプローチに慣れるということは，結腸脾彎曲部へのアプローチの半分を理解したことになり，左側結腸切除への道を開いたことになる．

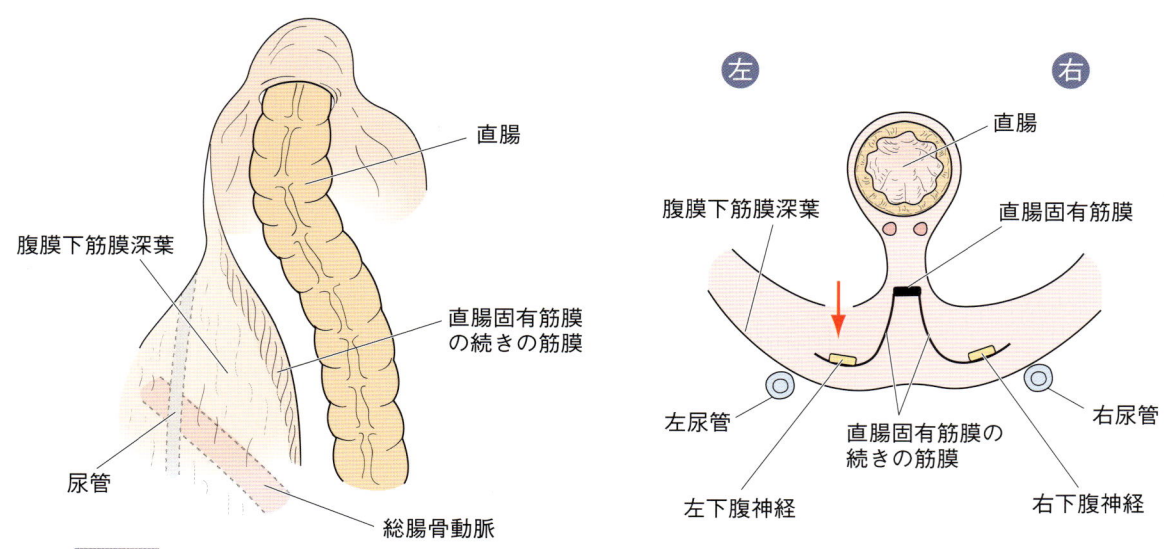

図13　直腸左外側のさらなる剥離
尿管を左側に見ながら，さらに背側・内側にあぶくのできる部位を剥離すると内側に直腸固有筋膜の続きの筋膜が出現する．赤色矢印：直腸左外側のさらなる剥離方向．

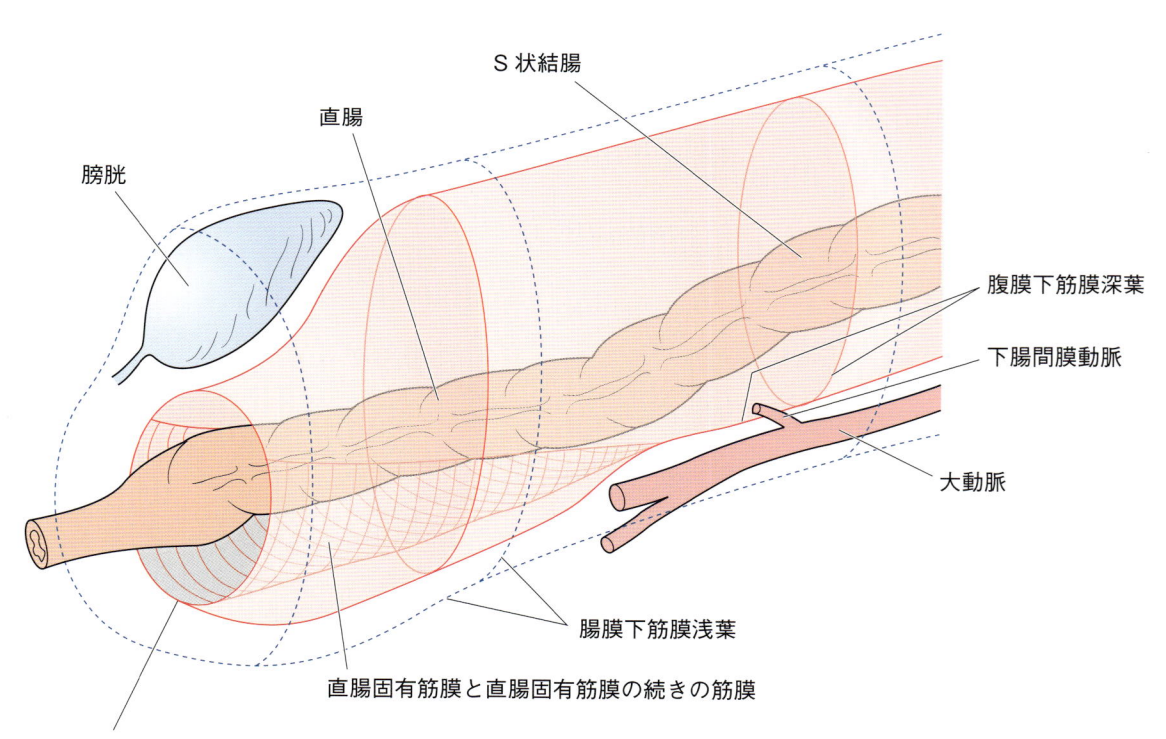

図14　直腸固有筋膜の全体像と腹膜下筋膜深葉との関係
高橋は，腹膜下筋膜深葉が直腸背側で頭側に折り返し，左右対称で上下腹神経叢部に収束し，再度腹膜下筋膜深葉と癒合する筋膜を想定し，この筋膜のすべてを直腸固有筋膜と呼称している．

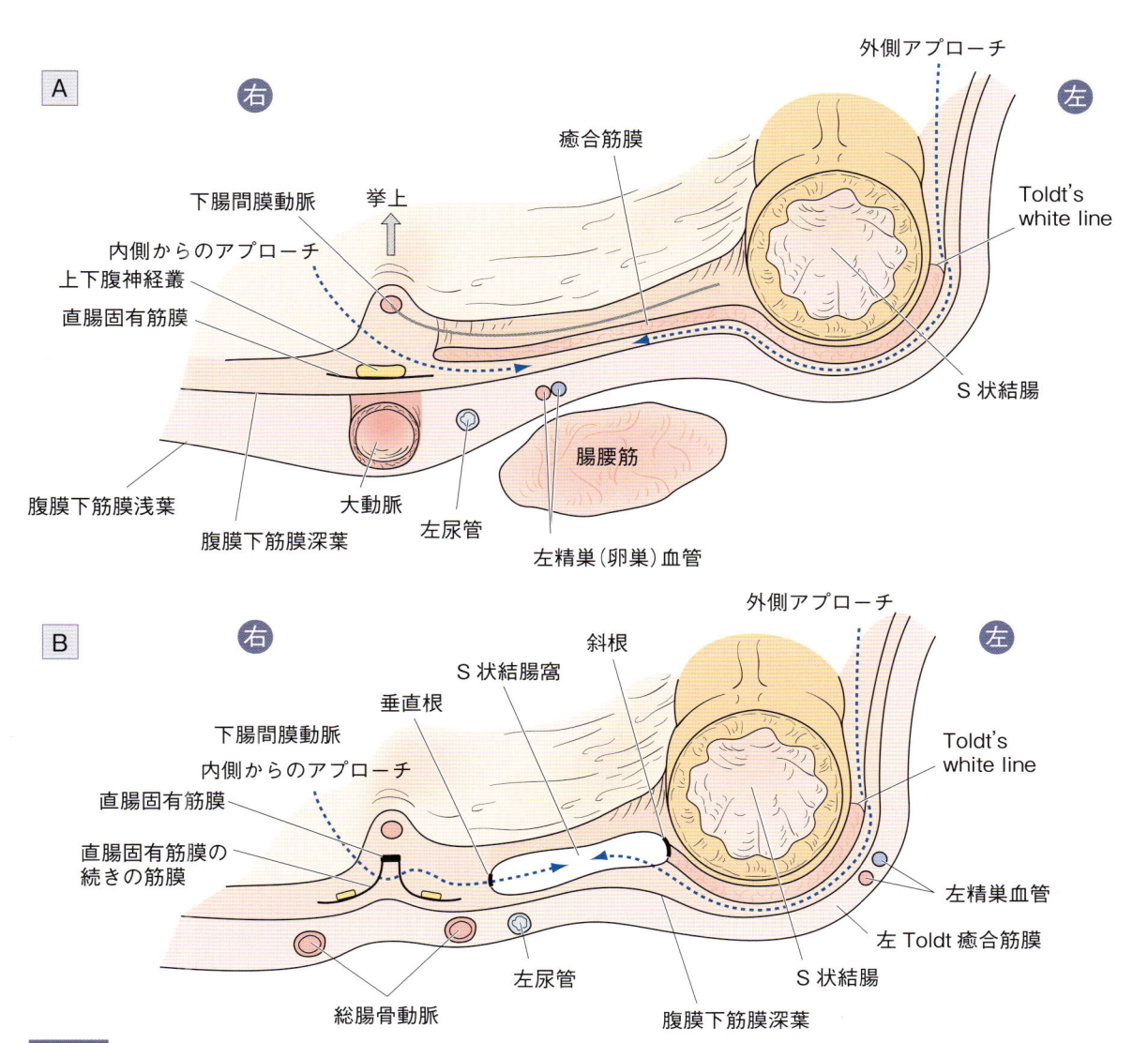

図15 外側アプローチにおける外側からと内側からの切離・剥離の断面図

下腸間膜動脈（IMA）は腹側に挙上されている。外側アプローチにおけるS状結腸間膜の外側からと内側からの剥離・授動を示す断面図。Ⓐ：頭側，青色点線矢印：外側アプローチにおける外側からと内側からのアプローチ。Ⓑ：尾側，青色点線矢印：外側アプローチでは，S状結腸窩は開放となり，その腔に向かって内側からのアプローチとなる。

② 内側からのS状結腸の授動
- **腹腔鏡**：右側腹部・頭側ポート
- **術者右手**：スパチュラ型電気メス
- **術者左手**：臍部ポートから腸鉗子を挿入し，内側アプローチでの電気メスの操作を助ける微細な操作を行う。

助手にとっては mirror image（鏡像）となる。
- **助手右手**：直腸右側に挿入し，尾側直腸を腹側に持ち上げ，直腸右側に面を形成する。
- **助手左手**：IMA・SRA血管茎を腹側・尾側に牽引し，大動脈と約30°の角度を形成する。

S状結腸の外側からの剥離・授動と内側からの剥離・授動の移行を図示してみると，図15Ⓑのごとく IMA が腹側に挙上され，直腸固有筋膜の続きの筋膜も腹側に牽引されることになる。内側からの切離・剥離では，腹膜を切開し，下腹神経を避け，直腸固有筋膜を腹側の指標にして左側への剥離を続けると，再度直腸固有筋膜の続きの筋膜にぶつかる。ここで，この筋膜を再度切開する

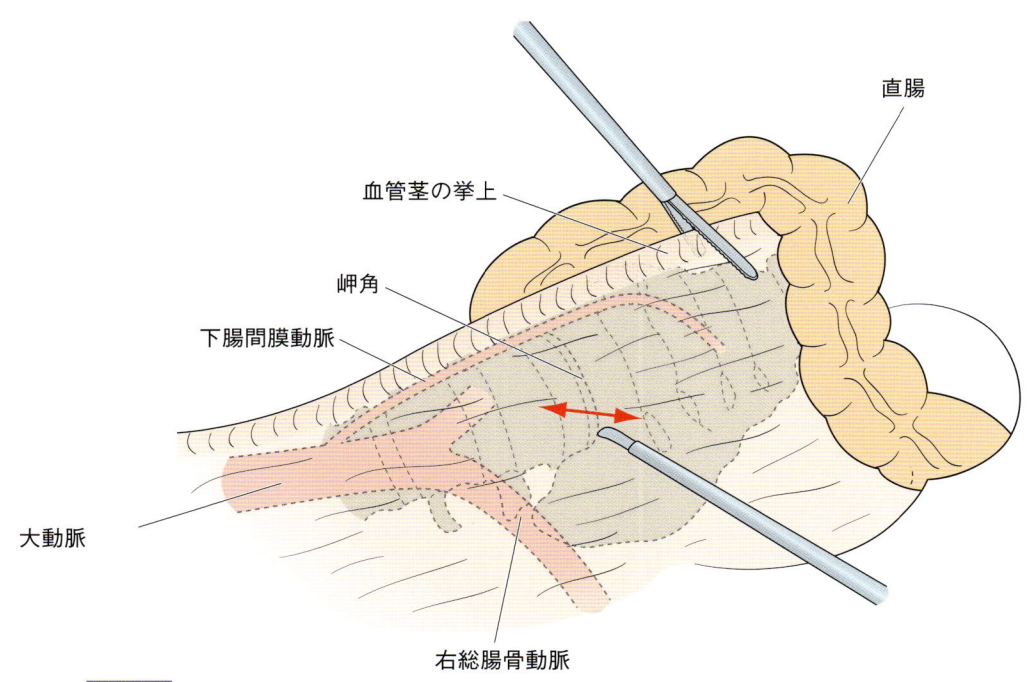

図16 内側からの切離・剥離の開始

岬角を確認し，岬角部分と大動脈分岐部の中央部分で，S状結腸間膜を注意深く視認して，腹膜が浮き上がる部分を切開して骨盤側に切開線をある程度続ける。赤色矢印：腹膜切開位置。

ことにより，外側アプローチで開放されているS状結腸窩に入ることができる。S状結腸頭側の断面図（図15 A）では，IMAと上下腹神経叢の間で左側へ剥離すると，腹膜下筋膜深葉の腹側と連続することができる。

ここで，右側腹部・頭側ポートに腹腔鏡を移し，術者の左手鉗子は臍部から挿入する。S状結腸間膜を左側やや腹側に展開し，IMAの大動脈への突っ張りを目安に鉗子で血管茎を大きく把持して腹側に牽引する。この際，直腸右側腹膜を視認し，把持した血管茎以外に背側にさらなる血管茎の突っ張りが存在しないことを確認する。

術者は，鉗子で岬角のふくらみを触診し，その部分が大動脈分岐部尾側にあることを確認し，皆の認識を一致させる（図16）。岬角部分と大動脈分岐部の中央部分で，S状結腸間膜を注意深く視認して，漿膜が浮き上がり，あぶくができる部分を切開して骨盤側に切開線をある程度続ける。この時点では，腹膜切開はできるだけ薄く行い，かつ骨盤側への切開線の想定が左右にずれることがあるため，注意を要する。さらにこの切開線を頭側に続けるのであるが，想定線は大動脈と挙上されているIMAの鋭角の中間を切開する。

ここで，岬角部分に戻り直腸固有筋膜を同定する手技に移る。この手技には，指標となるものはなく腹側に引き上げられている直腸背側に直角に向かって鈍的剥離を行い疎な組織に入っていくことに尽きる（図17）。いったん，直腸固有筋膜に到達できれば，その面を維持しながら頭側に向かって，直腸固有筋膜右側に入る脈管・神経を切離しながら直腸固有筋膜を維持して剥離を続ける。決して安易に左側の筋膜を切離することはしない。右側の脈管・神経をできるだけ頭側に切離した後，今度は左側の脈管・神経を切離すると，ここに外側アプローチで確認した筋膜（直腸固有筋膜の続きの筋膜）が出現し，その左側はすでに剥離された空間であることがわかる（図18 A）。この筋膜をできるだけ，腹側で切離することにより直腸左右の剥離を貫通させることができる（図18 B）。その間膜貫通部から左側の腹膜下筋膜深葉とその背側に尿管が確認できる。

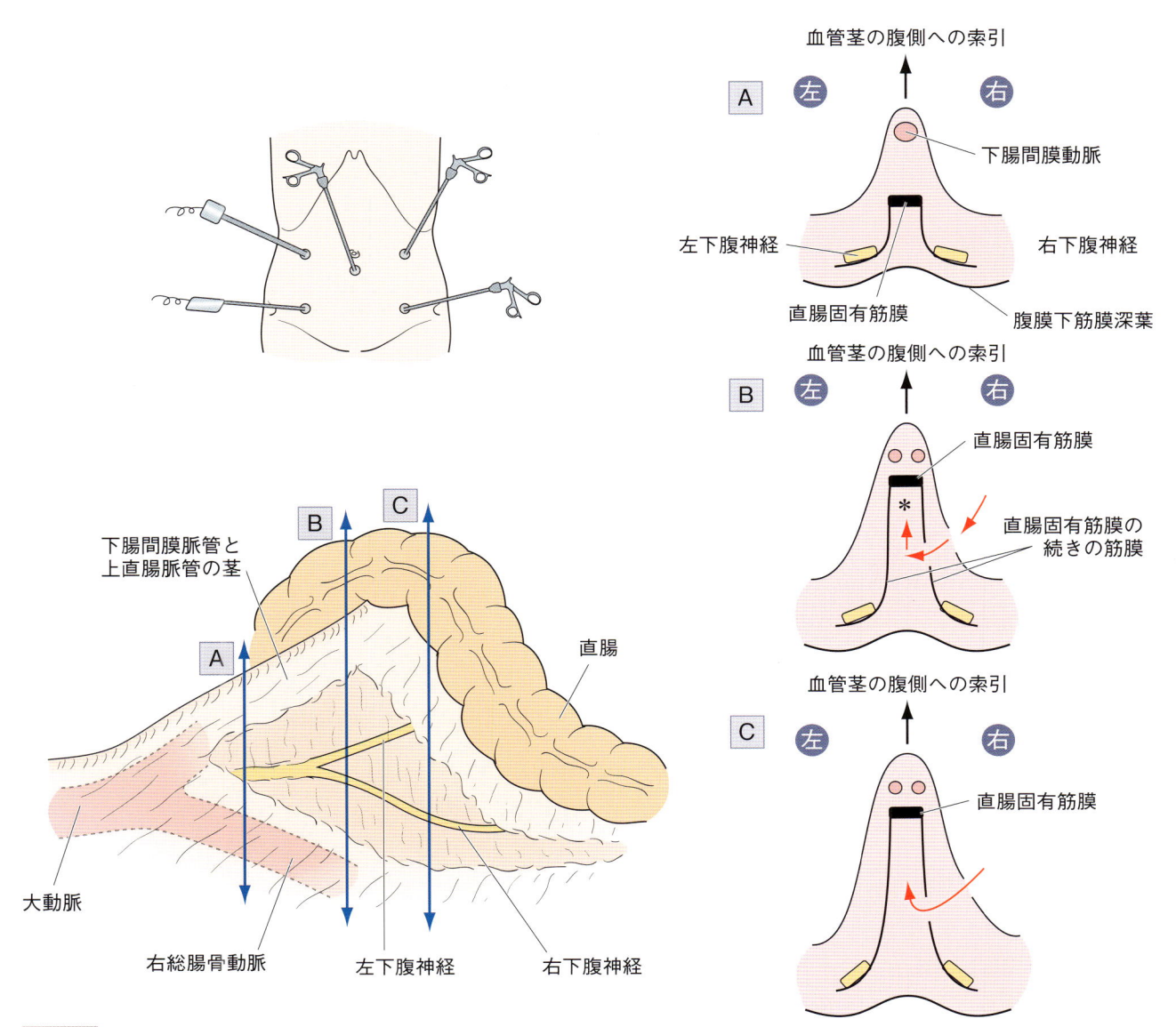

図17 内側からの切離・剝離の断面図

内側からの切離・剝離の経路。右側で直腸固有筋膜の続きの筋膜を切離後は，筋膜構成が背腹に立ち上がった状態になり，ここでは直腸固有筋膜を同定する指標となるものは全くない。したがって，できるだけ腹側で筋膜を腹背方向に下ろしてくる手技を繰り返すしかない。A，B，C青両矢印は，この部分の断面図を意味する。B，C赤色矢印：右側腹膜切離から直腸固有筋膜の同定までの方向。

③ 中枢側リンパ節郭清
- **腹腔鏡**：右側腹部・頭側ポート
- **術者右手**：超音波凝固切開装置（USAD：ultrasonically activated device）で，IMA右側と腹側の神経枝を切離する。IMA外膜を露出する。
- **術者左手**：臍部ポートから腸鉗子を挿入し，USADの操作を助ける細かい操作を行う。

助手は mirror image である。
- **助手右手**：Free の場合が多い。D2手術では，S状結腸間膜を術者の左手と協力して面を形成する。
- **助手左手**：IMA・SRA血管茎を腹側・尾側に牽引し，大動脈と約30°の角度を形成する。

癌の進行度により，中枢方向の郭清度を決める。D3手術を施行するためにIMAを切離するか，LCAを残し結腸の血流をよりよく残し，D2の手術をすることを原則としている。

B 腹腔鏡下S状結腸切除術

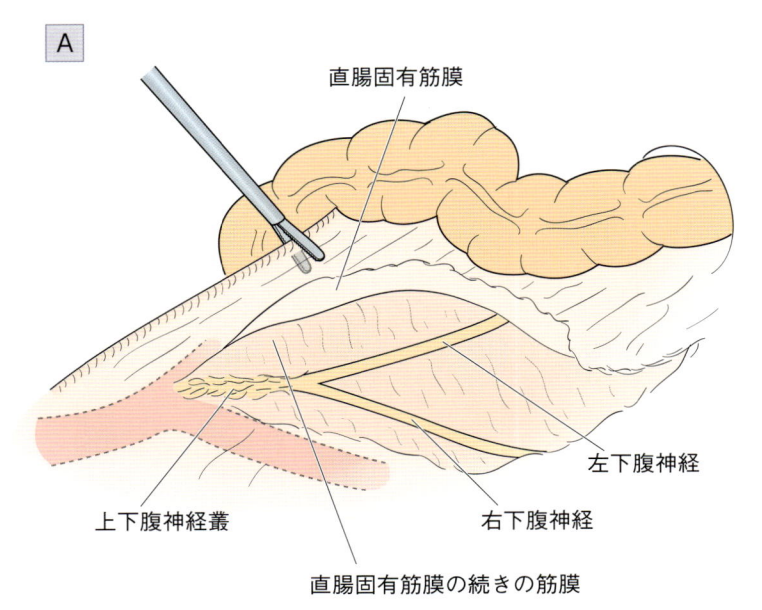

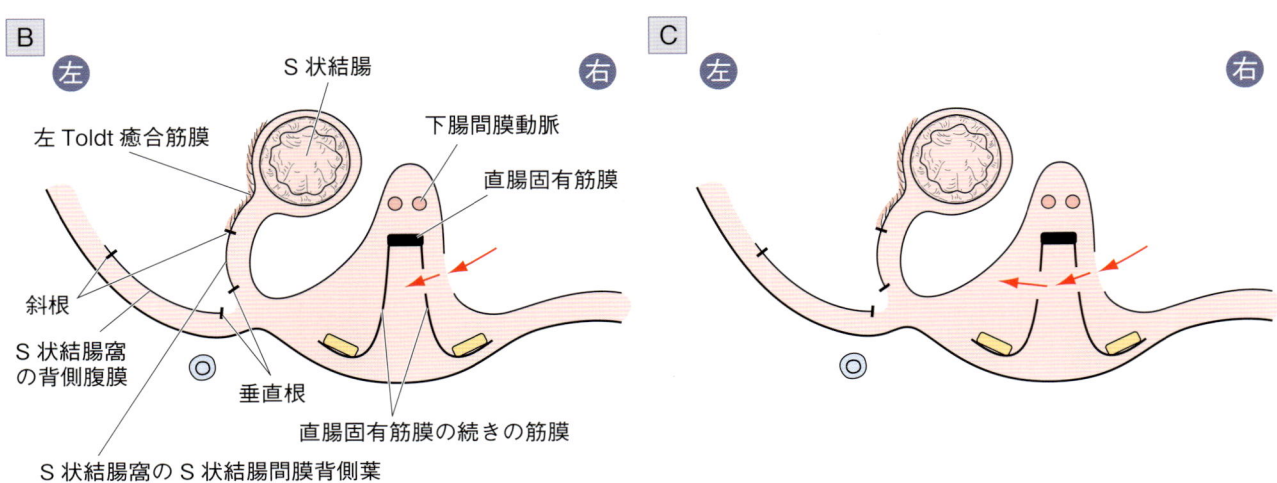

図18　上下腹神経叢に至る直腸固有筋膜の剥離

直腸固有筋膜に到達後，頭側に向かって，直腸固有筋膜右側・左側に入る脈管・神経を切離しながら剥離を続ける。外側アプローチで確認した左側の筋膜が出現する。この筋膜をできるだけ，腹側で切離することにより，直腸左右の剥離を貫通させることができる。B赤色矢印：右側腹膜を切開し，右側の直腸固有筋膜の続きの筋膜の切開。C赤色矢印：さらに，左側の直腸固有筋膜の続きの筋膜を切開。

　D3手術の場合は，内側からの剥離時に切離したS状結腸間膜の漿膜切離をIMA根部まで伸ばし，頭側・尾側・右側の漿膜を切離する。IMAの右側への腰内臓神経からの神経束をUSADで切離し，血管外膜を露出する。同様に腹側の神経束も切離することにより，IMAの左側以外の神経叢が切離されたことになる。ここで，剥離鉗子でIMAのみを剥離し，ヘモクリップ®で処理し，IMAを切離する（図19）。ここで，左側には，腰内臓神経から上下腹神経叢への神経枝があるため，これを背側に残すべく左Toldt癒合筋膜から神経枝を剥ぎ落とすことにより，S状結腸外側からの剥離層とつながる（図19）。なお，下腸間膜静脈（IMV：inferior mesenteric vein）はなるべくそのまま温存し，うっ血の回避のため小開腹時に尾側で処理することとする。

　D2手術では，USADを用いて，IMA右側・背側の神経叢を切開することにより，IMAの外膜に達することができる。十分な長さのIMA外膜を露出した後，腹腔鏡を臍部に変更し，LCA分岐部を剥離し，LCA分岐後のIMAの部分でヘモクリップ®を用いて切離する（図20）。

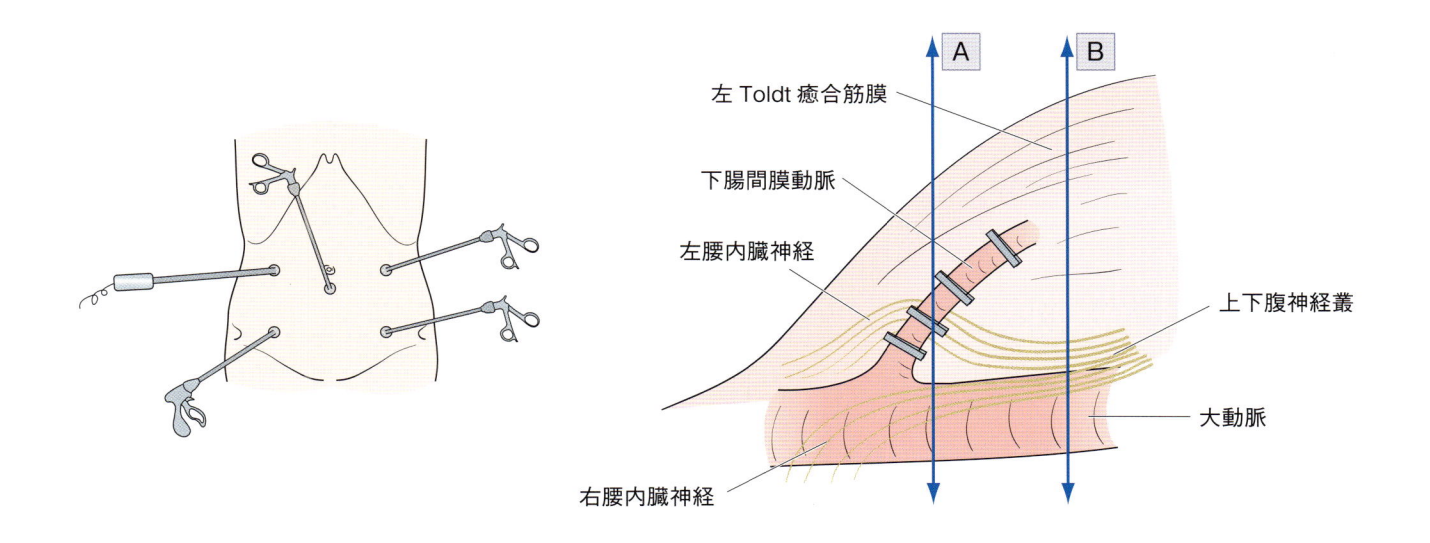

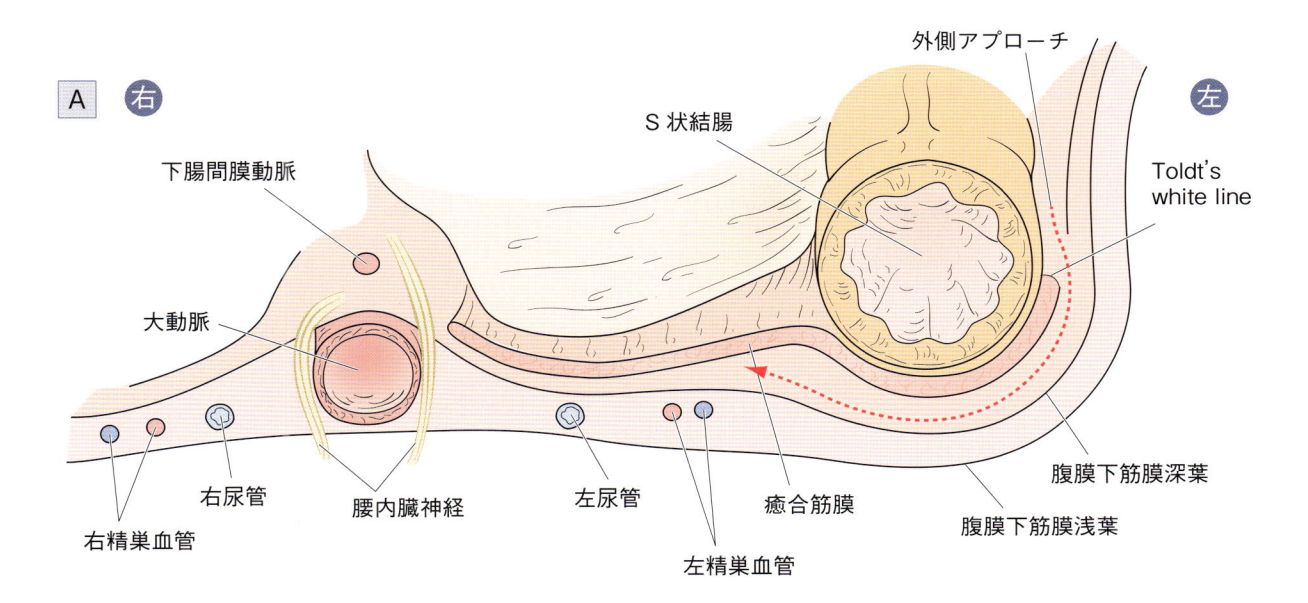

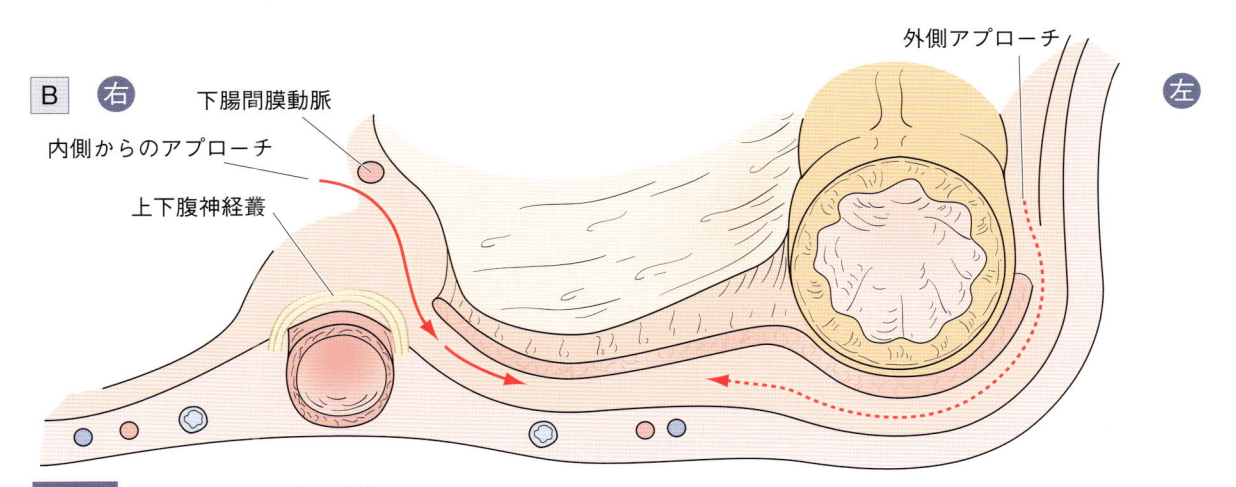

図19　中枢側D3郭清の手技

下腸間膜動脈（IMA）の右側・腹側・背側の神経を超音波凝固切開装置（USAD）で切離し，血管外膜を露出する．剥離鉗子でIMAのみを剥離し，ヘモクリップ®で処理し，IMAを切離する．腰内臓神経から上下腹神経叢への神経枝があるため，これを背側に残すべく左Toldt癒合筋膜から神経枝を背側へ剥ぎ落とすことにより，S状結腸外側からの剥離層とつながる．赤色矢印：下腹神経叢の腹側での剥離方向．赤色点線矢印：外側アプローチで切離・剥離したライン．

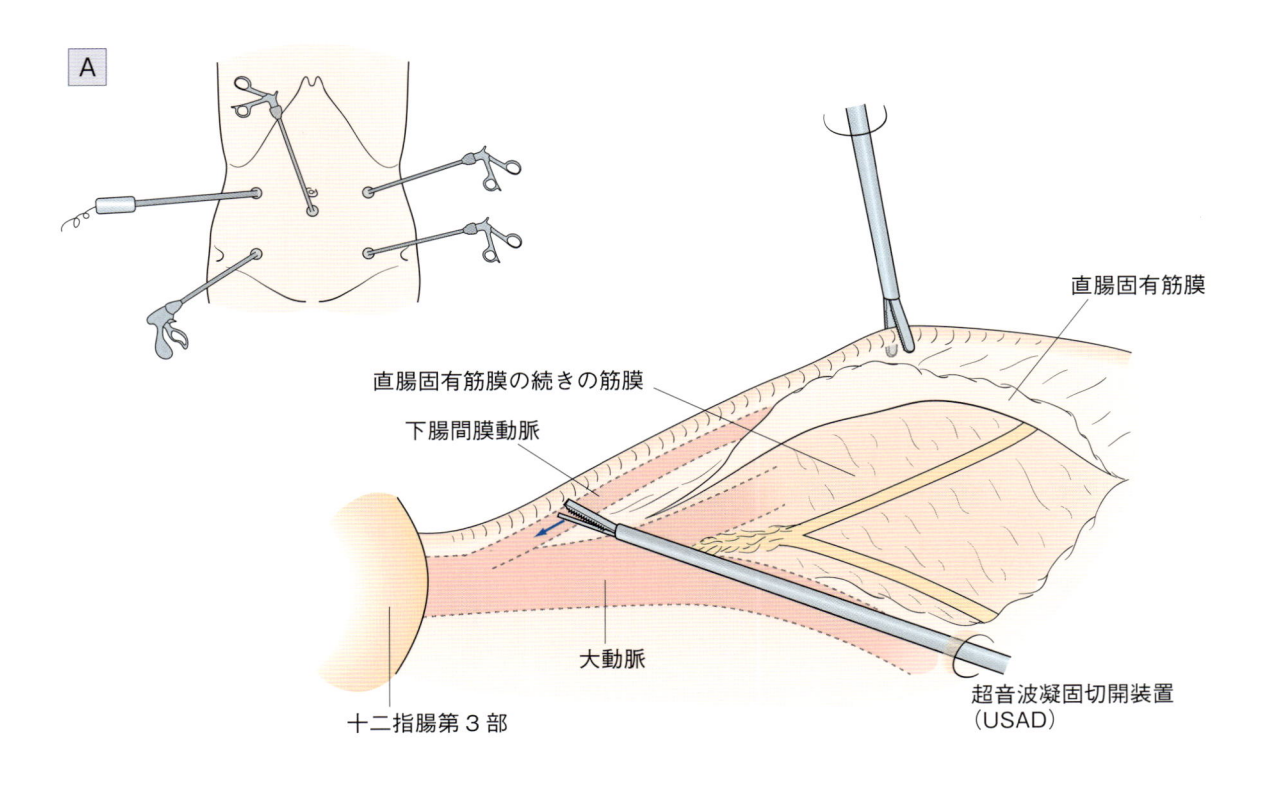

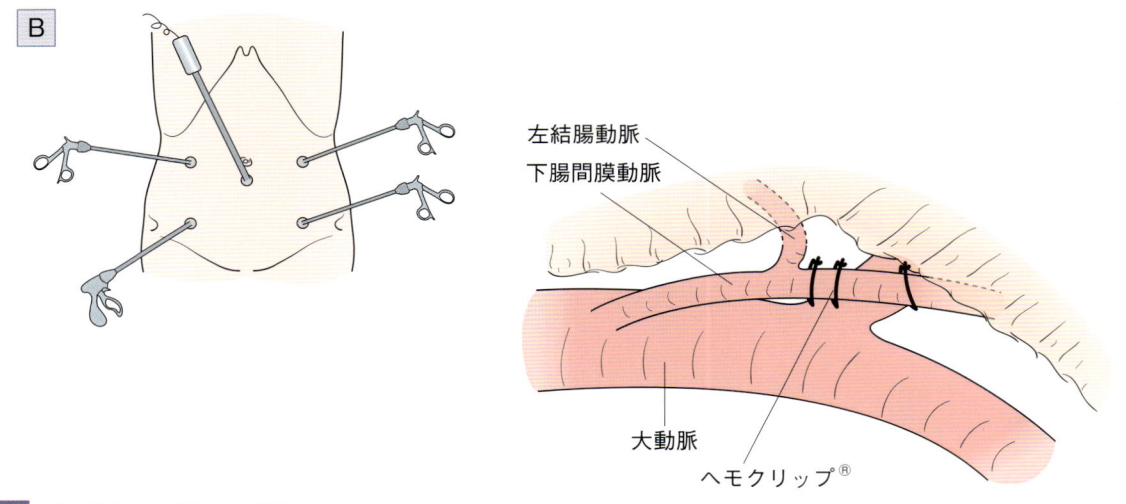

図20　中枢側D2郭清の手技

D2手術では，超音波凝固切開装置（USAD）を用いて，下腸間膜動脈（IMA）右側・背側の神経叢を切開することにより，IMAの外膜に達する。十分な長さのIMA外膜を露出した後，腹腔鏡を臍部に変更し，左結腸動脈（LCA）分岐部を剝離し，LCA分岐後のIMAの部分でヘモクリップ®を用いて切離する。

　なお，D1+α程度の郭清で十分な場合は，腹腔鏡を臍部に変更し，術前CT-colonographyやCT-angiographyを参考にして，IMAからの枝を確認して，LCAを残すべく，IMA左側の漿膜をUSADで切離し，腸間膜に孔を開ける。外側アプローチが行われている場合は，S状結腸間膜を透して背側の空気の層を視認しうる。この剝離孔に自動縫合器を通し，周囲神経叢とともにIMAを切離する（図21）。

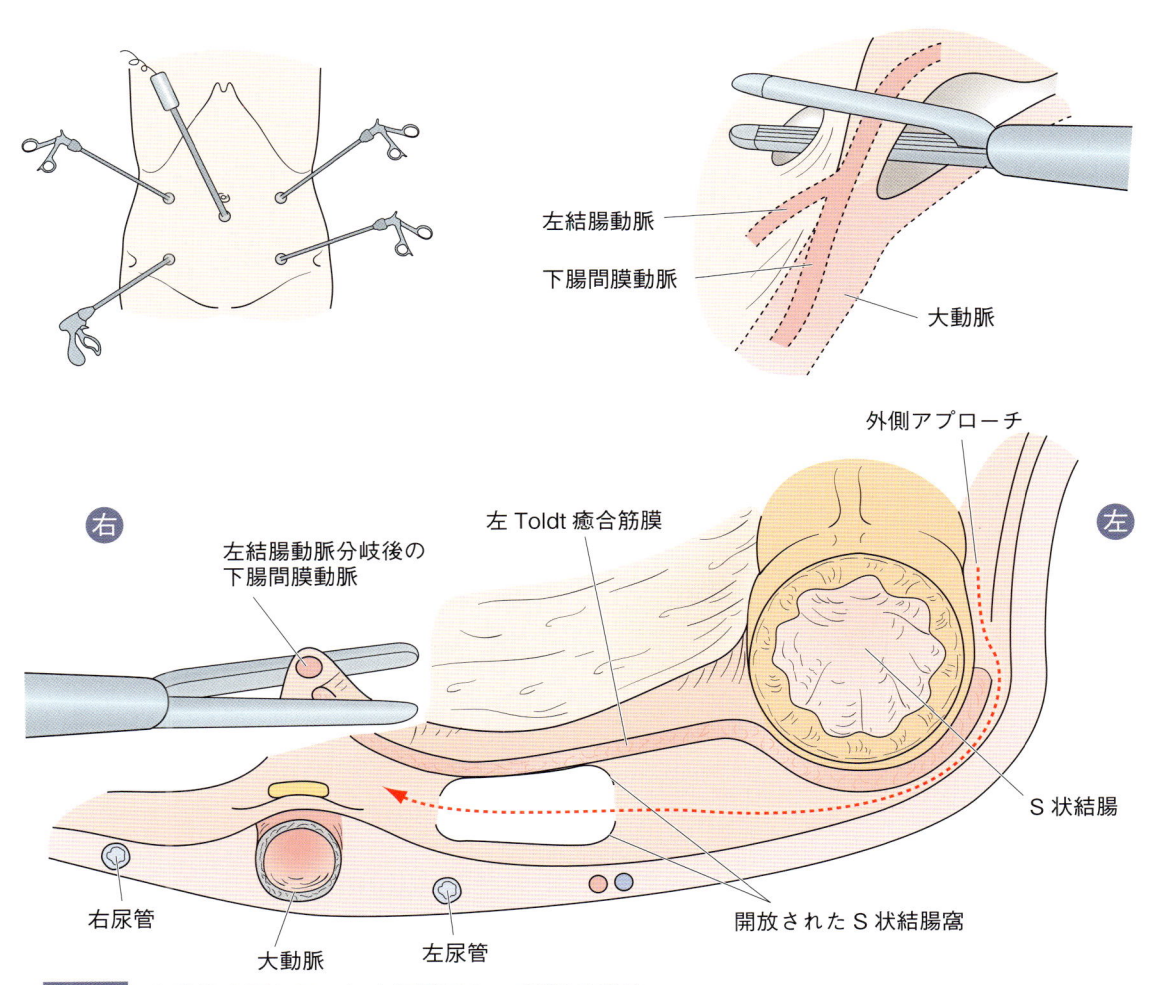

図21　自動縫合器を用いた中枢側D1+α郭清の手技

中枢側D1+α程度の郭清で十分な場合は，左結腸動脈（LCA）を残すべく，下腸間膜動脈（IMA）左側の漿膜を超音波凝固切開装置（USAD）で切離し，腸間膜に孔を開ける．この剥離孔に自動縫合器を通し，周囲神経叢とともにIMAを切離する．赤色点線矢印：外側アプローチで切離剥離したライン．

ⓑ 内側アプローチ

① 内側からのS状結腸の授動

- **腹腔鏡**：右側腹部・頭側ポート
- **術者右手**：スパチュラ型電気メス
- **術者左手**：臍部ポートから腸鉗子を挿入し，内側アプローチでの電気メスの操作を助ける微細な操作を行う．

  助手にとってmirror imageとなる．
- **助手右手**：直腸右側に挿入し，尾側直腸を腹側に持ち上げ，直腸右側に面を形成する．
- **助手左手**：IMA・SRA血管茎を腹側・尾側に牽引し，大動脈と約30°の角度を形成する．

　内側アプローチでは，IMAが腹側に挙上され，上下腹神経叢を境として，その頭側と尾側で，筋膜構成は全く異なる．上下腹神経叢の頭側においては，上下腹神経叢の腹側が剥離層となる．その尾側では，上下腹神経叢に収束する直腸固有筋膜の続きの筋膜を2か所で切離することになるため，腹膜を切開し，下腹神経を避け，直腸固有筋膜を尾側・腹側の指標にして左側への剥離を続けると，再度直腸固有筋膜の続きの筋膜にぶつかる．ここで，この筋膜を再度切開することにより，尿管の腹側にある腹膜下筋膜深葉が，腹側に吊り上がった状態か，S状結腸窩の腹膜にぶつかる．

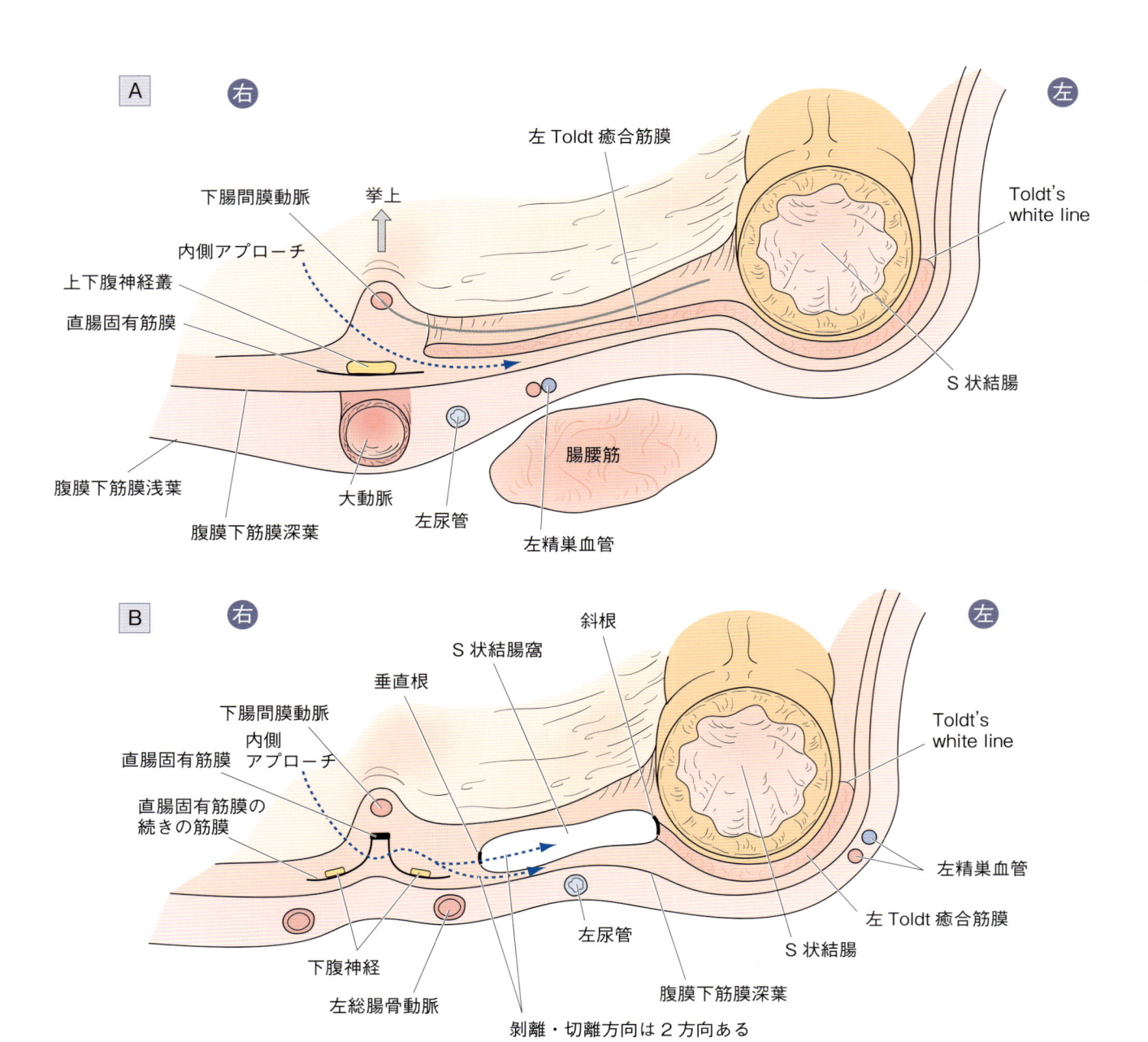

図22　内側アプローチにおける切離・剥離の断面図

下腸間膜動脈（IMA）が腹側に挙上されている。上下腹神経叢においては、この神経叢の腹側が剥離層である。これより、尾側の剥離層においては、直腸固有筋膜の続きの筋膜を2か所で切離し、腹膜下筋膜深葉の腹側かS状結腸窩のなかに入ることができる。Ａ青色点線矢印：頭側での切離・剥離予定線　Ｂ青色点線矢印：尾側での切離・剥離予定線は2方向ある。

　これら2者をどう処理するかにより、2ルートが考えられる（図22Ｂ）。実際の内側アプローチにおいては、左側の直腸固有筋膜の続きの筋膜を確認しつつ、頭側に向かい、上下腹神経叢頭側に向かう。そして、左Toldt癒合筋膜から、腹膜下筋膜深葉を背側に剥離するのが容易である（図22Ａ）。

　右側腹部・頭側ポートに腹腔鏡を挿入し、術者の左手鉗子は臍部から挿入する。S状結腸間膜を左側やや腹側に展開し、IMAの大動脈への突っ張りを目安に鉗子で血管茎を大きく把持して腹側に牽引する。この際、直腸右側腹膜を視認し、把持した血管茎以外に背側にさらなる血管茎の突っ張りが存在しないことを確認する。

　術者は、鉗子で岬角のふくらみを触診し、その部分が大動脈分岐部尾側にあることを確認し、皆の認識を一致させる。岬角部分で、S状結腸間膜を注意深く視認して、漿膜が浮き上がる部分（あ

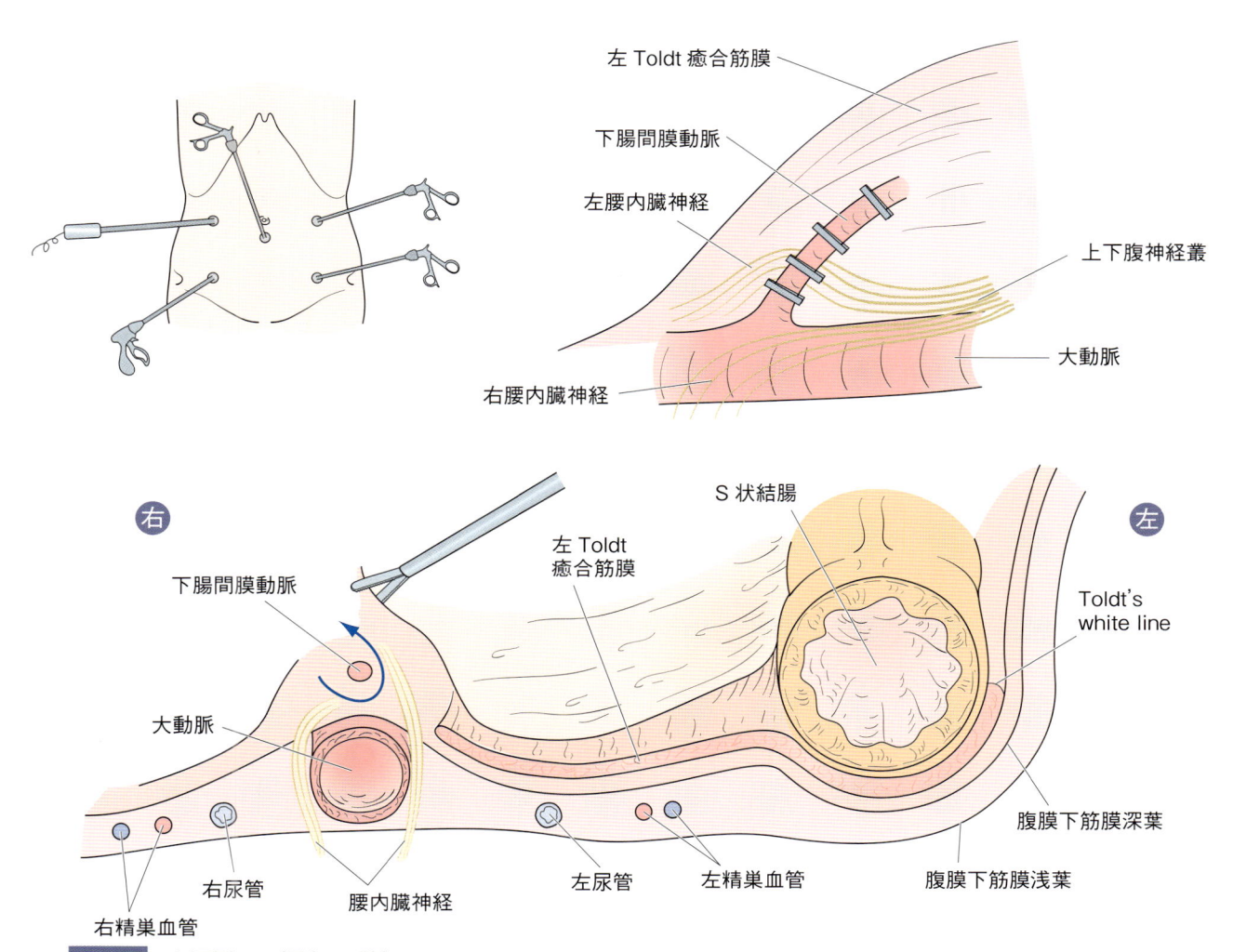

図23　中枢側 D3 郭清の手技

下腸間膜動脈（IMA）の右側・腹側の神経束を超音波凝固切開装置（USAD）で切離し，血管外膜を露出する。剝離鉗子でIMAのみを剝離し，ヘモクリップ®で処理し，IMAを切離する。腰内臓神経から上下腹神経叢への神経枝があるため，これを背側に残すべく左Toldt癒合筋膜から神経枝を剝ぎ落とすことにより，内側アプローチの層に入ることができる。青色矢印：IMAの剝離方向。

ぶくができる部分）を切開して骨盤側に切開線をある程度続ける（図16　36頁）。この部分においては，直腸固有筋膜の続きの筋膜が十分な幅をもって腹背側に衝立のごとく存在する。この時点では，腹膜切開はできるだけ薄く行い，かつ骨盤側への切開線の想定が左右にずれることがあるため，無理に長く行うことはしない。さらにこの切開線を頭側に，大動脈と挙上されているIMAの鋭角の中間を切開する。ここで，岬角部分に戻り直腸固有筋膜を同定する手技に移る。この手技には，指標となるものはなく腹側に引き上げられている直腸背側に直角に向かって鈍的剝離を行い疎な組織間に入っていくことに尽きる（図17　37頁）。いったん，直腸固有筋膜に到達できれば，その面を維持しながら頭側に向かって，直腸固有筋膜右側に入る脈管・神経を切離しながら直腸固有筋膜を維持して剝離を続ける。決して安易に左側の筋膜を切離することをしてはいけない。この狭い視野で左側へのアプローチをすることは勧められない。

　さらに，頭側に向かい，IMA右側への神経枝を切離すると，上下腹神経叢の頭側で，左外側に向かうことができる。この部分で，左Toldt癒合筋膜から，慎重に腹膜下筋膜深葉を背側に剝離していくと，尿管が同定できる。女性においては，すぐ外側に卵巣脈管が存在するが，同様に背側に剝離する。

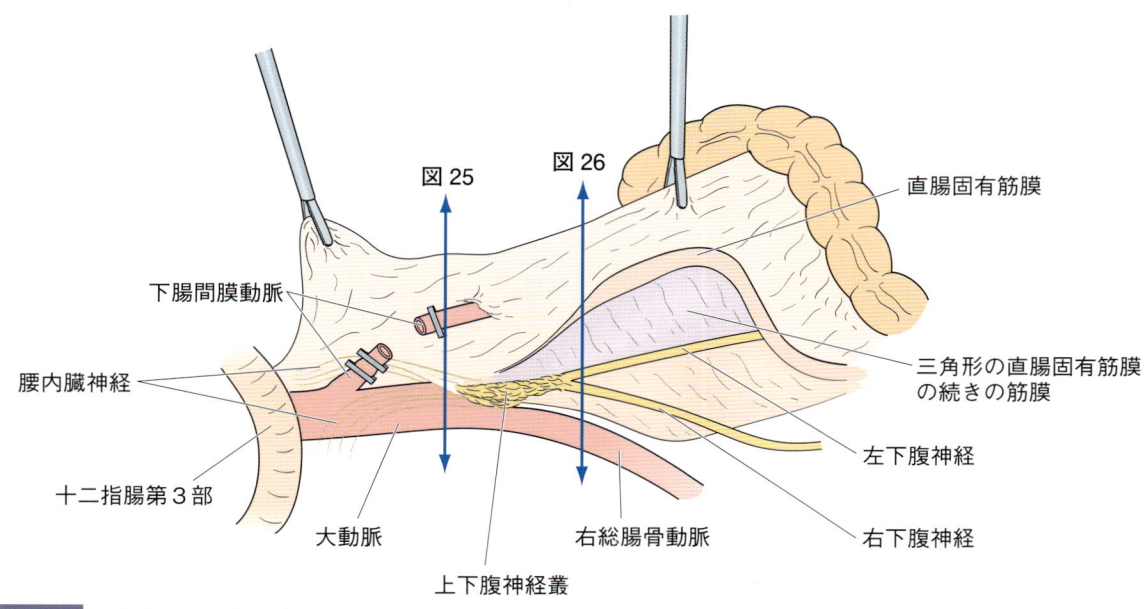

図24　S状結腸間膜の剥離

S状結腸間膜は衝立状となっている。S状結腸間膜のToldt癒合筋膜から腹側に牽引されている腰内臓神経を背側に剥ぎ落とす。この尾側では，上下腹神経叢部分から直腸固有筋膜に向かう三角形の筋膜が認められ，これが直腸固有筋膜の続きの筋膜である。

② 中枢側リンパ節郭清
- **腹腔鏡**：右側腹部・頭側ポート
- **術者右手**：USADで，IMA右側と腹側・背側の神経枝を切離する。
- **術者左手**：臍部ポートから腸鉗子を挿入し，USADの操作を助ける微細な操作を行う。
  助手はmirror imageである。
- **助手右手**：Freeの場合が多い。IMAを切離してからは，左手の牽引とでS状結腸間膜を衝立状にする。
- **助手左手**：IMA・SRA血管茎を腹側・尾側に牽引し，大動脈と約30°の角度を形成する。

　IMAを切離する場合を想定しての手技とすると，術前の検査でどのレベルでLCAが分岐しているかが認識できており，その頭側までS状結腸の漿膜切離を十分に行っておく。この場合，十二指腸第3部を頭側に排除しなくてはならない場合もあり，注意を要する。

　S状結腸間膜右側の漿膜切離をIMA根部まで切離し，さらに頭側の漿膜を切離する。IMAの右側への腰内臓神経からの神経束をUSADで切離し，血管外膜を露出する。同様に腹側・背側の神経束も切離することにより，IMAの左側以外の神経叢が切離されたことになる。ここで，左側には，腰内臓神経から上下腹神経叢への神経枝があるため，これを背側に残すべく剥離し，その腹側を切離する。ここで，剥離鉗子でIMAのみを剥離し，ヘモクリップ®で処理し，IMAを切離する（図23　前ページ）。もちろん，IMA周囲の神経叢は切離せずに周囲を剥離し，そのままの状態で，Endo-GIA gray 30®で切離することもできる。なお，IMVはそのまま温存し，うっ血の回避のため小開腹時に静脈はなるべく尾側で処理する。

　ここで，第1助手は右手でS状結腸間膜を把持し，左手と協調してS状結腸間膜を衝立状にする。術者は，衝立状にされているS状結腸間膜のToldt癒合筋膜から腹側に牽引されている腰内臓神経を背側に剥ぎ落とすと，左Toldt癒合筋膜が広く展開されることになる。この視野を尾側に

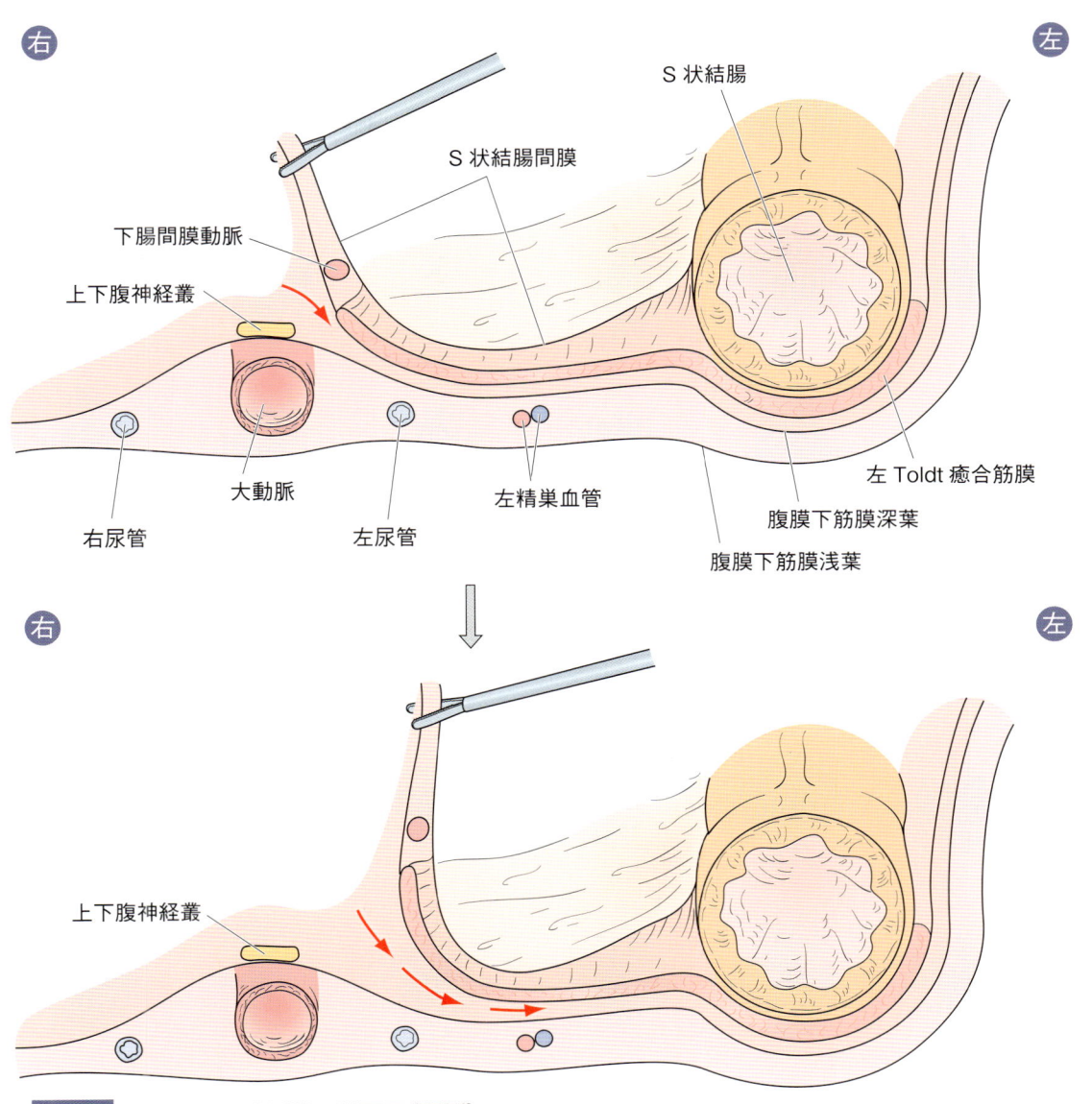

図25　S状結腸間膜剥離の断面図（頭側）
頭側においては，衝立状に吊り上げられたS状結腸間膜から腹膜下筋膜深葉を背側に剝ぎ落とすことにより，S状結腸の授動の層に入ることができる．赤色矢印：剥離方向を示す．

移すと，すでに視認してあった尿管を指標として，剝離層を一致させる．さらにその尾側には先ほど直腸固有筋膜に沿って剝離した時に残した直腸左側への脈管・神経が立ち上がっているのが見られ，これらを剝離する．そうすると上下腹神経叢部分から直腸固有筋膜に向かう三角形の筋膜が認められ，これが直腸固有筋膜の続きの筋膜である（図24　前ページ）．ここからの内側アプローチは，頭尾の2断面図により説明が容易となる．頭側において，衝立状に吊り上げられたS状結腸間膜から腹膜下筋膜深葉を背側に剝ぎ落とすことにより，S状結腸の授動の層に入ることができる（図25）．尾側においては，三角形の直腸固有筋膜の続きの筋膜（図24　前ページ）をできるだけ腹側で切離することにより，左Toldt癒合筋膜の背側の層か，S状結腸窩の背側に入ることができ，さらに腹膜下筋膜深葉を背側に剝ぎ落とすことにより，S状結腸の授動の層に入ることができる（図26）．以上の結果として，腹膜下筋膜深葉の背側に尿管が確認できる．さらに，S状結腸に十分に到達しておくことにより，外側からの剝離・授動が容易となる．

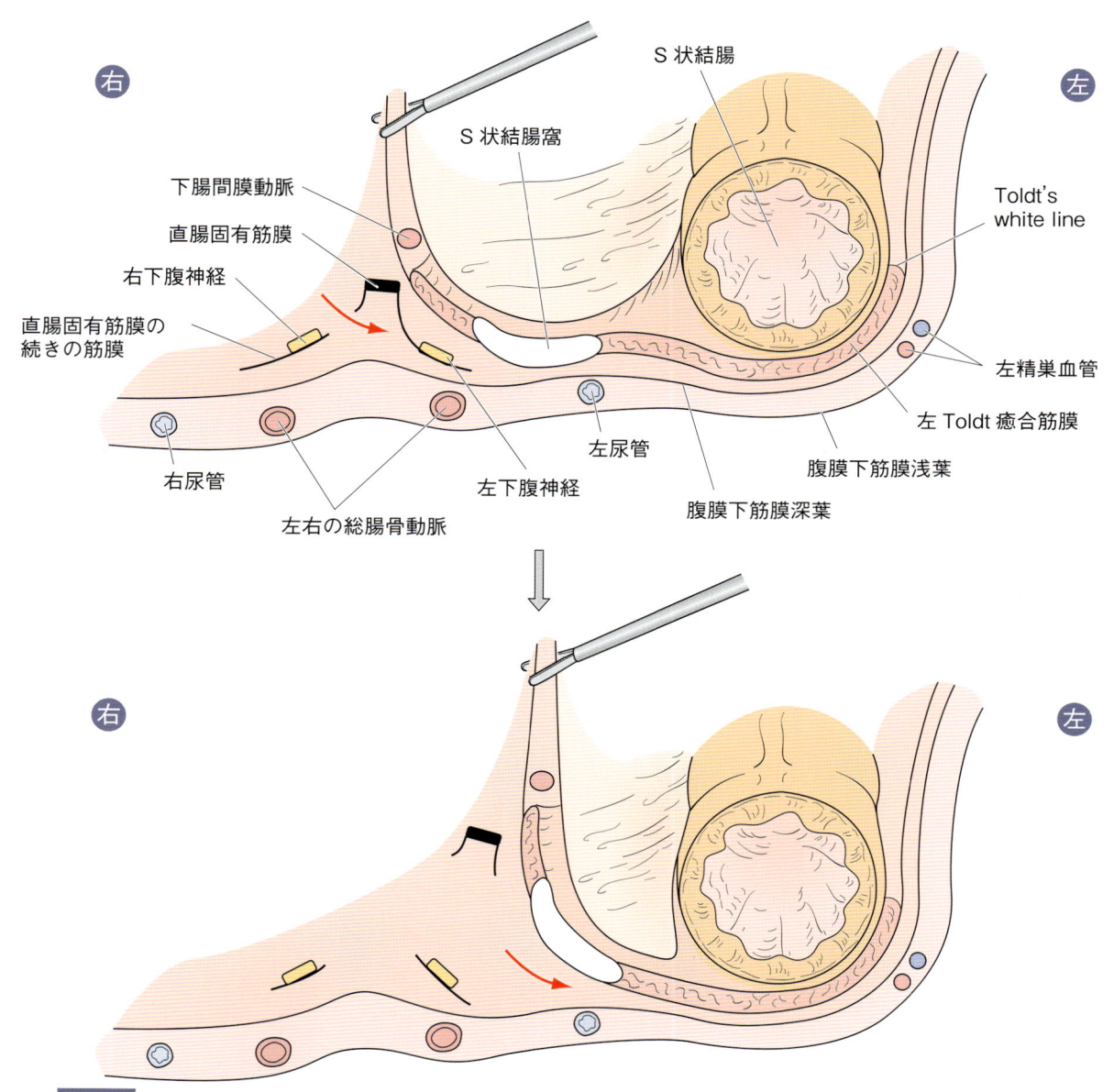

図 26 S状結腸間膜剥離の断面図（尾側）

尾側においては，三角形の直腸固有筋膜の続きの筋膜（図 24　44 頁）をできるだけ腹側で切離することにより，左 Toldt 癒合筋膜の背側の層か，S状結腸窩の背側に入ることができ，さらに腹膜下筋膜深葉を背側に剥ぎ落とすことにより，S状結腸の授動の層に入ることができる。赤色矢印：切離，剥離方向。

　D2 手術では，USAD を用いて，IMA 右側・背側の神経叢を切開することにより，IMA の外膜に達することができる。十分な長さの IMA 外膜を露出した後，腹腔鏡を臍部に変更し，LCA 分岐部を剥離し，LCA 分岐後の IMA の部分でヘモクリップ®を用いて切離する。続いて，LCA に沿って郭清を続けると，SA の分岐形態により，第 1 枝が LCA から分岐する場合や，IMV をこの部分で処理しなくてはならない場合もある。各々，ヘモクリップ®で処理した後に切離する（図 27）。

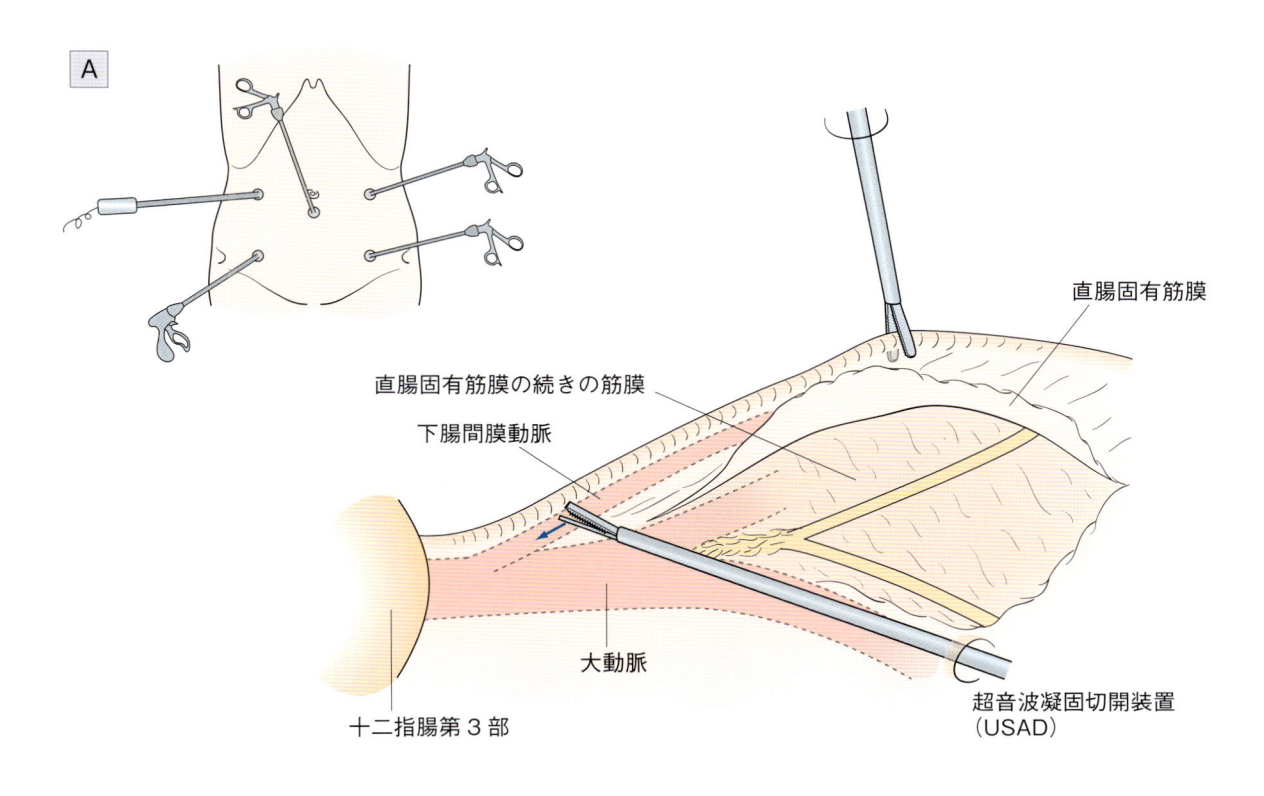

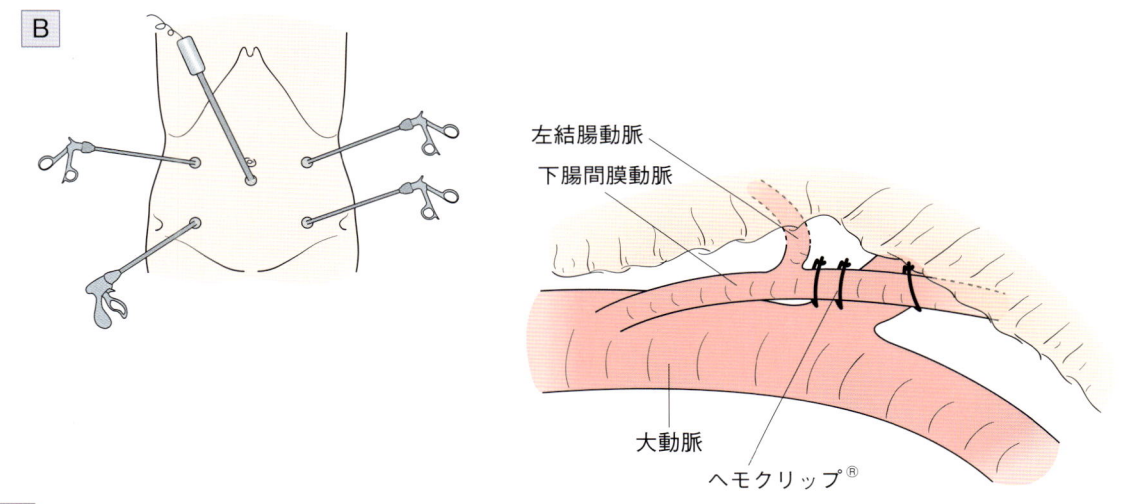

図27　中枢側 D2 郭清の手技

D2 手術では，超音波凝固切開装置（USAD）を用いて，下腸間膜動脈（IMA）右側・背側の神経叢を切開することにより，IMA の外膜に達する。十分な長さの IMA 外膜を露出した後，腹腔鏡を臍部に変更し，左結腸動脈（LCA）分岐部を剝離し，LCA 分岐後の IMA の部分でヘモクリップ®を用いて切離する。

　なお，D1+α 程度の郭清で十分な場合は，腹腔鏡を臍部に変更し，術前 CT-colonography や CT-angiography を参考にして，IMA からの枝を確認して，LCA を残すべく，IMA 左側の漿膜を USAD で切離し，腸間膜に孔を開ける。この剝離孔に自動縫合器を通し，周囲神経叢とともに IMA を切離する（図28）。

B　腹腔鏡下 S 状結腸切除術

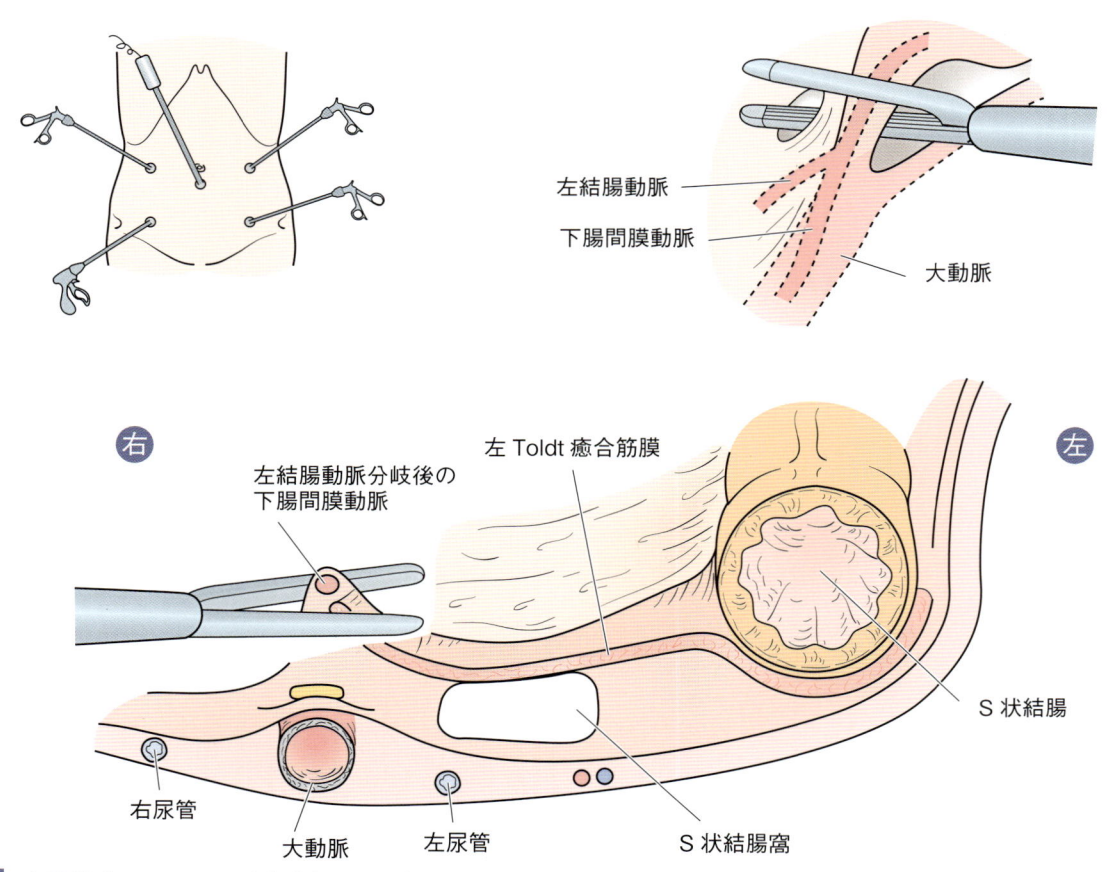

図28 自動縫合器を用いた中枢側D1+α郭清の手技

中枢側D1+α程度の郭清で十分な場合は，左結腸動脈（LCA）を残すべく，下腸間膜動脈（IMA）左側の漿膜を超音波凝固切開装置（USAD）で切離し，腸間膜に孔を開ける。この剥離孔に自動縫合器を通し，周囲神経叢とともにIMAを切離する。

　この部分の剥離において，内側からの剥離層と外側からの剥離層に1枚の相違ができることに関して，前者の剥離が腹膜下筋膜深葉腹側の剥離であり，後者の剥離が癒合筋膜内での剥離であることから説明された文章を多く見掛けるが，これは癒合筋膜の定義からみて間違いである（図29）。

③外側からS状結腸の授動
- 腹腔鏡：臍部
- 術者右手：スパチュラ型電気メス
- 術者左手：S状結腸か結腸間膜を把持
- 助手右手：術者左手とのカウンタートラクション

　すでに確認してあったS状結腸窩のどの部分まで空気の層が存在するかを確認することにより，内側アプローチの範囲を同定できる。したがって，この場合の外側からのアプローチは，できるだけS状結腸の頭側まで左Toldt's white lineを切開し，内側に剥離をすることで，内側アプローチによる空気の層を検出できる。S状結腸窩部分では，S状結腸窩全切除にならぬように斜根を切離することができれば，視野が広がり，S状結腸窩の背側を見ることができる。そして，空気の入った部分を切離することにより，容易にS状結腸を授動できる（図8〜10 30〜32頁）。

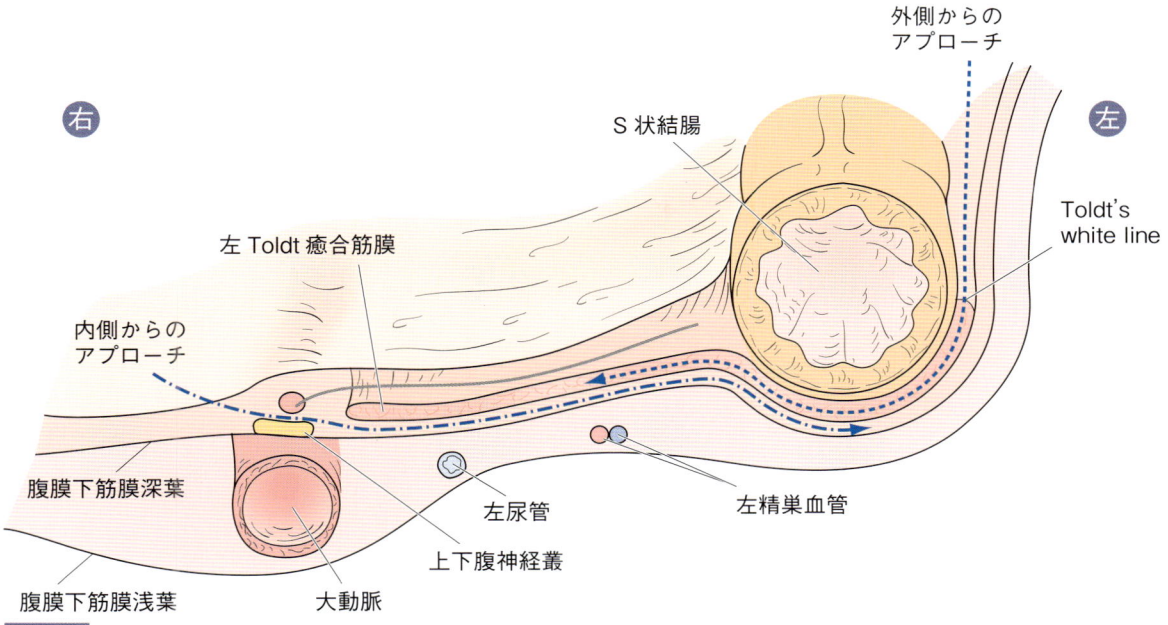

図29 S状結腸の剥離層（間違った考え方）
この部分において，内側と外側の剥離層に1枚の相違ができることに関して，内側からの剥離が腹膜下筋膜深葉腹側の剥離であり，外側からの剥離が癒合筋膜内での剥離であることから説明された文章を多く見掛けるが，これは癒合筋膜の定義の認識間違いから起こる誤解である．

ⓒ 直腸周囲の剥離

- **腹腔鏡**：臍部
- **術者右手**：スパチュラ型電気メス
- **術者左手**：右手の手技部分の展開．特に直腸固有筋膜の剥離では，右手で剥離した直腸壁をキャッチすることを繰り返す．
- **助手右手**：術者の視野を作る展開
- **助手左手**：直腸固有筋膜の腹側への牽引

　血管処理とS状結腸剥離・授動が完了したら骨盤腔を明らかにし，すでに切開してある直腸左右の腹膜を必要な部分まで切開する．この場合，直腸背側の視野は，第1助手による展開が大切である．具体的には，第1助手の右手で中枢側血管切離部を把持しながら，左手ですでに剥離してある直腸固有筋膜を把持し，腹側に牽引する．これにより，下腹神経と上下腹神経で形成されたY字の股部分が直腸後腔部分に相当する．背側正中で直腸固有筋膜背側を必要な部分まで剥離し，下腹神経からの直腸枝の首が伸びた時点で切離することを繰り返し，必要な長さの直腸左右の腹膜を切離する（図30）．

ⓓ 肛門側S状結腸あるいは直腸切離

- **腹腔鏡**：臍部
- **術者右手**：USAD
- **術者左手**：直腸間膜切離のための面を助手と作る．
- **助手右手**：直腸の頭側あるいは腹側への牽引
- **助手左手**：直腸漿膜の展開

　腹腔鏡視野を直腸腹側とし，透視下に病変部からの距離をサイザーで測定し，この部位にヘルニアステープラーで印をつける．このヘルニアステープラーを切除側の目印とする．

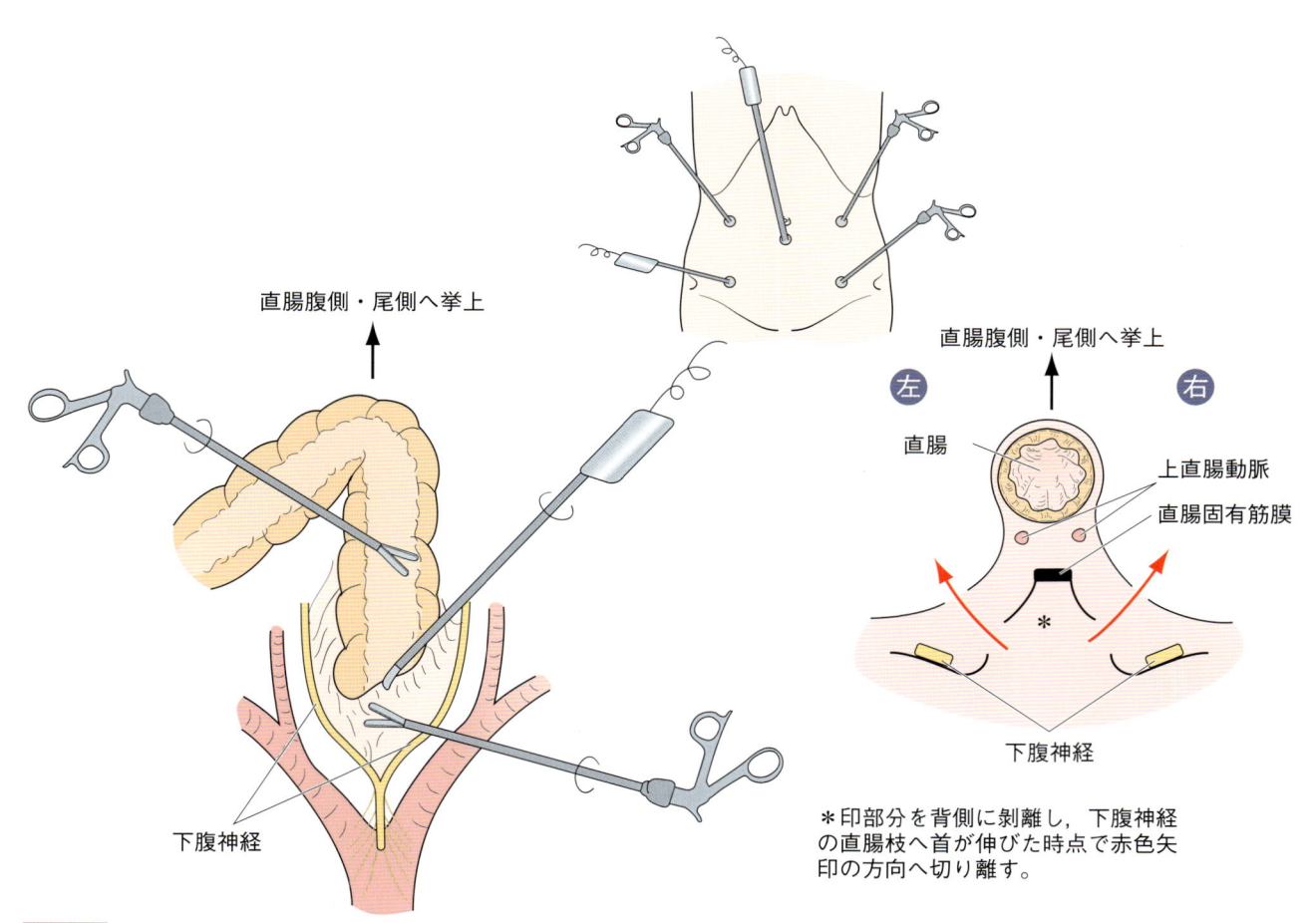

図30 直腸後腔の視野と剥離

直腸背側の視野は，第1助手による展開が大切である．直腸後腔部分は下腹神経と上下腹神経叢がY字に表される．背側正中で直腸固有筋膜背側をできれば，直腸仙骨靱帯を切離する部分まで剥離し，下腹神経からの直腸枝の首が伸びた時点で切離する．赤色矢印：下腹神経からの直腸枝の切離方向（直腸固有筋膜の続きの筋膜の切離）．黒色矢印：直腸腹側・尾側への牽引方向．

　腸管切離は，その腹側で漿膜から筋層が透見できる部分の外側の漿膜のみを腸管に沿って切開し，背側に剥離しつつ直血管をUSADで止血しつつ筋層に沿って剥離・切離を繰り返す（図31）．ここで，直腸背側の視野に戻し，直腸間膜を面として，ここから筋層を排除するように剥離し，背側の直腸間膜を大きく切離することを繰り返す（図32）．左側に近づくと直血管が出現するため容易に剥離範囲を認識できる．

　再度，直腸腹側・左側の視野として，残っている部分の直腸間膜を切離して直腸間膜の処理が終了する．

- 腹腔鏡：臍部
- 術者右手：Endo-GIA®
- 術者左手：クラップ鉗子
- 助手右手：術者の鉗子の補助
- 助手左手：S状結腸の頭側への牽引

　左側腹部・頭側ポートからのクラップ鉗子で切離部分を把持し，これに沿って先端屈曲可能なEndo-GIA blue®を用いて切離する（図33）．

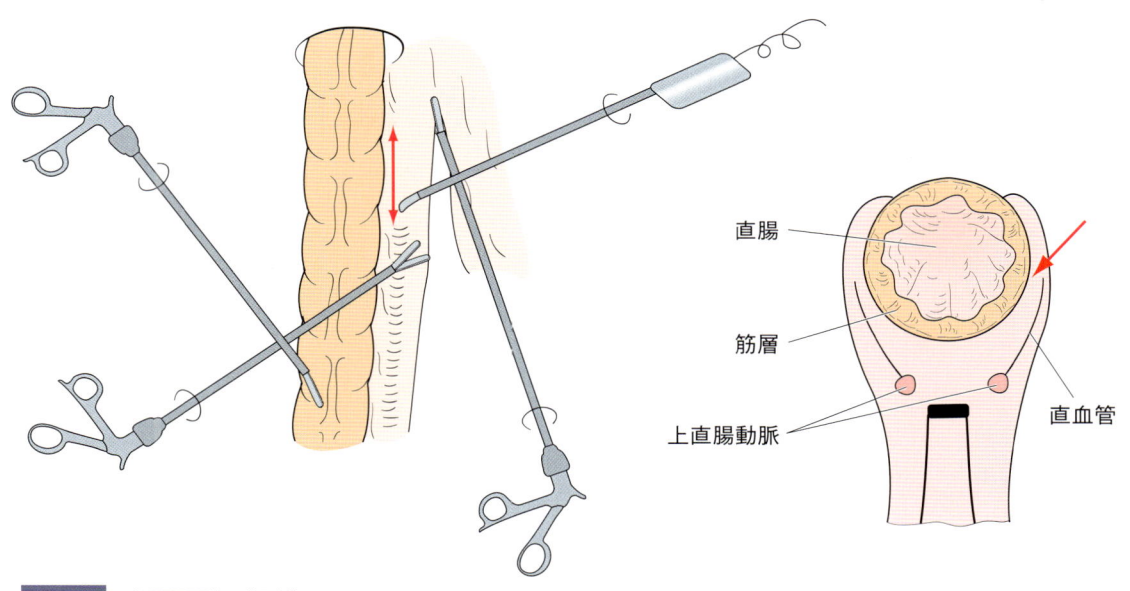

図31　直腸間膜の切離Ⅰ
腸管切離は，その腹側で漿膜から筋層が透見できる部分の外側の漿膜のみを腸管に沿って切開し，背側に剝離しつつ直血管を超音波凝固切開装置(USAD)で止血しつつ筋層に沿って剝離・切離を繰り返す．赤色矢印：直腸漿膜の切離方向．

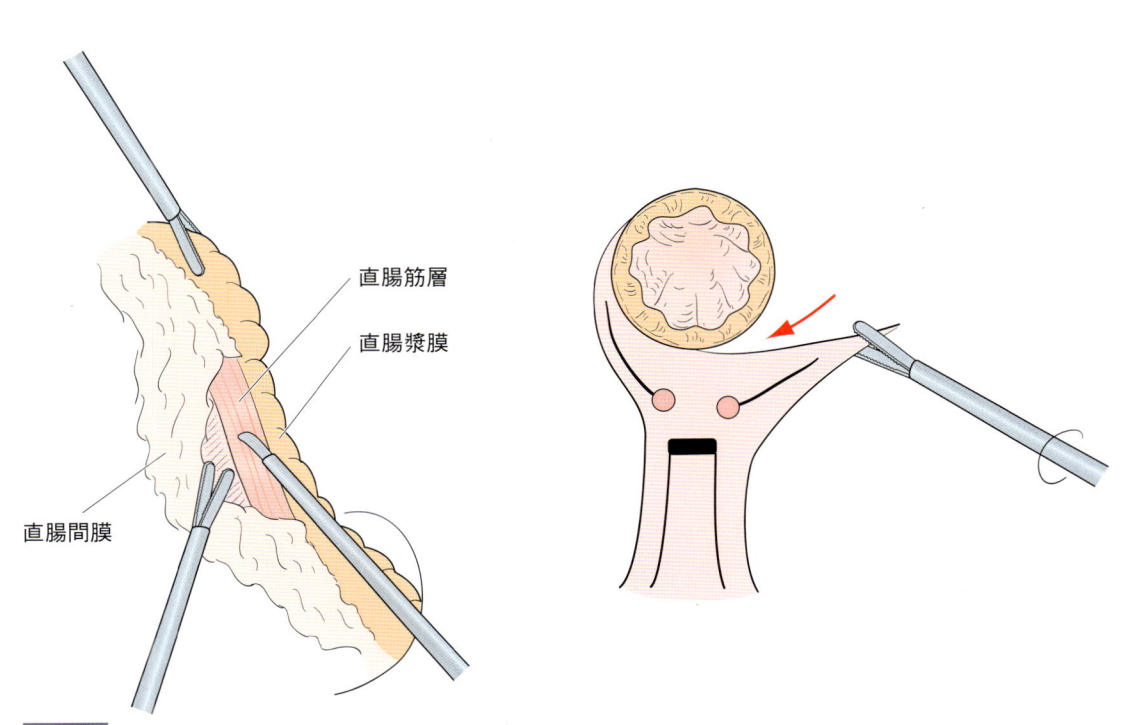

図32　直腸間膜の切離Ⅱ
直腸背側の視野に戻し，直腸間膜を面として，ここから筋層を排除するように剝離し，背側の直腸間膜を大きく切離することを繰り返す．左側に近づくと直血管が出現するため容易に剝離範囲を認識できる．赤色矢印：直腸筋層に沿った剝離方向．

B　腹腔鏡下S状結腸切除術

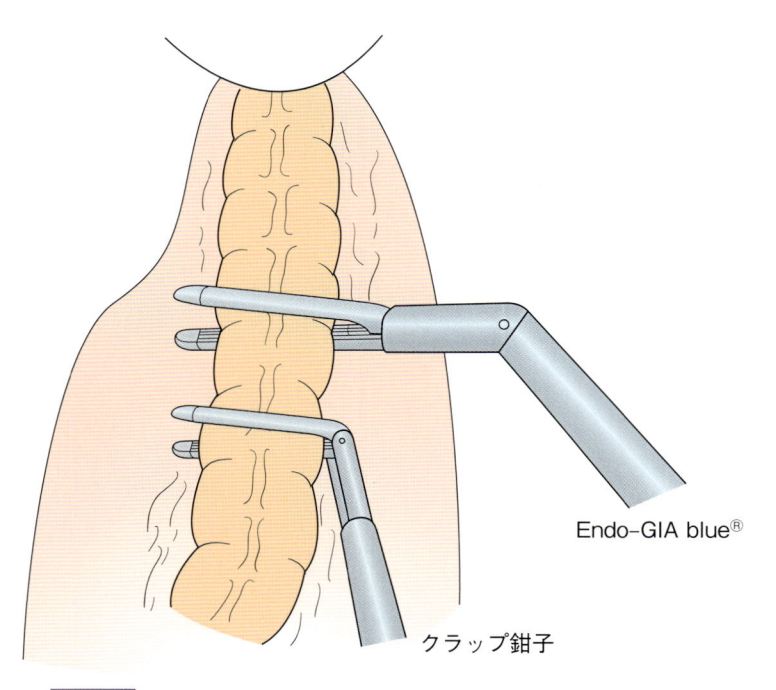

Endo-GIA blue®

クラップ鉗子

図33　肛門側腸管の切離
左側腹部・頭側ポートからのクラップ鉗子で切離部分を把持し，これに沿って先端屈曲可能な Endo-GIA blue® を用いて切離する

ⓔ 腸管吻合

　D3 であれば臍部，D2 以下であれば左下腹部の切開創を 50～70 mm 程度に広げ，Lap-Dis®（Hakko 社）を装着する。腸管口側断端を把持して体外に取り出し，Purse string instrument® を用いて自動吻合器のアンビルヘッドを口側結腸に装着し，腹腔内に還納する。

　S 状結腸口側寄りでの切離が必要な場合には，Applied Wound Retractor®（Applied Medical 社製）を装着し，S 状結腸切離予定部分を体外に引き上げ，腸間膜を処理し，病変部を切除し，体外での吻合を自動吻合器あるいは手縫いで行う。

- **腹腔鏡**：臍部。腹腔鏡に angle をかけて吻合時に吻合部を見せる。
- **術者右手**：Circular stapler の操作
- **術者左手**：Circular stapler の操作と吻合部近傍の組織の排除
- **助手右手**：周囲組織の排除
- **助手左手**：周囲組織の排除

　再気腹して，アンビルヘッドをアンビル鉗子でしっかりと保持し，肛門からの自動吻合器本体と結合させ，腹腔鏡下に double stapling technique（DST）で吻合する（図 34）。腸管の捻転や吻合部への組織の挟み込みに十分注意する。また吻合器は愛護的にモニターを見ながら挿入し，センターロッドは前後壁どちら側でもよいから，できる限り切離断端の中心に位置するように貫く。

　小開腹創で腸管切離，切除を行った場合には，どちらかの断端にアンビルヘッドを装着し，側端あるいは端側に結腸結腸吻合を行う。断端は Endo-GIA® で閉鎖する。

ⓕ ドレーン挿入，閉創

　吻合終了後に要すれば，シラスコン®デュープルドレーンを吻合部背側に留置して手術を終了する。

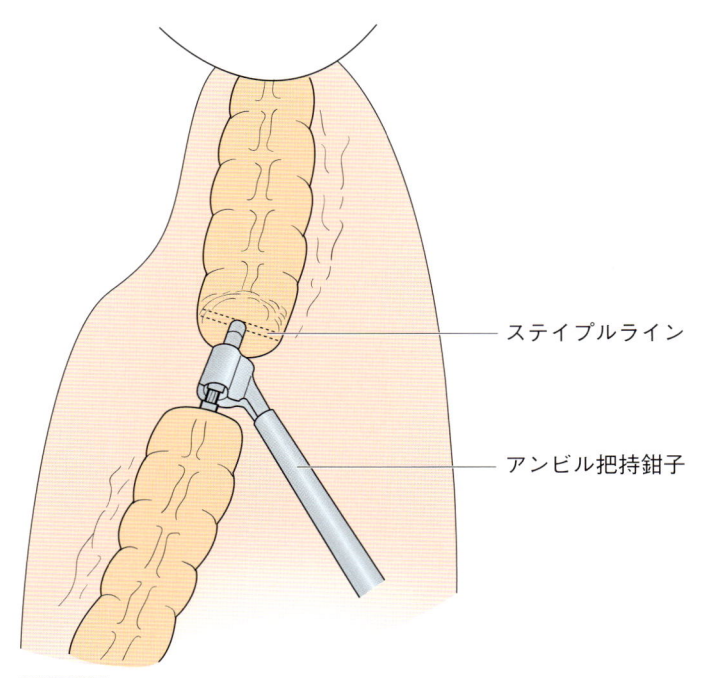

図34 Double stapling technique(DST)で吻合
アンビルヘッドをアンビル鉗子でしっかりと保持し，肛門からの自動吻合器本体と結合し，腹腔鏡下にdouble stapling technique(DST)で吻合する。

VIII 筋膜構成をどのように理解するか

　S状結腸癌におけるS状結腸間膜の後腹膜からの剥離手技については，外側アプローチ，内側アプローチについて，その断面図を用いて多くの記載がなされている。同部の解剖は胃筋膜解剖に比較すれば非常に簡素な臨床解剖であるはずであるが，さまざまな考え方があり混乱をまねいている。これは，解決しておかなくてはならない問題である。

　筋膜構成を考える場合には，人体発生の機序，特に体幹周囲の筋膜構成の解釈の基本としてTobinら[12]および佐藤[13]の解釈を理解することが近道である。S状結腸部においても，この部分の筋膜構成のみを取り出して考察するには自ずと限界があり，誤ったものとなりやすい。

1．腹膜下筋膜深葉

　S状結腸部の癒合筋膜と腹膜下筋膜深葉との間を剥離する際，結腸間膜側にさらなる筋膜を見てしまうことがありうるが，剥離中に見てしまう筋膜を一概に外科医が作るアーチファクトと考えてしまうのも早計と考えられる。ここで重要なことは，見つける筋膜の枚数ではなく，指標をどの筋膜におけば正しい剥離層を進むことができるかということである。したがって，外側アプローチにおいての指標は，精巣(卵巣)脈管と尿管の腹側に存在する腹膜下筋膜深葉である。そして，内側アプローチにおいての指標は，左Toldt癒合筋膜と直腸固有筋膜の続きの筋膜と考えられる筋膜である。

　なお，腹膜下筋膜深葉の骨盤腔での名称として，尿管下腹神経筋膜という用語が用いられているが，尿管と下腹神経は全く無関係であることから不適切な用語である。また，上記直腸固有筋膜の一部を示す語として，下腹神経前筋膜という用語が使用されているが，前という恣意的表現を脇におくとしても，下腹神経の前に存在する筋膜の起源についての説明がなく，したがって言葉の定義がないことから採用すべき用語ではないと考えられる。

さて，S状結腸部においては，その左（背側）葉と壁側腹膜との癒合の多様性により，S状結腸窩が形成され，S状結腸の後腹膜からの剝離の考え方を難しくしている。S状結腸窩は斜根と垂直根により形成され，腹側は癒合筋膜がないS状結腸間膜左（背側）葉，背側は壁側腹膜である。したがって，外側アプローチにおいては，S状結腸間膜窩をすべて切除する剝離を行うのではなく，斜根・垂直根に沿い，S状結腸間膜窩を開いていくことにより尿管の同定につながる剝離ができる。

2. 直腸後方の筋膜構成～直腸固有筋膜

　さらにS状結腸剝離を考える際に，それに続く直腸後方の筋膜構成の理解が不可欠である。ここで問題となる筋膜は直腸後方の剝離の指標となる直腸固有筋膜である。この筋膜はさまざまに呼称されることもあるが，ここでは直腸間膜（mesorectum）を包む最内側の筋膜として定義する。この筋膜とS状結腸部における腹膜下筋膜の関係が明らかにされない限り，この部分の筋膜構成の理解は不十分である。なぜなら，Tobinら[12]および佐藤[13]の体幹周囲の筋膜構成の解釈の基本では，腹膜下の2葉の筋膜以外の想定はなく，直腸固有筋膜を3枚目として解釈しなくてはならないからである。もちろん，骨盤内の筋膜構成も腹部との統一性をもった説明がなされない限り，円筒での筋膜解釈は片手落ちとなる。したがって，腹膜下筋膜浅葉の続きとしての壁側骨盤内筋膜，および腹膜下筋膜深葉の続きとしての臓側骨盤内筋膜は，それぞれが独立して存在し，お互いに移行することはない。このことは，骨盤内の筋膜構成を体幹全体の筋膜構成のなかで捉えようとする立場での大原則である。このことを基本として直腸固有筋膜の発生を考察しなくてはならない[6]。

　高橋[7〜11]は，直腸固有筋膜の発生について，自律神経線維の臓器支配関係を支配血管根における神経叢・神経節との関係から考察している。すなわち，直腸の後面には尾側から頭側を見て，左右対称から正中単一に収束する直腸固有筋膜があり，これは腹膜下筋膜深葉が尾側から頭側方向へ張り出したものであると述べている。この筋膜は，頭側先端で再度腹膜下筋膜深葉と癒合していると考えられている[10]。そして直腸固有筋膜は，骨盤神経叢からの副交感神経線維を含む下腹神経と上下腹神経叢からの交感神経線維を含む下腹神経を伴っている。骨盤神経叢は直腸固有筋膜の張り出し始めの位置にあり，上下腹神経叢は直腸固有筋膜と腹膜下筋膜深葉との癒合部分にあるとした[10]（図5 28頁）。

　高橋の考え方と現実とのギャップは，多くの外科医が直腸固有筋膜は直腸背側にある筋膜と考えていることと，この部分の左右側に下腹神経からの神経枝が向かうと理解していることである。すなわち，高橋は，下腹神経，上下腹神経叢とその神経枝を含む神経回廊を含めて直腸固有筋膜と表現しているのである。したがって，両者の溝を埋めるためには，多くの外科医が理解している直腸固有筋膜の概念を変えずに残し，それ以外の直腸固有筋膜からの続きである筋膜に別の名称を付けることで理解が深まる可能性が高い。しかしながら，概念全体を表している臨床解剖学上の名称を2つに分けるべきではないと考えられる。したがって，いわゆる直腸固有筋膜に加えて，これに連続する神経回廊を含めて直腸固有筋膜と呼称するのがよいと考える。すでに存在している尿管下腹神経筋膜という言葉については，尿管は腹膜下筋膜深葉により確実に下腹神経とは隔絶されていることから適切な言葉とはいえない。さらに泌尿器臓器と消化器臓器とが同じ筋膜を共有するとする考え方は不適切である。

3. 内側アプローチの指標

　腹腔鏡下手術における内側アプローチでの切開・剝離開始の指標はIMA根部から尾側・腹側に挙上されたIMA・SRA血管茎背側であり，その部分は大動脈分岐部より尾側・腹側で岬角の腹側と考えられる。内側アプローチは，IMAの立ち上がりとS状結腸窩の関係から，IMA背側・右側からS状結腸窩に向かう剝離である。直腸背側で直腸固有筋膜を先に同定し，これに沿って頭側に剝離していく手技は，非常に有用な手技である。この部分においては，IMA・SRAの右側への神経枝・小血管を処理した後，左側の神経枝・小血管を処理することで正確な操作が可能である。さらに，この後にIMAを切離することにより，衝立状の左Toldt癒合筋膜の面を形成することが

でき，面から膜を剝ぎ落とす手技により，S状結腸に到達することができる。

4. 外側アプローチの指標

　外側アプローチにおいては，最初にS状結腸窩をなるべく開放しないようにToldt's white lineを頭側に切離していくことが大切である。唯一の剝離の指標である精巣（卵巣）血管の腹側の腹膜下筋膜深葉の表面を維持することにより容易に剝離が可能であり，この後，S状結腸窩の背側腹膜を剝離し，斜根・垂直根を慎重に切離することにより尿管を同定できる。これにより直腸固有筋膜の続きの筋膜左側に接近できる。面の手術であるが，精巣（卵巣）血管を同定できない場合は，間違った層の剝離となりやすく，中心性肥満症例では，癒合筋膜側の脂肪の高まりと斜根・垂直根のみが指標となる場合もある。

　腹腔鏡下S状結腸切除術について述べた。いかなるアプローチを選択しようとも，言葉の定義と臨床解剖の理解なくしては手術の進歩はありえない。

文献

1) Nezhat F, Brill AI, Nezhat CH, et al：Laparoscopic appraisal of the anatomic relationship of the umbilicus to the aortic bifurcation. J Am Assoc Gynecol Laparosc 5：135-140, 1998
2) Hurd WW, Bude RO, DeLancey JOL, et al：The relationship of the umbilicus to the aortic bifurcation：Implications for laparoscopic technique. Obstet Gynecol 80：48-51, 1992
3) Ambardar S, Cabot J, Cekic V, et al：Abdominal wall dimensions and umbilical position vary widely with BMI and should be taken into account when choosing port locations. Surg Endosc 23：1995-2000, 2009
4) Mayo CW：Blood supply of the colon：Surgical considerations. Surg Clin North Am 35：1117-1122, 1955
5) Basmajian JV：The main arteries of the large intestine. Surg Gynecol Obstet 101：585-591, 1955
6) Lange MM, Buunen M, van de Velde CJ, et al：Level of arterial ligation in rectal cancer surgery：Low tie preferred over high tie. A review. Dis Colon Rectum 51：1139-1145, 2008
7) 高橋 孝：直腸後方の筋膜構成について—いわゆるWaldeyer筋膜について．消化器外科27：1967-1976，2004
8) 高橋 孝：直腸後方の筋膜構成について—いわゆるWaldeyer筋膜について．消化器外科28：115-122，2005
9) 高橋 孝：直腸後方の筋膜構成について—いわゆるWaldeyer筋膜について．消化器外科28：221-227，2005
10) 高橋 孝：直腸後方の筋膜構成について—いわゆるWaldeyer筋膜について．消化器外科28：475-480，2005
11) 高橋 孝：直腸後方の筋膜構成について—いわゆるWaldeyer筋膜について．消化器外科28：1039-1044，2005
12) Tobin CE, Benjamin JA, Wells JC：Continuity of the fasciae lining the abdomen, pelvis, and spermatic cord. Surg Gynecol Obstet 83：575-596, 1946
13) 佐藤達夫：体壁における筋膜の層構成の基本設計．医学のあゆみ114：C168-175，1980

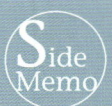

Side Memo: S状結腸のMedial-to-lateral vs Lateral-to-medialアプローチ(MtL vs LtM)について

大腸癌に対するアプローチ法について考察するには,その定義から出発する必要がある。Lateral-to-medialアプローチ(以下,外側アプローチ)とは,右側結腸・左側結腸において,結腸外側のToldt's white line切開から始めて,結腸を後腹膜から剝離する手技と言える。しかし,後腹膜という言葉の定義だけでも,さまざまな考え方が存在する。Medial-to-lateralアプローチ(以下,内側アプローチ)とは,右側結腸においては,回結腸脈管を切離することから,結腸間膜背側の剝離層に入り右側結腸を授動する手技である。左側結腸においては,下腸間膜動脈(IMA)を切離した後に,左結腸間膜背側の剝離層に入り,授動することを意味する。しかしながら,記載されている剝離層の臨床解剖とその理解がさまざま存在し,いかに考えるのが本当に正しいかが問われる。したがって,剝離面に関する考え方も手術手技も臨床解剖も異なることから,論文上,右側結腸と左側結腸の両者を含んだMtL vs LtMでは意味がないと考えられる。ここでは,S状結腸(下行結腸を含む)の剝離について考察する。

外側アプローチは,開腹結腸切除術では広く受け入れられ,長い歴史をもつ。腹腔鏡下S状結腸切除術(Lap S)でも,最初外側アプローチが記載された[1~3]。現在も施行されているが,左Toldt癒合筋膜や腹膜下筋膜深葉などの解剖学的同定が難しく,多くの筋膜の出現にとどい,尿管の同定に難渋する場合もある。

内側アプローチについては,Milsomら[4]が,cadaver modelではあるが初めてこの手技を記載した。Lap Sにおいては,多くの施設が内側アプローチを採用し,IMAを切離した後,左Toldt癒合筋膜を衝立状にすることで,剝離が確かなものとなる。左Toldt癒合筋膜上に吊り上がった腹膜下筋膜深葉を含む筋膜を背側に引き下ろすことにより,腹膜下筋膜深葉の背側に尿管を確実に剝離することができる。

MtL vs LtMについては,2003年Liangら[5]が,右側結腸切除術と左側結腸切除術を含む手術を比較した。そして,内側アプローチが手術時間と費用を削減できたとの結論を出している。しかし,この論文は小規模なrandomized controlled trialであり,現在施行されている手技とは全く異なった手技の比較であることが,彼らが引用した手技[6]から明らかである。したがって,この論文をMtL vs LtMの論文とするわけにはいかない。

2009年Poonら[7]はMtL vs LtMとして全大腸手術での比較を行い,内側アプローチが出血量,腸管運動の回復,在院期間,リンパ節郭清数で優っていたとしている。そして,内側アプローチの有意な点として,①外側の腹壁とのattachmentは引き上げている結腸間膜との間にカウンタートラクションを掛けやすく,初期の結腸間膜剝離を助けることとなる。②早期の尿管と性腺脈管の同定は,損傷のリスクを減らす。③血管茎の早期の切離は,結果的に剝離による出血を減らす。④結腸の病的部分のmanipulationを最小限にする,としている。

しかし,これら①~③は,まずIMAを切離する手技に基づいている。すなわち,IMAを切離せず,大動脈分岐部より尾側に存在することが多い左結腸動脈(LCA)を残す手技を選択する場合は剝離面の維持が難しい。すなわち,内側アプローチでの最善の剝離層である左Toldt癒合筋膜は衝立状の剝離層とはなりにくく,直腸固有筋膜の続きの筋膜とS状結腸窩背側の腹膜が眼前の視野となってしまう。このため,外側の腹壁とのattachmentとの間でカウンタートラクションも掛けづらく,早期の血流の切離も困難である。④については,常に引用されるTurnbull[8]のno touch isolationは否定的であること[9]を念頭においた表現とは考えられない。そして,この比較には,各々の手技施行期間にintervalがあるとの問題がある。さらに,手技的記載が完全とは言えないことは,彼らが引用している論文がLiang[5]とSenagoreら[10]の手技であることから問題も多い。

以上のごとく,S状結腸におけるMtL vs LtMに関する比較は単純ではなく,ほとんど論文は存在しないといってよい。そして,MtL vs LtMの比較は今までの外科学がそうであったように,臨床解剖を理解せず,手技すらも文章として表すことができない外科医たち[11,12]にとっては不可能と考えられる。

Day and Lau[13]の言う手技の標準化は臨床解剖の明確化なくしてはありえないことを特に外科医は肝に銘ずる必要がある。Methodologyの確立なしに比較検討は無理である。そのためにも,S状結腸間膜と後腹膜との癒合筋膜,S状結腸窩の発生学的構築を理解することが必要である。すなわち,開腹術時の外側アプローチこそ,腹腔鏡下手術で触知することも,視野を変えることもできなかった筋膜構成を十分に視認し・触知し,広い面として認識し考察することができる瞬間であるといえる。

文献

1) Franklin ME Jr, Ramos R, Rosenthal D, et al：Laparoscopic colonic procedures. World J Surg 17：51-56, 1993
2) Scoggin SD, Frazee RC, Snyder SK, et al：Laparoscopic-assisted bowel surgery. Dis Colon Rectum 36：747-750, 1993
3) Hoffman GC, Baker JW, Fitchett CW, et al：Laparoscopic-assisted colectomy. Initial experience. Ann Surg

219 : 732-743, 1994
4) Milsom JW, Böhm B, Decanini C, et al : Laparoscopic oncologic proctosigmoidectomy with low colorectal anastomosis in a cadaver model. Surg Endosc 8 : 1117-1123, 1994
5) Liang JT, Lai HS, Huang KC, et al : Comparison of medial-to-lateral versus traditional lateral-to-medial laparoscopic dissection sequences for resection of rectosigmoid cancers : Randomized controlled clinical trial. World J Surg 27 : 190-196, 2003
6) Liang JT, Shieh MJ, Chen CN, et al : Prospective evaluation of laparoscopy-assisted colectomy versus laparotomy with resection for management of complex polyps of the sigmoid colon. World J Surg 26 : 377-383, 2002
7) Poon JT, Law WL, Fan JK, et al : Impact of the standardized medial-to-lateral approach on outcome of laparoscopic colorectal resection. World J Surg 33 : 2177-2182, 2009
8) Turnbull RB, Kyle K, Watson FR, et al : Cancer of the colon : The influence of the no-touch isolation technic on survival rates. Ann Surg 166 : 420-427, 1967
9) Wiggers T, Jeekel J, Arends JW, et al : No-touch isolation technique in colon cancer : A controlled prospective trial. Br J Surg 75 : 409-415, 1988
10) Senagore AJ, Duepree HJ, Delaney CP, et al : Results of a standardized technique and postoperative care plan for laparoscopic sigmoid colectomy : A 30-month experience. Dis Colon Rectum 46 : 503-509, 2003
11) Rotholtz NA, Bun ME, Tessio M, et al : Laparoscopic colectomy : Medial versus lateral approach. Surg Laparosc Endosc Percutan Tech 19 : 43-47, 2009
12) Pigazzi A, Hellan M, Ewing DR, et al : Laparoscopic medial-to-lateral colon dissection : How and why. J Gastrointest Surg 11 : 778-782, 2007
13) Day W, Lau PY : Impact of the standardized medial-to-lateral approach on outcome of laparoscopic colorectal resection. Is it a fair comparison? World J Surg 34 : 1146-1147, 2010

C 腹腔鏡下直腸低位前方切除術

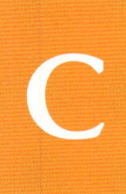

　直腸癌治療のoutcomeは手術テクニックに依存しており，術後合併症の発生率は外科医のなかでもさまざまである。術中偶発症は直腸の授動の間に起こり，尿管，自律神経，直腸それ自体の損傷や出血へとつながる。これらの偶発症は骨盤内での正しい組織面を注意深く剥離することにより少なくすることができる。小骨盤腔の筋膜構成の考察は，これまで臨床的に，あるいはcadaver（死体）を用いた組織学的検討でなされてきた。しかし，筋膜構成には臨床解剖でしか述べられない部分があることが忘れられている。すなわち，病理組織学的検討と臨床解剖の間には乖離が存在することを理解しなくてはならない。また，臨床の場での筋膜の出現を，ただ外科医が作り出すアーチファクトであると片付けてしまってもいけない。したがって，これらの困難な論題に取り組むためには，純粋に臨床解剖に沿った考察が必要となる。本来，体幹は発生学的に多重層構造（たまねぎ構造）multi-layer structure(onion structure)と考えることができ[1]，この理論をもってすれば，腹部での筋膜構成の理解は比較的容易で，すでに確立されたものであると考えることができる。この理論を小骨盤腔にまで広げ，そこに矛盾が生じないように考察することにより，小骨盤腔での筋膜構成の理解も可能となる。

I 適応

　現在の腹腔鏡下直腸低位前方切除術（LapLAR：laparoscopic low anterior resection of the rectum）の適応外症例は，CRM（circumferential resection margin）を十分にとることができない他臓器高度浸潤，骨盤内腔を占める大きな腫瘍，そして減圧不能な腸閉塞症である。LapLARの適応の判定は，術前のCT検査，MRI検査，さらに直腸超音波内視鏡検査などの検査を駆使して行われるが，CRMに疑問がもたれる場合は積極的に術前化学放射線療法を選択する。最終的には術中の診断的腹腔鏡を行い，LapLAR遂行困難例であってもCRMが十分に取れると判断された場合は開腹手術に移行する。

II 切除範囲，郭清度

　LapLARは開腹手術と腹腔へのアプローチ法の違いのほかは切除範囲，郭清度ともに差がないことが基本である。リンパ節郭清については，性能の向上した腹部CT検査などにより検出されたリンパ節を参考にして手術を行う。下腸間膜動脈（IMA：inferior mesenteric artery）根部処理が必要なD3リンパ節郭清症例はほとんどなく，いわゆるD2のリンパ郭清で十分であると考えられる場合が多い。また，いわゆる側方リンパ節陽性と考えられる症例は，積極的に術前化学放射線療法の適応とする。さらに，術前中枢側リンパ節N3陽性症例は全身病で，病変によっては化学療法および化学放射線療法の適応としている。

III 病変のマーキング，術前処置

　術中に病変部位の同定が困難と考えられる例では，術前マーキングが必須である。クリップ法を用い，数日前までに行う。クリップは病変の肛門側ギリギリに確実に打つことが重要である。腸管拡張は腹腔鏡の視野を著しく妨げるため，十分な腸管の減圧，拡張の予防に努める。

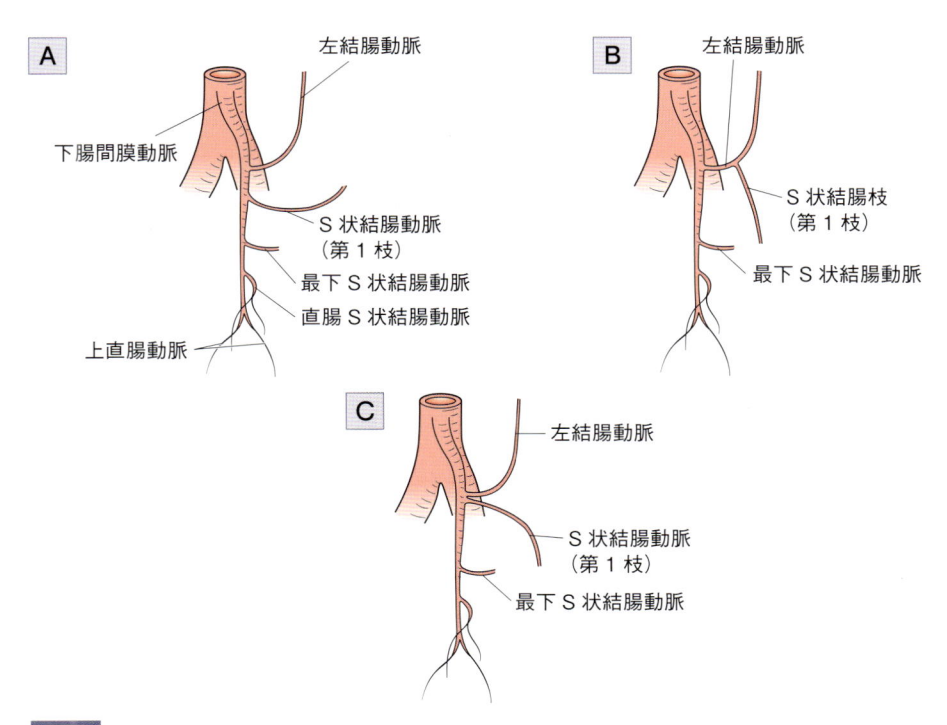

図1　S状結腸の動脈系
下腸間膜動脈(IMA)より左側に分岐する最初の枝を左結腸動脈(LCA)と定義する。IMAからの動脈のvariationは，ⒶLCAが単独でIMAから分岐，ⒷLCAからS状結腸枝が分枝，ⒸIMAの同一部位から同時にLCAとS状結腸動脈(SA)第1枝が分岐に分けることができる。

Ⅳ　S状結腸，直腸の血管解剖

　左側結腸については，IMAは必ず存在する動脈であるから，左結腸動脈(LCA：left colic artery)の定義をしなくてはならない。下行結腸へのLCAの血流が欠損する場合，すなわち上腸間膜動脈(SMA：superior mesenteric artery)からの供給がある場合を除き，IMAより左側に分岐する最初の枝をLCAと定義する。このLCAから分岐する枝が存在すれば，それは動脈という言葉は使用せず枝をつけて呼称することにする。この定義に従うと，IMAのvariationは，①LCAが単独でIMAから分岐する場合(58％)，②LCAからS状結腸枝(第1枝)が分枝する場合(27％)，③IMAの同一部位から同時にLCAとS状結腸動脈(SA：sigmoid artery)(第1枝)が分岐する場合(15％)に分けることができる[2,3](図1)。

　多くの論文で，IMAからLCAを分岐した直後のIMAを上直腸動脈(SRA：superior rectal artery)と記載している。これは，直腸癌における中枢方向での動脈切離部に関しての多くの論文でhigh tieとlow tieという言葉が使用され，本来は，high tieはIMA根部での結紮，low tieはLCAを分岐した後のIMAでの結紮と定義すべきである。ところが，LCAを分岐した尾側のIMAをSRAと誤って命名されたことによる[4]。最初にLanzとWachsmuthがLCA根部より尾側のIMAをSRAと命名した[4]。多くの論文で，low tieはLCAが分岐した直後のSRAで切離した場合との定義が採用されている。SRAからSAが分岐することになり改善しなくてはならない。

　もちろん，本書ではLCAを分岐した尾側のIMAはIMAとして表記する。

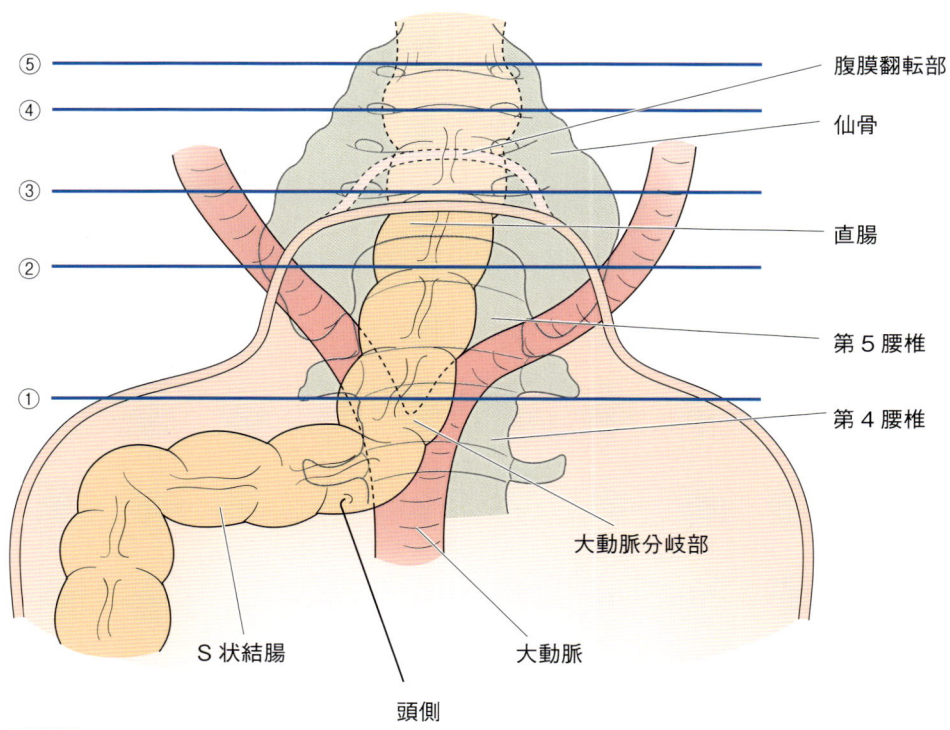

図 2 骨盤内断面図位置

頭側から尾側への骨盤内筋膜構成の断面図位置(実際の手術では,②①③④⑤の順である)。
(Mike M, Kano N：Laparoscopic-assisted low anterior resection of the rectum；A review of the fascial composition in the pelvic space. Int J Colorectal Dis 26：405-414, 2011)

V 直腸の筋膜構成の基礎

　術中施行している手技と,臨床解剖学的知識と理論が一致をみるためには,発生学の基礎知識,すなわち胎生期の腹膜配置と体壁,そして腸回転と癒合の知識から得た臨床解剖学が不可欠である(基礎編Ⅱ,Ⅲを参照。4～7頁)。

　骨盤内筋膜構成を手術時と同様に,頭側から尾側を見た骨盤の断面図を示しながら考察する(図2)。ただし,手術の順序としては岬角部分から始まり,②①③④⑤の順のことが多いことに注意が必要である。

1. 大動脈分岐部のレベル(図2①)

　大動脈尾側正中に形成された上下腹神経叢は,左右の下腹神経として分岐し始める。尿管,大動脈分岐部を覆う腹膜下筋膜深葉とは別に,もう1葉の筋膜が体表からみてさらに深層に存在する(図3 A)。この筋膜は最頭側においては腹膜下筋膜深葉と癒合すると考えられる。この最深層の筋膜は,高橋によれば直腸固有筋膜と考えられ,自律神経線維の臓器支配関係の発生学的考察から導き出された概念によって説明されている(図4)[5~9]。すなわち,腹膜下筋膜深葉が,直腸仙骨靱帯として頭側に折り返り,直腸固有筋膜を形成する。直腸固有筋膜は,頭側に向かい収束し,上下腹神経叢部で再度腹膜下筋膜深葉と癒合する。しかしながら,この部位はS状結腸背側部にあたることから,この部位の筋膜を直腸固有筋膜という呼称をつけることに抵抗があるかもしれないが,この理由は後ほど述べる。

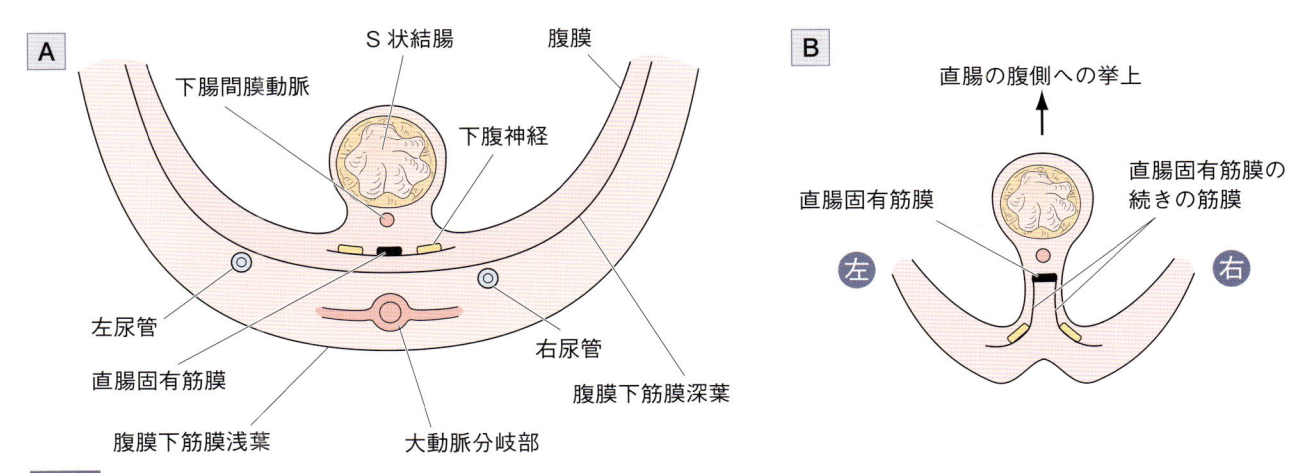

図3 大動脈分岐部のレベル

上下腹神経叢は，左右の下腹神経として分岐する．腹膜下筋膜深葉の深層に直腸固有筋膜が存在し，頭側では再度腹膜下筋膜深葉と癒合する．

(Mike M, Kano N：Laparoscopic-assisted low anterior resection of the rectum；A review of the fascial composition in the pelvic space. Int J Colorectal Dis 26：405-414, 2011)

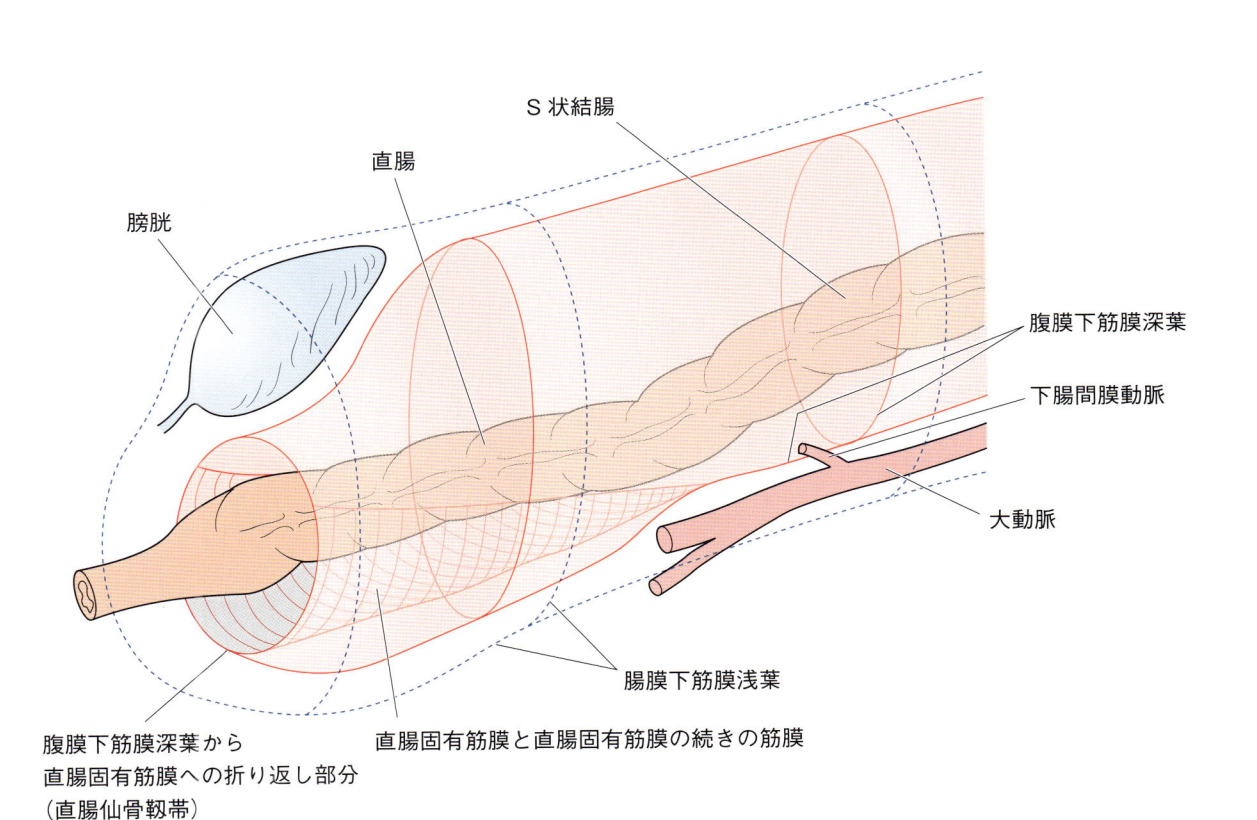

図4 高橋の概念による直腸固有筋膜

腹膜下筋膜深葉が，直腸仙骨靱帯として頭側に折り返り，直腸固有筋膜を形成する．直腸固有筋膜は，頭側に向かい収束し，上下腹神経叢部で再度腹膜下筋膜深葉と癒合する．

(Mike M, Kano N：Laparoscopic-assisted low anterior resection of the rectum；A review of the fascial composition in the pelvic space. Int J Colorectal Dis 26：405-414, 2011)

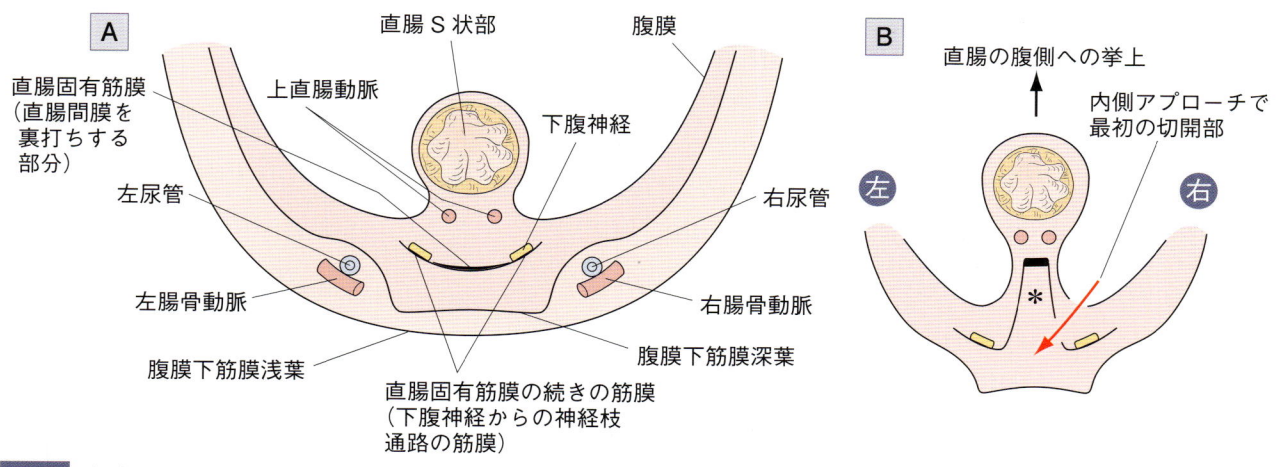

図5 岬角のレベル

内側アプローチの開始位置である（B赤色矢印）。この部分では，直腸固有筋膜と腹膜下筋膜深葉との間，すなわち直腸後腔が比較的広い（B＊）。

(Mike M, Kano N：Laparoscopic-assisted low anterior resection of the rectum：A review of the fascial composition in the pelvic space. Int J Colorectal Dis 26：405-414, 2011)

2. 岬角のレベル（図2②）

　　　　　この部分は，腹腔鏡下手術での内側からのアプローチを始める部分であり（図5B，赤色矢印），腹膜下筋膜深葉と直腸固有筋膜の間，すなわち直腸後腔も広がりがでてくる（図5A）。このレベルでは直腸S状部間膜は著明に短縮している（図5A）。

　　　　　この部分では，直腸固有筋膜とここで呼称している部分が2種の構成からなっていることをおさえなくてはならない。すなわち，直腸間膜を裏打ちする部分（直腸固有筋膜）と，下腹神経からの神経枝の通路としての筋膜部分（直腸固有筋膜の続きの筋膜）である（図5）。

3. 直腸膀胱窩のレベル（図2③）

　　　　　直腸の大半は腹膜下となり，直腸膀胱窩（直腸子宮窩）でその前方のみを腹膜が覆う。腹膜下筋膜深葉の環周も縮まり，側方では，内外腸骨動脈，尿管を覆っている。そして，腹側ではDenonvilliers筋膜に移行する直腸膀胱窩腹膜の腹側に連続することになる。最深部の筋膜である直腸固有筋膜は，その幅を広げて尾側に向かう。そして，腹膜下筋膜深葉との折り返し部分（直腸仙骨靱帯）に向かって接近する（図6A）。この部分は，直腸腹側への挙上によっても直腸後腔は広がりにくい（図6B＊）。

4. 側方靱帯のレベル（図2④）

　　　　　側方靱帯のレベルで直腸背側面にある直腸固有筋膜と腹膜下筋膜深葉の間の腔は閉ざされ，互いの筋膜の折り返し点となる。すなわち，直腸仙骨靱帯である。直腸側面では上記2葉の筋膜が癒合している。ここに骨盤神経叢が形成され，中直腸動静脈，リンパ管，直腸神経枝を束ねている結合織があり，側方靱帯と呼ばれている（図7）。

　　　　　直腸腹側では，まず正中でDenonvilliers筋膜の腹側に，腹膜下筋膜深葉が存在する。ここでも，腹部と同様に腹膜下筋膜深葉は直腸と泌尿生殖器の境をなす筋膜であり続ける。その正中の剝離を左右に進めれば，前立腺に向かう神経束を確認することができる。定義上，神経血管束は前立腺筋膜に覆われていることから[10]，本書では骨盤神経叢から出て直腸に沿って前立腺に向かう神経枝を便宜上，「外科的神経血管束」と呼ぶこととする（図7）。

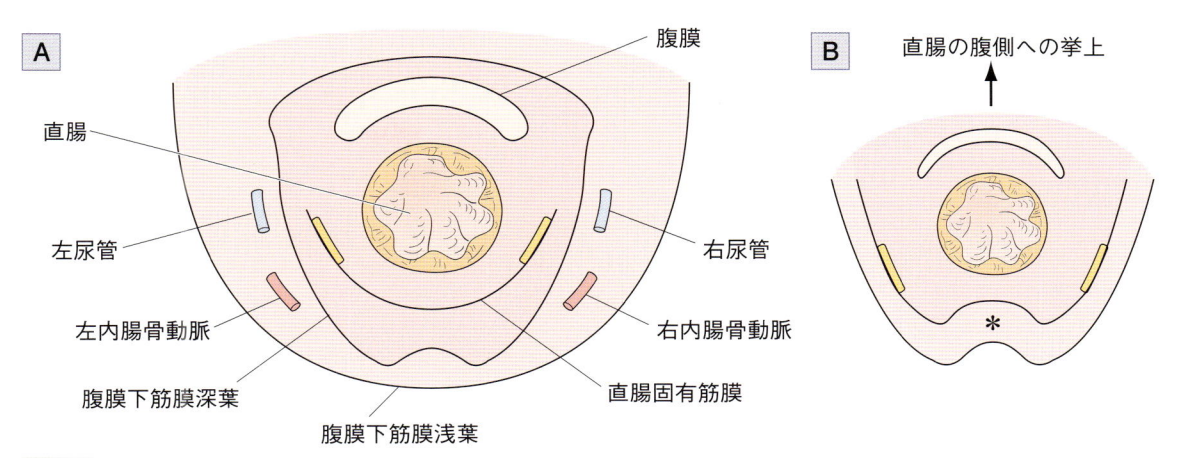

図6 直腸膀胱窩のレベル

最深部の筋膜である直腸固有筋膜は，その幅を広げて尾側へ向かう（A）。直腸の腹側への挙上によっても，直腸後腔は広がりにくい（B＊）。

（Mike M, Kano N：Laparoscopic-assisted low anterior resection of the rectum；A review of the fascial composition in the pelvic space. Int J Colorectal Dis 26：405-414, 2011）

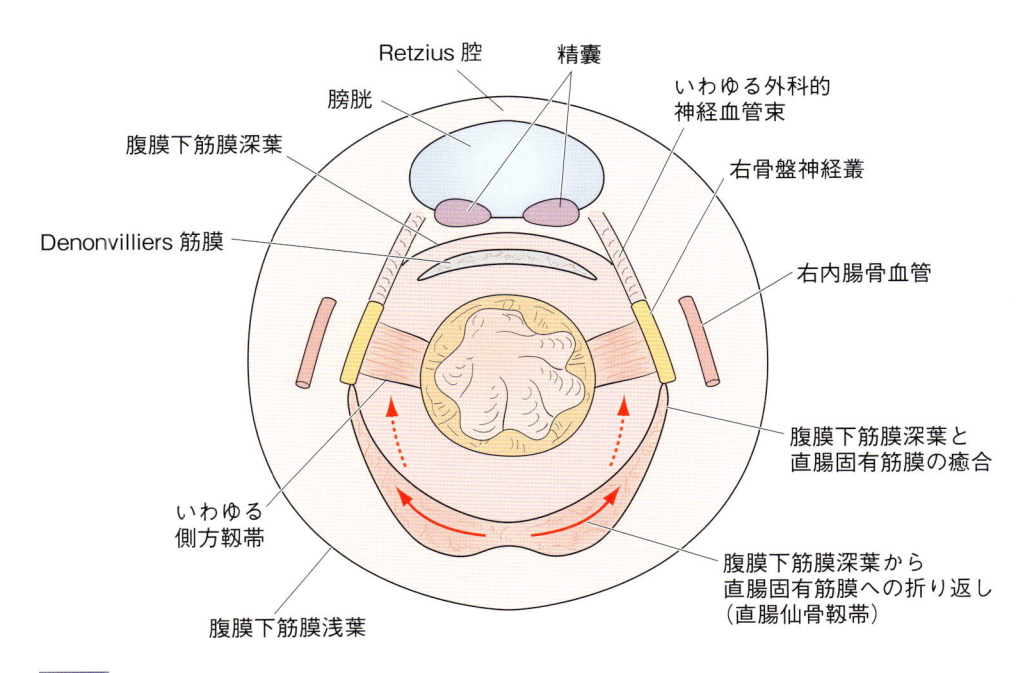

図7 側方靱帯のレベル

直腸背側面にある直腸固有筋膜と腹膜下筋膜深葉の間の腔は閉ざされ，互いの筋膜の折り返し点である。すなわち，直腸仙骨靱帯である。直腸側面では上記2葉の筋膜が癒合している。赤色矢印：直腸仙骨靱帯の切離方向。赤色点線矢印：厚い直腸間膜より尾側の剝離ラインを示す。

（Mike M, Kano N：Laparoscopic-assisted low anterior resection of the rectum；A review of the fascial composition in the pelvic space. Int J Colorectal Dis 26：405-414, 2011）

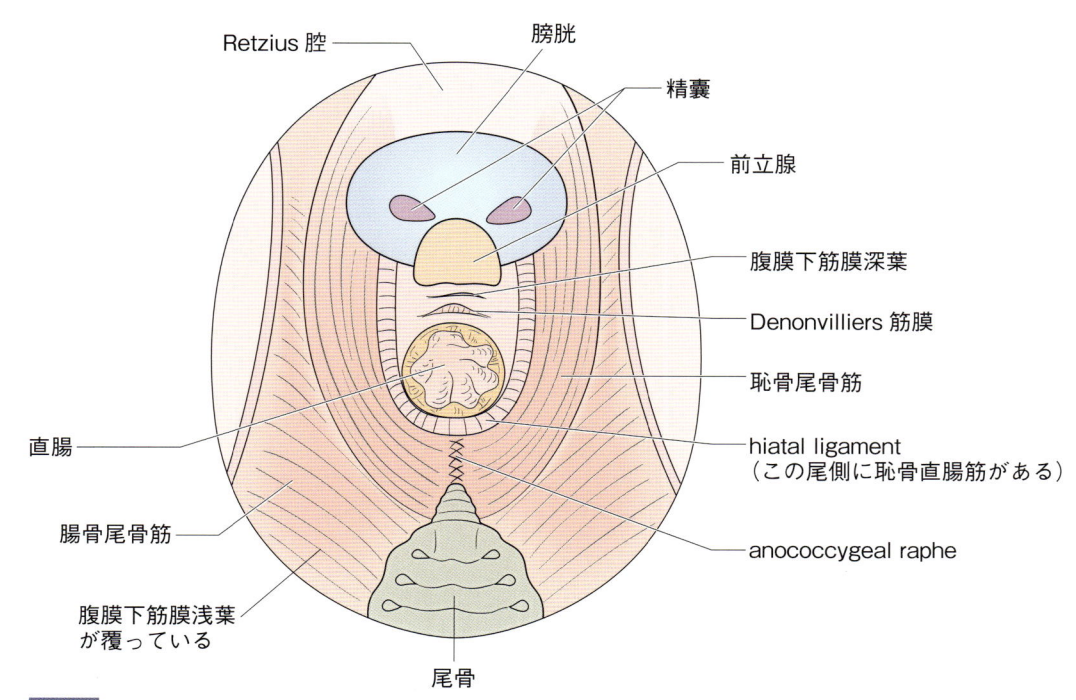

図 8 腹膜下筋膜深葉の最終ラインの尾側のレベル（Shafik の解剖 [11]）

いわゆる挙筋上腔であり，この腔は直腸側面から膀胱側腔・Retzius 腔に通じている。恥骨尾骨筋・腸骨尾骨筋が張り出し骨盤底筋群を形成している。恥骨直腸筋は hiatal ligament より肛門側にあり，肛門管背側を支えている（D項，図 20 115 頁参照）。

5. 腹膜下筋膜深葉の最終ラインの尾側のレベル（図 2 ⑤）

　　直腸背側面で直腸仙骨靱帯を切開すれば（図 7 赤色実線矢印），そこは挙筋上腔である。その腔は直腸側面を通り，外科的神経血管束背側から膀胱側腔，膀胱前腔または Retzius 腔に通じていることがわかる（図 7）。腹側は腹膜下筋膜深葉の最終ラインである。この尾側への突き当たりが perineal body（会陰腱中心）である。この部分にもわずかに腹膜下筋膜深葉の名残があるはず（図 8）。

　　直腸は肛門管に移行する。恥骨尾骨筋・腸骨尾骨筋が張り出し骨盤底筋群を形成している。これらは，腹膜下筋膜浅葉に覆われている。また，尾骨から anococcygeal raphe（肛門尾骨縫線）が直腸に向かい，この anococcygeal raphe は 1 本か 3 本が多い。直腸部分には恥骨尾骨筋の直腸・膀胱頸部（腟上部）と運動上の同期に関与する hiatal ligament に取り囲まれている。この hiatal ligament の尾側に恥骨直腸筋が存在し肛門管背側を支えている [11]（図 8）（D項，図 20 115 頁参照）。

Ⅵ 手術の実際

1. 術中体位の取り方

　　LapLAR における術中の視野の展開，特に小腸の排除のために体位は大切である。頭低位として，右側へ手術台を回転させるのが基本であり，右側に術者・腹腔鏡担当助手（第 2 助手），左側に第 1 助手が位置するため，左手は広げ，右手は体幹につける。レビテーター®（下腿支持器）を用いた切石位で両下肢はなるべく伸展して鉗子操作の防げにならないようにする（図 9）。また，レビテーター®の使用に関しては，右外側下肢の神経麻痺の報告もあるため十分に注意を払う。体幹右外側に側板を置き，また両肩部には頭低位の時に身体が滑り落ちることを防ぐために shoulder protector を装着する。

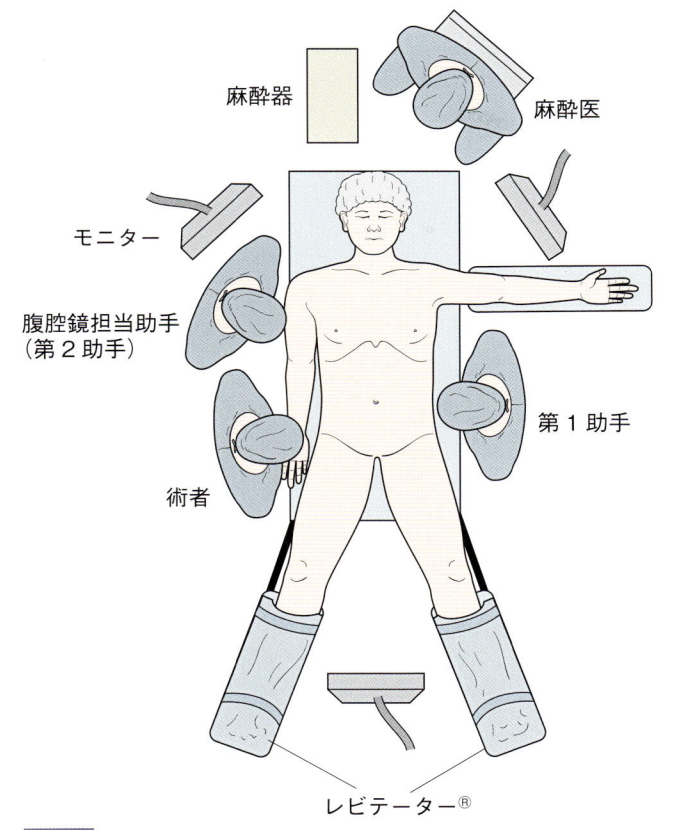

図9 術中体位
S状結腸や直腸病変では自動吻合器を挿入するのでレビテーター®を用いて，大腿は伸展位として，鉗子操作の妨げにならないよう配慮する。

2. アプローチの基本

各術式に共通した手術手順は前項(20～23頁)参照。

本術式においては，女性では，子宮を腹側に吊り上げるため，直針を体外から腹壁を貫通させ，さらに子宮を貫いて腹腔外へ出して子宮を挙上しDouglas窩の展開を行う。

3. 手術の手順（図はすべて男性の場合）

S状結腸剝離に関しては，初期には外側アプローチが多く施行され，最近では，内側アプローチを施行している施設が多い。筆者らは，外側アプローチにおける解剖学的認識が不可欠な手技であるとの考えから，両者ともに施行できることを目標としている。本書では，ⓐ 外側アプローチ，ⓑ 内側アプローチに分けて記載する。

ⓐ 外側アプローチ

① 外側からのS状結腸の授動

- 腹腔鏡：臍部
- 術者右手：スパチュラ型電気メス
- 術者左手：特別のことわりのない限り腸鉗子。剝離する腸管を把持する。
- 助手右手：特にことわりのない限り腸鉗子。術者左手とのカウンタートラクション。
- 助手左手：Freeのことが多い。

腹腔鏡下直腸癌手術におけるS状結腸外側アプローチは，面を意識した手技として，S状結腸切除術に準じて施行できる。ここでの最も大切な指標は精巣(卵巣)血管と尿管であり，その腹側に存在する腹膜下筋膜深葉である。

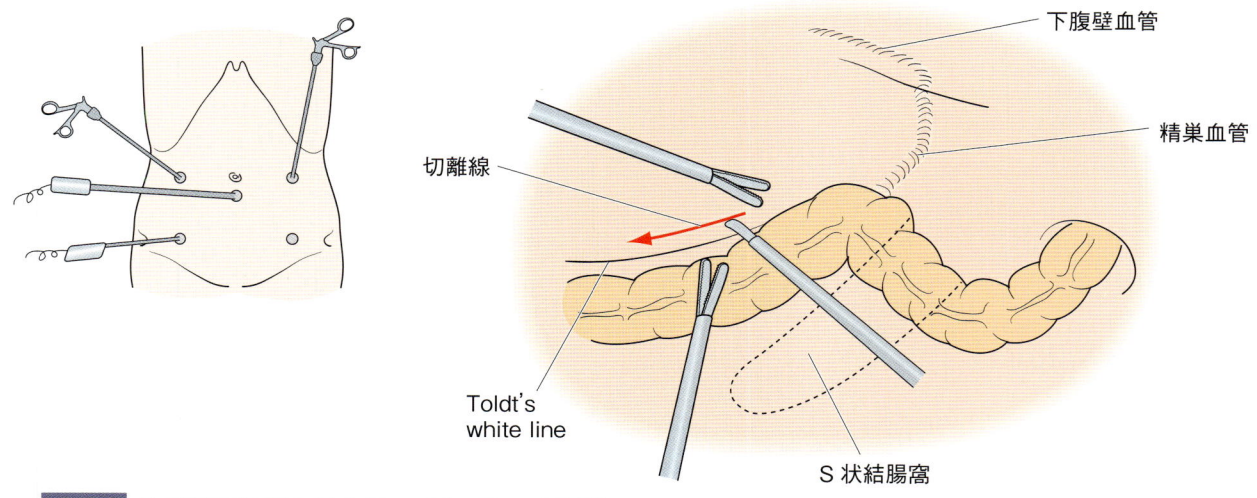

図10 S状結腸外側のToldt's white lineの切離

S状結腸の最腹側部を避けた外側部分のToldt's white lineより頭側に腹膜1枚のみを切離する。Toldt's white lineの外側を切離するほうが，あとあと筋膜剥離層を修正しやすい。赤色矢印：Toldt's white lineの外側での腹膜切開。

　腹腔内を検索した後，精巣血管の外側部のToldt's white lineからスパチュラ型電気メスでの切開を始めるのが以後の操作を容易にする。Toldt's white lineの外側部分を切開するほうが，あとあと筋膜剥離層を修正しやすい(図10)。すなわち，厳密にはToldt癒合筋膜(Toldt's fusion fascia)と腹膜下筋膜深葉の間を剥離することであるが，剥離すべき組織に緊張がかかるように，術者左手と助手の右手で，しっかり剥離面を形成する。一手動一手動で剥離層が一致しているかを確かめながら，電気メスで止血を行いながら鈍的剥離を行う。スパチュラ型電気メスがToldt's white lineを切開するにも，その後のToldt癒合筋膜と腹膜下筋膜深葉間の鈍的剥離にも最も適したデバイスである。S状結腸の背側からの剥離を確実に行うためには，下行結腸部分を十分に内側に向かい剥離を行っておくことが大切である。

　頭側の漿膜切開部から内側に向かい鈍的剥離を続けると，精巣血管が現れる。この脈管をできるだけ腹膜下筋膜深葉背側に剥ぎ落すようにしつつ，腹膜下筋膜深葉を頭側に十分に剥離を行う。この剥離は，内側の結腸間膜内脂肪を癒合筋膜のなかに見て，その脂肪の内側への折り返しを十分に頭側・内側に剥離することにより達成できる。

　ここで，助手の両手により，S状結腸窩を切離する術野を形成する。

- **腹腔鏡**：臍部
- **術者右手**：スパチュラ型電気メス
- **術者左手**：S状結腸窩漿膜最内側を把持
- **助手右手**：直腸を頭側に牽引
- **助手左手**：S状結腸窩漿膜外側を把持

　この部分の剥離は，S状結腸窩の背側腹膜をきっちりと認識し，この漿膜を腹側ギリギリで切離していくことである。すなわちS状結腸窩は左Toldt癒合筋膜が形成されなかった部分である。S状結腸窩背側腹膜とS状結腸間膜左(背側)葉との境は斜根であり，S状結腸外側のToldt's white lineと同様に，白色の線として認識できる(図11)。この外側に剥離したS状結腸窩の腹膜を第1助手に外側・腹側に牽引してもらいながら，斜根から垂直根へとS状結腸間膜と背側腹膜の境を切離していくと，直腸左外側の腹膜移行部に到達できる。ここで視認できるS状結腸間膜のふくらみを内側・頭側に剥離していくと，腹膜下筋膜深葉に覆われた尿管を見ることができる(図12)。S状結腸窩がない場合や狭い場合は，S状結腸窩を外側から剥離し，S状結腸間膜とともに授動する方法が考えられる(図13①)。しかし，この場合は，尿管の背側へと進みやすいため，注意が必要である(図13②)。

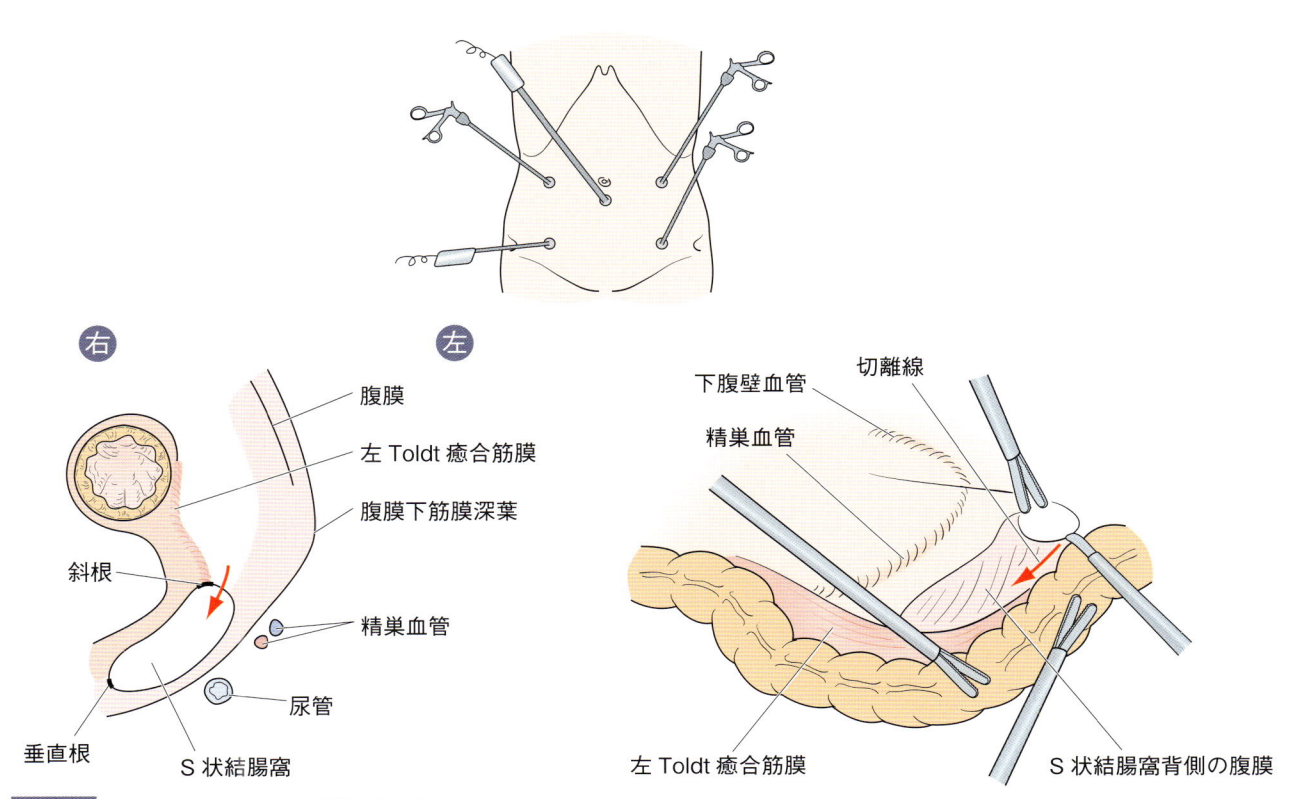

図11 S状結腸間膜窩の剥離・切離
S状結腸間膜窩の斜根ギリギリに切離していく。この部分の切離線はS状結腸外側のToldt's white lineと同様に，白色の線として認識できる。赤色矢印：S状結腸窩斜根の切離。

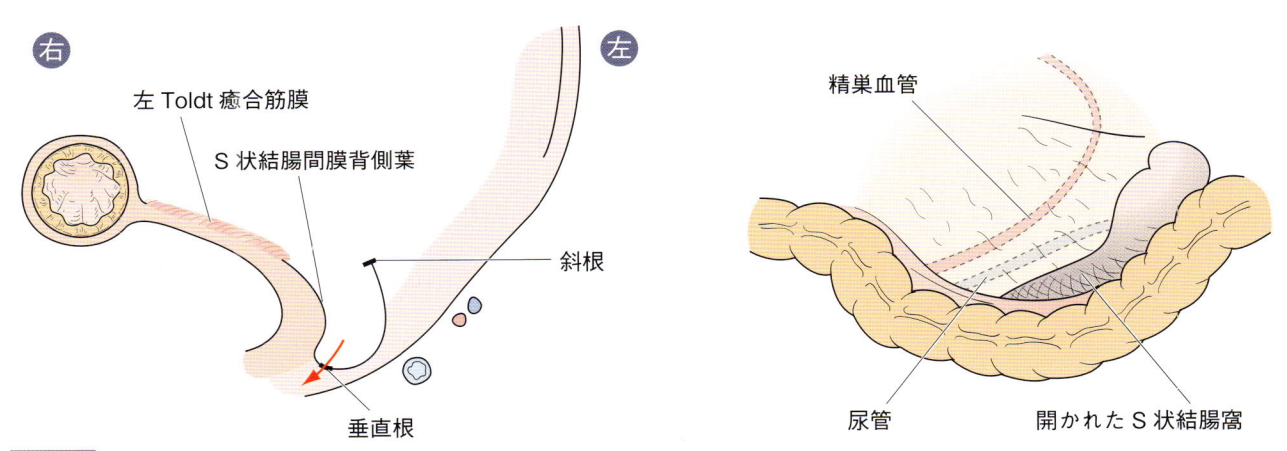

図12 尿管の視認
S状結腸間膜窩を斜根から垂直根へと切離していくと，直腸左外側の腹膜移行部に到達できる。ここで，視認できるS状結腸間膜のふくらみを内側・頭側に剥離していくと，腹膜下筋膜深葉に覆われた尿管を同定できる。赤色矢印：S状結腸窩垂直根の切離。

　肥満患者，特に中心性肥満患者では，腹膜下筋膜深葉背側の脂肪組織が多く，精巣脈管も尿管も同定できない場合がある。この場合は，斜根・垂直根とS状結腸間膜側の左Toldt癒合筋膜のふくらみが唯一の指標となることを認識しておく必要がある。
　尿管を視認できた後は，直腸左外側の腹膜面を尿管との共通の視野とし，尿管を視認しながら，直腸外側の腹膜切離を行う。この腹膜切離を直腸膀胱窩（直腸子宮窩）方向まで続けていく（図14）。直腸の左側腹膜を切開した後，尿管と直腸の間の谷を剥離する。この内側面には硬い膜が直腸背側との間に介在し，直腸固有筋膜の続きの筋膜と考えられる（図15）。

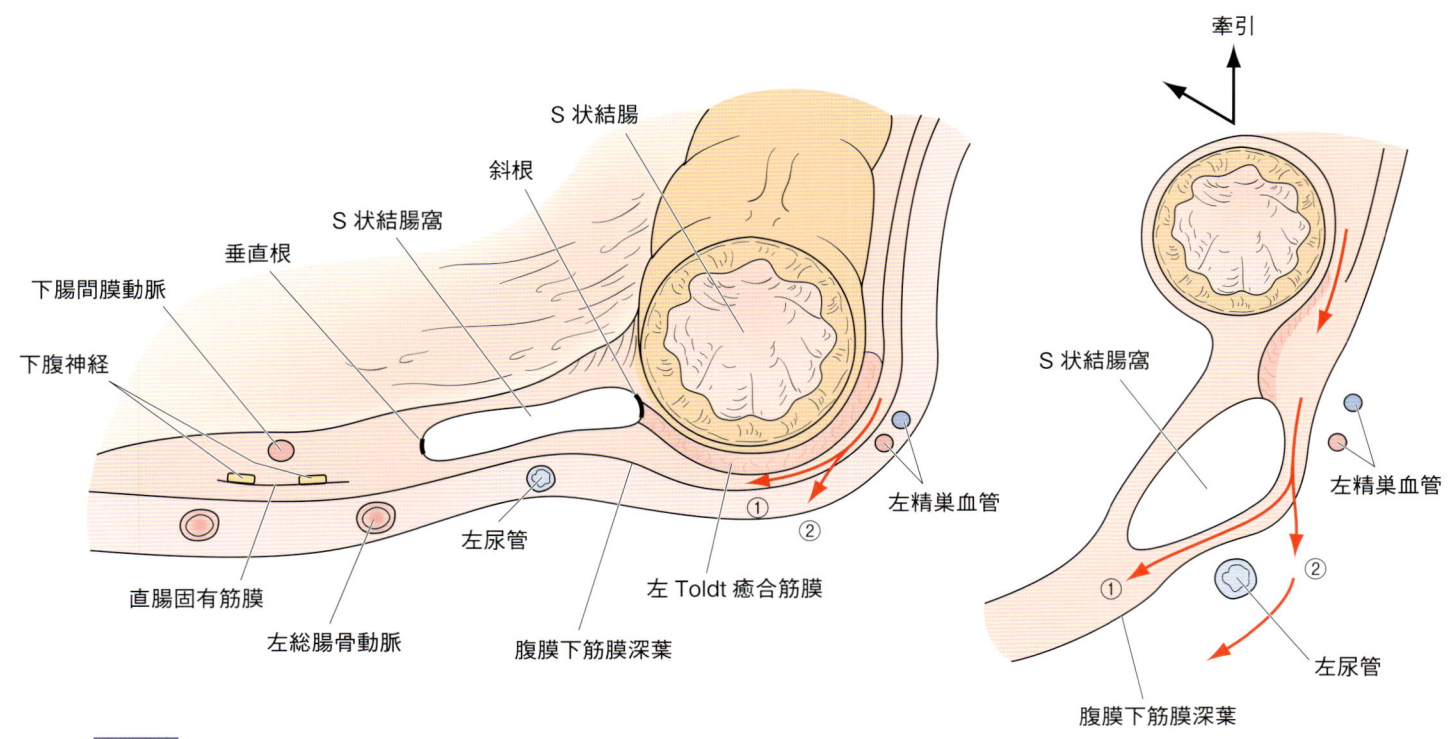

図13 S状結腸間膜窩の剥離・切離
S状結腸間膜窩に入ることができない症例では，S状結腸窩を外側から剥離し，S状結腸間膜とととともに授動する方法が考えられる（①）。しかし，尿管の背側へ剥離が進みやすいため注意が必要である（②）。赤色矢印①：S状結腸窩背側の剥離ライン。赤色矢印②：間違った剥離ライン。

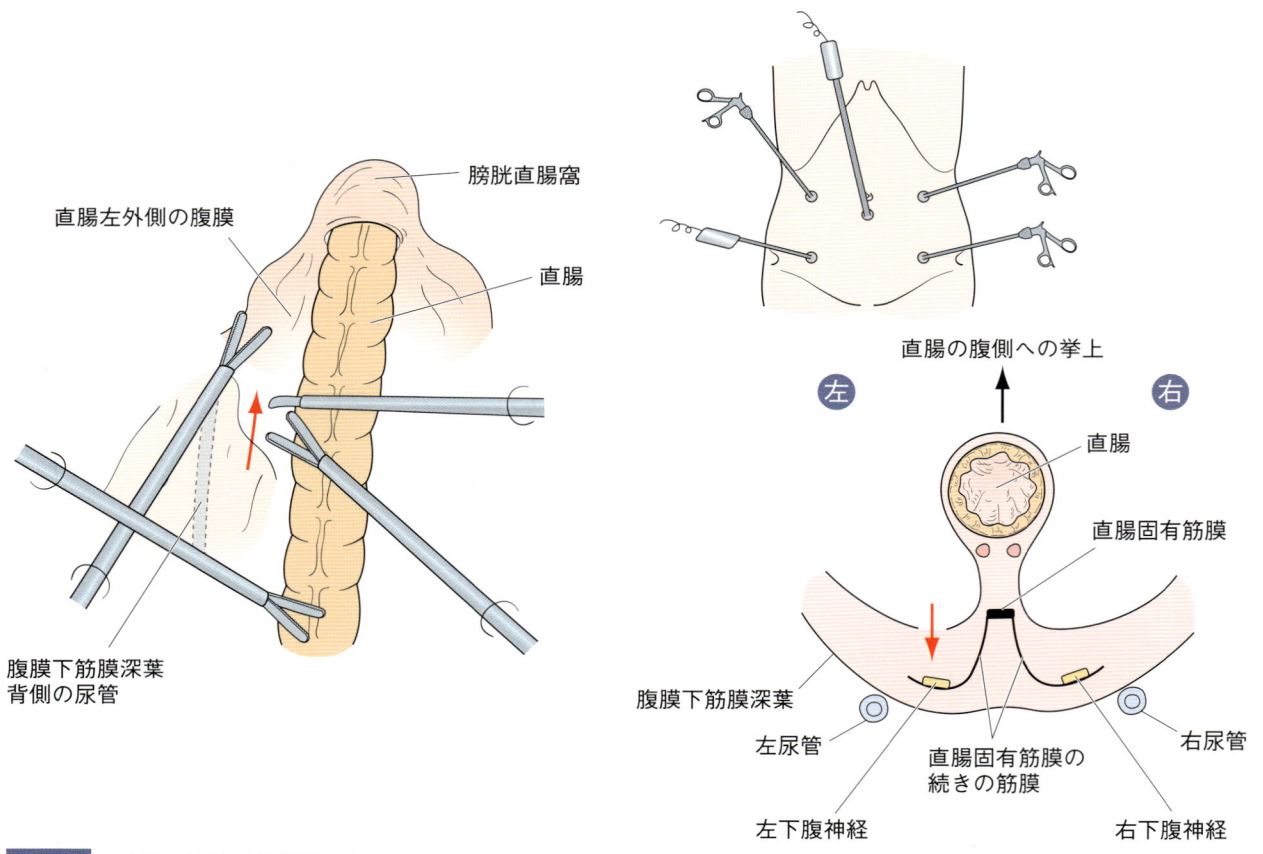

図14 直腸左外側の腹膜切離
視認できた尿管を左側に見ながら，第1助手とのカウンタートラクションでできた直腸左外側の腹膜を切離する。赤色矢印：直腸左外側の腹膜切離方向。

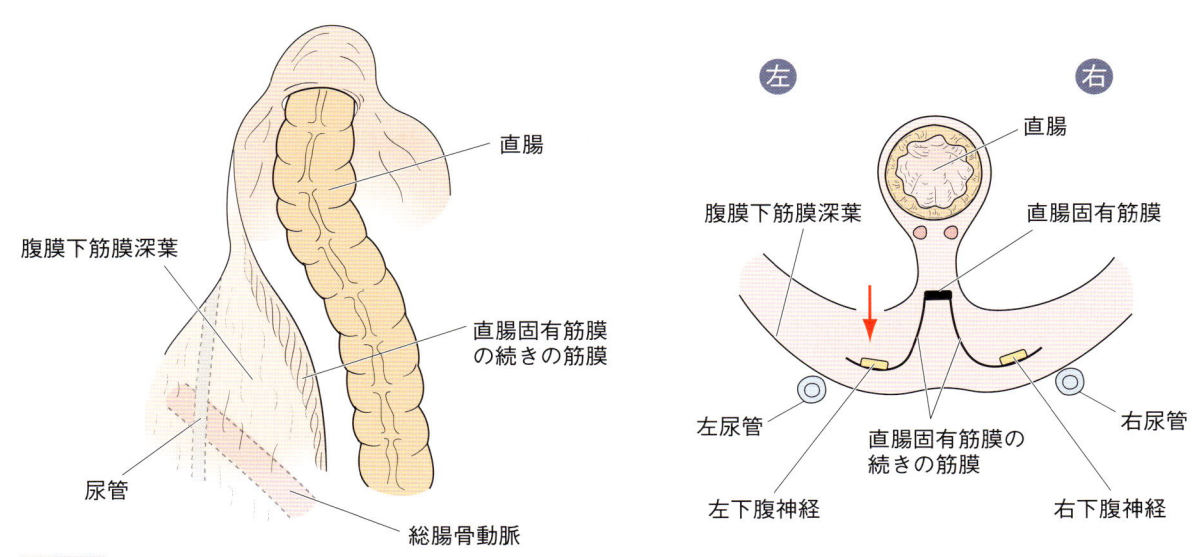

図15　直腸左外側のさらなる剥離

尿管を左側に見ながら，さらに背側・内側にあぶくのできる部位を剥離すると内側に硬い膜が出現する。赤色矢印：直腸左外側のさらなる剥離方向。

② 内側からの S 状結腸の授動

- **腹腔鏡**：右側腹部・頭側ポート
- **術者右手**：スパチュラ型電気メス
- **術者左手**：臍部ポートから腸鉗子を挿入し，内側からのアプローチでの電気メスの操作を助ける微細な操作を行う。

　助手にとっては mirror image（鏡像）となる。

- **助手右手**：直腸右側に挿入し，尾側直腸を腹側に持ち上げ，直腸右側に面を形成する。
- **助手左手**：IMA・SRA 血管茎を腹側尾側に牽引し，大動脈と約 30°の角度を形成する。

　外側アプローチにおける外側からと内側からのアプローチの断面図を示す（図16）。IMA と SRA が腹側に挙上され，直腸固有筋膜の頭側への続き部分も腹側に牽引されることになる（図16 B，図5 B 62頁）。そして，正確に岬角部分で腹膜を切開するが，背側すぎても腹側すぎても，その後の剥離に混乱が生じる。助手の牽引と術者の左手の牽引で直腸固有筋膜と腹膜下筋膜との間に空気が入るため（いわゆる"あぶく"），切開部位を同定できる（図17）。腹膜を水平に切開し，骨盤右側の腹膜切開をできるだけ膀胱直腸窩方向まで行っておく。無理に切開を進めると結局は後の操作でラインを修正しなくてはならなくなることから，切開は控えめにしておく。さらに，IMA 根部に向かい漿膜切離を行っておく。

　再度，岬角部分に戻り，直腸背側に直角に向かって鈍的剥離を行い疎な組織間に入っていく（図18 B）。そしてできるだけ左右にぶれないで結合織を剥離する。左右の直腸枝の切離を先行せず直腸固有筋膜を視野におくまでは慎重に剥離を続け，直腸固有筋膜を視認する（図18 B，図5 B ＊印 62頁）。この部位には他の部位と異なり，切離・剥離の指標となるものがなく，慎重な手技が必要である。直腸真背側に直腸固有筋膜を視認できたら，この筋膜を直腸側に残すように，頭側に剥離・切離を続ける。続いて，IMA の右側に伸びる下腹神経からの神経枝や小脈管を切離する。さらに，左側の神経枝や症脈管を切離すると，直腸固有筋膜の続きの筋膜を検出できる。この筋膜を切開することにより，左側の腹膜下筋膜深葉の腹側と連続することができ，いわゆる window が開く（図19）。

　ここで，郭清度に応じて，IMA 周囲の剥離を行い，主リンパ節郭清を行うか，中間リンパ節までにとどめるかを決めて，中枢側の血管の処理を行う。

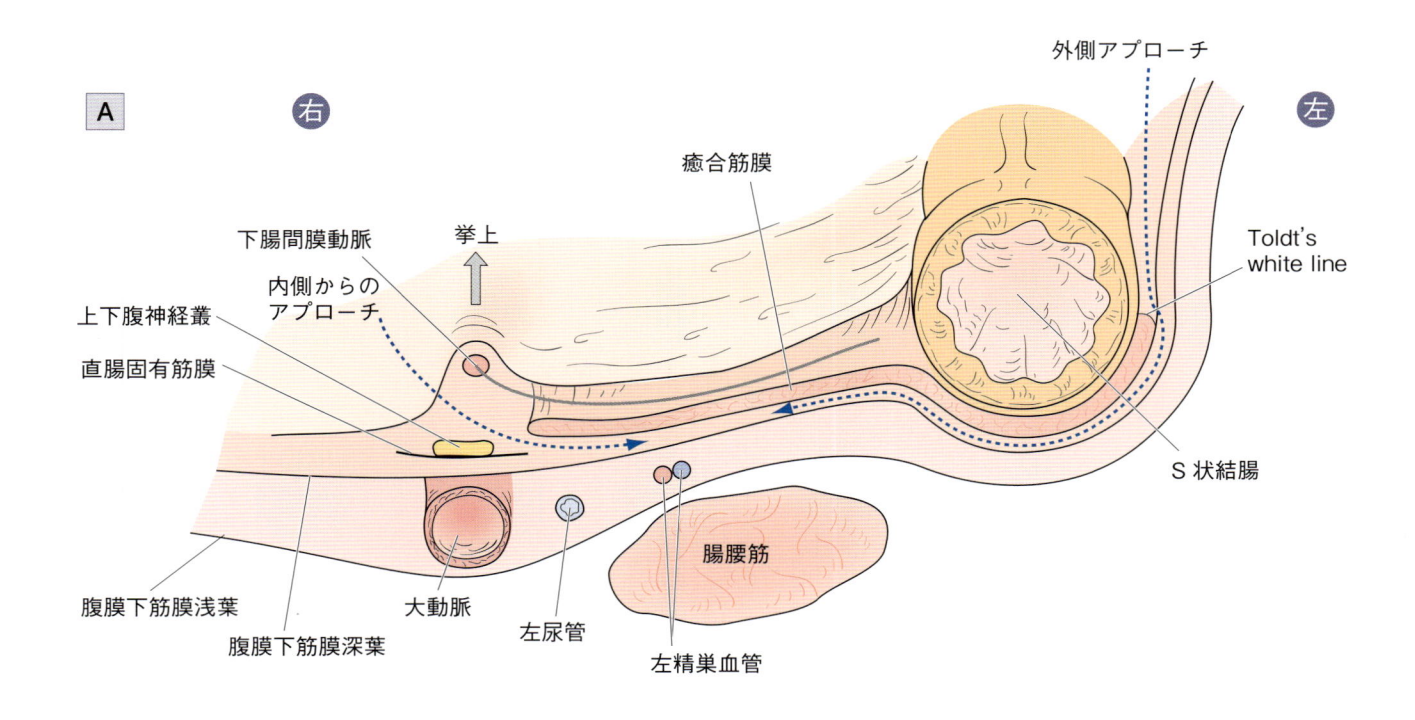

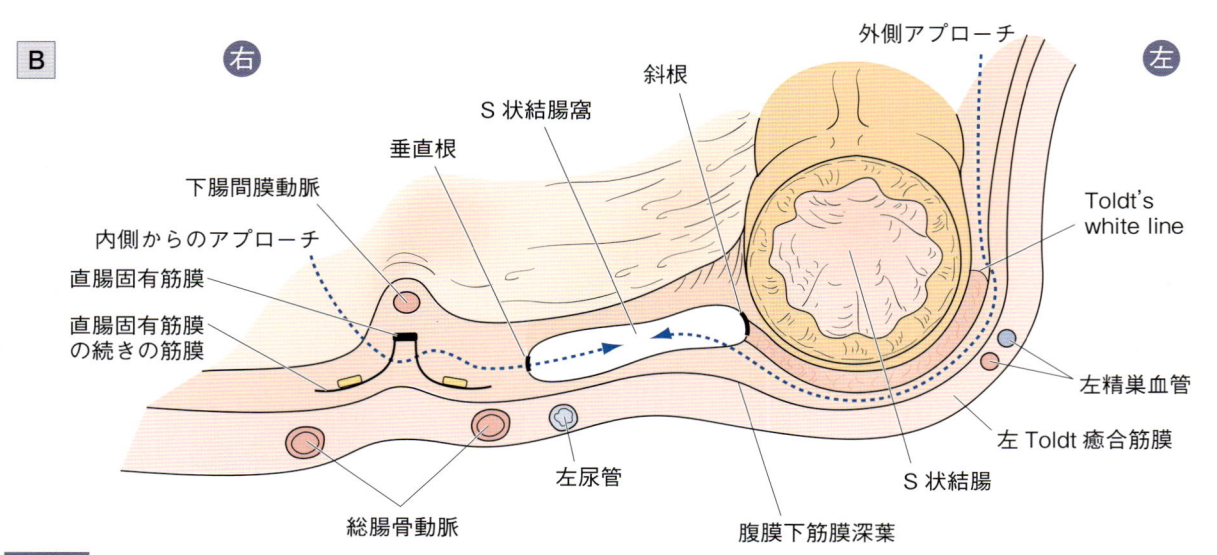

図16 外側アプローチにおける外側からと内側からの切離・剥離の断面図

下腸間膜動脈（IMA）と直腸固有筋膜は腹側に挙上されている。外側アプローチにおけるS状結腸間膜の外側からと内側からの剥離・授動を示す断面図。Ⓐ：頭側，青色点線矢印：外側アプローチにおける外側からと内側からのアプローチ。Ⓑ：尾側，青色点線矢印：外側アプローチでは，S状結腸窩は開放となり，その腔に向かって内側からのアプローチとなる。

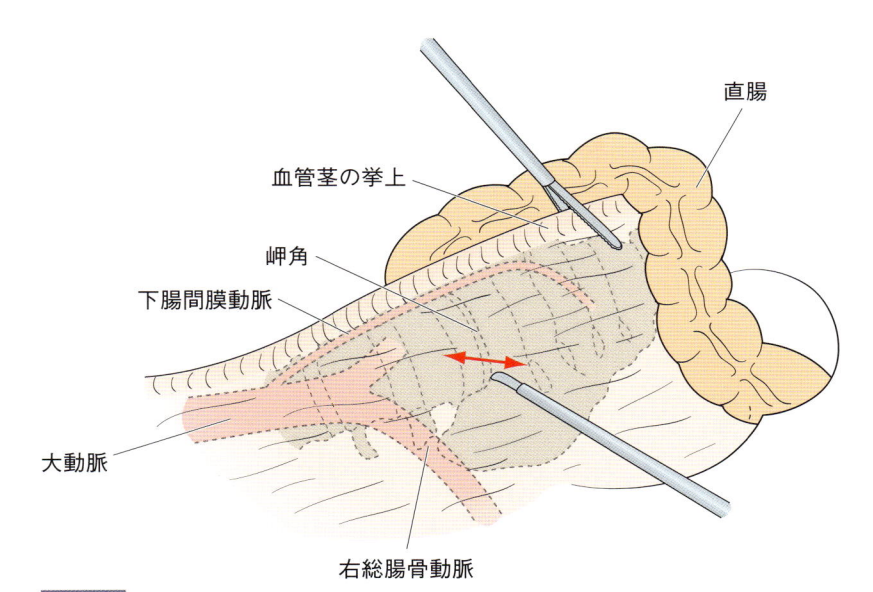

図17 内側からの切離・剥離の開始

岬角を確認し，岬角部分と大動脈分岐部の中央部分で，S状結腸間膜を注意深く視認して，腹膜が浮き上がる部分を切開して骨盤側に切開線をある程度続ける。赤色矢印：腹膜切開位置。

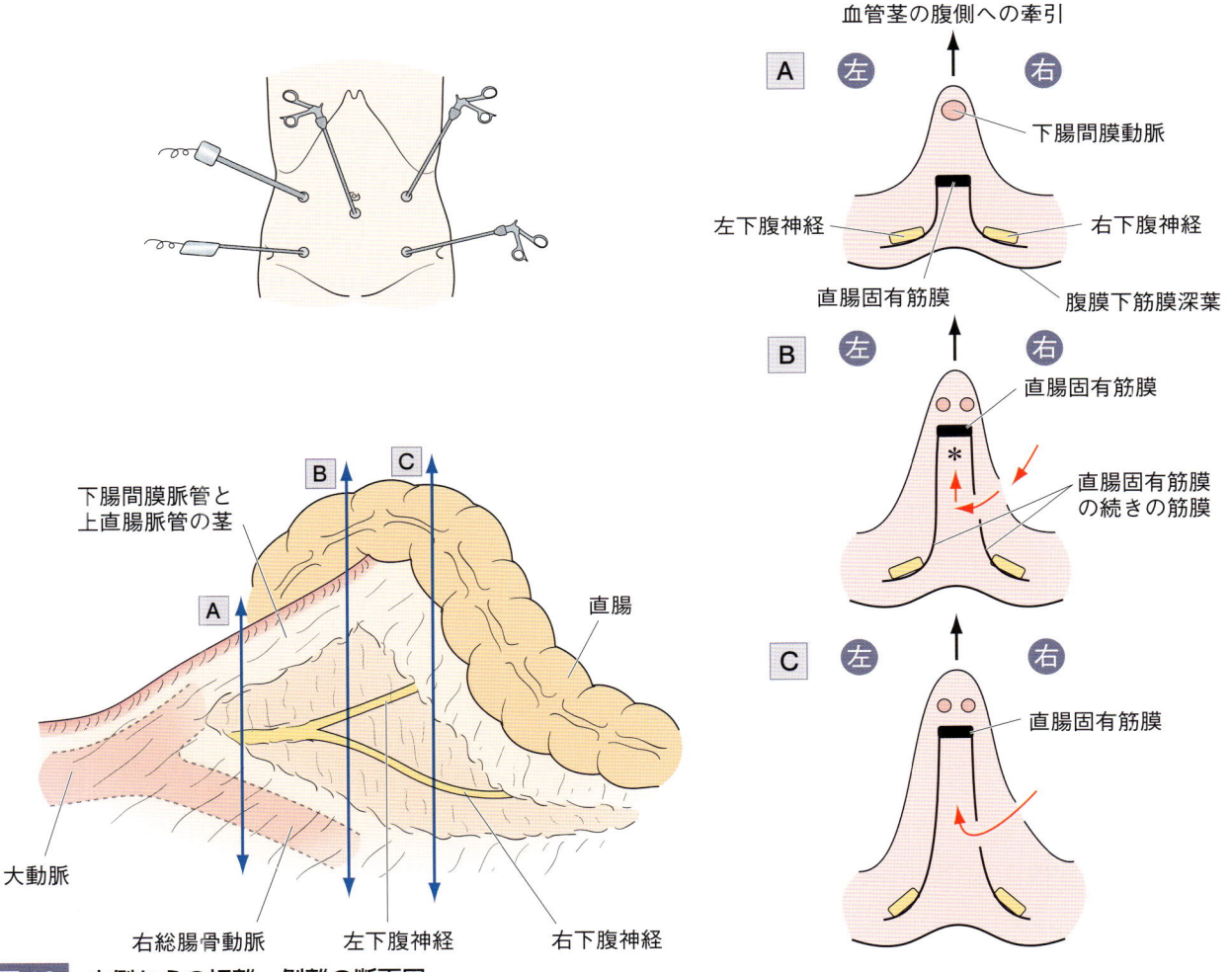

図18 内側からの切離・剥離の断面図

内側からの切離・剥離の経路。右側で直腸固有筋膜の続きの筋膜を切離後は，筋膜構成が背腹に立ち上がった状態になり，ここでは直腸固有筋膜を同定する指標となるものは全くない。したがって，できるだけ腹側で筋膜を腹背方向に下ろしてくる手技を繰り返すしかない。A，B，C青色矢印は，この部分の断面図を意味する。B，C赤色矢印：右側腹膜切離から直腸固有筋膜の同定までの方向。

C　腹腔鏡下直腸低位前方切除術　71

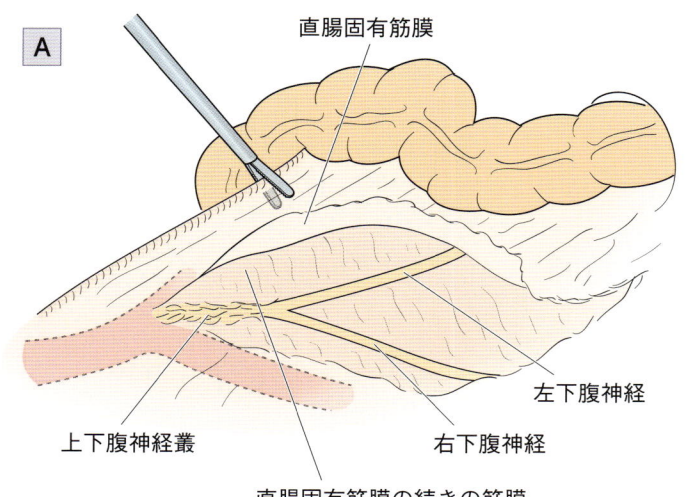

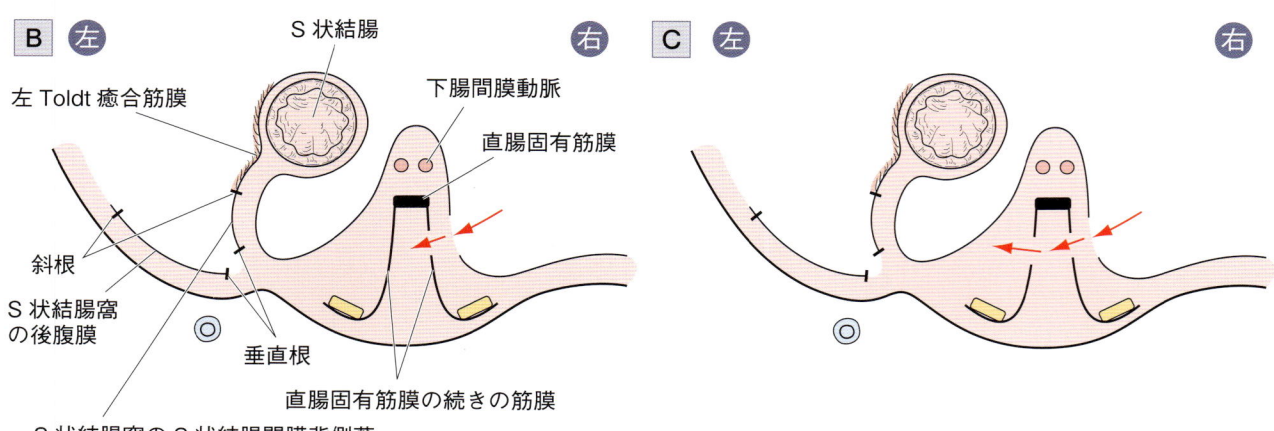

図19 上下腹神経叢に至る直腸固有筋膜の剥離

直腸固有筋膜に到達後，頭側に向かって，直腸固有筋膜に入る脈管・神経を切離しながら剥離を続ける．外側アプローチで確認した硬い膜が出現する．この膜をできるだけ，腹側で切離することにより，直腸左右の剥離を貫通させることができる．B赤色矢印：右側腹膜を切開し，右側の直腸固有筋膜の続きの筋膜の切開．C赤色矢印：さらに，左側の直腸固有筋膜の続きの筋膜を切開．

③ 中枢側リンパ節郭清
- **腹腔鏡**：右側腹部・頭側ポート
- **術者右手**：超音波凝固切開装置（USAD：ultrasonically activated device）で，IMA右側と腹側の神経枝を切離する．
- **術者左手**：臍部ポートから腸鉗子か把持鉗子を挿入し，USADの操作を助ける細かな操作を行う．助手にとっては mirror image となる．
- **助手右手**：Freeの場合が多いが，IMAを切離後はS状結腸間膜を左手と協調して衝立状にする．
- **助手左手**：IMA・SRA血管茎を腹側・尾側に牽引し，大動脈と約30°の角度を形成する．

　D3手術を行う場合には，USADでIMA右側の漿膜切開部を頭側に広げてIMAの根部に向かう．IMAを尾側から見ると，IMAの左右から腰内臓神経の枝が結腸に向けて立ち上がっているのが確認できる．上下腹神経叢に向かう腰内臓神経枝を残しながら，腰内臓神経結腸枝の神経束をUSADでIMAの右側で切離する．IMAの根部を明らかにしたら，剥離鉗子で全周性に剥離しヘモクリップ®をかけて切離する（図20）．この場合，IMA左側の剥離を先行しようとすると上下腹神経叢に向かう左腰内臓神経を損傷しやすい．

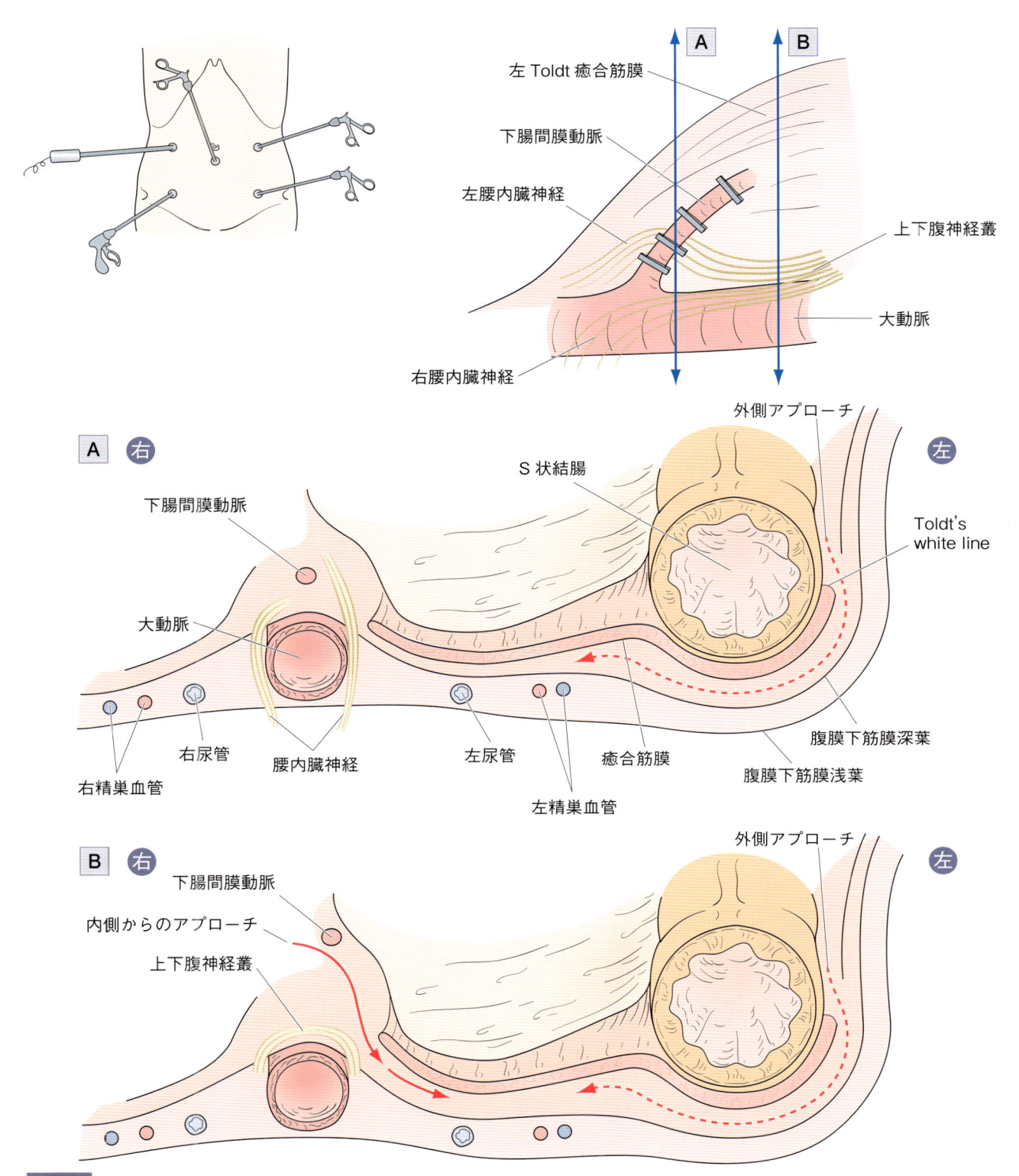

図20　中枢側 D3 郭清の手技

下腸間膜動脈（IMA）の右側・腹側の神経束を超音波凝固切開装置（USAD）で切離し，血管外膜を露出する．剥離鉗子で IMA のみを剥離し，ヘモクリップ®で処理し，IMA を切離する．腰内臓神経から上下腹神経叢への神経枝があるため，これを背側に残すべく左 Toldt 癒合筋膜から神経枝を剥ぎ落とすことにより，S 状結腸外側からの剥離層とつながる（A，B）．赤色矢印：下腹神経叢の腹側での剥離方向．赤色点線矢印：外側アプローチで切離・剥離したライン．

C　腹腔鏡下直腸低位前方切除術

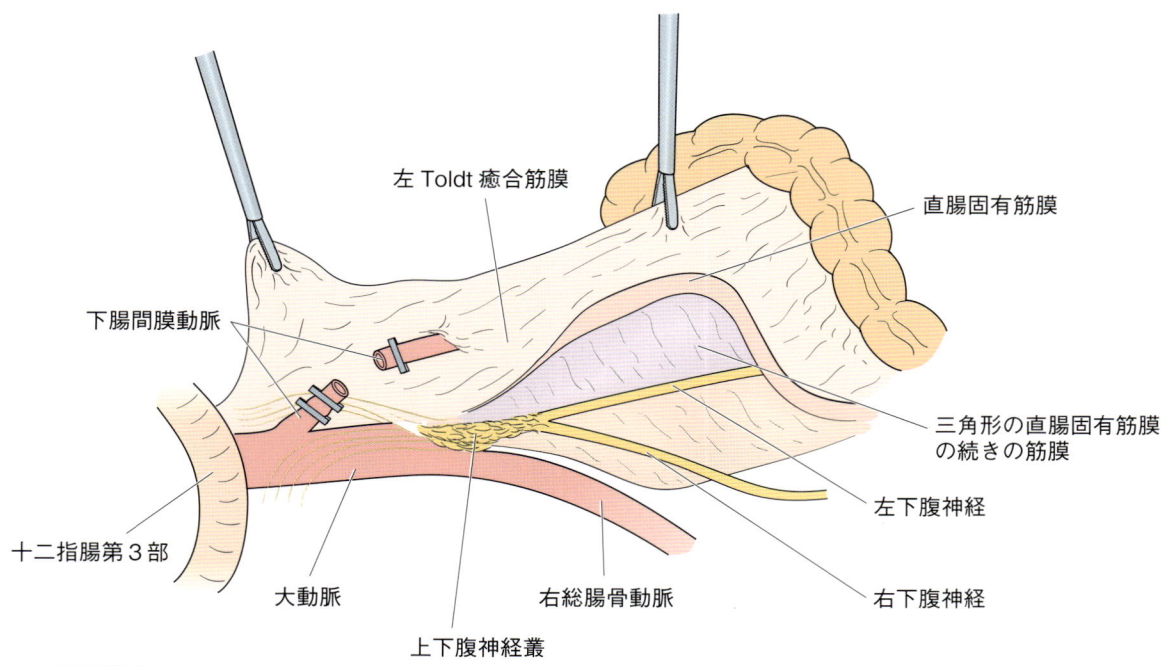

図21　S状結腸間膜の剥離

S状結腸間膜を衝立状にする。Toldt癒合筋膜から腹側に牽引されている腰内臓神経を背側に剥ぎ落とす。この尾側では，上下腹神経叢部分から直腸固有筋膜に向かう三角形の筋膜が認められ，直腸固有筋膜の続きの筋膜である。

　ここで，第1助手は右手でIMA切離近傍のS状結腸間膜を把持し，左手の牽引と協調し，S状結腸間膜(左Toldt癒合筋膜面)を衝立状にする。切離したIMAの左側でテント状になっている左腰内臓神経を背側に剥離した後にToldt癒合筋膜を剥離すると外側からの剥離層と連続する(図21)。この尾側では，左側の直腸固有筋膜の続きの筋膜が，すでにwindowが開けられた状態にある(図19)。これと剥離層を連続させると，S状結腸全体の背側からの剥離が終了する(図20 B)。下腸間膜静脈(IMV：inferior mesenteric vein)はこのレベルで切離してもよいし，小開腹後に処理してもよい。なお高位でIMVを切離した場合，腸管のうっ血が問題とされていることを念頭におく。

　D2手術では，USADを用いて，IMA右側・背側の神経叢を切開することにより，IMAの外膜に達することができる(図22 A)。十分な長さのIMA外膜を露出した後，腹腔鏡を臍部に変更し，LCA分岐部を剥離し，LCA分岐後のIMAの部分でヘモクリップ®を用いて切離する(図22 B)。なお，D1+α程度の郭清で十分な場合は，腹腔鏡を臍部に変更し，術前CT-colographyやCT-angiographyを参考にして，IMAからの枝を確認して，LCAを残すべく，IMA左側の漿膜をUSADで切離し，腸間膜に孔を開ける。外側アプローチが行われている場合は，S状結腸間膜を透して背側の空気の層を視認しうる。この剥離孔に自動縫合器を通し，周囲神経叢とともにIMAを切離する(図23)。

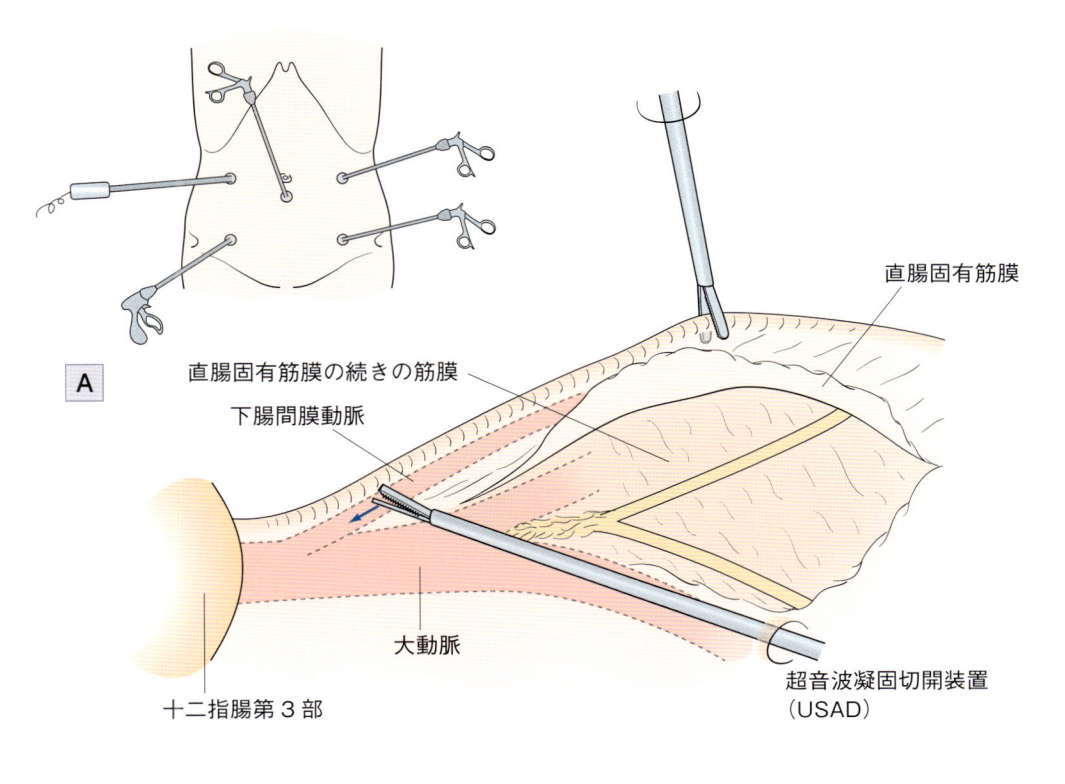

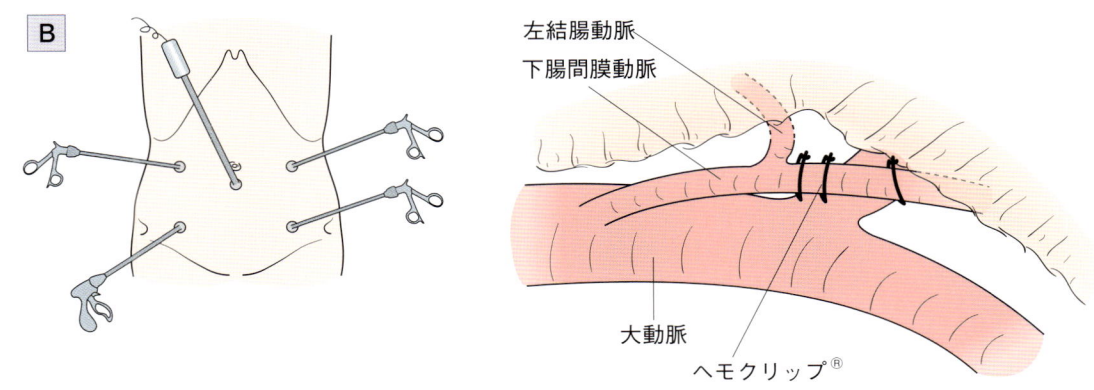

図22 中枢側 D2 郭清の手技

D2 手術では，超音波凝固切開装置(USAD)を用いて，下腸間膜動脈(IMA)右側・背側の神経叢を切開することにより，IMA の外膜に達する。十分な長さの IMA 外膜を露出した後，腹腔鏡を臍部に変更し，左結腸動脈(LCA)分岐部を剝離し，LCA 分岐後の IMA の部分でヘモクリップ®を用いて切離する。

ⓑ 内側アプローチ

① 内側からの S 状結腸の授動

- **腹腔鏡**：右側腹部・頭側ポート
- **術者右手**：スパチュラ型電気メス
- **術者左手**：臍部ポートから腸鉗子を挿入し，内側アプローチでの電気メスの操作を助ける細かい操作を行う。

助手にとっては mirror image となる。

- **助手右手**：直腸右側に挿入し，尾側直腸を腹側に持ち上げ，直腸右側に面を形成する。
- **助手左手**：IMA・SRA 血管茎を腹側・尾側に牽引し，大動脈と約 30° の角度を形成する。

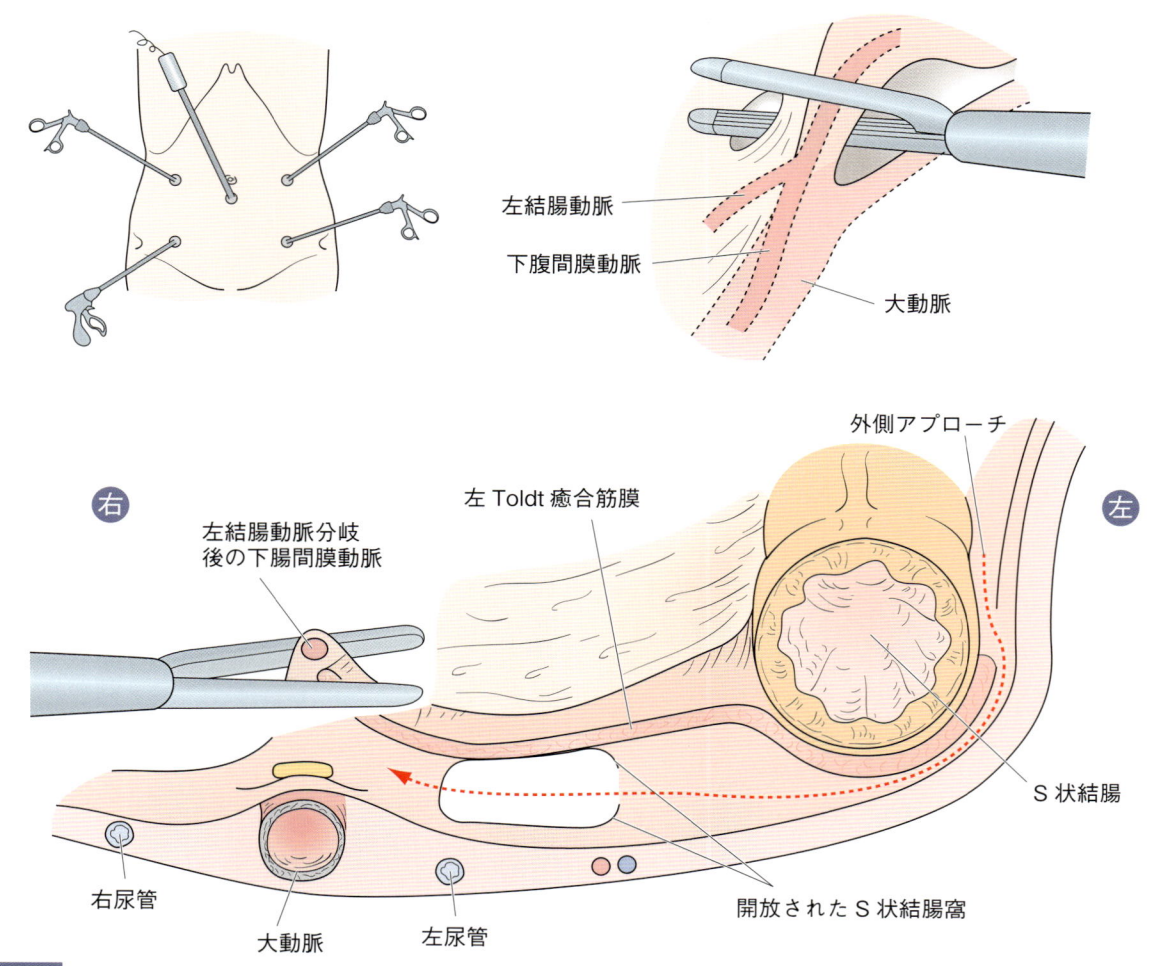

図23 自動縫合器を用いた中枢側 D1+α 郭清の手技

中枢側 D1+α 程度の郭清で十分な場合は，左結腸動脈（LCA）を残すべく，LCA 分岐部より末梢の下腸間膜動脈（IMA）左側の漿膜を超音波凝固切開装置（USAD）で切離し，腸間膜に孔を開ける。この剥離孔に自動縫合器を通し，周囲神経叢とともに IMA を切離する。赤色点線矢印：外側アプローチで切離・剥離したライン。

　内側アプローチの，内側から外側への剥離方向の断面図を示す（図24）。IMA が腹側に挙上され，直腸固有筋膜の続きの筋膜も腹側に牽引されることになる。上下腹神経叢尾側での内側アプローチでは，腹膜を切開し，下腹神経を避け，直腸固有筋膜を尾側・腹側の指標にして左側への剥離を続けると，再度直腸固有筋膜の続きの筋膜にぶつかる。ここで，この筋膜を再度切開することにより，尿管の腹側にある腹膜下筋膜深葉の腹側に入るか，S 状結腸窩を開くことになるかどちらかである（図24 Ⓑ）。

　実際の内側アプローチにおいては，左側の直腸固有筋膜の続きの筋膜を確認しつつ頭側に向かう（図24 Ⓐ）。上下腹神経叢頭側から，左 Toldt 癒合筋膜を視認して，腹膜下筋膜深葉を背側に剥離し剥ぎ落とす手技を続ける。

　右側腹部・頭側に腹腔鏡を挿入し，術者の左手鉗子は臍部から挿入する。S 状結腸間膜を腹側に展開し，IMA の大動脈への突っ張りを目安に鉗子で血管茎を大きく把持して腹側に牽引する。この際，直腸右側・背側腹膜を視認し，把持した血管茎以外に背側にさらなる血管茎の突っ張りが存在しないことを確認する（図5 Ⓑ 62頁，図17 71頁）。

　術者は，鉗子で岬角のふくらみを触診し，その部分が大動脈分岐部尾側にあることを確認し，皆の認識を一致させる。岬角部分で，S 状結腸間膜を注意深く視認して，漿膜が浮き上がる部分（あぶくができる部分）を切開して骨盤側に切開線をある程度続ける（図17 71頁）。この部分においては，直腸固有筋膜の続きの筋膜が十分な幅をもって腹背側に衝立のごとく存在する。この時点で

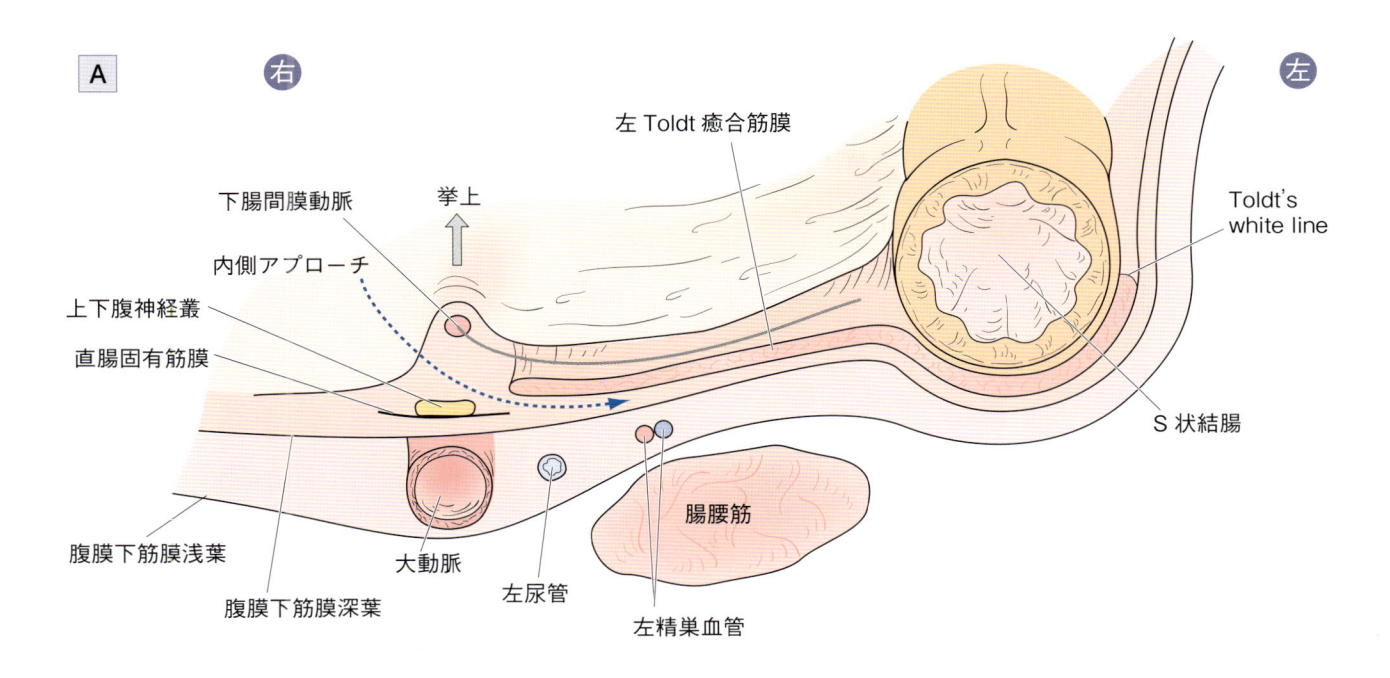

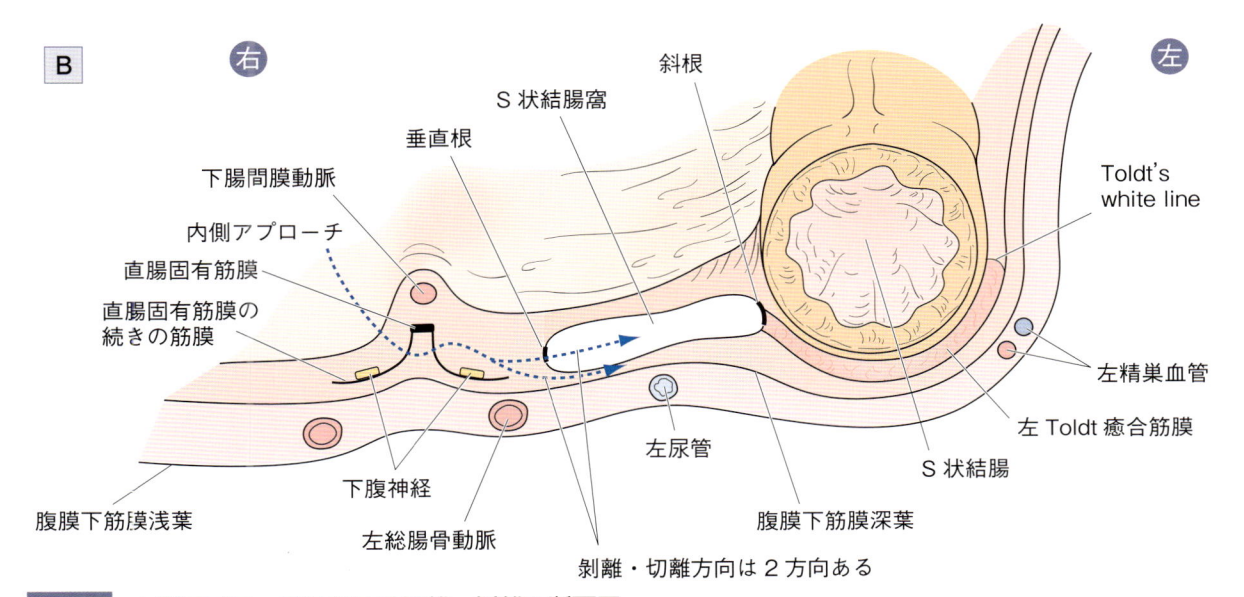

図24　内側アプローチにおける切離・剥離の断面図

頭側においては，腹膜切開の後に左Toldt癒合筋膜を指標に，この背側を維持する（A）。尾側においては，上下腹神経叢尾側で腹膜を切開し，直腸固有筋膜の続きの筋膜を2か所で切離することにより，腹膜下筋膜深葉の腹側かS状結腸窩のなかに入るかのどちらかとなる（B）。A青点線矢印：頭側での切離・剥離予定線。B青点線矢印：尾側での切離・剥離予定線は2方向ある。

は，腹膜切開はできるだけ薄く行い，かつ骨盤側への切開線が左右にずれることがあるため注意を要する。さらに大動脈と挙上されているIMAの角度の中間を切開し，頭側に向かう。

　ここで，岬角部分に戻り直腸固有筋膜を同定する手技に移る。この手技には，指標となるものはなく腹側に引き上げられている直腸背側に直角に向かって鈍的剥離を行い疎な組織間に入っていくことに尽きる（図5B　62頁，図18　71頁）。いったん，直腸固有筋膜に到達できれば，その面を維持しながら頭側に向かって，直腸固有筋膜右側に入る脈管・神経を切離しながら直腸固有筋膜を視認・維持して剥離を続ける（図25）。この過程において，直腸固有筋膜の左側への続きの筋膜は決して切離しようとしないことが大切である。

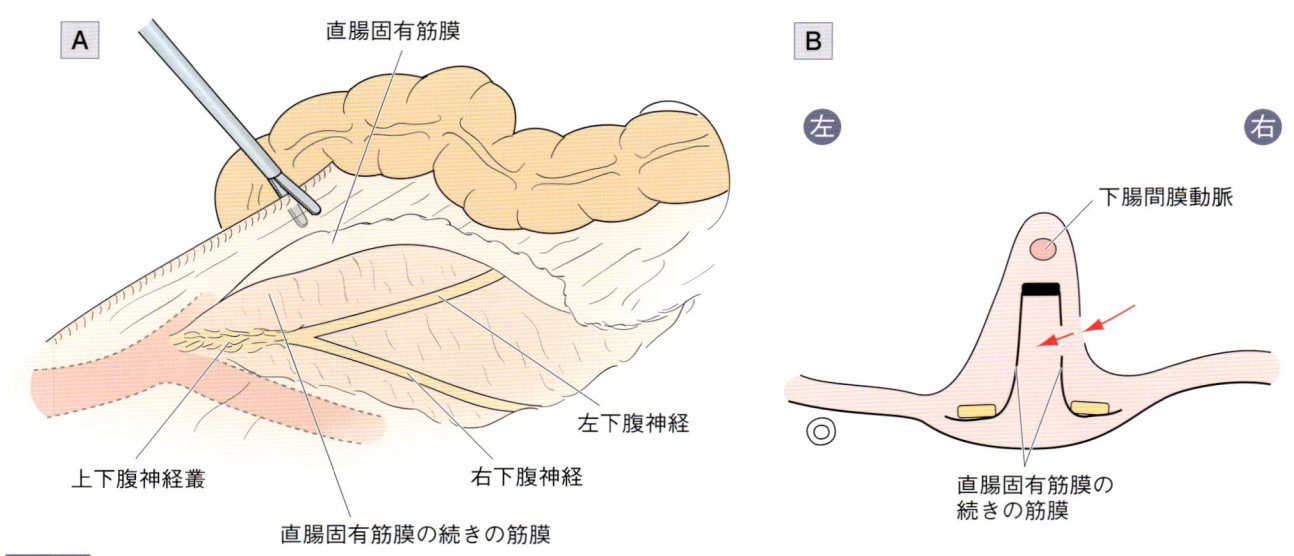

| 図 25 | 上下腹神経叢における直腸固有筋膜の剥離 |

直腸固有筋膜に到達後，頭側に向かって，直腸固有筋膜に入る右側脈管・神経を切離しながら剥離を続けると，左側の直腸固有筋膜の続きの筋膜を同定できる．赤色矢印：右側から腹膜，固有筋膜の続きの筋膜を切離する．

さらに，頭側に向かい，IMA右側への神経枝を切離すると，上下腹神経叢の頭側で，左Toldt癒合筋膜に入ることができる．慎重に，左Toldt癒合筋膜から腹膜下筋膜深葉を背側に剥離していくと，尿管が同定できる．男性においては尿管に静脈枝が併走していることが多く，女性では，すぐ外側に卵巣脈管が存在するが，いずれも剥離して背側へ剥ぎ落とす．

② 中枢側リンパ節郭清
- **腹腔鏡**：右側腹部・頭側ポート
- **術者右手**：USADで，IMA右側と腹側の神経枝を切離する．
- **術者左手**：臍部ポートから腸鉗子を挿入し，USADの操作を助ける細かな操作を行う．
  助手にとって mirror image となる．
- **助手右手**：Freeの場合が多い．IMAを切離してからは，左手の牽引と協調してS状結腸間膜を衝立状にする．
- **助手左手**：IMA・SRA血管茎を腹側・尾側に牽引し，大動脈と約30°の角度を形成する．

IMAを切離する場合の手技においては，術前の検査でどのレベルでIMAが分岐しているかが認識できており，その頭側までS状結腸の漿膜切離を十分に行っておく．この場合，十二指腸第3部を頭側に排除しなくてはならない場合もあり，注意を要する．

S状結腸間膜右側の漿膜切離をIMA根部まで伸ばし，さらに頭側の漿膜を切離する．IMAの右側への腰内臓神経からの神経をUSADで切離し，血管外膜を露出する．同様に腹側・背側の神経束も切離することにより，IMAの左側以外の神経枝が切離されたことになる．IMA左側には腰内臓神経から上下腹神経叢への神経枝があるため，これを背側に残すべく剥離し，その腹側を切離する．ここで，剥離鉗子でIMAのみを剥離し，ヘモクリップ®で処理し，IMAを切離する（図26）．また，IMA周囲の神経叢は切離せずに全周性に剥離し，左腰内臓神経に気をつけてEndo-GIA Gray 30®で切離することもできる．なお，IMVはそのまま温存し，うっ血の回避のため小開腹時に静脈はなるべく尾側で処理する．

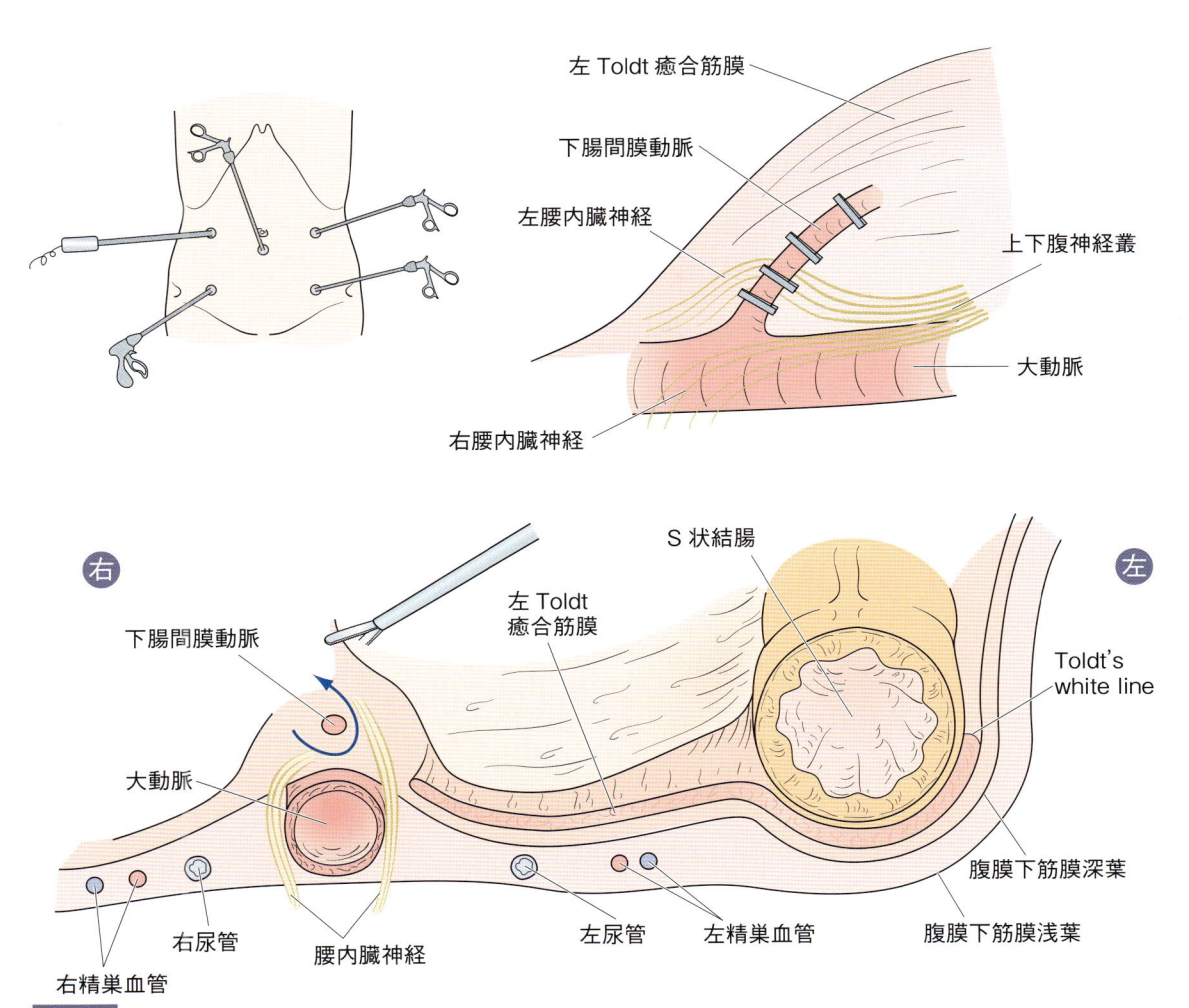

図26　中枢側D3郭清の手技
下腸間膜動脈（IMA）の右側・腹側の神経束を超音波凝固切開装置（USAD）で切離し，剥離鉗子でIMAのみを剥離し，ヘモクリップ®で処理し，IMAを切離する。左腰内臓神経から上下腹神経叢への神経枝に気をつける。青色矢印：IMAの剥離方向。

　D2手術では，IMA右側・背側の神経叢を切開することにより，IMAの外膜に達することができる（図27 A）。十分な長さのIMA外膜を露出した後，腹腔鏡を臍部に変更し，LCA分岐部を剥離し，LCA分岐後のIMAの部分でヘモクリップ®を用いて切離する（図27 B）。続いて，LCAに沿って郭清を続けると，S状結腸動脈枝の分岐形態により，第1枝がLCAから分岐する場合や，IMVをこの部分で処理しなくてはならない場合もある。各々，ヘモクリップ®で処理した後に切離する（図27）。

　なお，D1＋α程度の郭清で十分な場合は，腹腔鏡を臍部に変更し，術前CT-colonographyやCT-angiographyを参考にして，IMAからの枝を確認して，LCAを残すべく，IMA左側の漿膜をUSADで切離し，腸間膜に孔を開ける。この剥離孔に自動縫合器を通し，周囲神経叢とともにIMAを切離する（図28）。

　ここで，第1助手は右手でS状結腸間膜を把持し，左手と協調してS状結腸間膜を衝立状にする（図29）。術者は，衝立状にされているS状結腸間膜の左Toldt癒合筋膜から腹側に牽引されている腰内臓神経を背側に剥ぎ落とすと，左Toldt癒合筋膜の面が非常に広く展開されることになる（図29）。

C　腹腔鏡下直腸低位前方切除術

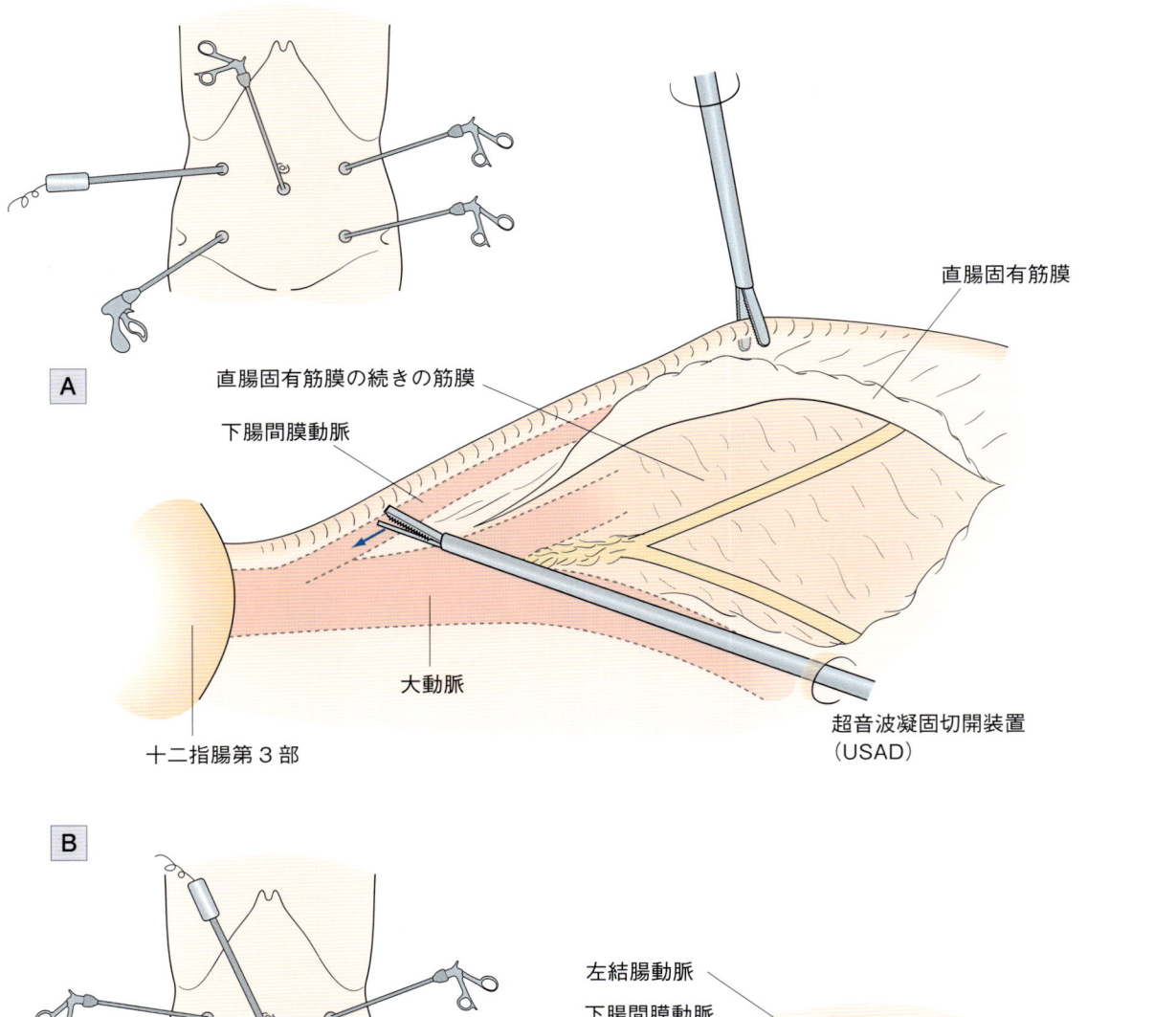

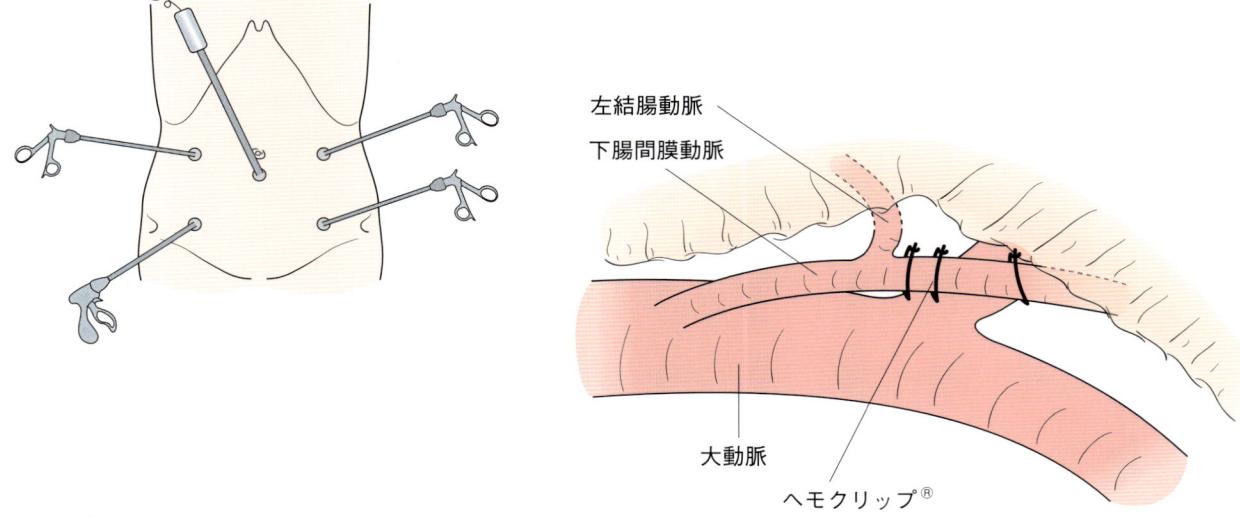

図 27　中枢側 D2 郭清の手技

D2 手術では，超音波凝固切開装置（USAD）を用いて，下腸間膜動脈（IMA）右側・背側の神経叢を切開することにより，IMA の外膜に達する。十分な長さの IMA 外膜を露出した後，腹腔鏡を臍部に変更し，左結腸動脈（LCA）分岐部を剥離し，LCA 分岐後の IMA の部分でヘモクリップ®を用いて切離する。

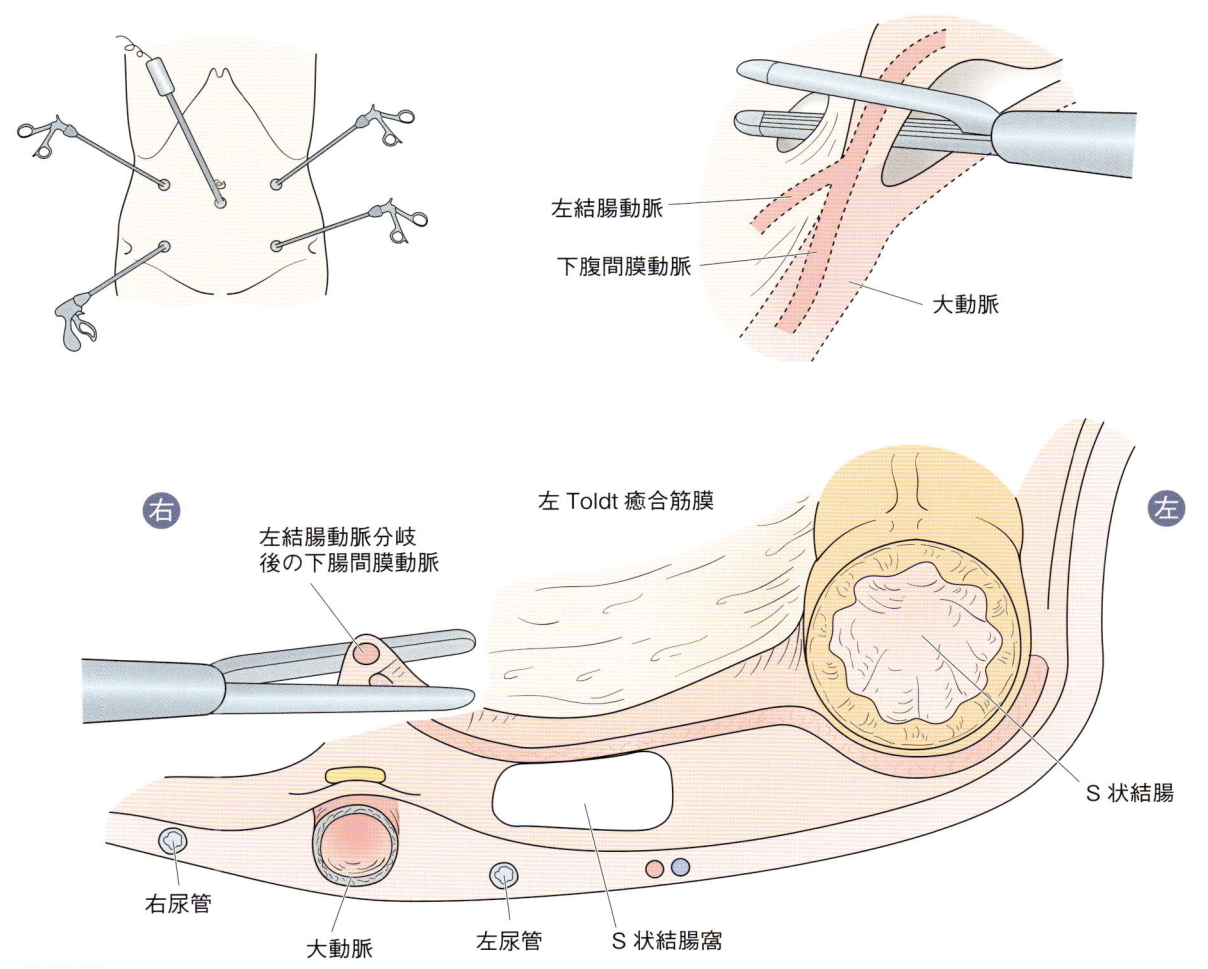

図28　自動縫合器を用いた中枢側 D1+α 郭清の手技

中枢側 D1+α 程度の郭清で十分な場合は，左結腸動脈（LCA）を残すべく，LCA 分岐部より末梢の下腸間膜動脈（IMA）左側の漿膜を超音波凝固切開装置（USAD）で切離し，腸間膜に孔を開ける．この剝離孔に自動縫合器を通し，周囲神経叢とともに IMA を切離する．

　この視野を尾側に移し，すでに視認してあった尿管を指標として，剝離層を一致させる（図30）．さらに，その尾側には先ほど直腸固有筋膜に沿って剝離した時に残した左の直腸固有筋膜の続きの筋膜が三角形に認められる（図29，図31）．この筋膜を頭側から尾側に向かい背側に剝離すると，その左側には，S状結腸窩の背側腹膜が見られるはずである（図31）．もちろん，この剝離の途中で，S状結腸窩に入ってしまうことも選択肢としてある（図24 B　77頁）．このS状結腸窩はその部分の癒合状況により広さが異なるが，左Toldt癒合筋膜と連続して認識できる構造物である．左Toldt癒合筋膜とS状結腸窩の背側腹膜の面を維持するように，術者左手で吊り上げ，腹膜下筋膜深葉を腹側から背側に剝ぎ落とす操作を繰り返す（図31）．さらに剝離を続けると，S状結腸に到達することができるが，この剝離も十分すぎるほど左側まで行っておくことにより外側からの切離が容易になる．

C　腹腔鏡下直腸低位前方切除術

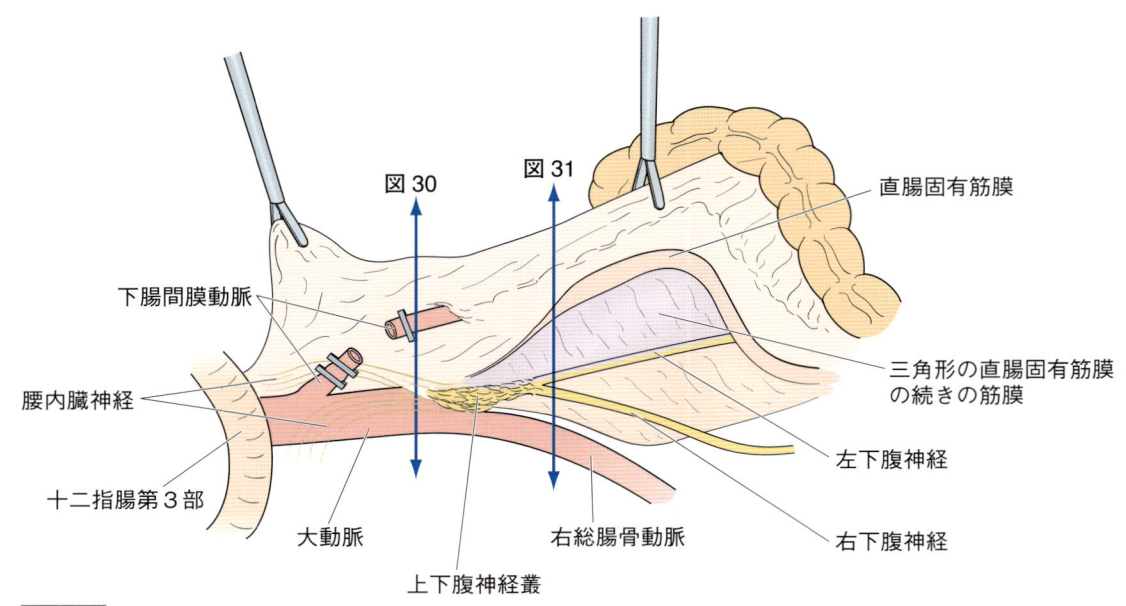

図 29 S状結腸間膜の剥離

S状結腸間膜は衝立状となっている。S状結腸間膜の左Toldt癒合筋膜から腹側に牽引されている腰内臓神経を背側に剥ぎ落とす。この尾側では，上下腹神経叢部分から直腸固有筋膜に向かう三角形の筋膜が認められ，これが直腸固有筋膜の続きの筋膜である。

　以上のごとく，IMAを切離することにより得られる衝立状の左Toldt癒合筋膜は容易に同定できる。しかし，LCAを残し，その末梢でIMAを切離する場合は，左Toldt癒合筋膜の衝立状の面を得ることが難しい。したがって，LCAを残す場合の内側アプローチは，面を意識した手技になりにくい。しかし，IMA根部右側まで腹膜切離を十分に行い，術者の左手でIMAを腹側への牽引し，左Toldt癒合筋膜を展開すると，狭いながらも面を維持することができ，剥離面が徐々に広くすることができる。

③ 外側からS状結腸の授動
- **腹腔鏡**：臍部
- **術者右手**：スパチュラ型電気メス
- **術者左手**：特にことわりのない限り腸鉗子。S状結腸か結腸間膜を把持。
- **助手右手**：特にことわりのない限り腸鉗子。術者の左手とのカウンタートラクション。

　すでに確認してあったS状結腸間膜窩のどの部分まで空気の層が存在するかを確認することにより，内側アプローチの範囲を同定できる。しかし，安易に漿膜の切離は行わずに，原則に則りS状結腸頭側・外側のToldt's white lineより頭側に向かい漿膜を切離することから始める（図10 66頁）。その後に，S状結腸窩を切開する（図11 67頁）。S状結腸窩全切除にならないように斜根を切離することができれば，視野が広がり，S状結腸窩の背側を見ることができる。そして，空気の入った部分を切離することにより，容易にS状結腸を授動できる（図12 67頁）。

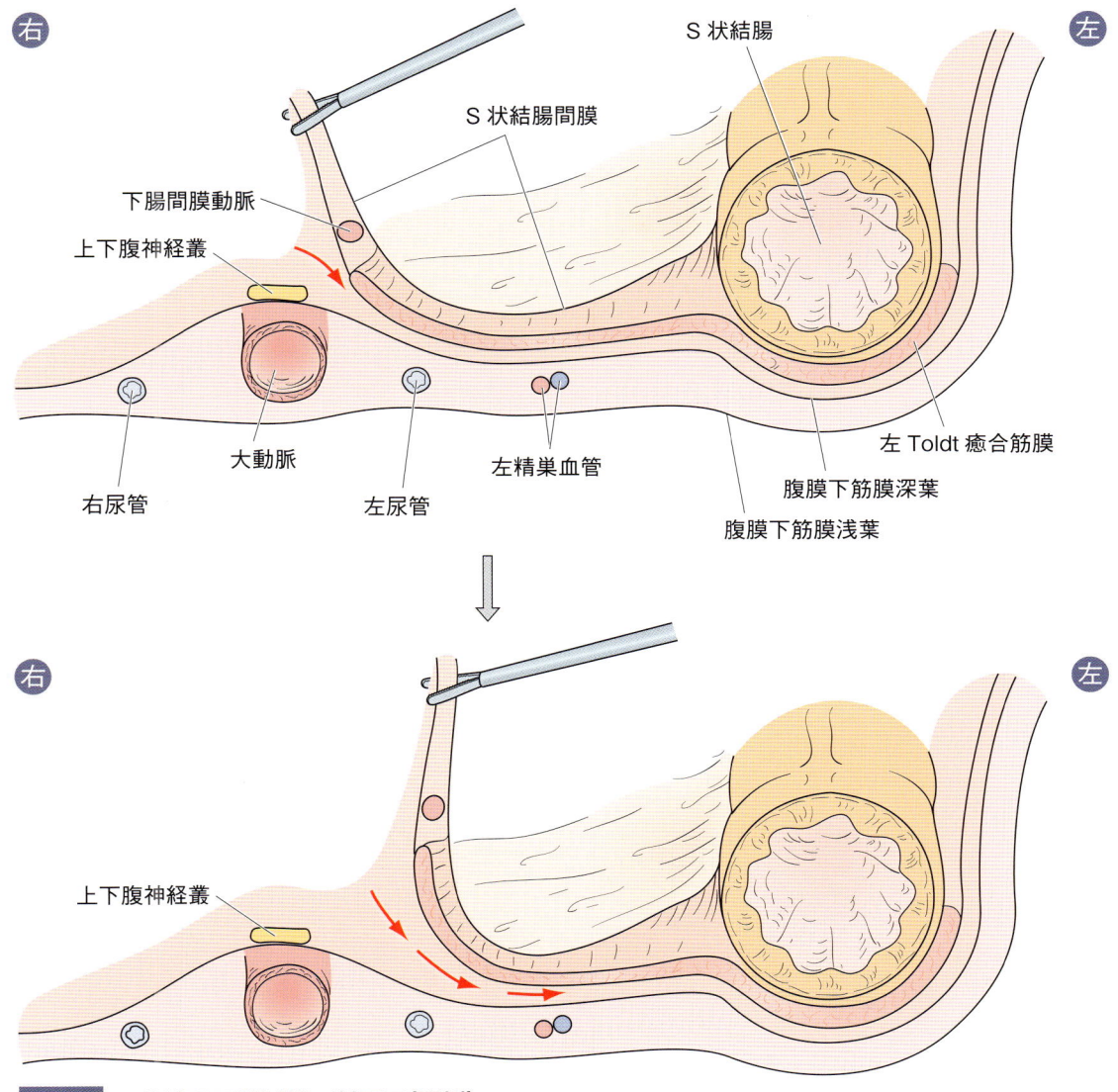

図30　S状結腸間膜剝離の断面図（頭側）

頭側においては，衝立状に吊り上げられたS状結腸間膜から腹膜下筋膜深葉を背側に剝ぎ落とすことにより，S状結腸の授動の層に入ることができる。赤色矢印：剝離方向を示す。

ⓒ 小骨盤腔内（特に直腸後腔）の剝離

- **腹腔鏡**：臍部
- **術者右手**：スパチュラ型電気メス
- **術者左手**：直腸固有筋膜を腹尾側に牽引
- **助手右手**：術者の微細な操作を補助
- **助手左手**：手術野より腹側の直腸固有筋膜を牽引する。

　血管処理が完了したら骨盤腔を明らかにし，腹膜切開部を直腸の左右後腹膜切開へと続ける。この時点で左右の腹膜切開線を直腸膀胱窩で連続させてもよいが，切離線が十分に面を形成できない場合は途中までとする。

　助手による術野の展開が重要で，右手で脈管断端を把持し，腹側に牽引し，次に左手で直腸固有筋膜を把持し腹側への牽引を効かす。これで，右手は自由となるため，術者の手技の妨げとなっているものを右手で排除する。

C　腹腔鏡下直腸低位前方切除術

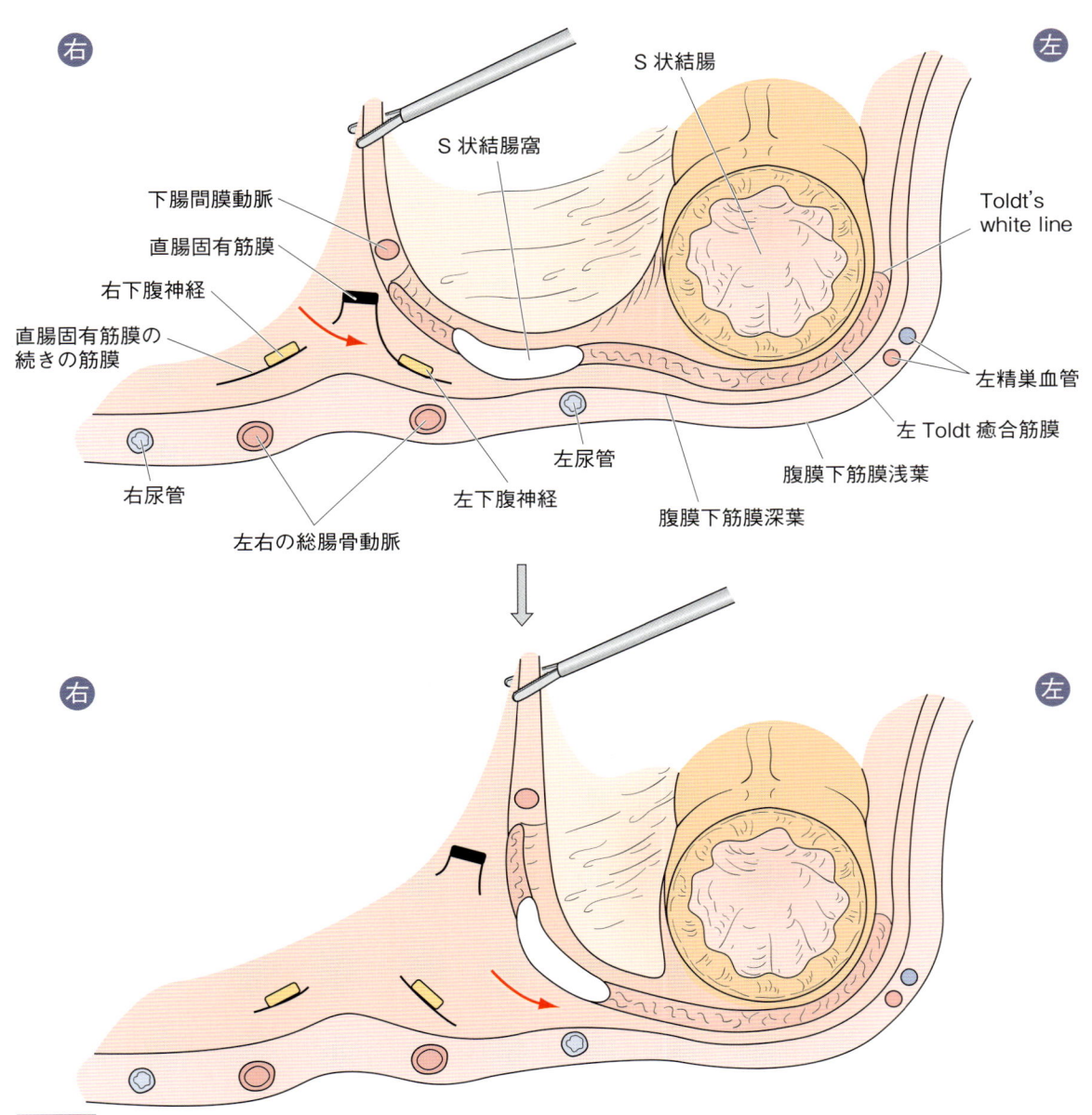

図31 S状結腸間膜剥離の断面図（尾側）
尾側においては，三角形の直腸固有筋膜の続きの筋膜（図29）をできるだけ腹側で切離することにより，左Toldt癒合筋膜の背側の層か，S状結腸窩の背側に入ることができ，さらに腹膜下筋膜深葉を背側に剥ぎ落とすことにより，S状結腸の授動の層に入ることができる。赤色矢印：切離・剥離方向。

　直腸背側の視野は，左右に分かれている下腹神経の脚間，すなわち直腸正中で直腸固有筋膜を背側から剥離する（図32）。さらに，直腸背側中心を外さずに剥離をできるだけ骨盤底に向かって行う（図32，図5Ｂ＊印 62頁，図6Ｂ＊印 63頁）。この部分では，術者は左手の腸鉗子で直腸を尾側・腹側に押しながら正中をさらに右手で尾側・腹側に剥離・切離する。正中で，直腸後腔をできるだけ剥離し，腹膜下筋膜深葉の腹側・頭側への折り返しである直腸仙骨靱帯に達する（図7 63頁）。この靱帯までは，下腹神経からの神経枝が直腸に近接しているため，正中を外さずに進むことが肝要である。直腸仙骨靱帯を切離することにより（図7赤色実線矢印 63頁），骨盤底に到達できる。この時点で，挙筋上腔は左右に曲玉様に剥離でき，骨盤神経叢の内側に沿った剥離が可能となる。

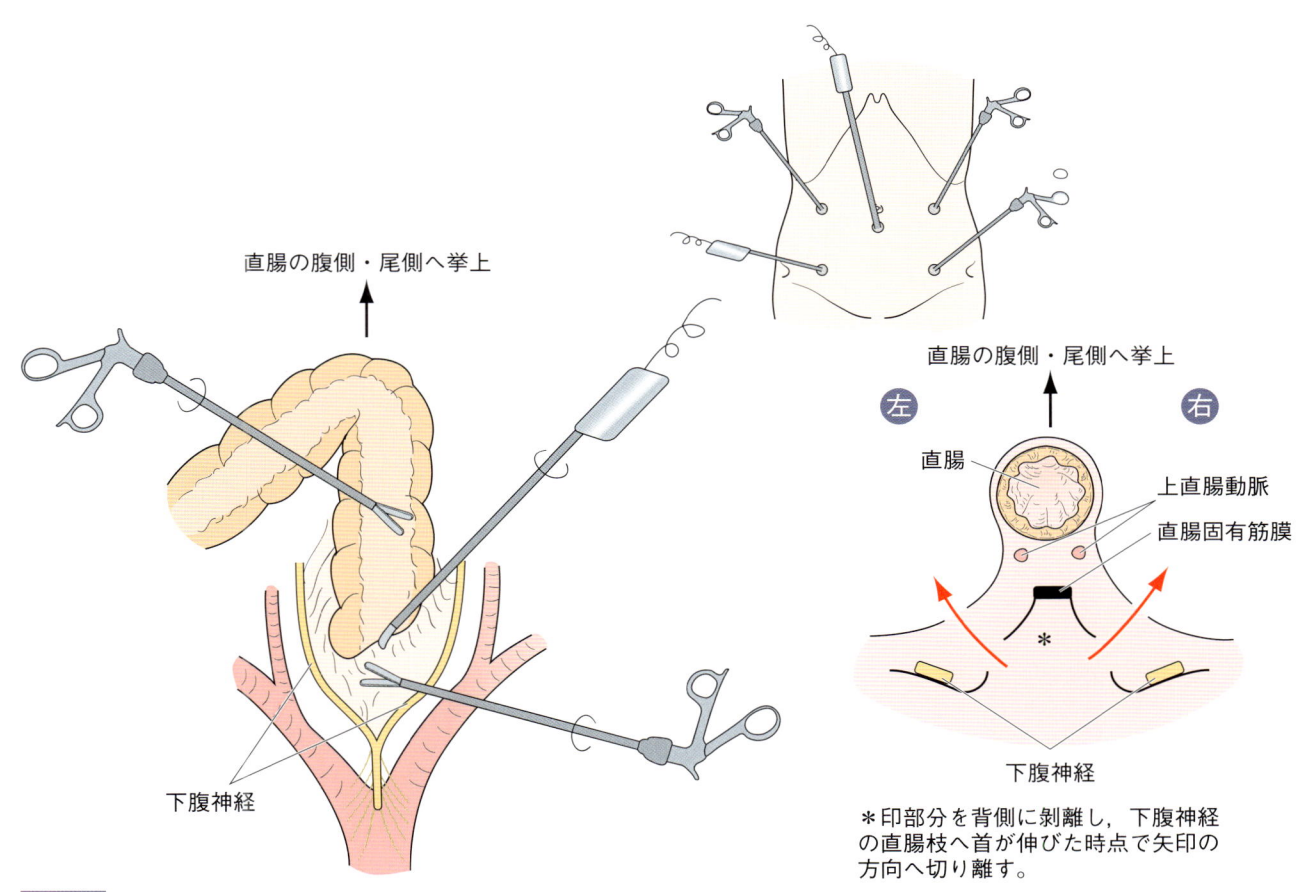

図32　直腸後腔の視野と剥離

直腸背側の視野は，助手による展開が大切である．直腸後腔部分では，左右に分かれて存在する下腹神経の脚間，すなわち正中で直腸固有筋膜背側を剥離する．できるだけ骨盤底に向かって剥離し，下腹神経からの直腸枝の首が伸びた時点で切離する．

　この部分においては，骨盤神経叢からの直腸枝が腹側に立ち上がった状態であり，直腸と骨盤神経叢の間は広がる（図7赤色点線矢印 63頁）．骨盤神経叢からの直腸枝を，直腸ギリギリのラインで切離することができる（図7赤色点線矢印 63頁）．さらに仙骨から立ち上がる S_4 の骨盤内臓神経の尾側縁が露出されることで肛門挙筋群を十分に見ることができる．そして，直腸の剥離を左右側の尾側・腹側に行うことにより，挙筋上腔は曲玉様となる（図33）．

　挙筋上腔が曲玉様に剥離できた後，直腸正中部に戻り，直腸を尾側・腹側に向かい剥離すると，尾骨から直腸側に向かう anococcygeal raphe（肛門尾骨縫線）が視認できる．さらに，わずかに正中を外した左右の剥離を行うと，anococcygeal raphe をさらにはっきりと露出することができる（図33）．この左右の直腸筋層をさらに尾側に剥離し，この靱帯をできるだけ遊離し，尾側の直腸よりの hiatal ligament 部で切離する．ここで，hiatal ligament を直腸沿いに切離していくと背側に恥骨直腸筋が U 字型にみられる（図8 64頁）．この恥骨直腸筋の内側を剥離することで，肛門管内に入ることができる．

　骨盤底に達する途中で出血をきたすと，後の操作の視野が取れない状態となってしまうことから，十分に止血をしながら進めることが大切である．

　ここまで剥離をしておいてから，骨盤神経叢からの直腸枝の切離を行う．

図33 anococcygeal raphe の切離

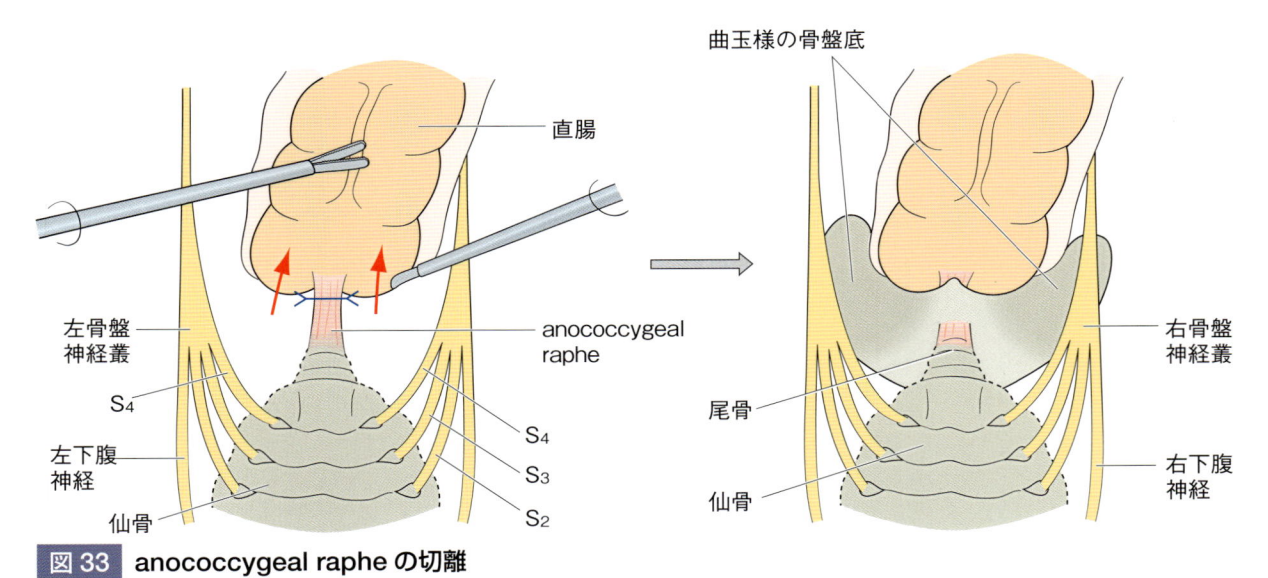

骨盤底で，直腸の正中を外した左右を剥離すると，anococcygeal raphe が見られる．さらに，この靱帯をできるだけ遊離し，尾側の直腸よりの hiatal ligament 部で切離する．赤色矢印：直腸の剥離方向．

d 直腸腹側の切離・剥離（Denonvilliers 筋膜腹側の剥離）

- **腹腔鏡**：臍部
- **術者右手**：スパチュラ型電気メス
- **術者左手**：直腸側の展開
- **助手右手**：直腸の背側・頭側への牽引（あるいは膀胱側の腹側・外側への牽引）
- **助手左手**：直腸の頭側への牽引（あるいは膀胱側の腹側・外側への牽引）

直腸背側の剥離において，視野が十分でないか手技に不自由さを感じた場合は，直腸腹側の剥離に向かう．

直腸膀胱窩（直腸子宮窩）の腹膜翻転部から約 10 mm 腹側で腹膜を切離して，これを直腸両外側の腹膜切離部に連続させる（図34）．直腸が切離部分に落ち込みやすい場合は，助手の左手腸鉗子は直腸を把持し，頭側に牽引し，右手腸鉗子は術者の左手腸鉗子とカウンタートラクションを形成するために膀胱を腹側に牽引する（図34 A）．切離部分が展開しやすい場合は，助手の両手と術者の左手による面の展開は，助手が膀胱側を展開し，術者の左手が直腸をコントロールする方法も可能である（図34 B）．

正中部分において，Denonvilliers 筋膜腹側面を背側に排除する手動で剥離を尾側に進める．すなわち，腹側の腹膜下筋膜深葉と Denonvilliers 筋膜間に入る．両サイドに剥離を続けず，できるだけ正中を両精囊腺の内側があらわになるように剥離する（図35）．ここでは，精囊腺背側と Denonvilliers 筋膜との間を剥離するのであるが，精囊を腹膜下筋膜深葉が被覆していることが確認できれば，剥離層を誤認してはいないことになる．精囊腺の頭側・外側部分には精囊からの小静脈が存在するため注意深く止血してから，尾側に剥離を行う．できるだけ，Denonvilliers 筋膜の剥離を尾側まで行っておく．左右には，挙筋上腔への通路としての凹みが直腸左右側に視認できる．

以上，直腸背側剥離と腹側剥離は必ず前者が終了してから後者を施行するという順序ではなく，十分視野が確保でき，牽引が効いている術野が確保できたところで操作を進めるのがよく，背側・腹側を適宜繰り返すことになる．

| 図34 | 直腸腹側の切離・剥離 |

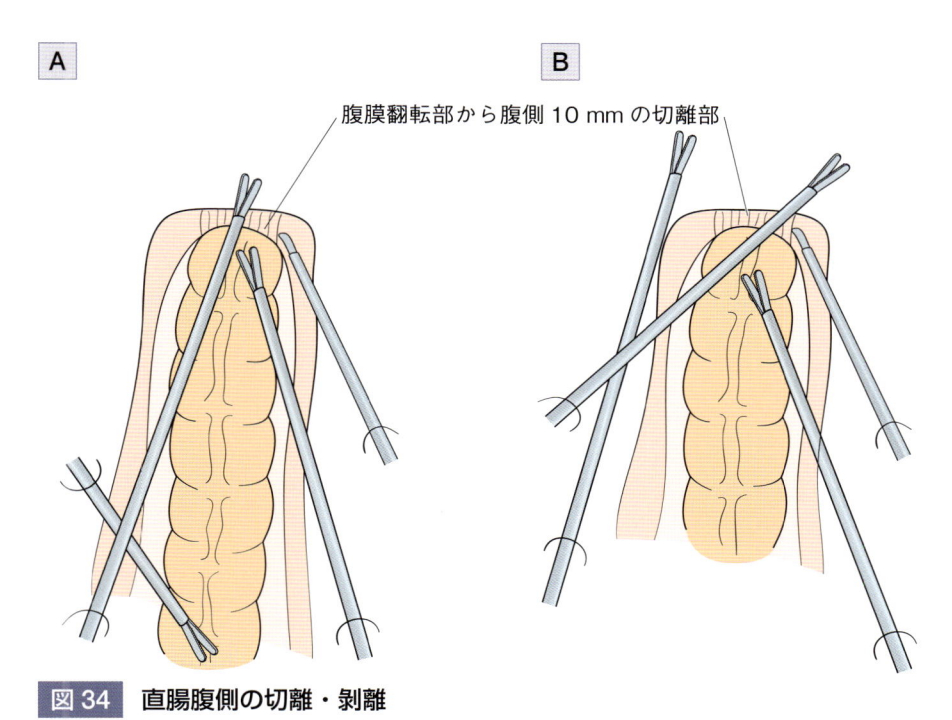

直腸膀胱窩の腹膜翻転部から腹側約10 mmで腹膜を切離して，これを直腸両外側の腹膜切離部に連続させる。第1助手の両手と術者の左手で面を形成する。Ⓐ：直腸が切離部分に落ち込む場合　Ⓑ：切離部分が展開しやすい場合

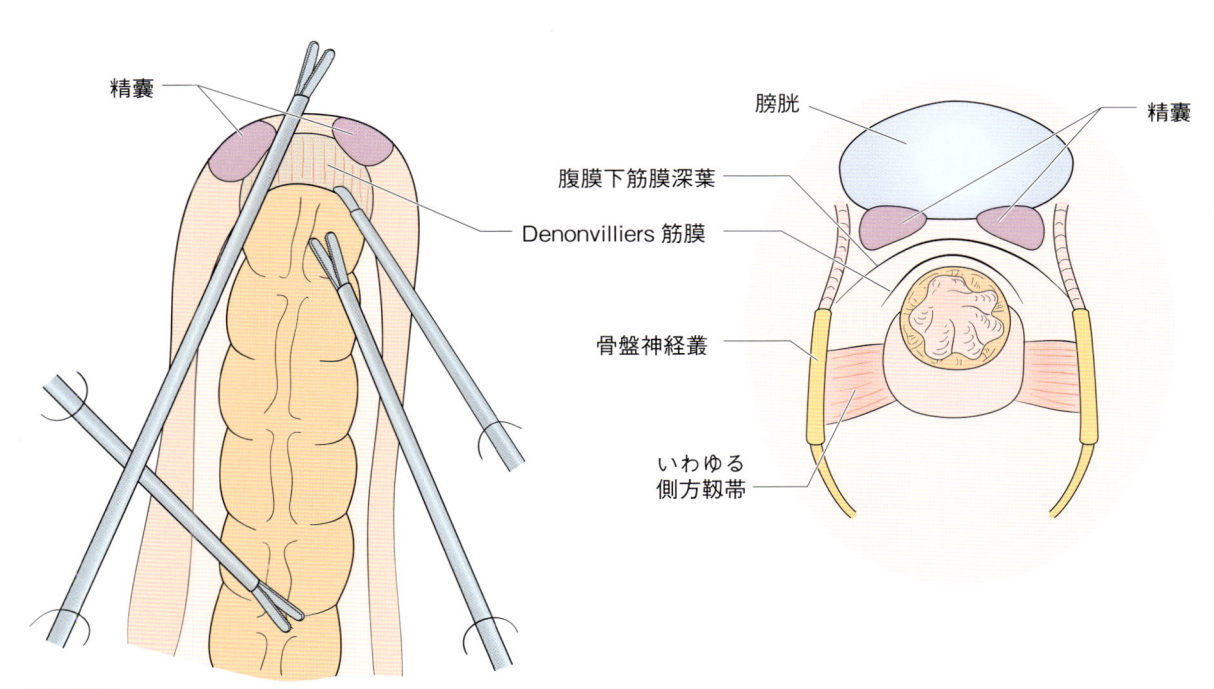

（A図の上部ラベル）腹膜翻転部から腹側10 mmの切離部

（下図ラベル）精囊、腹膜下筋膜深葉、Denonvilliers筋膜、膀胱、精囊、骨盤神経叢、いわゆる側方靱帯

| 図35 | Denonvilliers筋膜と腹膜下筋膜深葉の間の剥離 |

腹側の腹膜下筋膜深葉とDenonvilliers筋膜間の剥離では，できるだけ正中を剥離する。精囊を腹膜下筋膜深葉が被覆していることが確認できれば，剥離層を誤認してはいないことになる。

C　腹腔鏡下直腸低位前方切除術

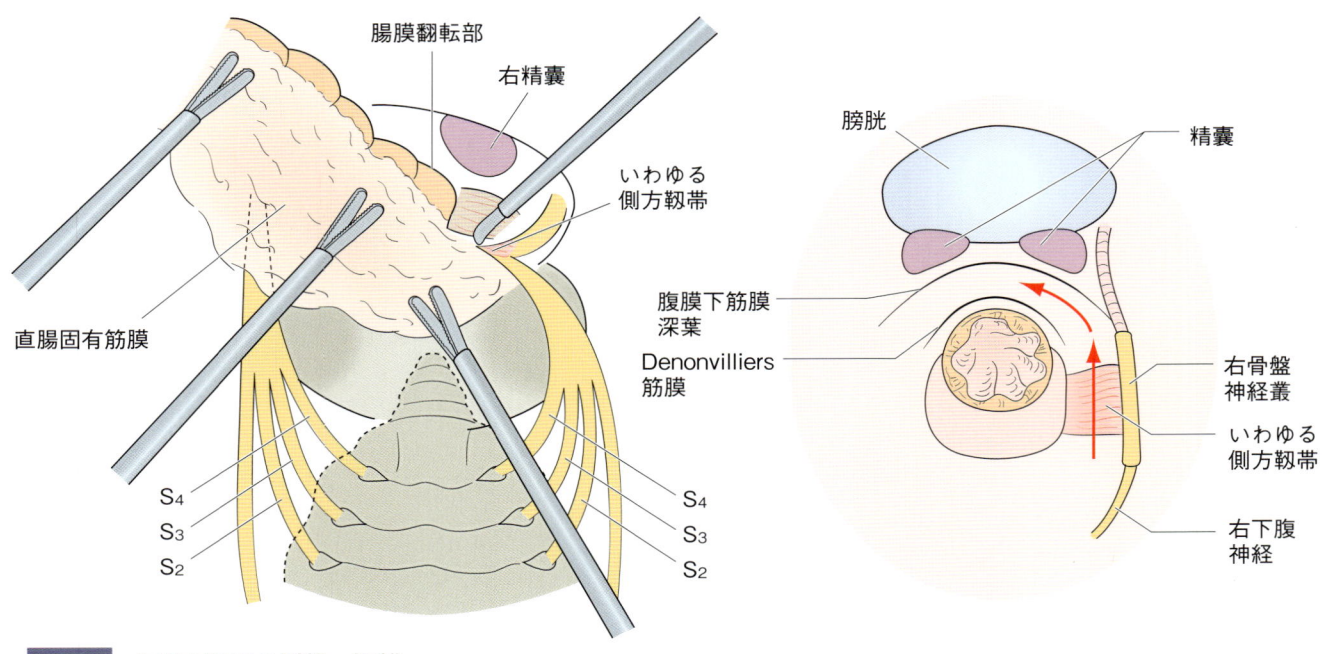

図36 右側方靱帯の剥離・切離
適切な緊張下では骨盤神経叢は，直腸にテント状に牽引される。そのテントの頂点を電気メスで鋭的に切離して，鈍的操作を加える。赤色矢印：右側方靱帯の切離方向。

e 右側方靱帯の剥離・切離
- 腹腔鏡：臍部
- 術者右手：スパチュラ型電気メス
- 術者左手：直腸背側を左側へ牽引
- 助手右手：直腸の腹側への挙上
- 助手左手：直腸の頭側・腹側への牽引

骨盤神経叢の内側面に沿って腹側へ剥離を進めると腹側で先ほど剥離をした精嚢に到達する。この途中では，骨盤神経叢は，直腸にテント状に牽引される。そのテントの頂点を電気メスで鋭的に切離して，鈍的に剥離する操作を繰り返すと，いわゆる側方靱帯がすべて切離されることになる（図36）。

f 左側方靱帯の剥離・切離
- 腹腔鏡：臍部
- 術者右手：スパチュラ型電気メス
- 術者左手：直腸背側を背側・右側へ牽引
- 助手右手：直腸の腹側への挙上
- 助手左手：直腸牽引

e 右側方靱帯剥離と同様に，骨盤神経叢の内側面に沿って腹側へ剥離を進めると腹側で先ほど剥離をした精嚢に到達する。この途中では，骨盤神経叢は，直腸にテント状に牽引される。そのテントの頂点を電気メスで鋭的に切離しては，鈍的に剥離する操作を繰り返すと側方靱帯がほぼ切離されることになる（図37）。

g 直腸腹側のさらなる剥離・切離（Denonvilliers筋膜の切離）
- 腹腔鏡：臍部
- 術者右手：スパチュラ型電気メス
- 術者左手：直腸腹側のコントロール
- 助手右手：前立腺の腹側へのコントロール
- 助手左手：前立腺の腹側へのコントロール

図37 左側方靱帯の剥離・切離

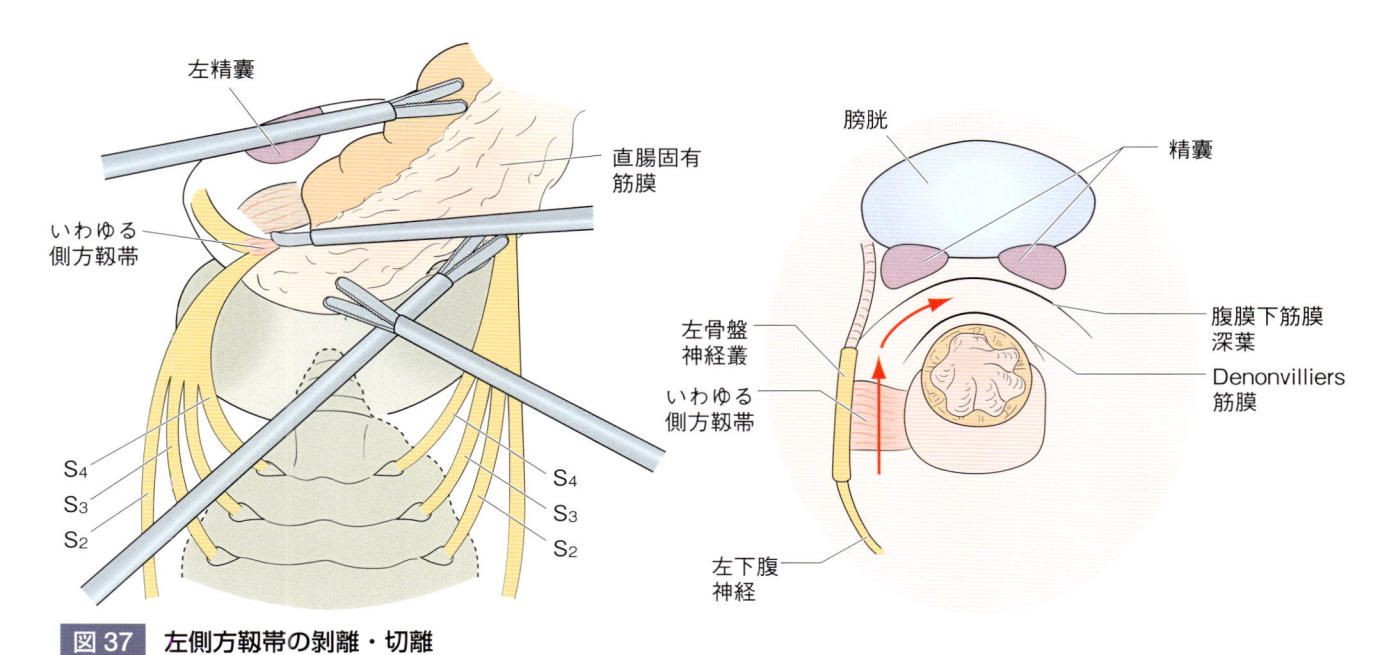

右側方靱帯と同様に，適切な緊張下では骨盤神経叢は，直腸にテント状に牽引される。そのテントの頂点を電気メスで鋭的に切離して，鈍的操作を加える。赤色矢印：左側方靱帯の切離方向。

　すでに精囊と Denonvilliers 筋膜の間，すなわち腹膜下筋膜深葉と Denonvilliers 筋膜の間の剥離はある程度進んでいるが，さらに尾側に向かい進める。この時，Denonvilliers 筋膜腹側に面を形成するために，術者と助手の牽引方法は 2 通りが考えられる（図 34　87 頁）。

　Denonvilliers 筋膜の腹側面に沿い鈍的に剥離を続ける。Denonvilliers 筋膜を精囊から剥離することは容易であるが，前立腺から剥離することは困難になる。さらに尾側に剥離を行いたい場合は，Denonvilliers 筋膜を切離し，剥離層を直腸側に 1 層スライドさせ Denonvilliers 筋膜背側で剥離する。

　腫瘍から十分に距離をえた部分で，Denonvilliers 筋膜の両側で直腸に接するように挙筋上腔に向かい剥離を行う。これによって，切離し残した骨盤神経叢から直腸への神経枝，脈管（すなわち側方靱帯）を切離できる。外科的神経血管束を損傷しないように剥離することにより，全直腸間膜切除（TME：total mesorectal excision）手技までの直腸の剥離ができる。Denonvilliers 筋膜は切離しなくても，十分に腫瘍から距離がとれれば，あえて切離する必要はなく，そのまま吻合に向かうこともできる。

　Tumor specific mesorectal excision（TSME）の場合は，Denonvilliers 筋膜最外側部分を縦切開し，この部分で筋層を露出するとことにより直腸間膜（mesorectum）と筋層との間の疎な部分に入ることができ，直腸間膜の切離ができる。しかし，闇雲に直腸間膜に切り込むことは，筋層の損傷の可能性を考えても勧められる手技ではない。

　以上の操作により直腸の骨盤底（肛門管直上）までの剥離が完了する。

h 直腸の切離

- 腹腔鏡：臍部
- 術者右手：Endo-GIA®
- 術者左手：クランプ鉗子で直腸を把持，あるいは腸鉗子で周囲組織の排除。
- 助手右手：Endo-GIA® 進入路の確保。あるいは GIA fire 時にはクランプ鉗子の把持。
- 助手左手：直腸の頭側への牽引

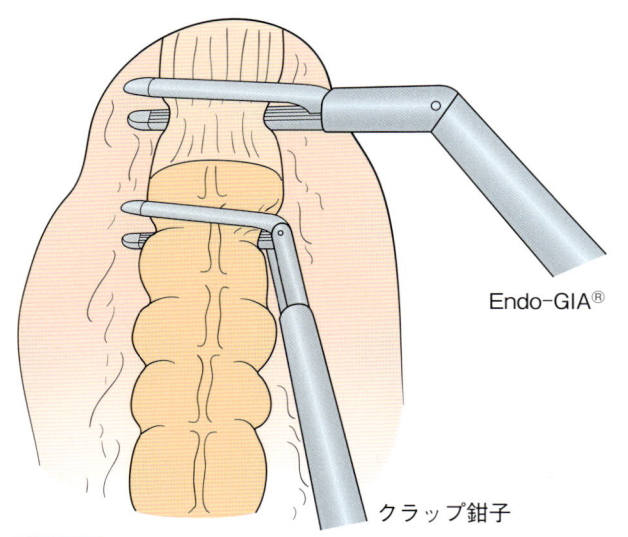

図38　直腸の切離
先端が屈曲可能なEndo-GIA®を用いても低位の切離では，斜めの切離となってしまうことが多い．

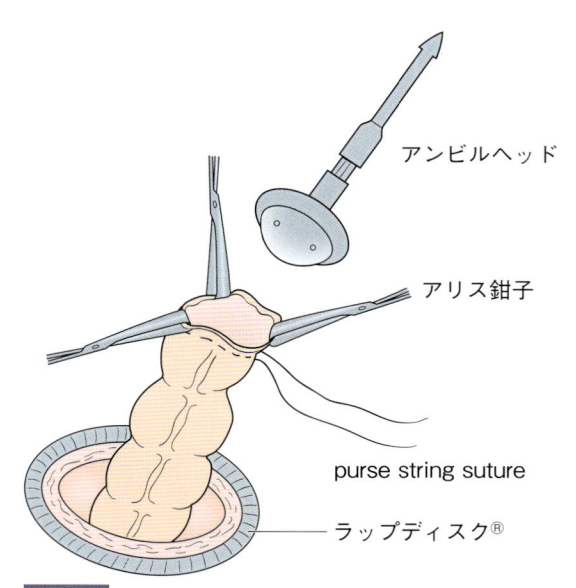

図39　補助切開創での操作
D3手術では臍部，D2手術では左下腹部ポート創を約50 mm大に切開して直腸を体外に取り出し，病変部を切除する．Purse string instrument®（波型鉗子）を用いて，アンビルヘッドを装着する．

　先端が屈曲可能なEndo-GIA®を用いて，切離する（図38）．
　D3症例は臍部，D2症例では左下腹部のポート創を約50 mmに切開し，ラップディスク®を装着する．直腸の口側断端を把持して体外に露出し，腸管をPurse string instrument®（波型鉗子）を用いて切除し，自動吻合器のアンビルヘッドを装着し（図39），腹腔内に還納，ラップディスク®を閉じ再気腹する．

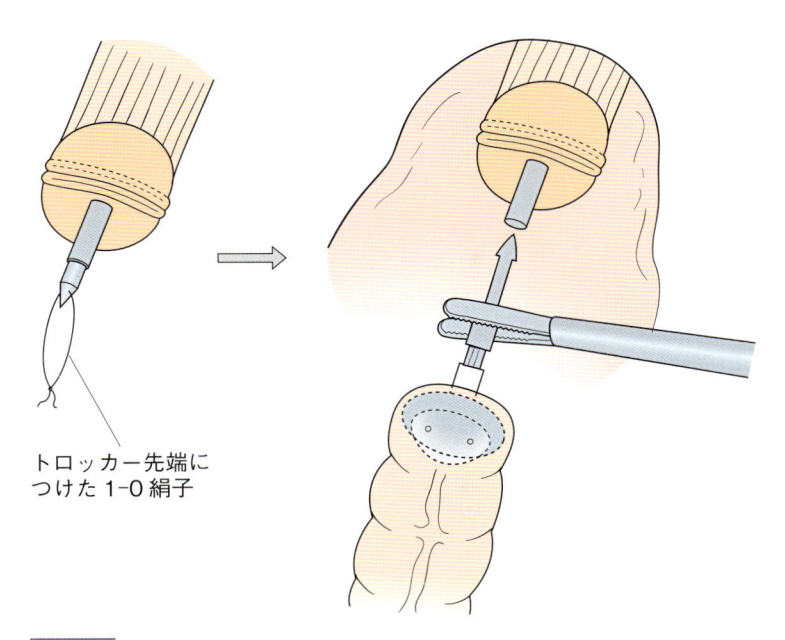

図40 直腸吻合

肛門から自動吻合器 PCEEA®を愛護的に導入して，トロッカーでリニアステープラー切離線近傍を貫く。トロッカーを本体から抜去後，先端につけた糸を牽引することにより，腹腔内から除去する。その後，double stapling technique（DST）で吻合する

ⓘ 腸管吻合

- **腹腔鏡**：臍部。スコープにアングルをかけて吻合時に吻合部を見せる。
- **術者右手**：Circular stapler の操作
- **術者左手**：Circular stapler の操作と吻合部近傍の組織の排除
- **助手右手**：周囲組織の排除
- **助手左手**：周囲組織の排除

　肛門から自動吻合器 PCEEA®を愛護的に導入して，トロッカーでリニアステープラーの前後壁どちら側でもよいから，できる限り切離線近傍を貫く。トロッカーを本体から抜去後，先端につけた糸を牽引することにより，腹腔内から除去する。その後，double stapling technique（DST）で吻合する（図40）。腸管の捻転や吻合部への組織の挟み込みに十分注意する。

ⓙ ドレーン挿入と閉創

　吻合終了後にシラスコン®デュープルドレーンを右下腹部ポートから誘導して吻合部近傍背側に留置して手術を終了する。補助切開創は，0-PDS®糸にて mass closure とする。Hasson カニューレ創は，3-0 Vicryl®糸で腱膜縫合を行い，4-0 PDS®を用いた埋没縫合にて閉創する。ほかのポート創も同様の埋没縫合で閉創する。

Ⅶ 腹腔鏡下手術における新たな臨床解剖学の重要性－直腸筋膜の臨床解剖

　腹腔鏡下手術の発展に伴い，その拡大視効果により，今まで見てもいなかった構造物を眼前にすることができるようになった。それに伴い，臨床解剖学の重要性が報告されるようになり，直腸低位前方切除術においてもさまざまな知見が発表された。しかし，直腸低位前方切除術における腹部から骨盤への筋膜構成の考え方は，その統一がなされておらず，さらに多くの語彙が定義のないまま導入されてきた。

例えば，尿管下腹神経という言葉が，骨盤における腹膜下筋膜深葉を表す用語として用いられるが，本来この筋膜を境として下腹神経と尿管が存在することから不適切な言葉ということができる。また，下腹神経前筋膜という用語も多く使用されている。「前」という恣意的表現を脇におくとしても，この筋膜がどの部分になぜ存在しなくてはならないか，また臨床の場でどう取り扱われるべきかの意見は皆無である。

1. 骨盤内の筋膜構成－直腸固有筋膜

結腸部の筋膜構成は，比較的単純であり，理解は容易である。しかし，骨盤内に関しては，解釈が十分になされているとは考えられない。Tobin ら[12]および佐藤[13]の解釈を骨盤内にまで広げ，腹部臓器すべての筋膜構成を理解するためには，高橋[5~9]の解釈への理解が不可欠である。すなわち，骨盤内においても，腹部と同様に，常に筋膜の連続性を意識することが必要である。そして，そのうえで局所の筋膜構成について考察すべきである。

さて，ここで最も重要な筋膜は直腸背側の剝離の指標となる直腸固有筋膜である。ここではこの筋膜を「直腸間膜を包む最内側の筋膜」と定義する。この筋膜とS状結腸間膜部における腹膜下筋膜の関係が明らかにされない限り，この部分の筋膜構成の理解は不十分である。なぜなら，Tobin ら[12]および佐藤[13]の体幹周囲の筋膜構成の解釈の基本では，腹膜下の2葉の筋膜以外の想定はなく，骨盤内では，これらの2葉の筋膜は，臓側骨盤内筋膜（腹膜下筋膜深葉の続き）と壁側骨盤内筋膜（腹膜下筋膜浅葉の続き）と呼ばれ，これらはそれぞれ独立して配置され，お互いに移行することはないからである。したがって，直腸固有筋膜を3葉目の筋膜として，その起源を解釈しなくてはならない。このことを基本として直腸固有筋膜の発生を考察しなくてはならない[6]。

高橋は，直腸固有筋膜の発生について，自律神経線維の臓器支配関係を支配血管根における神経叢・神経節との関係から考察している。すなわち本来，SMA により支配されている横行結腸肛門側1/3より口側においては，その神経支配は，SMA をたどった交感神経と副交感神経とによってなされている。しかし，IMA においては，IMA に沿った神経は交感神経しか存在しておらず，副交感神経は，骨盤神経叢から逆行性に下腹神経，上下腹神経叢を介して結腸・直腸を支配しているものと考えられる。したがって，動脈周囲に存在する神経叢に変わる強靱な膜組織が交感・副交感神経の通路として必要であり，それが直腸固有筋膜である。すなわち，直腸の後面には尾側から頭側を見て，左右対称から正中単一に収束する直腸固有筋膜がある。そして，これは腹膜下筋膜深葉が尾側から頭側方向へ張り出したものである。この筋膜は，頭側先端で再度腹膜下筋膜深葉と癒合していると考えられている[8]。そして直腸固有筋膜は，骨盤神経叢からの副交感神経線維を含む下腹神経と上下腹神経叢からの交感神経線維を含む下腹神経を伴っている。骨盤神経叢は直腸固有筋膜の張り出し始めの位置にあり，上下腹神経叢は直腸固有筋膜と腹膜下筋膜深葉との癒合部分にあるとされている[8]（図41）。

以上が高橋の理論であり，直腸固有筋膜を骨盤神経叢から上下腹神経叢までの自律神経回廊と定義している。この理論に従うと，現実的にはS状結腸にあたる部分の筋膜をも直腸固有筋膜と呼称しなければならない不便が生じ，また直腸間膜に接していない下腹神経からの直腸枝の回廊としての筋膜も直腸固有筋膜と呼ぶことになる。しかし，直腸間膜に接しない，あるいはS状結腸部の筋膜を別の呼称とすることにより，本来は機能的に一体であるものを異なる名称で呼ぶことになり，発生学的にも好ましくはない。したがって，直腸固有筋膜の定義を「直腸間膜を包む最内側の筋膜を含む，骨盤神経から上下腹神経叢に至るS状結腸，直腸への自律神経回廊すべての名称」と定義するのがよりよいと考えられる。

2. 内側アプローチの指標

腹腔鏡下直腸低位前方切除術（LapLAR）における内側からのアプローチでの切開・剝離開始の指標は IMA 根部から尾側・腹側に挙上された IMA・SMA の血管茎背側であり，その部分は大動脈分岐部より尾側・腹側で岬角の腹側と考えられる。内側からのアプローチにおいては，直腸背側で

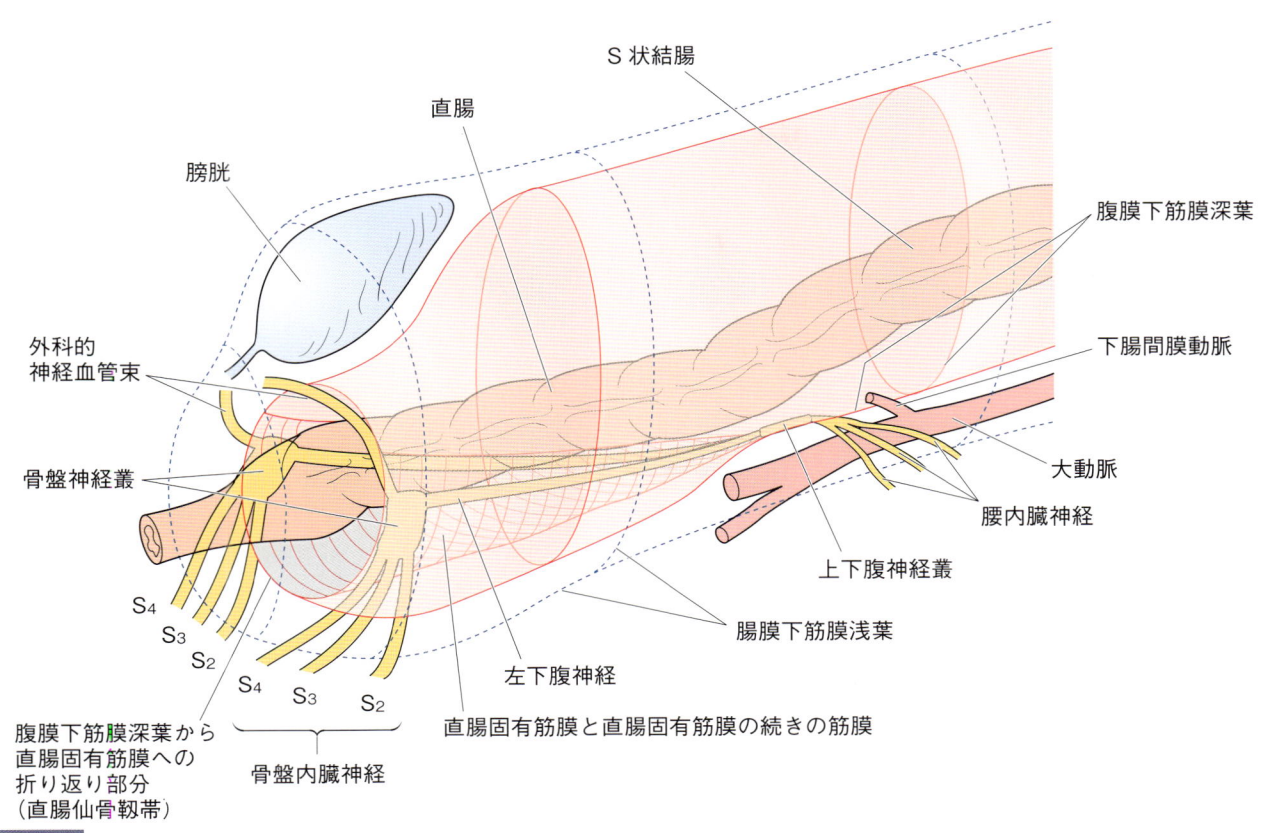

図41 直腸周囲の筋膜構成と自律神経

直腸固有筋膜は，骨盤神経叢からの副交感神経線維を含む下腹神経と上下腹神経叢からの交感神経線維を含む下腹神経を伴っている。骨盤神経叢は直腸固有筋膜の張り出し始めの位置にあり，上下腹神経叢は直腸固有筋膜と腹膜下筋膜深葉との癒合部分にある。

(Mike M, Kano N：Laparoscopic-assisted low anterior resection of the rectum；A review of the fascial composition in the pelvic space. Int J Colorectal Dis 26：405-414, 2011)

腹膜および右側直腸固有筋膜を切開し，再度直腸背側で直腸固有筋膜を同定し，これに沿って頭側に剥離していく手技は，非常に有用な手技である。

　骨盤内における直腸背側の剥離においては，直腸後腔の概念を把握し，むやみに左右外側の剥離・切離に向かうことなく，腹膜下筋膜深葉の折り返しである直腸仙骨靱帯を切離・開放し，骨盤底に達し，その腔を左右に広げることから開始するのがよい。この操作により，下腹神経を損傷することなく直腸固有筋膜を剥離・切離できる。

　直腸腹側においても，腹膜下筋膜深葉は，腹部・骨盤すべての部位から連続しており，Tobinら[12]および佐藤[13]の概念から逸脱していないことを認識すべきである。外科領域のみならず泌尿生殖器にまで筋膜の連続性は保たれており，泌尿器科，婦人科での筋膜の理解と共通したものと考えられる。

　直腸筋膜の臨床解剖について述べた。最近，直腸癌における，小骨盤内での解剖についてはさまざまな説があり，さらに言葉が一定していない。このことから，多くの外科医が十分に理解できないまま，また，実際に自らが腹腔鏡で観察した視野のみをもって，解剖を説明しようとする試みも多い。これら従来の近視眼的な考え方によった手技に頼っているのが現状である。今後，発生学的概念を根幹とする臨床解剖に基づいた手術手技が消化器外科，特に内視鏡外科でさらに必要となると思われる[14]。

文献

1) Sato T, Hashimoto M : Morphological analysis of the fascial lamination of the trunk. Bull Tokyo Med Dent Univ 31 : 21-32, 1984
2) Mayo CW : Blood supply of the colon ; Surgical considerations. Surg Clin North Am 35 : 1117-1122, 1955
3) Basmajian JV : The main arteries of the large intestine. Surg Gynecol Obstet 101 : 585-591, 1955
4) Lange MM, Buunen M, van de Velde CJ, et al : Level of arterial ligation in rectal cancer surgery ; Low tie preferred over high tie. A review. Dis Colon Rectum 51 : 1139-1145, 2008
5) 高橋 孝：直腸後方の筋膜構成について―いわゆる Waldeyer 筋膜について．消化器外科 27：1967-1976, 2004
6) 高橋 孝：直腸後方の筋膜構成について―いわゆる Waldeyer 筋膜について．消化器外科 28：115-122, 2005
7) 高橋 孝：直腸後方の筋膜構成について―いわゆる Waldeyer 筋膜について．消化器外科 28：221-227, 2005
8) 高橋 孝：直腸後方の筋膜構成について―いわゆる Waldeyer 筋膜について．消化器外科 28：475-480, 2005
9) 高橋 孝：直腸後方の筋膜構成について―いわゆる Waldeyer 筋膜について．消化器外科 28：1039-1044, 2005
10) Walsh PC, Donker PJ : Impotence following radical prostatectomy ; Insight into etiology and prevention. J Urol 128 : 492-497, 1982
11) Shafik A : Anorectum. *In* Skandalakis' Surgical Anatomy. The Embryologic and Anatomic Basis of Modern Surgery. Edited by Skandalakis JE, Colborn GL, Weidman TA. et al. pp944-1002, New York, McGraw-Hill, 2004
12) Tobin CE, Benjamin JA, Wells JC : Continuity of the fascia lining the abdomen, pelvis, and spermatic cord. Surg Gynecol Obstet 83 : 575-596, 1946
13) 佐藤達夫：体壁における筋膜の層構成の基本設計．医学のあゆみ 114：C168-175, 1980
14) Mike M, Kano N : Laparoscopic-assisted low anterior resection of the rectum ; A review of the fascial composition in the pelvic space. Int J Colorectal Dis 26 : 405-414, 2011

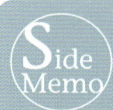

Side Memo: 現在の直腸筋膜構成の問題点とその考え方—特に手術手技との整合性

1982年のHealdの論文[4]から，全直腸間膜切除（TME：total mesorectal excision）が直腸癌治療のバイブルのごとく取り扱われている．しかし，少なくとも，直腸癌外科治療の予後を改善する優れた治療概念であることは確かであるが，「直腸癌を直腸固有筋膜とともに包み込むように一括切除する」[5]とはいったい何を意味しているかが考察されたことはない．最近，腹腔鏡下手術が一般的な手術手技となりつつあり，その手術手技については，腹腔鏡による拡大視により，詳細に述べられるようになった．さらに，狭い骨盤内で，脈管・神経が込み入った状況にある場での手技であり，適切なアプローチ方法と筋膜解剖の正確な認識こそが合併症を減らすことにつながると考えられている[6,7]．このため，現代の直腸外科手術は，外科医にこの部分の外科解剖の理解を修正するように求めた[8]．そのため，結腸・直腸周囲の筋膜構成に関する論文が散見されるようになった．しかし，その臨床解剖の記載は，基本的な概念から離れた考察も多くみられ，定義のないさまざまな語彙によって混乱をきたしている[3,9〜14]．

結腸の筋膜構成は，腸管回転と癒合筋膜を理解すれば比較的簡単である．しかし，直腸周囲の筋膜構成に関しては，背側における直腸固有筋膜を中心においたもの，腹側におけるDenonvilliers筋膜を中心においたもの，さらに側方靱帯の考察から言及するものとに分けることができる．その多くは，組織学的検索をもとにして，この部分の解剖に考察を加えている[11,13〜14]．しかし，これらすべてに共通して欠如していることは，小骨盤内より頭側腹部の筋膜構成との関与についての考察である．すなわち，今まで出版された小骨盤内の筋膜構成をreviewすると，この腹腔との筋膜構成の連続性を意識したものは皆無といえる．さらに，腹部から骨盤への筋膜構成の言葉の統一がなされていないため，骨盤内のみの考察において多くの語彙が定義のないまま導入されてきた[3,9〜14]．

本来，手術手技においてみる筋膜構成は，解剖学的，組織学的に同定できるものではなく[15,16]，臨床解剖としてのみ考察・解釈できるものも多いと考えられている[10]．さらに，多くの組織学的検索における筋膜構成は，同伴する脈管，神経組織，脂肪組織を指標としての筋膜構成であり，自ずとその解釈に相違が生じる．これらのぼんやりした概念である筋膜のうち，例外となる筋膜は，直腸固有筋膜とDenonvilliers筋膜であり，この二者を通常の腹膜下筋膜とは別のものとして考察しなくてはならない．すなわち，この2葉は組織学上も明らかに検索でき，発生学上からも強調しておかなければならない．

ここで，直腸低位前方切除術における筋膜構成の問題点を洗い出してみると，①S状結腸間膜は何枚と考えればよいか，②直腸固有筋膜の定義，③仙骨直腸靱帯の定義，④下部直腸腹側における筋膜構成—特にDenonvilliers筋膜について，⑤直腸側方での筋膜構成，とに分けられる．これらの問題点に沿って解決方法を考察する．

1. S状結腸の筋膜構成

S状結腸の左Toldt癒合筋膜と腹膜下筋膜深葉との間を剝離する際，S状結腸間膜側にさらに何枚かの筋膜を見てしまうことがありうる．すなわち，腸間膜は2枚の筋膜で構成されているとは限らないと考えられる．本来すべての腸管，腸間膜を覆う腹膜は壁側腹膜を含めて同一構造とされ，腹膜は，fibrous layer線維層（the tunica subserosa）surface layer of mesothelium（tunica serosa）からなっていることから考えるとこれは当然かもしれない[17]．また，腹膜下筋膜深葉は背側腸間膜内を通じて，腸管部分まで延長してきているとの考え方[18]もあり，そう考えると腸間膜は4枚あるいは6枚の筋膜として考えてよいことになる．これらの考え方から，剝離中にみてしまう筋膜を一概に外科医が作るアーチファクトと考えてしまうのも早計と考えられる．ただし，この理論を腹部全体の臨床解剖の理解に使用することは，臨床のすべての場面での視認ができるわけではない最大の欠点があり，誤解を生む原因となる．

2. 直腸固有筋膜の定義

直腸背側の筋膜構成に関しては，cadaver（死体）を用いた組織学的検索においては仙骨腹側から直腸の間の筋膜を，presacral fascia（仙骨前筋膜）と直腸固有筋膜の2枚の筋膜の間の関係と捉えた考察が多い[12,14]．さらに，欧米でのmesorectumの定義において，直腸固有筋膜をendopelvic visceral fasciaと呼称し，このなかの直腸傍組織をmesorectumと定義しており，言葉の混乱を生む原因となっている[19]．すなわち，この定義ではvisceralという言葉を用いると通常parietalという言葉がつく筋膜の存在が担保されなくてはならないのに定義されていない．さらに，この筋膜の連続性が考慮されてはいないことが問題である．したがって，筋膜の連続性を理論づけるためには，直腸固有筋膜を3枚目として解釈しなくてはならない．このことを基本として直腸固有筋膜の発生を考察しなくてはならない．

直腸固有筋膜については，前記考察において「直腸間膜を包む最内側の筋膜を含む，骨盤神経叢から上下腹神経叢に至るS状結腸，直腸への自律神経回廊すべての名称」と定義される理論的背景について述べた．しかし，今まで直腸固有筋膜という言葉を直腸間膜に接した背側

にある筋膜と考え手術を行ってきた外科医にとっては，直腸固有筋膜が概念の全く異なる理論で定義されることを理解しがたいかもしれない。

3. 直腸仙骨靱帯の定義

直腸固有筋膜に関与すると考えられる直腸仙骨靱帯については，surgical artifactであるとする論[11,13,20]と実体が備わったものであるとする論[14,21~23]に分かれる。ただし，直腸仙骨靱帯をWaldeyer筋膜と呼称することに関しては，彼の原著からも不適切であると言わざるをえない[23]。

ここでも，高橋[24,25]の論が直腸仙骨靱帯の存在理由を明らかにし，腹膜下筋膜深葉から直腸固有筋膜への連続の折れ返り部分であることを神経支配から考察した。

4. 下部直腸腹側における筋膜構成—特にDenonvilliers筋膜について

直腸腹側の考察は，すなわちDenonvilliers筋膜の考察と言ってもよい。直腸膀胱窩（直腸子宮窩）から尾側に向かう比較的緊密な組織ということができる。また，この部分における精嚢・前立腺（腟）側との間に，腹膜下筋膜深葉が存在しなくてはならないこともTobinら[26]および佐藤[27]の論文から明らかである。

Denonvilliers筋膜の起源については，多くの文献があるが，その発生は，結局はfusion theory[10,28~30]とcondensation theory[31,32]に分けられる。多くの文献から前者の意見が勝っていると考えられる[33~35]。この部分のさらなる議論は，Denonvilliers筋膜と直腸の間には直腸固有筋膜が存在し，これは背側の直腸固有筋膜の続きであるとする論文が存在することである[3,13,36]。さらに，下部直腸で全周性に直腸固有筋膜が存在するとする論文もある[9,13]。これらの論文の弱点は，漿膜の存在する上部直腸では，全周性の直腸固有筋膜が存在していることが証明されていないことである。さらに，S状結腸漿膜下への連続性について説明されていない点も問題である。結論的にはこの筋膜は存在してもよいが，それは「1. S状結腸の筋膜構成」の項で述べたように，腸間膜および腸管は4枚あるいは6枚の筋膜に覆われていると考えるのが妥当である[17,18]。したがって，この筋膜は直腸固有筋膜とは関与しない直腸側の筋膜と考えられる。さらに，外科手技上，直腸癌手術においてDenonvilliers筋膜の背側を剝離するか，腹側を剝離するかの議論[37~40]がある。直腸癌手術の哲学は，消化管と泌尿生殖器との境である腹膜下筋膜深葉の内側に沿い郭清を行い，CRM（circumferential resection margin）を十分に確保すること以外には考えられない。すなわち，S状結腸部においては消化管と泌尿生殖器との境である腹膜下筋膜深葉を残すようにギリギリの境を指標として，S状結腸の郭清・剝離が行われている。この考え方を完遂するためには，circularな直腸周囲の郭清・剝離も，腹膜下筋膜深葉の内側を剝離することが必要となるはずである。したがって，下部直腸腹側においては，腹膜下筋膜深葉とDenonvilliers筋膜の間を剝離することが当然と考えられる。神経を損傷しないため，Denonvilliers筋膜腹側を剝離しないとの意見もあるが[37]，神経損傷を恐れるあまり，外科哲学を曲げてはいけない。腹膜下筋膜深葉は，腹部・骨盤すべての部位から連続しており，Tobinら[26]および佐藤[27]の概念から逸脱していないことを再認識すべきである。すなわち，Denonvilliers筋膜と腹膜下筋膜深葉の間を剝離することが，直腸背側の剝離面との連続性からも正しいと考えられ，この剝離面こそがHealdの言いたかった"Holy Plane"と考えられる[41]。

5. 直腸側方での筋膜構成

直腸側方は，骨盤神経叢からの神経枝の直腸への通路であり，筋膜構成を論じにくい。すなわち，下部直腸腹側・背側の連続性を意識しづらい唯一の部位である。手術においては，この部位で直腸背側において直腸仙骨靱帯を切開し，骨盤底に達することで，骨盤神経叢からの直腸枝を直腸ギリギリで切離することが可能である。したがって，この部位を論ずる文献はおのずと周囲筋膜構成から導き出されたものが多く[42~44]，lateral ligamentという言葉すらいらないとする文献[45]もある。手術においては，剝離面を同定しやすい背側から腹側へと移り，最後に側方へと向かうことが重要である。

直腸筋膜の臨床解剖について述べた。自らが信じる臨床解剖がその基礎をどこにおいているかを常に自らに問うてみることにより，独善的になりやすい自らの臨床解剖を，真に外科手術手技とその教育に生かしていくことができると考える。

文献

1) Porter GA, Soskolne CL, Yakimets WW, et al：Surgeon-related factors and outcome in rectal cancer. Ann Surg 227：157-167, 1998
2) Bokey EL, Chapuis PH, Dent OF, et al：Factors affecting survival after excision of the rectum for cancer：A multivariate analysis. Dis Colon Rectum 40：3-10, 1997
3) Church JM, Raudkivi PJ, Hill GL：The surgical anatomy of the rectum：A review with particular relevance to the hazards of rectal mobilisation. Int J Colorectal Dis 2：158-166, 1987
4) Heald RJ, Husband EM, Ryall RD：The mesorectum in rectal cancer surgery-the clue to pelvic recurrence? Br J Surg 69：613-616, 1982
5) Heald RJ, Moran BJ, Ryall RD, et al：Rectal cancer；The Basingstoke experience of total mesorectal excision, 1978-1997. Arch Surg 133：894-899, 1998
6) Asoglu O, Matlim T, Karanlik H, et al：Impact of laparoscopic surgery on bladder and sexual function after total mesorectal excision for rectal cancer. Surg Endosc 23：296-303, 2009

7) Hasegawa S, Nagayama S, Nomura A et al：Multimedia article. Autonomic nerve-preserving total mesorectal excision in the laparoscopic era. Dis Colon Rectum 51：1279-1282, 2008
8) Nano M, Levi AC, Borghi F, et al：Observations on surgical anatomy for rectal cancer surgery. Hepatogastroenterology 45：717-726, 1998
9) Fernández-Represa JA, Mayol JM, Garcia-Aguilar J：Total mesorectal excision for rectal cancer：The truth lies underneath. World J Surg 28：113-116, 2004
10) Heald RJ, Moran BJ：Embryology and anatomy of the rectum. Semin Surg Oncol 15：66-71, 1998
11) Kinugasa Y, Murakami G, Suzuki D, et al：Histological identification of fascial structures posterolateral to the rectum. Br J Surg 94：620-626, 2007
12) Chapuis P, Bokey L, Fahrer M, et al：Mobilization of the rectum：Anatomic concepts and the bookshelf revisited. Dis Colon Rectum 45：1-9, 2002
13) Bisset IP, Chau KY, Hill GL：Extrafascial excision of the rectum：Surgical anatomy of the fascia propria. Dis Colon Rectum 43：903-910, 2000
14) Havenga K, DeRuiter MC, Enker WE, et al：Anatomical basis of autonomic nerve-preserving total mesorectal excision for rectal cancer. Br J Surg 83：384-388, 1996
15) Fritsch H, Hötzinger H：Tomographical anatomy of the pelvis, visceral pelvic connective tissue, and its compartments. Clin Anat 8：17-24, 1995
16) Fritsch H, Liemann A, Brenner E, Ludwikowski B：Clinical anatomy of the pelvic floor. Adv Anat Embryol Cell Biol 175：1-64, 2004
17) Skandalakis JE：Peritoneum, omenta, and internal hernias. In Skandalakis' Surgical Anatomy. The Embryologic and Anatomic Basis of Modern Surgery. Edited by Skandalakis JE, Colborm GL, Weidman TA, et al. pp503-513, New York, McGraw-Hill, 2004
18) 佐達達夫：臓側筋膜の局所解剖―層構成の基本と各部位における分化. 日臨外医会誌 56：2253-2272, 1995
19) Lowry AC, Simmang CL, Boulos P, et al：Consensus statement of definitions for anorectal physiology and rectal cancer. Colorectal Dis 3：272-275, 2001
20) Diop M, Parratte B, Tatu L, et al：'Mesorectum'：The surgical value of an anatomical approach. Surg Radiol Anat 25：290-304, 2003
21) Muntean V：The surgical anatomy of the fasciae and the fascial spaces related to the rectum. Surg Radiol Anat 21：319-324, 1999
22) Sato K, Sato T：The vascular and neuronal composition of the lateral ligament of the rectum and the rectosacral fascia. Surg Radiol Anat 13：17-22, 1991
23) Crapp AR, Cuthbertson AM：William Waldeyer and the rectosacral fascia. Surg Gynecol Obstet 138：252-256, 1974
24) 高橋 孝：直腸後方の筋膜構成について―いわゆるWaldeyer筋膜について. 消化器外科 28：115-122, 2005
25) 高橋 孝：直腸後方の筋膜構成について―いわゆるWaldeyer筋膜について. 消化器外科 28：221-227, 2005
26) Tobin CE, Benjamin JA, Wells JC：Continuity of the fasciae lining the abdomen, pelvis, and spermatic cord. Surg Gynecol Obstet 83：575-596, 1946
27) Sato T：Fundamental plan of the fascial strata of the body wall. 医学のあゆみ 114：C168-175, 1980
28) Tobin CE, Benjamin JA：Anatomical and surgical restudy of Denonvilliers' fascia. Surg Gyn Obst 80：373-388, 1945
29) Uhlenhuth E, Wolfe WM, Smith EM, et al：The rectogenital septum. Surg Gynec Obst 86：148-163, 1948
30) Uhlenhuth E, Day EC, Smith RD, et al：The visceral endopelvic fascia and the hypogastric sheath. Surg Gynec Obst 86：9-28, 1948
31) Aigner F, Zbar AP, Ludwikowski B, et al：The rectogenital septum：Morphology, function, and clinical relevance. Dis Colon Rectum 47：131-140, 2004
32) Wesson MB：The development and surgical importance of the rectourethralis muscle and Denonvilliers' fascia. J Urol 8：339-359, 1922
33) Van Ophoven A, Roth S：The anatomy and embryological origins of the fascia of Denonvilliers：A medico-historical debate. J Urol 157：3-9, 1997
34) Richardson AC：The rectovaginal septum revisited：Its relationship to rectocele and its importance in rectocele repair. Clin Obstet Gynecol 36：976-983, 1993
35) Milley PS, Nichols DH：A correlative investigation of the human rectovaginal septum. Anat Rec 163：443-451, 1969
36) Lindsey I, Guy RJ, Warren BF, et al：Anatomy of Denonvilliers' fascia and pelvic nerves, impotence, and implications for the colorectal surgeon. Br J Surg 87：1288-1299, 2000
37) Kinugasa Y, Murakami G, Uchimoto K, et al：Operating behind Denonvilliers' fascia for reliable preservation of urogenital autonomic nerves in total mesorectal excision：A histologic study using cadaveric specimens, including a surgical experiment using fresh cadaveric models. Dis Colon Rectum 49：1024-1032, 2006
38) Heald RJ, Moran BJ, Brown G, et al：Optimal total mesorectal excision for rectal cancer is by dissection in front of Denonvilliers' fascia. Br J Surg 91：121-123, 2004
39) Clausen N, Wolloscheck T, Konerding MA：How to optimize autonomic nerve preservation in total mesorectal excision：Clinical topography and morphology of pelvic nerves and fasciae. World J Surg 32：1768-1775, 2008
40) Lindsey I, Warren BF, Mortensen NJ：Denonvilliers' fascia lies anterior to the fascia propria and rectal dissection plane in total mesorectal excision. Dis Colon Rectum 48：37-42, 2005
41) Heald RJ：The 'Holy Plane' of rectal surgery. J R Soc Med 81：503-508, 1988
42) Pak-art R, Tansatit T, Mingmalairaks C, et al：The location and contents of the lateral ligaments of the rectum：A study in human soft cadavers. Dis Colon Rectum 48：1941-1944, 2005
43) Bissett IP, Hill GL：Extrafascial excision of the rectum for cancer：A technique for the avoidance of the complications of rectal mobilization. Semin Surg Oncol 18：207-215, 2000
44) Nano M, Dal Corso HM, Lanfranco G, et al：Contribution to the surgical anatomy of the ligaments of the rectum. Dis Colon Rectum 43：1592-1598, 2000

D 腹腔鏡下腹会陰式直腸切断術

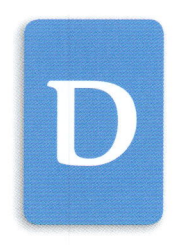

　直腸癌治療に関しては，いかに肛門を温存するかにスポットライトがあたっている。現に，多くの場合内肛門括約筋部分切除（ISR：intersphincteric resection for rectal cancer）による肛門温存術式を行うことが可能となった。しかし，ISR も，技術的には可能であっても，機能の面から勧められない症例も存在する。したがって，いまだに腹会陰式直腸切断術が適応となる直腸癌患者が少なくないのが現実である。腹腔鏡下腹会陰式直腸切断術（LapAPR：laparoscopic abdominoperineal resection of the rectum）の手術テクニックは，ほぼ腹腔鏡下直腸前方切除術に準じた手技である。しかし，直腸仙骨靱帯を越えてからの手技は，直腸・肛門管から遠ざかることを目標とした手技でなくてはならない。

I 適応

　現在の LapAPR の適応の判定は，術前の CT 検査，MRI 検査，さらに直腸超音波内視鏡検査などの検査を駆使して行われるが，CRM（circumferential resection margin）に疑問がもたれる場合は積極的に術前化学放射線療法を選択する。適応外症例は，CRM を十分に取ることができない他臓器高度浸潤，骨盤内腔を占める大きな腫瘍，そして減圧不能な腸閉塞症である。

II 切除範囲，郭清度

　LapAPR は開腹手術と腹腔へのアプローチ法の違いのほかは切除範囲，郭清度ともに差がないことが基本である。リンパ節郭清については，性能の向上した腹部 CT 検査などにより検出されたリンパ節を参考にして手術を行う。下腸間膜動脈（IMA：inferior mesenteric artery）根部処理が必要な D3 リンパ節郭清症例はほとんどなく，いわゆる D2 のリンパ節郭清で十分であると考えられる場合が多い。また，いわゆる側方リンパ節陽性と考えられる症例は，積極的に術前化学放射線療法の適応としている。さらに，術前主リンパ節陽性症例は全身病で，病変によっては化学療法および化学放射線療法の適応としている。

III ストーマサイトマーキング，術前処置

　WOC 看護認定看護師（Wound-Ostomy-Continence にかかわる看護師）とともに，ストーマサイトマーキングを行う。
　腸管拡張は腹腔鏡の視野を著しく妨げるため，十分な腸管の減圧，拡張の予防に努める。

IV S 状結腸，直腸の血管解剖

　腹腔鏡下直腸低位前方切除術の項を参照（59 頁）

V 直腸の筋膜構成の基礎

　腹腔鏡下直腸低位前方切除術の項を参照（60 頁）

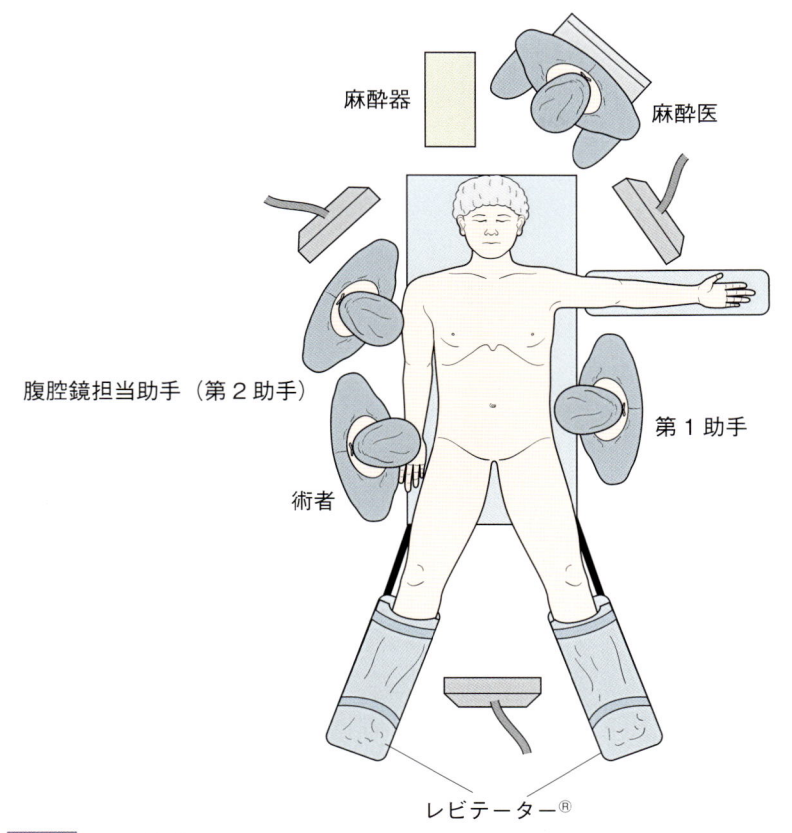

図1　術中体位
S状結腸や直腸病変では自動吻合器を挿入するのでレビテーター®を用いて，大腿は伸展位として，鉗子操作の妨げにならないよう配慮する。さらに，レビテーター®を操作して，modified Lloyd-Davies position（図2）が可能かどうか必ず確認する。

Ⅵ　手術の実際

1．術直前処置

　　　肛門指診を行い，最終的な腫瘍位置を確認する。1号絹糸を用いて肛門に purse string suture（巾着縫合）を2針行い，肛門を閉鎖する。運針は，組織を十分に拾うことが必要で，なおかつ縫合を細かくすることにより術中の便汁の漏出を防止できる。

2．術中体位の取り方

　　　LapAPRにおける術中の視野の展開，特に小腸の排除のために体位は大切である。頭低位として，右側へ手術台を回転させるのが基本であり，右側に術者・腹腔鏡担当助手（第2助手），左側に第1助手が位置するため，左手は広げ，右手は体幹につける。レビテーター®（下腿支持器）を用い，両下肢はなるべく伸展して鉗子操作の妨げにならないようにする（図1）。体幹右外側に側板を置き，また両肩部には頭低位の時に身体が滑り落ちることを防ぐために shoulder protector を装着する。
　　　肛門操作での視野をさらに確保するための工夫が必要である。すなわち，レビテーター®での下肢挙上時に会陰と腹部の同時手術のために開発された Lloyd-Davies position[1]よりも，さらに膝を屈曲させた体位とする。これにより，肛門が広く展開され，肛門管腹側・外側の視野を確保できる。（図2）。消毒前に体位のチェックを必ず行う。

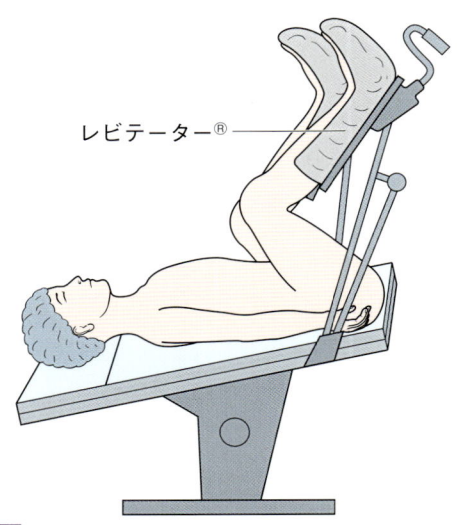

図2 Modified Lloyd-Davies position
肛門の手技時にはレビテーター®を操作して，Lloyd-Davies positionよりもさらに膝を屈曲させた体位とすることにより，肛門が広く展開され，肛門管腹側・外側の視野を確保できる。

3. アプローチの基本

なお，ストーマサイトは術前に WOC 看護認定看護師の指導のもと，位置決めを行っておく。
まず，ストーマサイトマーキング部に絹糸縫合で印をつけておく。
各術式に共通の手技手順は前項（20〜23頁）参照。

4. 手術の手順（図はすべて男性の場合）

S状結腸剝離に関しては，初期には外側アプローチが多く施行され，最近では，内側アプローチを施行している施設が多い。筆者らは，外側アプローチにおける解剖学的認識が不可欠な手技であるとの考えから，両者ともに施行できることを目標としている。

S状結腸部分に対する ⓐ 外側アプローチ，ⓑ 内側アプローチと中枢側リンパ節郭清は，腹腔鏡補助下低位前方切除術における手技と同様であるので，ⓒ 腹腔鏡下直腸低位前方切除術の項（65〜82頁）を参照してください。

ⓐ 外側アプローチ
65〜74頁参照

ⓑ 内側アプローチ
75〜82頁参照

ⓒ 直腸背側の剝離
- 腹腔鏡：臍部
- 術者右手：スパチュラ型電気メス
- 術者左手：直腸固有筋膜を腹尾側に牽引
- 助手右手：術者の微細な操作を補助
- 助手左手：手術野より腹側の直腸固有筋膜を牽引する

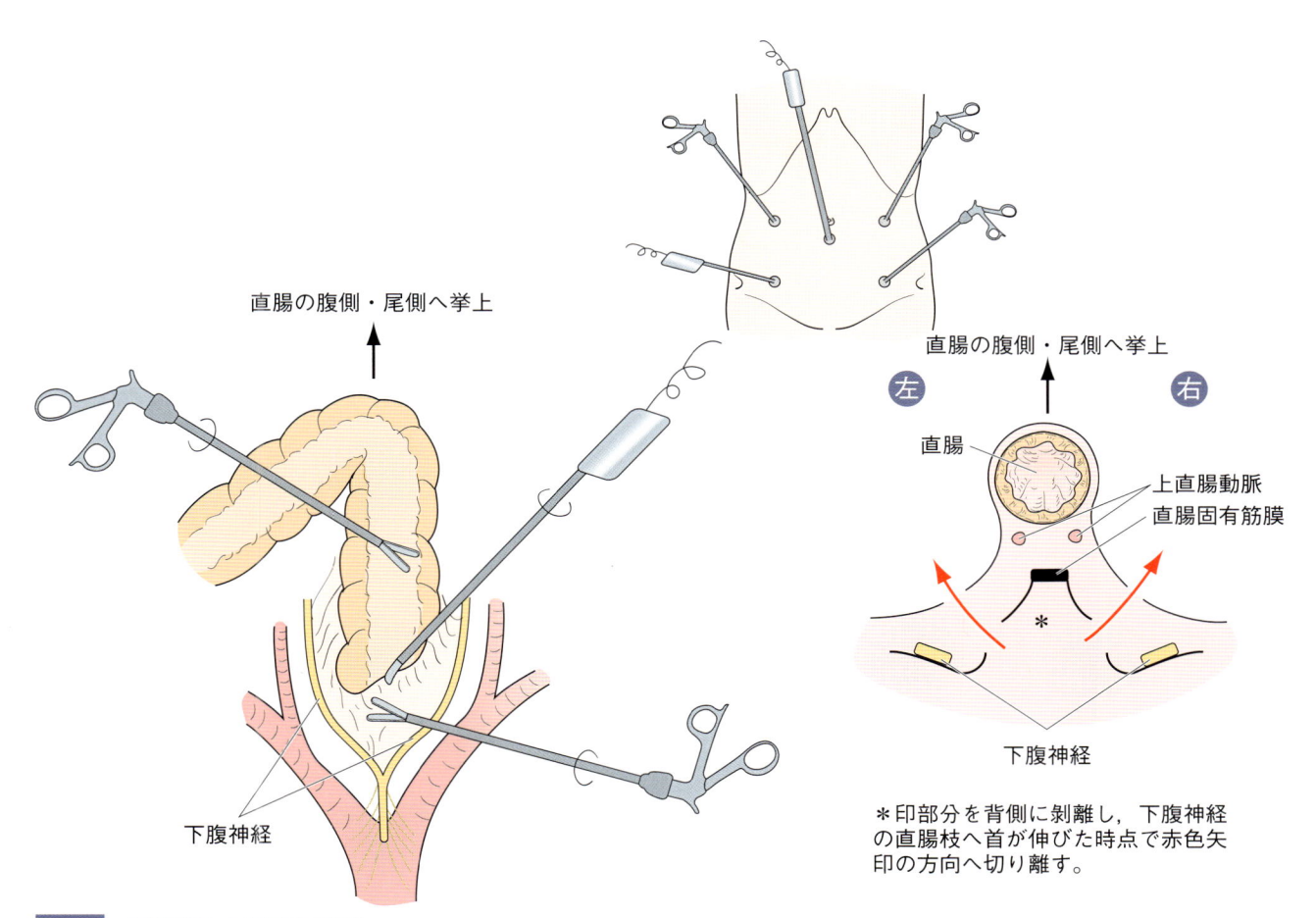

図3　直腸後腔の視野と剥離

直腸背側の視野は，助手による展開が大切である．直腸後腔部分では，左右に分かれて存在する下腹神経の脚間，すなわち正中で直腸固有筋膜背側を剥離する．できるだけ骨盤底に向かって剥離し，下腹神経からの直腸枝の首が伸びた時点で切離する．
（Mike M, Kano N：Laparoscopic-assisted low anterior resection of the rectum；A review of the fascial composition in the pelviv space. Int J Colorectal Dis 26：405-414, 2011）

*印部分を背側に剥離し，下腹神経の直腸枝へ首が伸びた時点で赤色矢印の方向へ切り離す．

　血管処理が完了したら骨盤腔を明らかにし，腹膜切開部を直腸の左右後腹膜切開へと続ける．この時点で左右の腹膜切開線を直腸膀胱窩で連続させてもよいが，切離線が十分に面を形成できない場合は途中までとする．

　助手による術野の展開が重要で，右手で脈管断端を把持し，腹側に牽引し，次に左手で直腸固有筋膜を把持し腹側への牽引を効かす．これで，助手の右手は自由となるため，術者の手技の妨げとなっているものを右手で排除する．

　直腸背側の視野は，左右に分かれている下腹神経の脚間，すなわち直腸正中で直腸固有筋膜を背側から剥離する（図3）．この術野で，左右の下腹神経が腹側に牽引され，直腸正中に癒着した状態の場合があり，この場合には左右下腹神経の間を慎重に剥離する必要がある．さらに，直腸背側中心を外さずに剥離をできるだけ骨盤底に向かって行う（図3，図4 B *印，図5 B *印）．この部分では，術者は，左手の腸鉗子で直腸を左側・腹側に押しながら正中をさらに右手で尾側・腹側に剥離する．正中で，直腸後腔をできるだけ剥離し，腹膜下筋膜深葉の腹側・頭側への折り返しである直腸仙骨靱帯に達する（図6）．この筋膜までは，下腹神経からの神経枝が直腸に近接しており，正中を外さずに進むことが肝要である．直腸仙骨靱帯を切離することにより（図6実線矢印），骨盤底に到達できる．この時点で，挙筋上腔は左右に曲玉様に剥離でき，骨盤神経叢の内側に沿った剥離が可能となる．

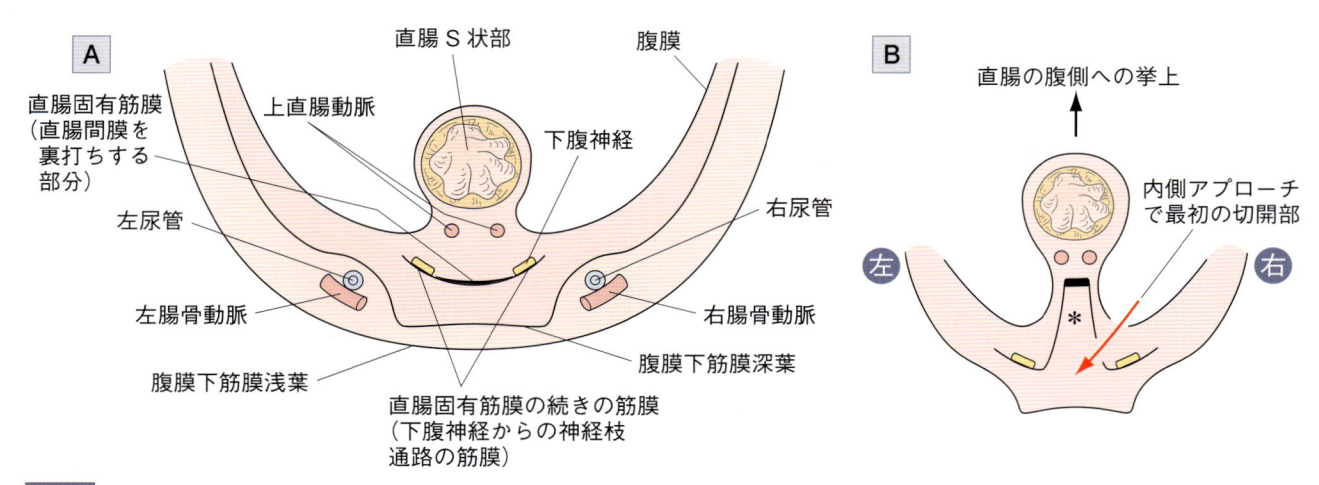

図4 岬角のレベルの横断図
内側アプローチの開始位置である(B矢印)．この部分では，直腸固有筋膜と腹膜下筋膜深葉との間，すなわち直腸後腔が比較的広い(B＊)．

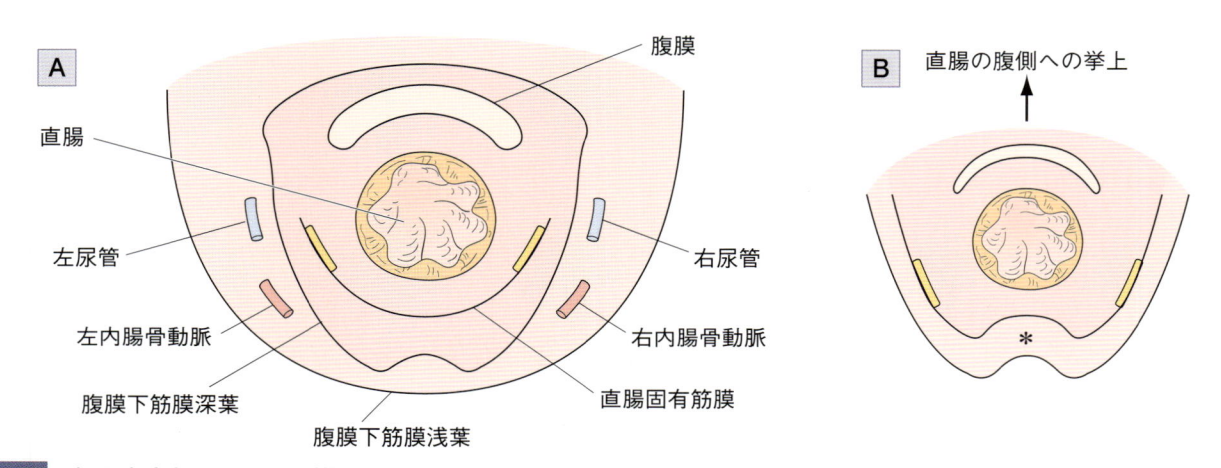

図5 直腸膀胱窩のレベルの横断図
最深部の筋膜である直腸固有筋膜は，その幅を広げて尾側へ向かう(A)．直腸の腹側への挙上によっても，直腸後腔は広がりにくい(B＊)．

　　この部分においては，骨盤神経叢からの直腸枝が腹側に立ち上がった状態であり，直腸と骨盤神経叢の間は広がる(図6点線矢印)．骨盤神経叢からの直腸枝を，直腸ギリギリのラインで切離することができる(図6点線矢印)．さらに仙骨から立ち上がるS_4の骨盤内臓神経の尾側縁が露出されることで挙肛筋を十分に見ることができる．そして，直腸の剝離を左右側の尾側・腹側に行うことにより，挙筋上腔は曲玉様となる(図7)．
　　挙筋上腔が曲玉様に剝離できた後，直腸正中部に戻り，直腸を尾側・腹側に向かい剝離すると，尾骨から直腸側に向かう anococcygeal raphe (肛門尾骨縫線)が視認できる．さらに，わずかに正中を外した左右の剝離を行うと，anococcygeal raphe をさらにはっきりと露出することができる(図7)．

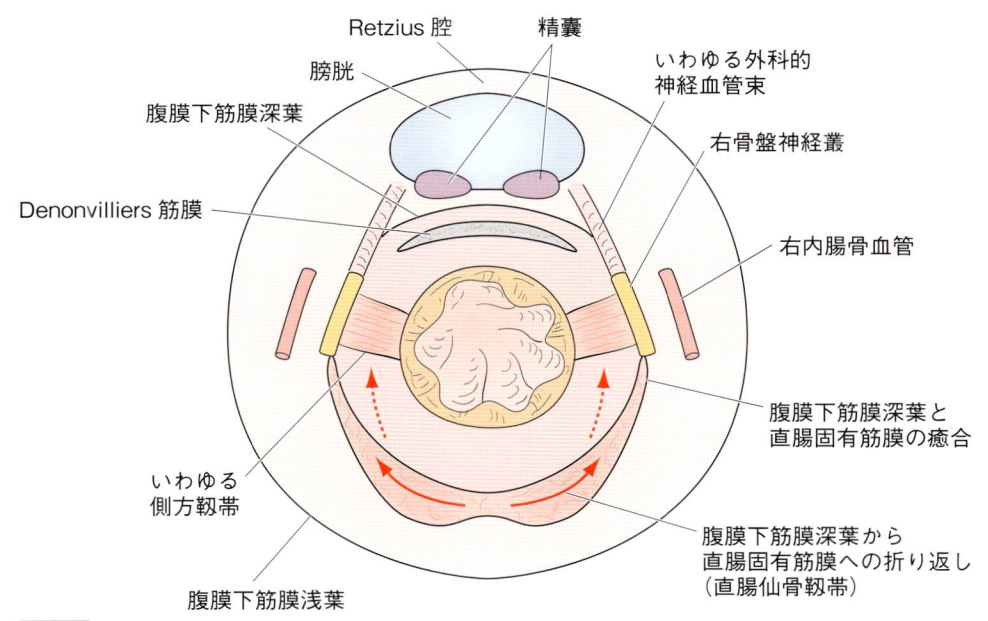

図6　側方靱帯のレベルの横断図

直腸背側面にある直腸固有筋膜と腹膜下筋膜深葉の間の腔は閉ざされ，互いの筋膜の折り返し点である．すなわち，直腸仙骨靱帯である．直腸側面では上記2葉の筋膜が癒合している．赤色矢印：直腸仙骨靱帯の切離方向．赤色点線矢印：厚い直腸間膜より尾側の剥離ラインを示す．

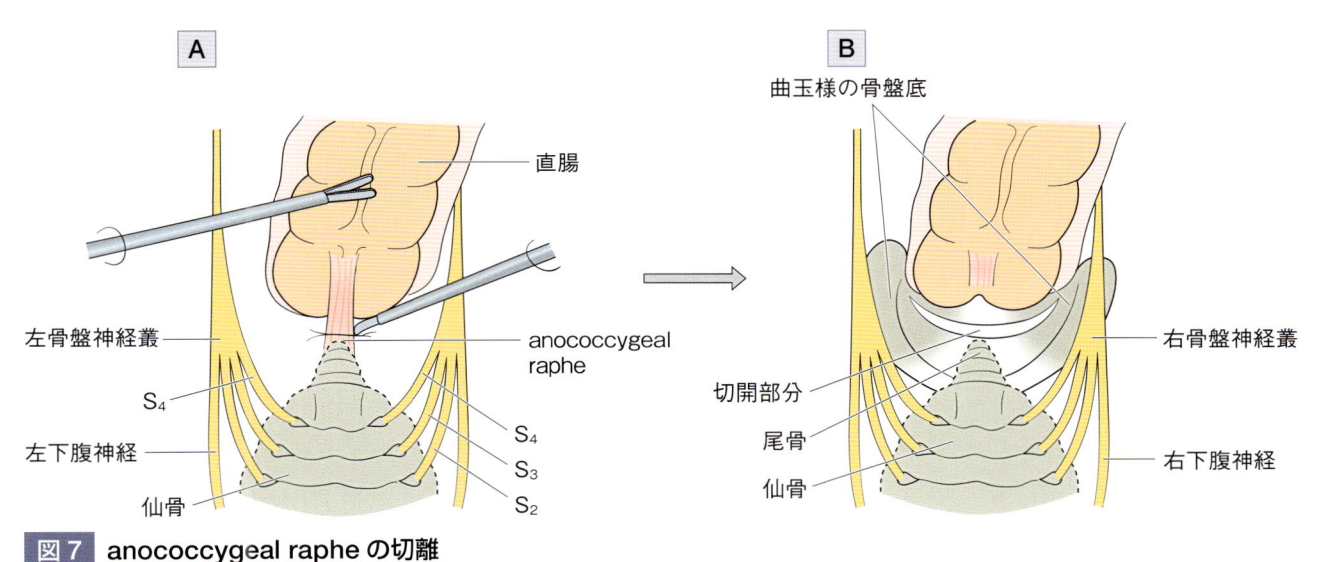

図7　anococcygeal raphe の切離

骨盤底で，直腸の正中を外した左右を剥離すると，anococcygeal raphe が見られる．尾骨近傍で anococcygeal raphe を切離する．

　この左右の直腸筋層の剥離は最小限とし，hiatal ligament 部まで接近しない．ここで，anococcygeal raphe を尾骨近くで切離する（図7）．それから，この切離線が，直腸から離れて全体的に U 字形になるように腸骨尾骨筋・恥骨尾骨筋を切離し，坐骨直腸窩のツブツブした脂肪組織を露出しておく（図8）．

　骨盤底に達する途中で出血をきたすと，後の操作の視野が取れない状態となってしまうことから，十分に止血をしながら進めることが大切である．

　ここまで剥離をしておいてから，骨盤神経叢からの直腸枝の切離を行う．

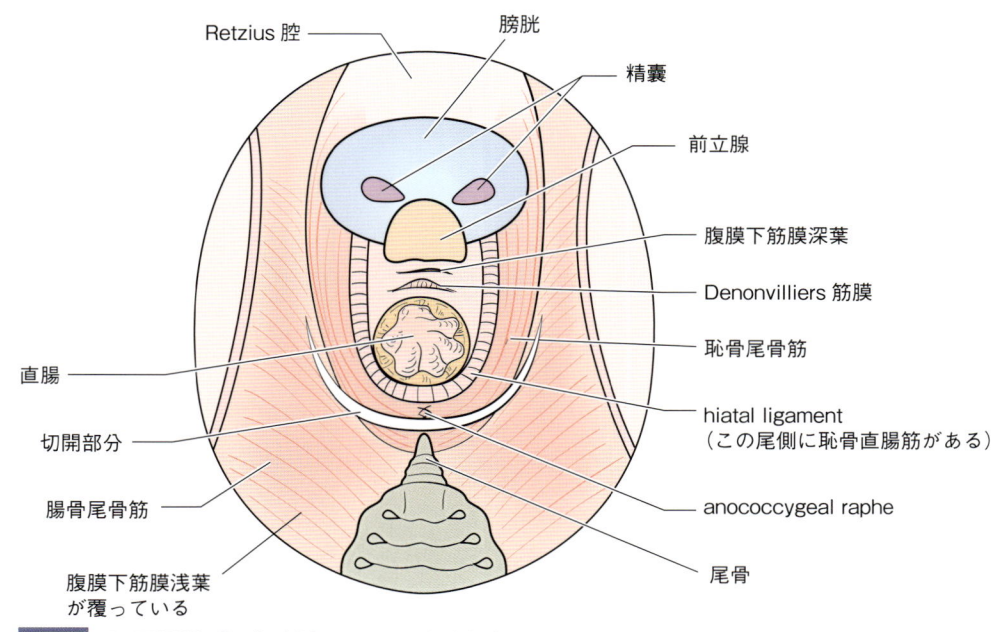

図 8　肛門挙筋群の切離（Shafik の解剖[2]）

anococcygeal raphe を尾骨近くで切離し，この部分から U 字形に腸骨尾骨筋・恥骨尾骨筋をできるだけ腹側まで切離し，坐骨直腸窩の脂肪組織を露出しておく。

d 直腸腹側の切離・剥離（Denonvilliers 筋膜腹側の剥離）
C 腹腔鏡下直腸低位前方切除術の項を参照（86 頁）

e 右側方靱帯の剥離・切離
C 腹腔鏡下直腸低位前方切除術の項を参照（88 頁）

f 左側方靱帯の剥離・切離
C 腹腔鏡下直腸低位前方切除術の項を参照（88 頁）

g 直腸腹側のさらなる剥離・切離（Denonvilliers 筋膜の切離）
C 腹腔鏡下直腸低位前方切除術の項を参照（88 頁）

h S 状結腸の切離
- 腹腔鏡：臍部
- 術者右手：超音波凝固切開装置（USAD：ultrasonically activated device）の後，Endo-GIA®
- 術者左手：腸鉗子で切離部の組織を牽引
- 助手右手：S 状結腸の把持
- 助手左手：腸間膜の把持。術者の左手と面を作る。

　S 状結腸のどの部分で腸管切離を行うか決定して，助手と共同して腸間膜に面を形成し，腸管切離部に向け USAD で腸間膜を切離し，中間リンパ節郭清とする。S 状結腸は，先端が屈曲可能な Endo-GIA® を用いて切離する（図 9）。

図9 S状結腸の切離

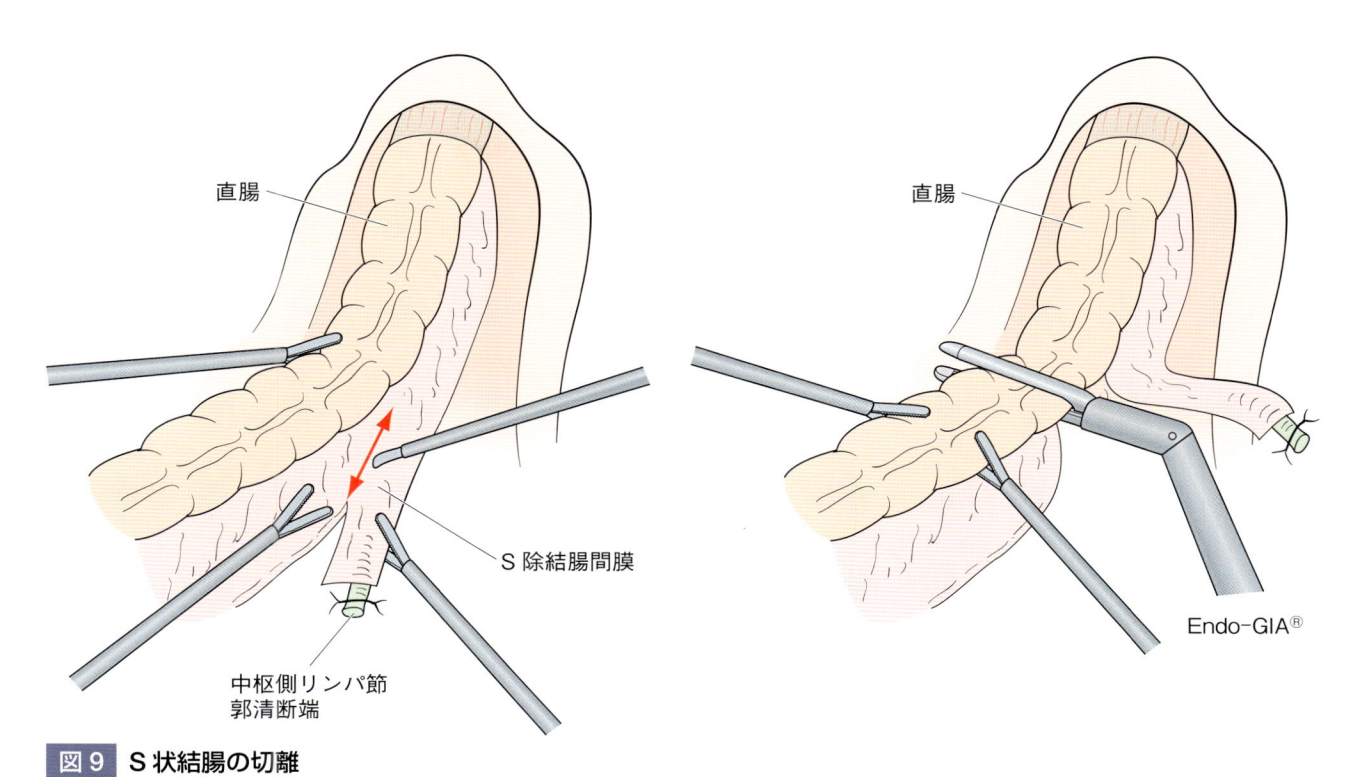

S状結腸のどの部分で腸管切離を行うか決定して，助手と共同して腸間膜に面を形成し，腸管切離部に向け超音波凝固切開装置（USAD）で腸間膜を切離する。S状結腸は，先端が屈曲可能なEndo-GIA®を用いて切離する。赤色矢印：S状結腸間膜の切離方向。

会陰からの操作

すでに肛門は二重にpurse string suture（巾着縫合）で縫合閉鎖してある。Lloyd-Davies positionをさらに下肢を屈曲した体位とし，会陰部を十分に展開する。再度十分に消毒を行った後，肛門縁より数cm離した楕円形の切開を加える（図10）。背側は尾骨，側方は左右の坐骨結節，前方は男性ではperineal body（会陰体），女性では腟後壁を目安とする。これらの中間点を通る皮膚創を目安とするが，皮膚を広く切除することが郭清につながるわけではない。Loan-Star開創器®を皮膚切開縁に掛ける。皮下脂肪を，大殿筋内側縁を目標として切開するが，切開を深くするたびに，Loan-Star開創器®の牽引の深さも変える。

左右背側に広がる大殿筋を露出することなく，背側で尾骨先端を目印に進むと，皮下脂肪より粒の大きな坐骨直腸窩脂肪が現れ，同部で容易に腹腔内へ到達することができる。すでに，肛門挙筋はU字形に切離してあることから，この時点でも腹腔内との交通はU字形にすることができる（図11）。

ここで，さらに外側から腹側に向かい剥離を進め，浅会陰横筋を露出し，直腸枝を切離する。腹側正中部は球海綿体筋，外肛門括約筋，肛門挙筋，会陰横筋が合一し強靱な結合織となっており，perineal bodyである（図11）。さらにその左右の肛門挙筋を助手の筋鉤で展開，視認し切離する。これで肛門挙筋の骨盤付着部は3/4周にわたり露出される（図11）。

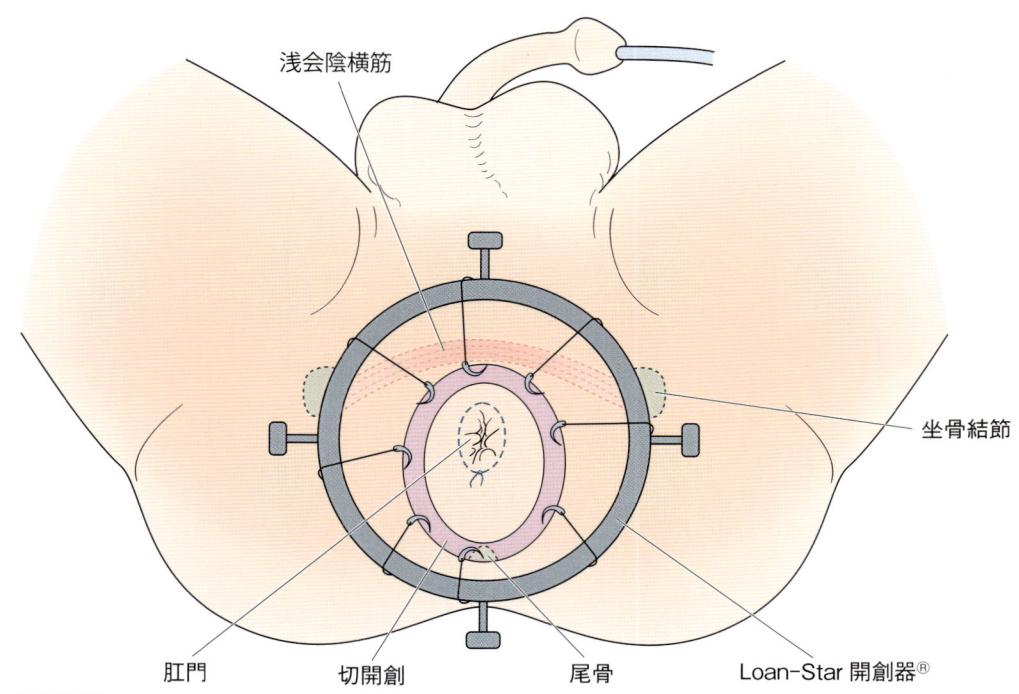

図10 会陰操作

すでに肛門は二重に purse string suture で縫合閉鎖してある。Lloyd-Davies position をさらに下肢を屈曲した体位とし，会陰部を十分に展開する。再度十分に消毒を行った後，肛門縁より数 cm 離した楕円形の切開を加え，Loan-Star 開創器®を創縁に掛ける。

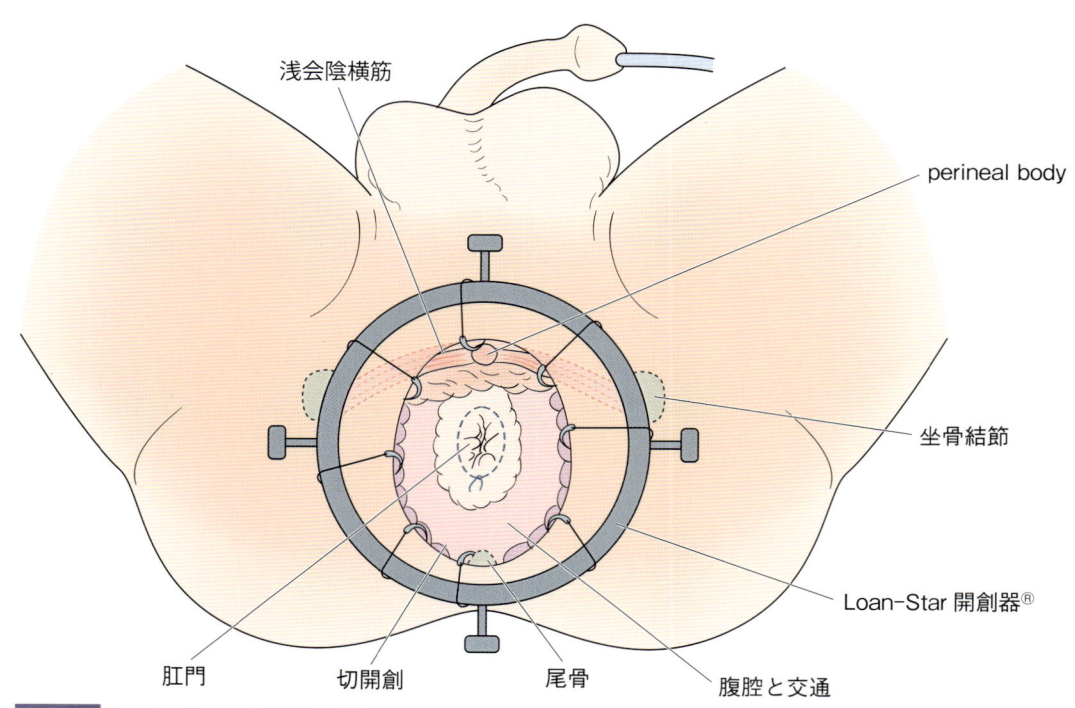

図11 会陰から腹腔への到達

左右背側に広がる大殿筋を露出することなく，背側で尾骨先端を目印に進むと，皮下脂肪より粒の大きな坐骨直腸窩脂肪が現れ，同部で容易に腹腔内へ到達することができる。肛門外側から腹側に切離を続け，浅会陰横筋を露出する。左右腹側の肛門挙筋を視認し，切離を繰り返すと肛門挙筋の骨盤付着部は 3/4 周にわたり露出される。

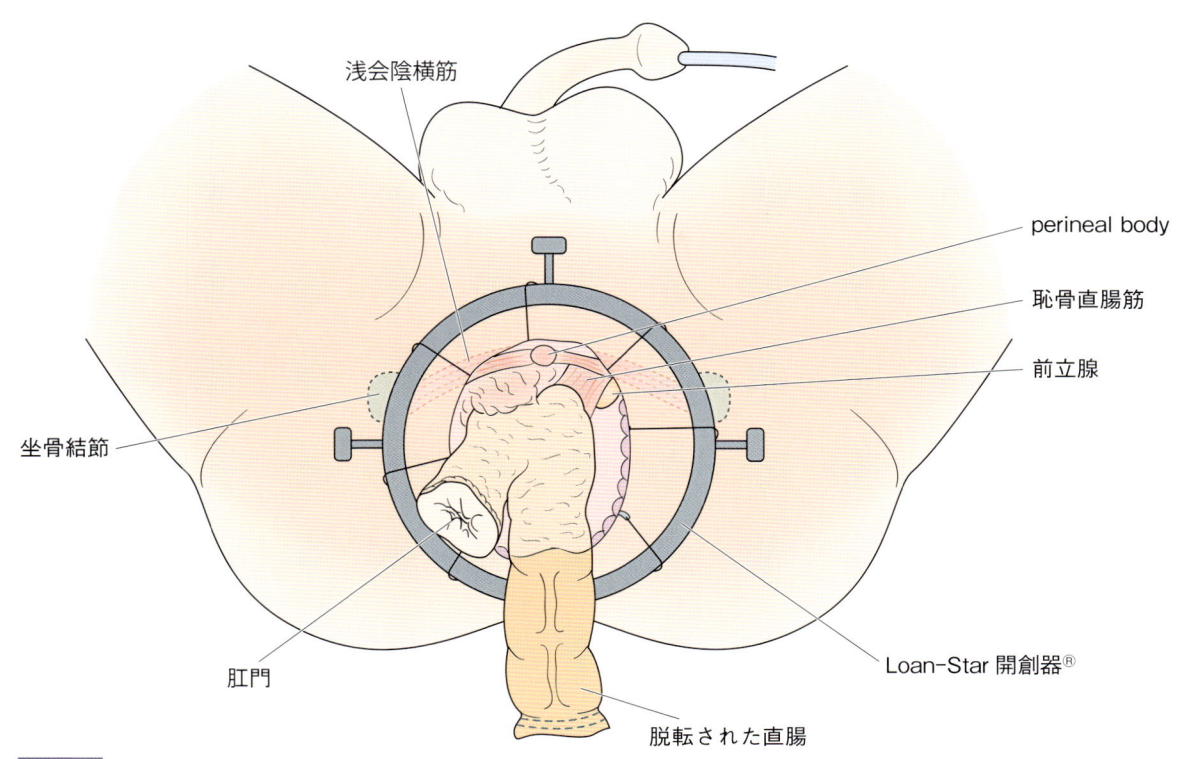

図12 直腸の脱転と恥骨直腸筋の切離

直腸を会陰側へ脱転し，脱転した直腸を左手で把持しながらカウンタートラクションを効かせ肛門挙筋付着部腹側の剝離へ移る．そして，前立腺背側面を触知し，前立腺と恥骨直腸筋が直腸壁に付着しているところを電気メスで少しずつ切離する．

　ここで，直腸を会陰側へ脱転する．術者は，脱転した直腸を左手で把持しながらカウンタートラクションを効かせ肛門挙筋付着部腹側の剝離へ移る．そして，前立腺背側面を触知し，前立腺と恥骨直腸筋が直腸壁に付着しているところを電気メスで少しずつ切離する（図12）．さらに，剝離を尾側へ進め，男性では前立腺，女性では腟後壁との剝離を行う．最後にperineal body部を切離して切離を終了する．この部位は男性では尿道隔膜部，女性では腟後壁に近接するため，男性では尿道カテーテル，女性では腟指診を目安として切離を進めると損傷を回避できる．

　なお，視野展開が不十分な場合は，北條式開肛器（小）®をLoan-Star開創器®の上から創に挿入して視野を展開する．

　Lloyd-Davies positionをわずかに戻し，気腹下に腹腔からも止血を確認し，骨盤腔を生食水で洗浄する．再度止血を確認し，右下腹部ポートから骨盤死腔内にシラスコン®デュープルドレーンを挿入する．最後に会陰部皮下脂肪を2-0 PDS®で縫合閉鎖し，皮膚を1-0 Nylonを用いた垂直マットレス縫合で閉鎖し，会陰操作を終了する．

j 人工肛門の造設

　人工肛門予定位置の中央をコッヘル鉗子で把持し，腹側に牽引する．直径20 mmの円形の皮切を，真皮が露出するように皮膚表面に平行にスライスする（図13）．これによって，血流のよい真皮が視認できる．皮下脂肪を剝離し，腹直筋前鞘に達する．腹直筋前鞘を十字に切開し，腹直筋を開排し鈍的に分け腹直筋後鞘に達する．腹直筋後鞘と腹膜を切開する．経路が狭くないこと，屈曲がないこと，止血を確認する．ねじれがないことを確認しながら，S状結腸断端を腹壁外に誘導する．十分に誘導が可能であることを確認して，腹直筋前後鞘に3-0 PDS®糸で4点固定縫合を行う（図13）．

　S状結腸を再度腹壁外に誘導し，先の3-0 PDS®糸で腹壁に結腸筋漿膜を縫合する．濡れたガーゼを被せて放置する．

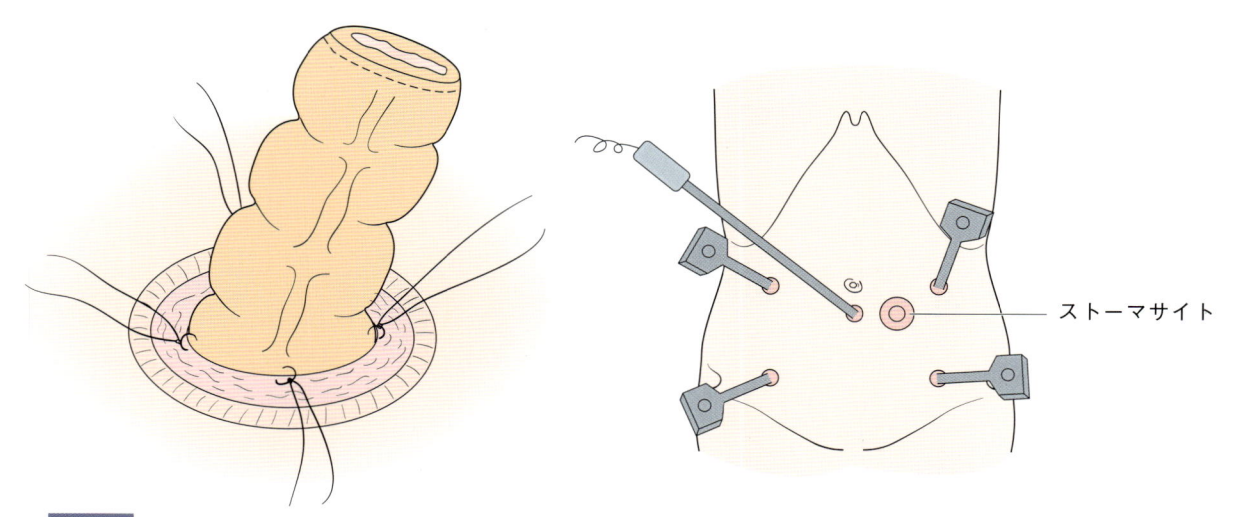

図13 S状結腸1孔式人工肛門造設術
人工肛門予定位置の中央をコッヘル鉗子で把持し，腹側に牽引する．直径20 mmの円形の皮切を，真皮が露出するように皮膚表面に平行にスライスする．腹腔内に達し，S状結腸断端を腹壁外に誘導する．十分に誘導が可能であることを確認して，腹直筋前後鞘に3-0 PDS®糸で4点固定縫合を行う．

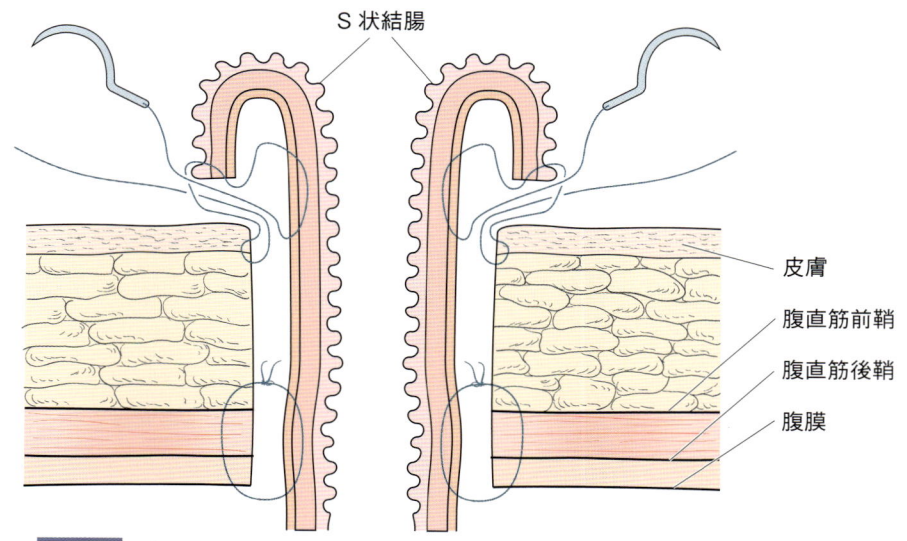

図14 人工肛門のmaturation
人工肛門を一次開放する．皮膚から20 mmくらい隆起するように断端を外翻し，4-0 PDS®で埋没結節縫合する．

k ポート部閉創と人工肛門のmaturation

ポート部をスキンステープラーで閉創後に，創部を覆い，汚染を防止する．人工肛門を一次開放する．まず，辺縁動静脈を結紮切離し，余分な腸管を切除する．止血確認後，皮膚から20 mmくらい隆起するように断端を外翻し，4-0 PDS®で埋没結節縫合する（図14）．

バリケア，ラパックなどを装着する．

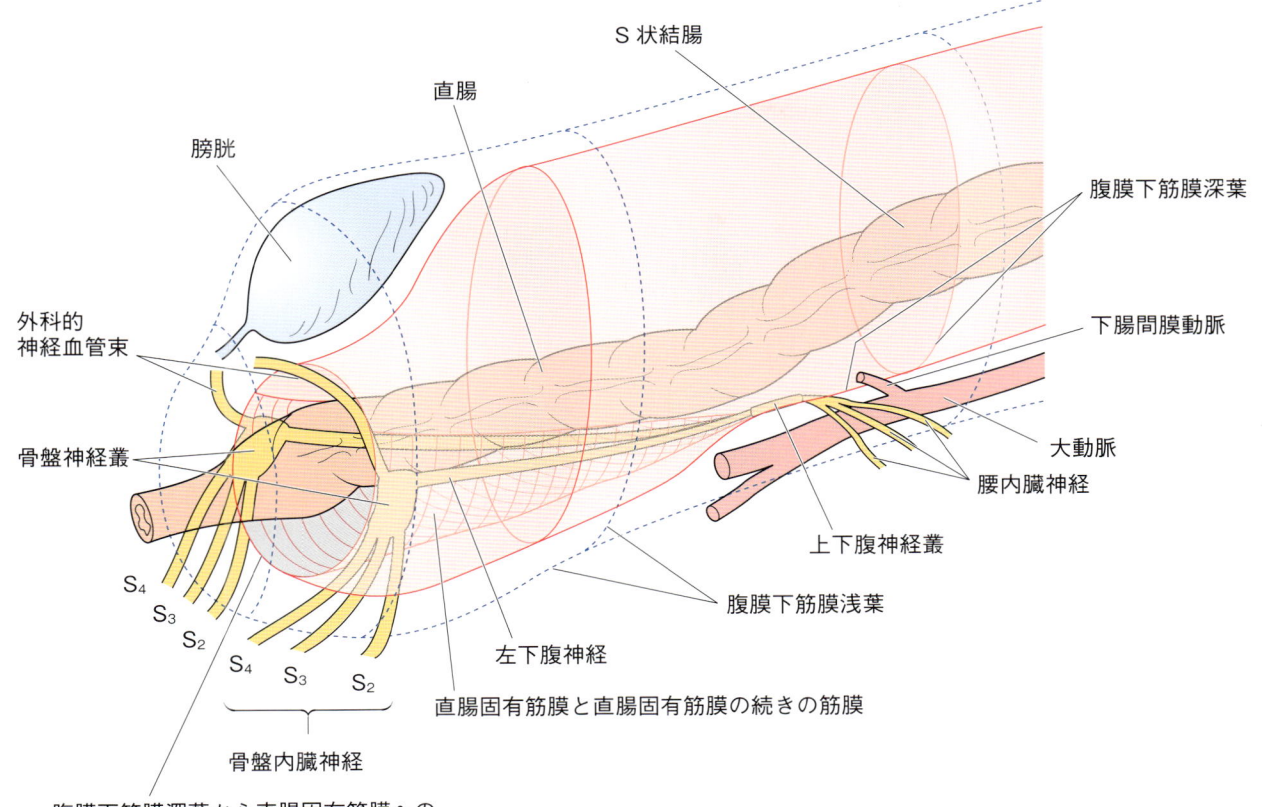

図15 腹腔と骨盤腔の筋膜の連続性

Tobin ら[4]，佐藤[5]，高橋[6〜10]の理論は，発生学を基礎としていることから，腸管発生についての理解は不可欠である。これによると，腹腔と骨盤腔の筋膜構成は，その連続性が担保されていなければならない。

VII 骨盤底筋膜の構成と手術のポイント

　1908年LancetにMilesが腹会陰式直腸切断術（abdominoperineal resection of the rectum）においての上方向へのリンパ流に対する手技が大切であることを記載し，直腸癌における上方向のリンパ節郭清の概念が確立した[3]。これが，現在でも腹会陰式直腸切断術がMiles手術と呼ばれる所以である。

　すでに，述べたように骨盤内筋膜構成の理解なしに，直腸の解剖に言及することはできない。その出発点は，Tobin ら[4]，佐藤[5]，高橋[6〜10]の理論である。これらは，発生学を基礎としていることから，腸管発生についての理解は不可欠である。これによると，腹腔と骨盤腔の筋膜構成は，その連続性が担保されていなければならない（図15）。

　さらに，腹会陰式直腸切断術においては，骨盤底に到達した後の解剖についての理解が必要であるが，実際にこの部分を詳細に記載した論文は多くない。なぜなら，この部分の筋膜構成の考え方は肛門機能に直結し，いまだ明らかになっていない部分が存在するからである。本書では，この部分の機能・解剖に関してShafixの論文[2]をとりあげ，彼の考え方が最も外科医にとっても理解しやすいと考えた（図16）。

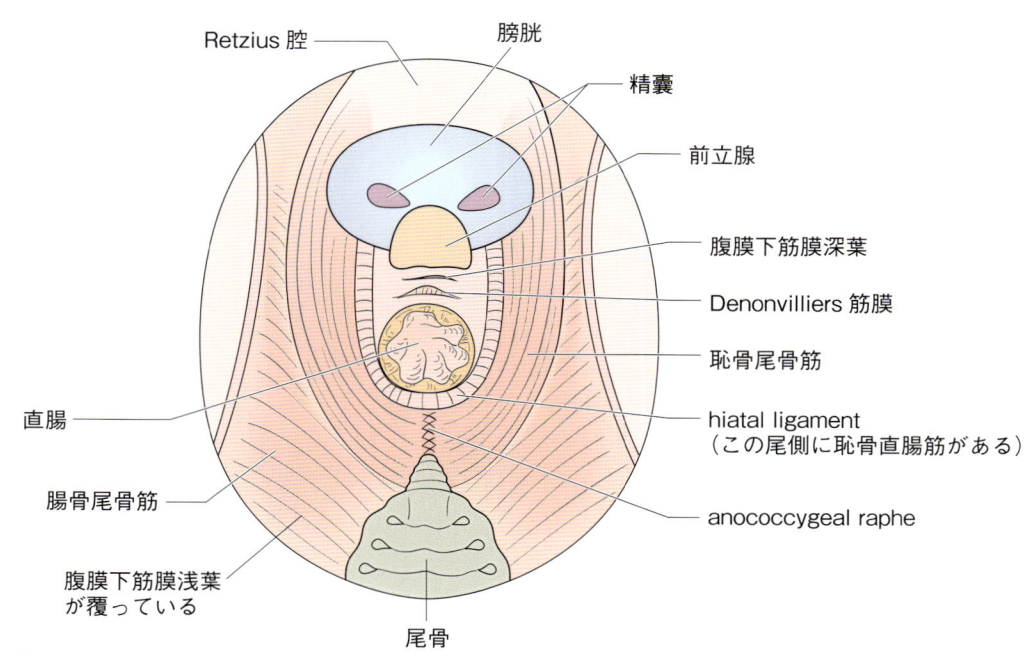

図16 腹膜下筋膜深葉の最終ラインの尾側のレベルの横断面

Shafikの解剖[2]：いわゆる挙筋上腔であり，この腔は直腸側面から膀胱側腔・Retzius腔に通じている。恥骨尾骨筋・腸骨尾骨筋が張り出し骨盤底筋群を形成している。恥骨直腸筋はhiatal ligamentより肛門側にあり，肛門管背側を支えている。

　一般に，「全直腸間膜切除（TME：total mesorectal excision）のラインで剥離した後」という文章は，下部直腸背側から外側の直腸固有筋膜と腹側のDenonvilliers筋膜を剥離し終わった時を指している。しかし，現にHealdの論文[11]でもそうであるが，外科医は切除側の直腸を見ており，決して背側すなわち肛門挙筋側を見ていない。すなわち，TMEが終了しようとする瞬間の骨盤背側の視野についていまだ十分に明らかになっていない。もちろん，Tobinら[4]，佐藤[5]，高橋[6～10]の理論から肛門挙筋は腹膜下筋膜浅葉に覆われている（図17）。そして，その背側の浅層に肛門挙筋群である腸骨尾骨筋，恥骨尾骨筋が存在する。Anococcygeal rapheからhiatal ligamentに至る剥離は，腹会陰式直腸切断術では過度に剥離を行ってはいけない（図16）。なぜなら，直腸肛門管とその周囲組織を円筒状に切除することが基本である腹会陰式直腸切断術において，waisting（切除標本における「くびれ」）を形成し，病変部に接近してしまうことになるからである[12]。したがって，尾骨先端を十分に視認し，この部でanococcygeal rapheや肛門挙筋を切離し，この切離線をU字形としつつ，坐骨直腸窩の脂肪を露出していくことが大切である。

　会陰操作では，Lloyd-Davies positionより膝を屈曲させた体位，さらにLoan-Star開創器®や北條式開肛器（小）®を用いることで，肛門の視野の改善をはかることができる。すでに腹腔鏡下に半周以上の肛門挙筋が切離されていることから，容易に腹腔と達し，直腸断端を会陰に引き出すことができる。さらなる肛門挙筋の切離・剥離は，肛門管の腹側・外側となることから，助手が筋鉤を用いて切離部に面を形成することが大切である。ほとんどの操作を視認しながら行うことができる。

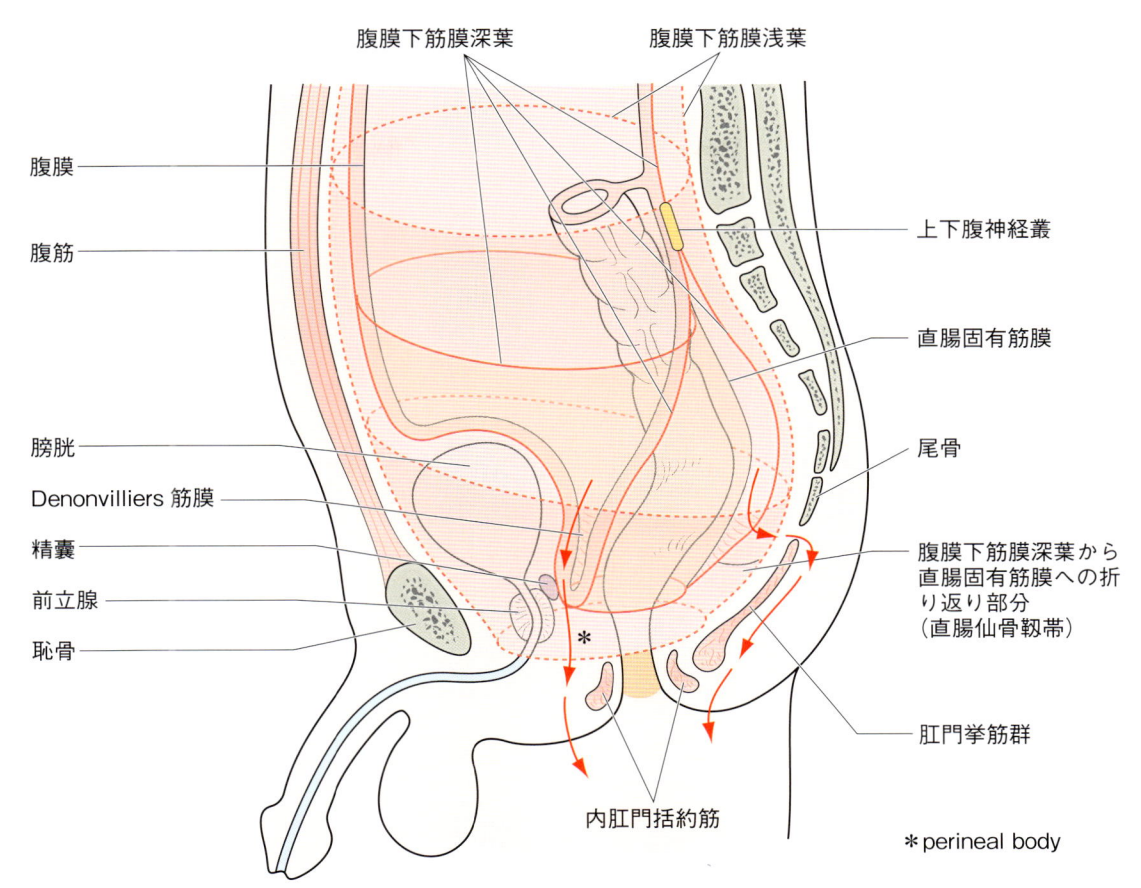

図 17 waisting 回避のための解剖

Tobin ら[4]，佐藤[5]，高橋[6〜10]の理論から肛門挙筋は腹膜下筋膜浅葉に覆われている．尾骨尾側で anococcygeal raphe や肛門挙筋を切離し，この切離線を U 字形としつつ，坐骨直腸窩の脂肪を露出していくことにより，waisting を回避できる．赤矢印：直腸切断術の切離方向を示す．

　腹腔鏡下手術の発達により，いままで術者だけの視野であった骨盤底の構成要素が皆の視野となった．このことにより，各々の部位の解剖学的認識が必要となり，新たな用語が必要となった．いままでとは異なる視野により，外科医は新たな解剖学的認識をもって骨盤内筋膜構成と筋構成の理解をしなくてはならい．

　腹腔鏡下腹会陰式直腸切断術の手術手技について述べた．骨盤底筋群と直腸筋膜の構成についての理解が，本手術の手技を容易にし，waisting を回避できると考えられる．

文献

1) Lloyd-Davies OV, Lond MS：Lithotomy-Trendelenburg position. Lancet 8：74-75, 1939
2) Shafik A：Anorectum. *In* Skandalakis' Surgical Anatomy. The Embryologic and Anatomic Basis of Modern Surgery. Edited by Skandalakis JE, Colborn GL, Weidman TA, et al. pp944-1002, New York, McGraw-Hill, 2004
3) Miles WE：A method of performing abdomino-perineal excision for carcinoma of the rectum and of the terminal portion of the pelvic colon. Lancet 2：1912-1914, 1908
4) Tobin CE, Benjamin JA, Wells JC：Continuity of the fascia lining the abdomen, pelvis, and spermatic cord. Surg Gynecol Obstet 83：575-596, 1946
5) 佐藤達夫：体壁における筋膜の層構成の基本設計．医学のあゆみ 114：C168-175, 1980
6) 髙橋 孝：直腸後方の筋膜構成について―いわゆる Waldeyer 筋膜について．消化器外科 27：1967-1976, 2004
7) 髙橋 孝：直腸後方の筋膜構成について―いわゆる Waldeyer 筋膜について．消化器外科 28：115-122, 2005
8) 髙橋 孝：直腸後方の筋膜構成について―いわゆる Waldeyer 筋膜について．消化器外科 28：221-227, 2005
9) 髙橋 孝：直腸後方の筋膜構成について―いわゆる Waldeyer 筋膜について．消化器外科 28：475-480, 2005
10) 髙橋 孝：直腸後方の筋膜構成について―いわゆる Waldeyer 筋膜について．消化器外科 28：1039-1044, 2005
11) Heald RJ：The 'Holy Plane' of rectal surgery. J R Soc Med 81：503-508, 1988
12) Salerno G, Chandler I, Wotherspoon A, et al：Sites of surgical wasting in the abdominoperineal specimen. Br J Surg 95：1147-1154, 2008

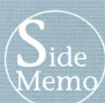

Side Memo: 傍仙骨アプローチ（いわゆる Kraske 手術）における筋膜構成

直腸癌に対する直腸前方切除術に対応する術式として，Paul Kraske による後方切除術があり，現在でも Kraske 手術と呼ばれる。Kraske は肛門の後方から仙骨正中で皮膚切開し，仙骨の一部を切除して手術を行った[1]。根治を目指した術式ではあったが，結果からみれば姑息的な術式に終わらざるをえなかった。

1. 適応

現代でも，傍仙骨アプローチとして Kraske 手術の適応となる病態がある。経肛門的切除と比較した場合，傍仙骨的直腸切除術の利点として，① 直腸間膜内のリンパ節の検索ができること，② 視野が比較的良好であり，腫瘍からの距離を保った切離が行えることの2点があげられる。

したがって傍仙骨的直腸切除術の適応は，① 術前の画像診断で原発巣近傍の直腸間膜内に腫大したリンパ節が存在し，転移診断が必要である場合，② 腫瘍の占拠部位や大きさにより経肛門的切除が困難な場合，③ 本来は開腹手術の適応であるが，高齢者や poor risk 症例で開腹手術に耐えられない場合である。適応となる腫瘍の局在は，腫瘍下端が肛門縁から 50 mm のレベルよりも口側に存在するもので，上部直腸病変にもアプローチ可能である。腫瘍の環周度が高い場合は，適応としづらい。

2. 体位とアプローチ法

ジャックナイフ体位とし，病側の仙骨に沿った切開をおく（図18）。皮下の脂肪組織を剥離の後に正中で肛門尾骨靱帯（anococcygeal body とも呼ぶ）を切開し，さらに坐骨直腸窩の脂肪組織の剥離を進めると肛門挙筋が現れる。これを十分に露出したうえで，肛門挙筋を電気メスにより頭尾方向に切開する。肛門挙筋は薄い筋肉であり，切離した左右の挙筋に支持糸を掛けつつ切開を進めると，後の縫合が容易となる（図19）。

肛門挙筋よりも肛門側に恥骨直腸筋が存在するが，その筋束は直腸を取り巻くように走行しており，しっかりした筋束である。尾骨と恥骨直腸筋の間は，非常に狭く，尾骨切除を行って手技を進める（図20）。

肛門挙筋群の腹側には腹膜下筋膜浅葉が存在し，これを切離すると平滑な直腸間膜を包む筋膜が出現する（図19，図21）。これは，直腸固有筋膜と考え誤認しやすいが，高橋理論[2〜6]では，直腸固有筋膜は直腸仙骨靱帯より頭側にしか存在しない。したがって，この筋膜には名称がない。

3. 目的と意義

傍仙骨アプローチでは，病変の位置と大きさにより，直腸の剥離の範囲は大きく異なる。直腸の剥離層には2つある（図19）。第1は直腸間膜を包む筋膜が明らかに

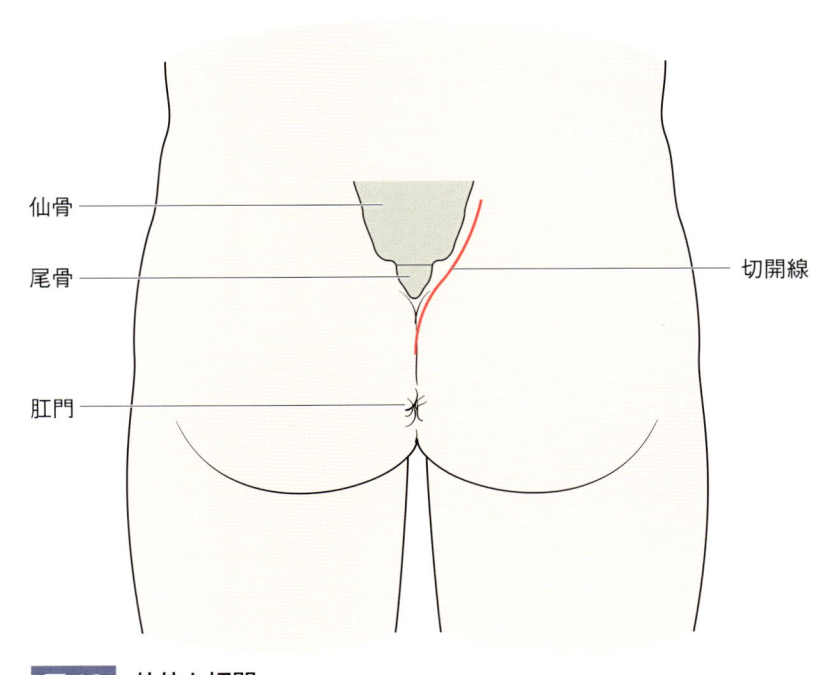

図18 体位と切開
ジャックナイフ体位とし，病側の仙骨に沿った切開創とする。

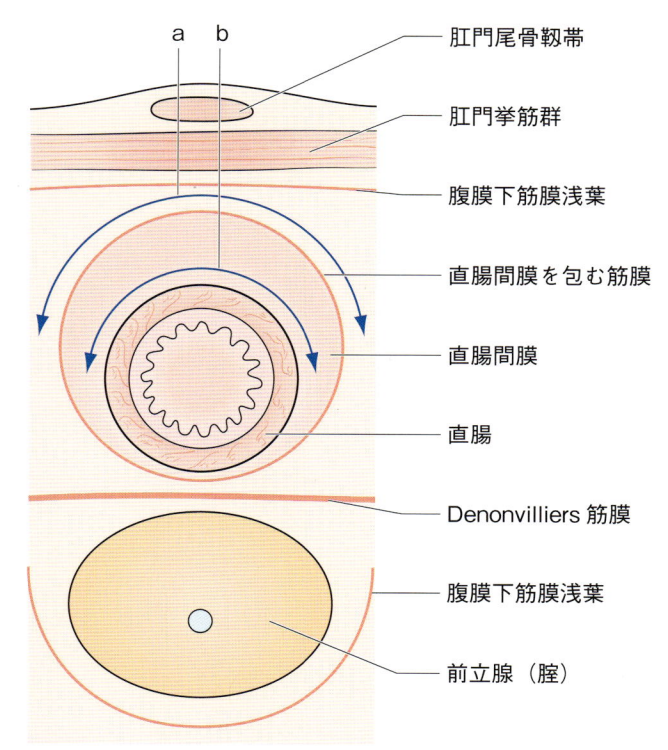

図19 傍仙骨アプローチの剝離層
a：直腸間膜を包む筋膜の周囲で剝離を進める方法．
b：直腸間膜を包む筋膜および直腸間膜を切開のうえ，固有筋層を露出しこの周囲で直腸壁の剝離を進める方法．

（肛門尾骨靱帯／肛門挙筋群／腹膜下筋膜浅葉／直腸間膜を包む筋膜／直腸間膜／直腸／Denonvilliers筋膜／腹膜下筋膜浅葉／前立腺（腟））

なった時点で，これを破ることなくこの外側での剝離を直腸後腔（仙骨前腔）でできる限り行う方法である．周囲の脂肪組織を，間膜内リンパ節を含めて摘出することを目的とする．第2は直腸間膜を包む筋膜を縦あるいは横方向に切開し，直腸間膜の脂肪組織を鋭的に剝離後，直腸の固有筋層に達したうえで，筋層に沿って周囲を剝離する方法（図19）である．

文献

1) Kraske P：Zur Exstirpation hochsitzender Mastdarmkrebse. Arch F Klin Chir (Berl) 33：563-573, 1886
2) 高橋 孝：直腸後方の筋膜構成について—いわゆるWaldeyer筋膜について．消化器外科 27：1967-1976, 2004
3) 高橋 孝：直腸後方の筋膜構成について—いわゆるWaldeyer筋膜について．消化器外科 28：115-122, 2005
4) 高橋 孝：直腸後方の筋膜構成について—いわゆるWaldeyer筋膜について．消化器外科 28：221-227, 2005
5) 高橋 孝：直腸後方の筋膜構成について—いわゆるWaldeyer筋膜について．消化器外科 28：475-480, 2005
6) 高橋 孝：直腸後方の筋膜構成について—いわゆるWaldeyer筋膜について．消化器外科 28：1039-1044, 2005

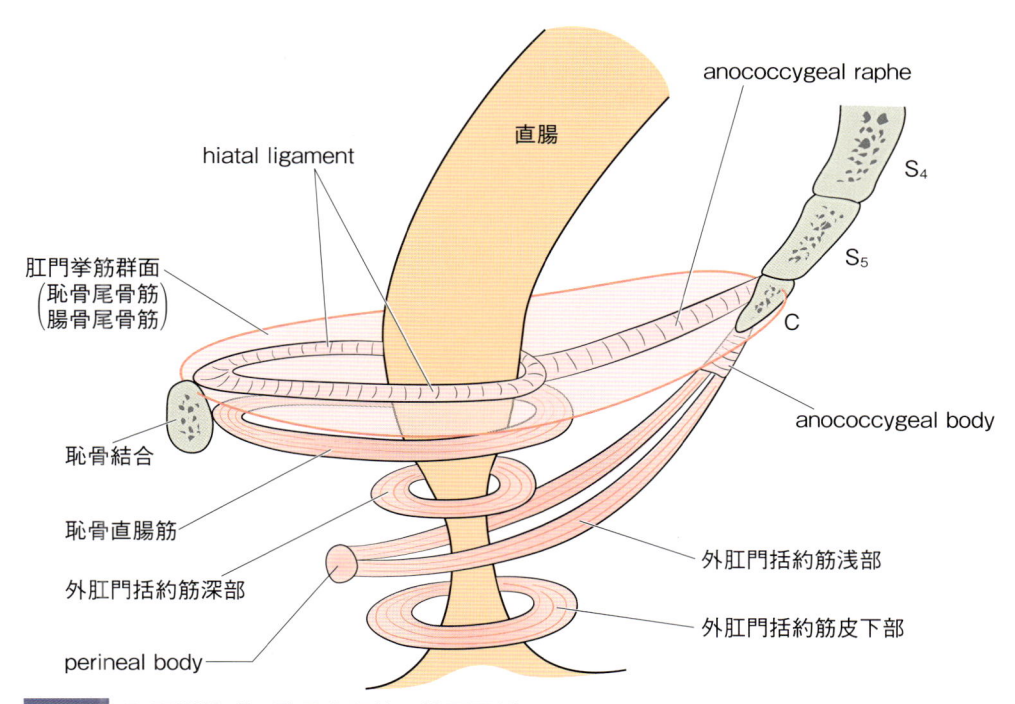

図20 肛門挙筋群と恥骨直腸筋の位置関係

肛門挙筋よりも肛門側に恥骨直腸筋が存在するが，その筋束は直腸を取り巻くように走行している。尾骨と恥骨直腸筋の間は非常に狭く，尾骨切除を目印に手技を進める。赤色実線：肛門挙筋群の範囲を表す。

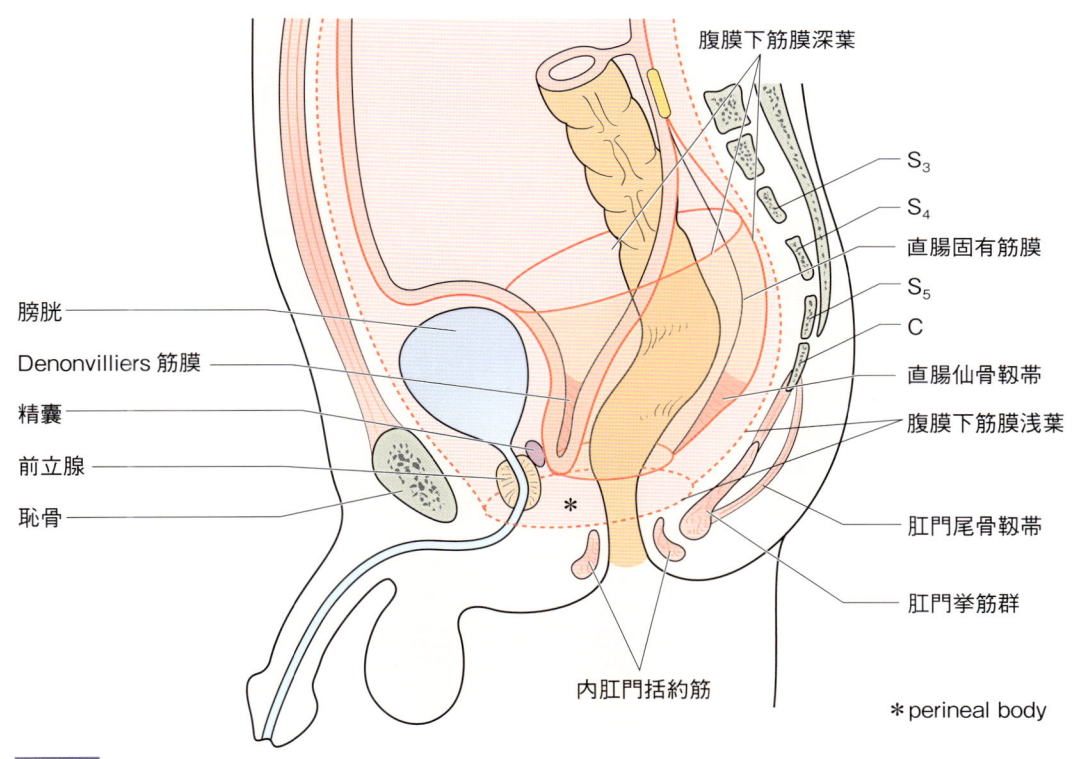

図21 肛門部の側面図

肛門挙筋群の腹側には腹膜下筋膜浅葉が存在する。その腹側（深層）の直腸間膜を包む筋膜は，高橋理論では，名称がない。赤色実線：腹膜下筋膜深葉の範囲（面）を表わす。赤色点線：腹膜下筋膜浅葉の範囲（面）を表す。

D 腹腔鏡下腹会陰式直腸切断術

E 腹腔鏡下右側結腸切除術

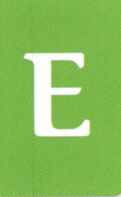

　腹腔鏡下右側結腸切除術（LAC：laparoscopic right colectomy）における手術手技（回盲部切除を含む）においては，内側からのアプローチ，特に内側・後腹膜アプローチにより筋膜構成の理解が容易となり，そのため手術手技が確実なものとなった．筆者らのLACは，「迅速性」と「安全性」の利点から，腸間膜および血管の処理と吻合を小開腹下で行うことを原則としている．

I 適応

　現在のLAC適応外症例は，他臓器高度浸潤，減圧不能な腸閉塞症であり，腫瘍の大きさもその因子になりうるが，最終的なLAC適応の判定は，術中の診断的腹腔鏡で行う．LAC遂行困難例は開腹手術に移行する．

II 切除範囲，リンパ節郭清度

　LACは腹腔へのアプローチ法の違いのほかは切除範囲，郭清度ともに開腹手術と差がないことが基本である．
　Gillotのsurgical trunkの概念（図1）[1]が1970年代にわが国に導入されてから，右側結腸のリンパ節郭清度の考え方には2種類の言葉が存在する．すなわち，大腸癌研究会の『大腸癌取扱い規約第7版』による主リンパ節を支配動脈根部に求めて考える郭清度と，Gillotのsurgical trunkをリンパ流[2]に基づき郭清することによる郭清度である．いずれが正しいかの結論は出ていない．しかし前者においては，リンパ流が欠損している部分を郭清する必要があるかという問題があり，さらに右結腸動脈（RCA：right colic artery）は多くの例で欠損しており，主リンパ節をどこに求めるかという解剖学的問題もある．後者においては，リンパ流の理論のみが先走っており，この部分すべてを郭清することに関して，はたして臨床上意味があるかどうか検証されていない．
　広い範囲の腸管切除を行うことにより，リンパ節郭清数を増やすことが，予後につながるとする提言がある．しかし，一方リンパ節郭清をさらに狭めた手技でも十分であるとの考え方も存在する．現在の精密なCT検査によるリンパ節転移診断を参考にして，それにより一歩広い範囲を郭清すれば十分であるとの考え方についての検証が必要と考えられる．

III 病変のマーキング，術前処置

　大きな癌でない限り，術中に病変部位の同定が困難なため術前マーキングが必須である．ただし，回盲部に近い病変で，回盲部を切除する症例は省略が可能である．マーキングは内視鏡下のクリップ法で行い，術前2日までには完了しておくことが望ましい．クリップは病変の肛門側ギリギリに確実に打つことが重要である．腸管拡張は腹腔鏡の視野を著しく妨げるため，十分な腸管の減圧，拡張の予防に努める．

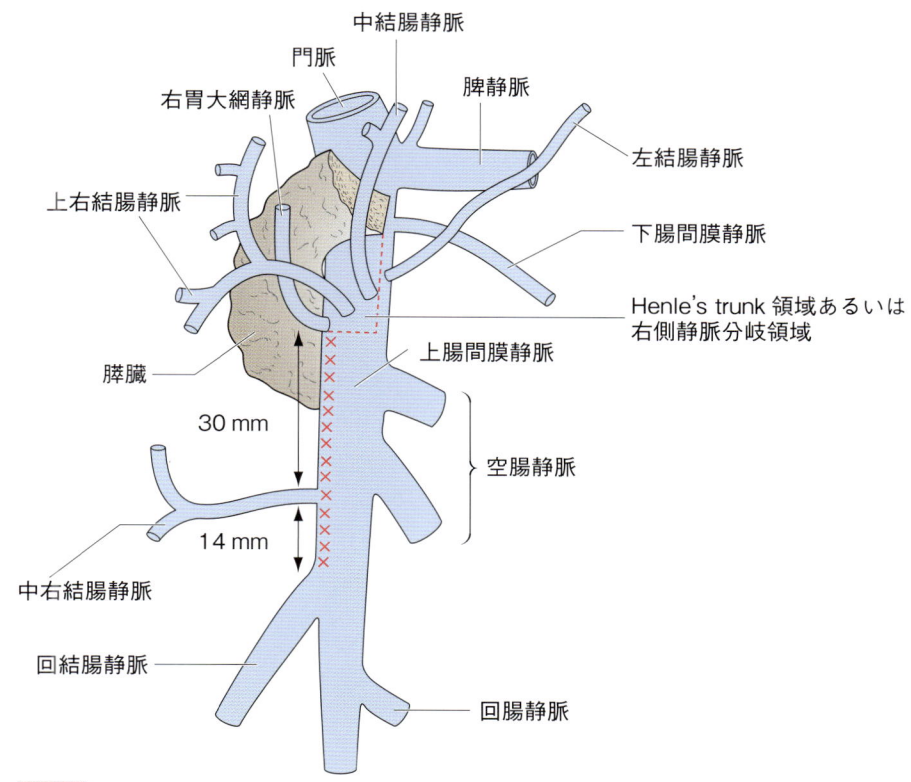

図1 Gillot の surgical trunk の概念

surgical trunk は，回結腸静脈分岐頭側から Henle's trunk 領域最尾側までの約 44 mm の部分をいう。この部分の上腸間膜静脈腹側・外側面にリンパ節が存在する。

Ⅳ 上腸間膜動静脈系の分岐形態とリンパ節郭清

　上腸間膜動静脈(superior mesenteric artery/vein)の分岐について考察するためには，まず動脈分岐を定義しなくてはならない。まず，上腸間膜動脈(SMA：superior mesenteric artery)を定義する。本来 SMA は発生の過程で，その周囲に腸管回転が生じる。そして，その先端部は卵黄嚢であり，これがメッケル憩室の発生部位である。したがって，SMA は回盲弁から 50〜100 cm の小腸に向かう動脈と定義することができる。さらに，動脈分枝の定義として，SMA から直接分枝するものを「動脈」と名付け，直接分枝していない動脈は「結腸枝」と定義する。上腸間膜動静脈の分岐は，左側に比べ変異が多い。しかし，SMA，上腸間膜静脈(SMV：superior mesenteric vein)，それらの最終分枝の回結腸動脈(ICA：ileocolic artery)，および回結腸静脈(ICV：ileocolic vein)は必ず存在する。SMA から直接右側結腸に分岐する RCA については，約 10〜40％ の頻度でしか存在しない(図2)[3]。

　さらに，SMA から右側結腸に分枝する動脈の本数は2本であることが70〜90％ であり，3本であることが10〜30％ であるとされている。これらのことを勘案すると，ICA と中結腸動脈(MCA：middle colic artery)の2本の場合が多いということになる[4]。また，横行結腸の動脈に関しては，MCA の右枝，左枝といった言葉ではなく，肝彎曲動脈あるいは MCA からの枝として肝彎曲部枝，横行結腸動脈あるいは MCA からの枝として横行結腸枝といった表現が適切であると考えられる(図2)。

　SMA の最初の分枝が MCA で，膵下縁付近で分枝する。副中結腸動脈は 10〜30％ に存在する。SMV は SMA の右側に存在するが，頭側ではやや離れて走行する。胃結腸静脈幹は 69％ に形成されている[5](図1)。いわゆる副右結腸静脈と呼ばれることの多い静脈は，むしろ横行結腸領域からの流入が多く，中結腸静脈自体が流入することもある。

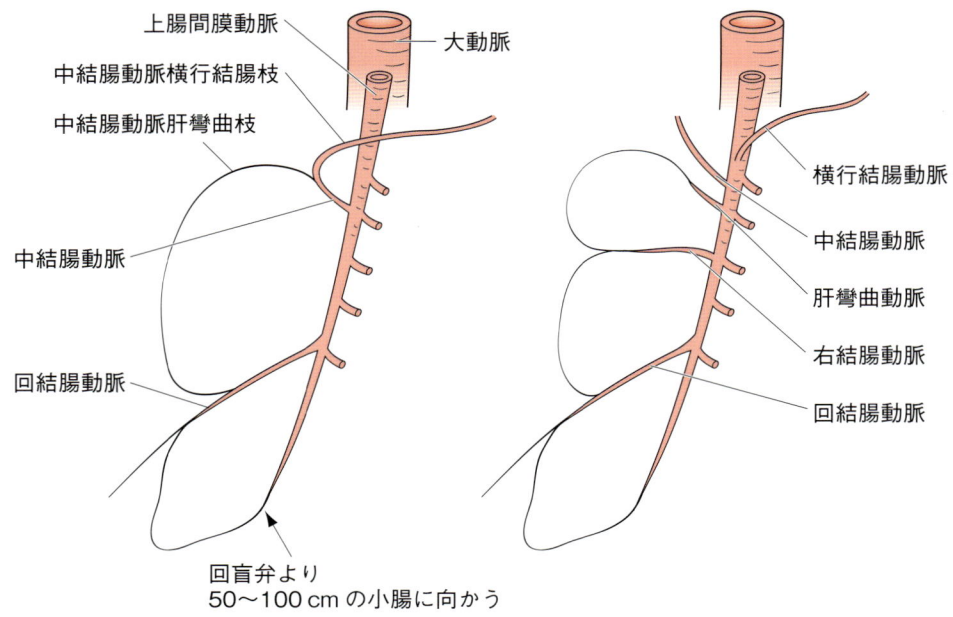

図2　右側結腸の動脈支配

上腸間膜動脈(SMA)から直接分岐する最終枝が回結腸動脈(ICA)であり，直接右側結腸に分岐する右結腸動脈(RCA)は約10～40％の頻度でしかない。また，横行結腸の動脈に関しては，肝彎曲動脈あるいは中結腸動脈(MCA)からの肝彎曲部枝，横行結腸動脈あるいはMCAからの横行結腸枝といった表現が適切である。

V　右側結腸切除術式の定義

　高橋は，大腸手術術式の定義としてフランスの考え方を導入した[6]。正方形模型を用いて，大腸の主要な動脈を4本定義し，これを大腸の骨格と考えた(図3 A)。すなわち，ICA，MCA右枝(あるいは肝彎曲動脈)，左結腸動脈(LCA：left colic artery)，そしてS状結腸動脈(SA：sigmoid artery)である(図3 B)。そして，その4本に付加されるべき変異の多い動脈として，RCA，MCA左枝(あるいは横行結腸動脈)，第1S状結腸枝，第2あるいは第3SAとした。さらにこの図に小腸への動脈の矢印と直腸への動脈の矢印を加えた(図3 C)。

　以上を基にして，結腸癌手術の定義を行う。1本の主たる結腸動脈が処理されれば区域切除術(部分切除術)，2本の結腸動脈が処理されれば半切除と定義する。この場合，付加された結腸動脈は処理されてもされなくてもよい。ただし，半切除においては，左右の結腸区域に加えて横行結腸がある程度は切除されることになる。中結腸の付加的動脈までも切除した場合を拡大切除という。したがって，右側結腸切除術は主たるICAを処理した術式であり，主たる血管2本，すなわちICAとMCA右枝(あるいは肝彎曲部動脈)を処理したものが結腸右半切除術である。そして，これにMCA左枝(あるいは横行結腸動脈)をも処理した場合が拡大結腸右半切除術である。さらに，定義外としての回盲部切除術は，主たる血管であるICAを切除し，上行結腸を部分的に切除に含める例外的な手術ということができる(図4)[7,8]。

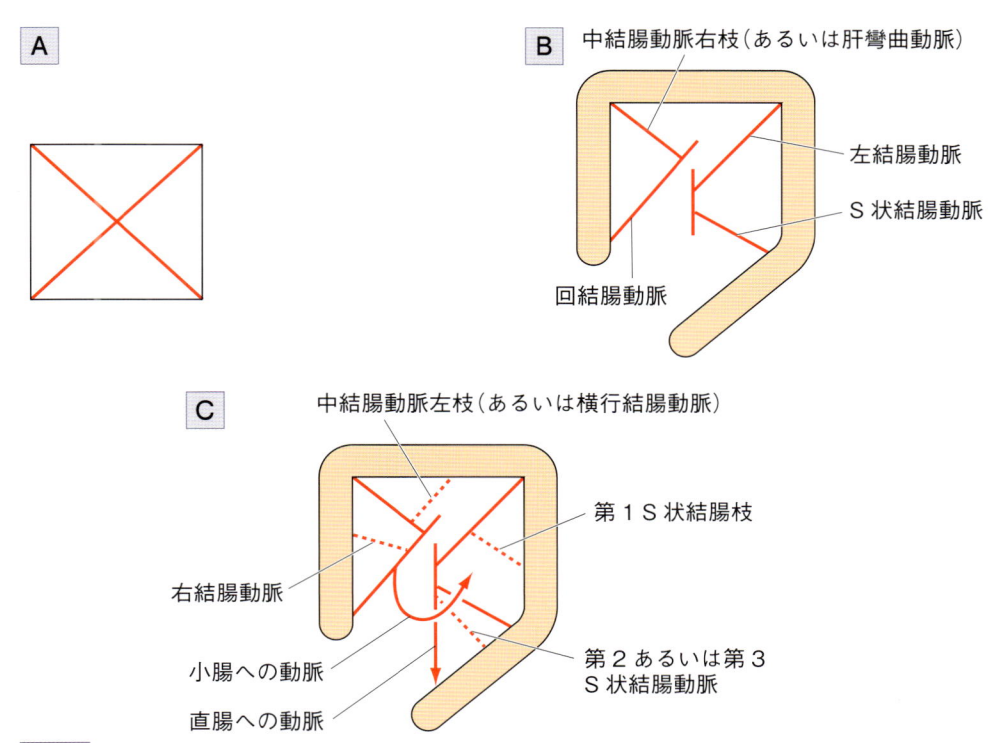

図3 **大腸動脈の基本構成の理解**
正方形模型を用いて，大腸の主要な動脈を4本定義し，これを大腸の骨格と考える。回結腸動脈(ICA)，中結腸動脈(MCA)右枝，左結腸動脈(LCA)，そしてS状結腸動脈(SA)である。4本の付加動脈として，左結腸動脈(RCA)，MCA左枝，第1S状結腸枝，第2あるいは第3SAを設定する。小腸への動脈と直腸への動脈を加えた。

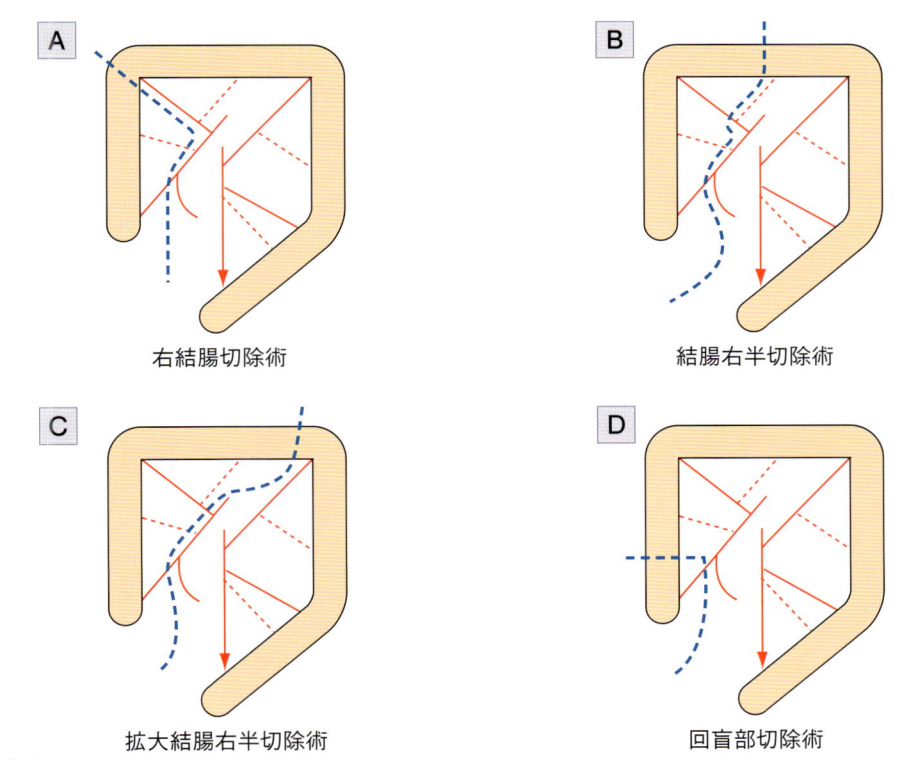

図4 **右側結腸癌手術術式とその定義**
右側結腸切除術は回結腸動脈(ICA)を処理した術式。主たる血管ICAと中結腸動脈(MCA)右枝の2本を処理したものが結腸右半切除術である。さらにMCA左枝をも処理した場合が拡大結腸右半切除術である。青色点線：切除範囲を示す。

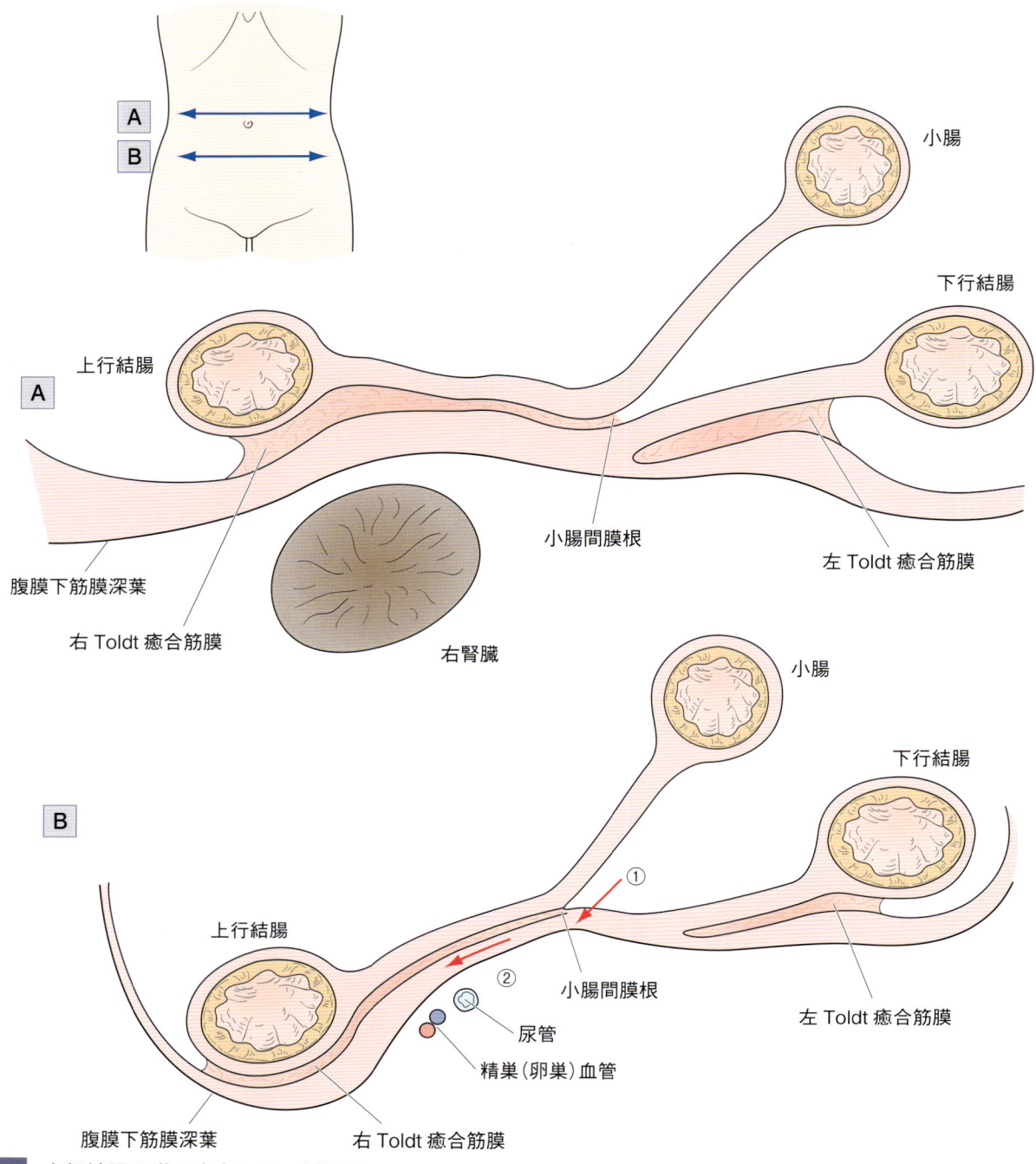

図5 上行結腸間膜の癒合とその断面図

Bの矢印①は後腹膜アプローチの最初の切開位置を示す。Bの矢印②は右Toldt癒合筋膜と腹膜下筋膜深葉との間の剥離層を示す。

VI 右側結腸の筋膜構成

　右側結腸では，尾側における結腸と後腹膜の簡単な癒合筋膜(fusion fascia)と頭側における膵十二指腸部における比較的複雑な癒合筋膜とに分けて考えることができる．前者においては，右結腸間膜と後腹膜とが癒合し，いわゆる右Toldt癒合筋膜を生じ，上行結腸は後腹膜に埋没したようになる(図5)．後者においての癒合筋膜は，発生段階を図6Aと図6Bの2段階に考えると理解し

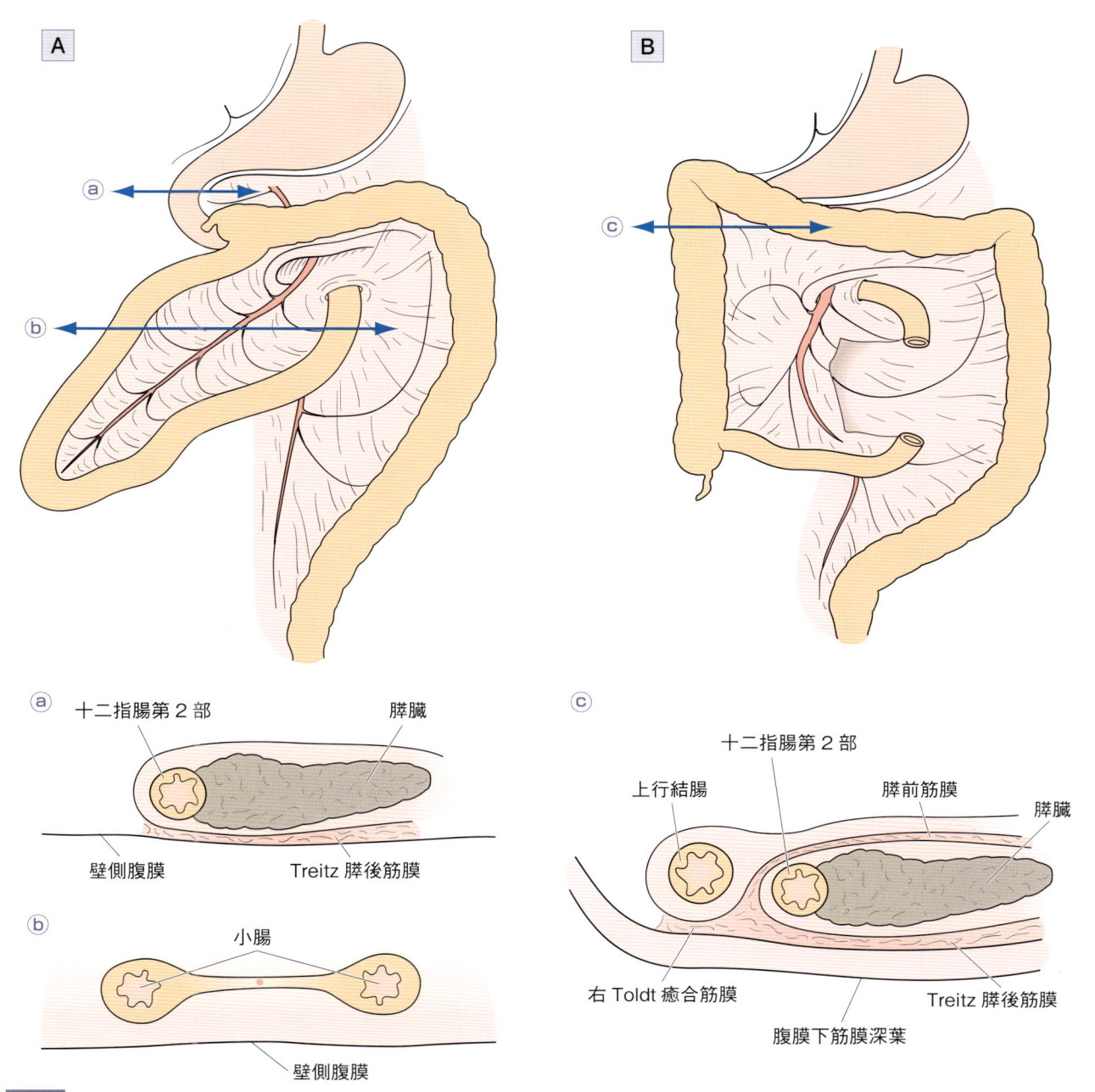

図6 腸回転と各腸間膜の関係

ⓐ 十二指腸第2部／膵臓／壁側腹膜／Treitz 膵後筋膜

ⓑ 小腸／壁側腹膜

ⓒ 十二指腸第2部／上行結腸／膵前筋膜／膵臓／右 Toldt 癒合筋膜／Treitz 膵後筋膜／腹膜下筋膜深葉

本来は1枚の背側腸間膜が上腸間膜動脈(SMA)を中心にして回転する．膵十二指腸の癒合筋膜は ⓐ，ⓒ の2段階に分けて考えると理解しやすい．

やすい．すなわち，背側腸間膜を伴った十二指腸第2部が右側に倒れ，膵頭部とともに壁側腹膜との間に Treitz 膵後筋膜を作る(図6ⓐ)．次に図6Bのごとく回転が終了した上行結腸が図6ⓐに被さるように右 Toldt 癒合筋膜と膵前筋膜を形成する(図6ⓒ)．すなわち右 Toldt 癒合筋膜は十二指腸第2部の辺縁で腹側，背側に2方向に分かれ，Treitz 膵後筋膜と膵前筋膜に連なるのである(図6ⓒ)．また，肝彎曲は，間膜を有する横行結腸と，間膜が後腹壁に癒合した上行結腸の移行部であるということができる．

図7　横行結腸と十二指腸との癒合

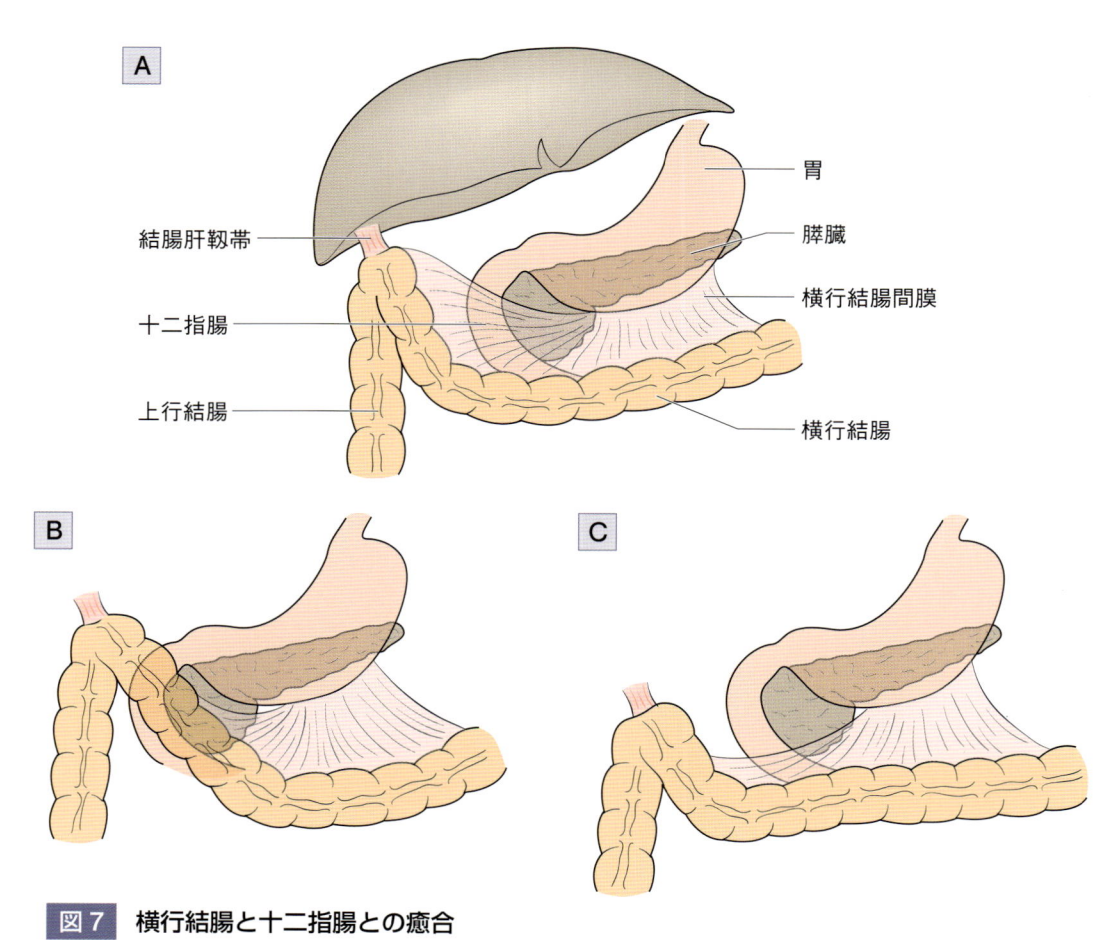

横行結腸間膜背側葉と十二指腸が癒合する場合(A)，横行結腸間膜腹側葉と十二指腸が癒合する場合(B)，ほとんど癒合をしない場合(C)に分けられる。

　さらに，横行結腸と十二指腸第2部の関与については，その癒合の程度により3つの癒合が考えられる。すなわち，横行結腸間膜背側葉と十二指腸が癒合する場合(図7 A)，横行結腸間膜腹側葉と十二指腸が癒合する場合(図7 B)，ほとんど癒合をしない場合(図7 C)に分けられる。

　膵十二指腸から右側結腸を剝離するためには，膵前筋膜とTreitz膵後筋膜と右Toldt癒合筋膜との関係，そして横行結腸間膜と膵前筋膜の関係を理解する必要がある。右側結腸癌で，結腸および結腸間膜を後腹膜から剝離するには，右Toldt癒合筋膜と腹膜下筋膜深葉との間の層を剝離することが必要となる。しかし，左側結腸と比較して右側結腸は背側に落ち込んでいるため，右側結腸における外側からのアプローチが難しく不確実な手技となりやすい(図5 B)。さらに上行結腸外側の結腸傍溝では右Toldt癒合筋膜と腹膜下筋膜深葉とは非常に近接しているために(図5 B)，ここから結腸を遊離しようとすれば，腹膜下筋膜深葉の背側面を剝離しがちであり，尿管や精巣(卵巣)動・静脈を剝離側につけ，右腎臓を脱転してしまうという危険性がある。これに反し，腸間膜根では右Toldt癒合筋膜と腹膜下筋膜深葉との間は，脂肪と結合織に富んでおり，剝離が容易である(図5 B)。また，膵十二指腸部でも腹膜下筋膜深葉は十二指腸および膵頭背側面にあるTreitz膵後筋膜の背側に続いているため，右側結腸の背側からの剝離は，この腹膜下筋膜深葉の腹側を維持すれば容易である(図6 C)。このようなアプローチで剝離を進めていくと，尿管や精巣(卵巣)動・静脈は腹膜下筋膜深葉の背側に存在するため，これらを損傷することなく，右結腸を遊離できる。以上のことから右側結腸切除術における腹腔鏡視野としては，後腹膜・内側からのアプローチが勧められる。

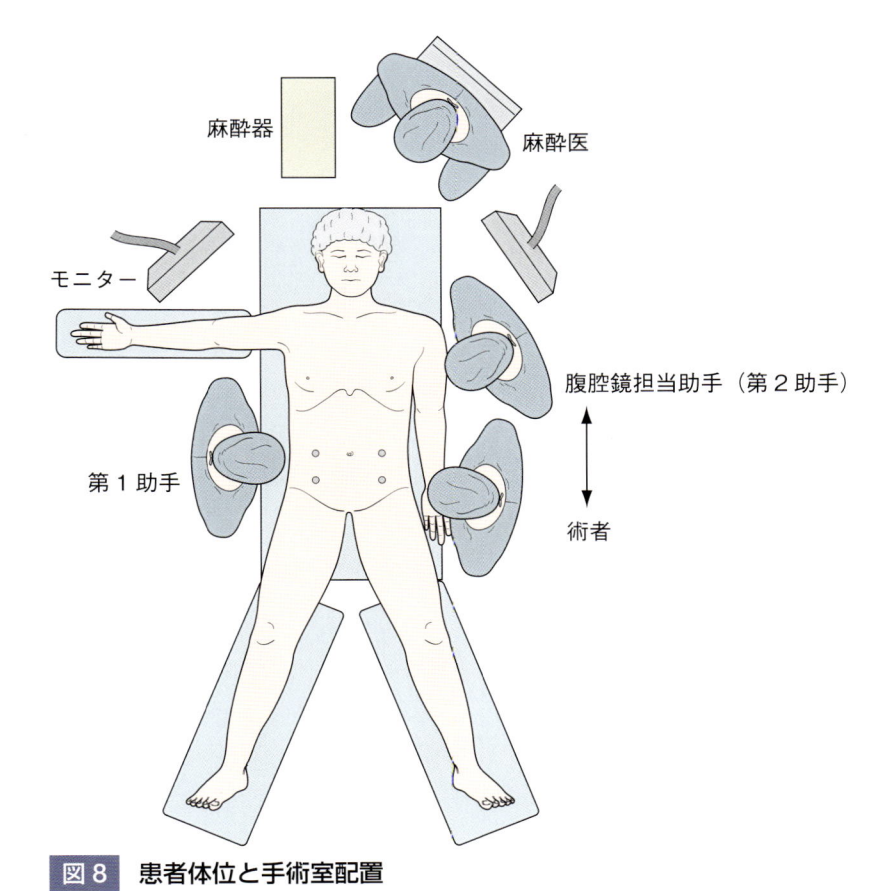

図8 患者体位と手術室配置
水平開脚位。両下肢が屈曲していると鉗子操作の妨げになる。モニターは2台必要である。術者は，初め患者の左側に立ち，必要であれば脚間に移動する。

VII 手術の実際

1. 術中体位の取り方

　　LACにおける術中の視野の展開では，小腸の排除のための体位が大切である。頭低位が基本であり，左側に術者・腹腔鏡担当助手(第2助手)，右側に第1助手が位置するため，右手は広げ，左手は体幹につける。開脚位で両大腿は体幹と並行になるように伸展し、鉗子操作の妨げにならないようにする(図8)。体幹左側に側板を置くと，盲腸の腹側への癒着剝離に鉗子が対応できない位置関係になるため，側板は使用しない。両肩部には頭低位で身体が滑り落ちることを防止するためにshoulder protectorを装着する。

　　第2助手は，術者の頭側・尾側に適宜移動して任を果す(図8)。

2. アプローチの基本

　　各術式に共通な手技手順は前項(20～23頁)を参照。

　　トロッカー留置は本術式において肝彎曲部が高位にあり，頭側からのアプローチが難しい場合に限り，術者右手用の5 mmトロッカーを心窩部に追加挿入する。肝彎曲部の視野では，視野内にある肝臓と胆囊が第2助手の傾きの補正に役立つ。

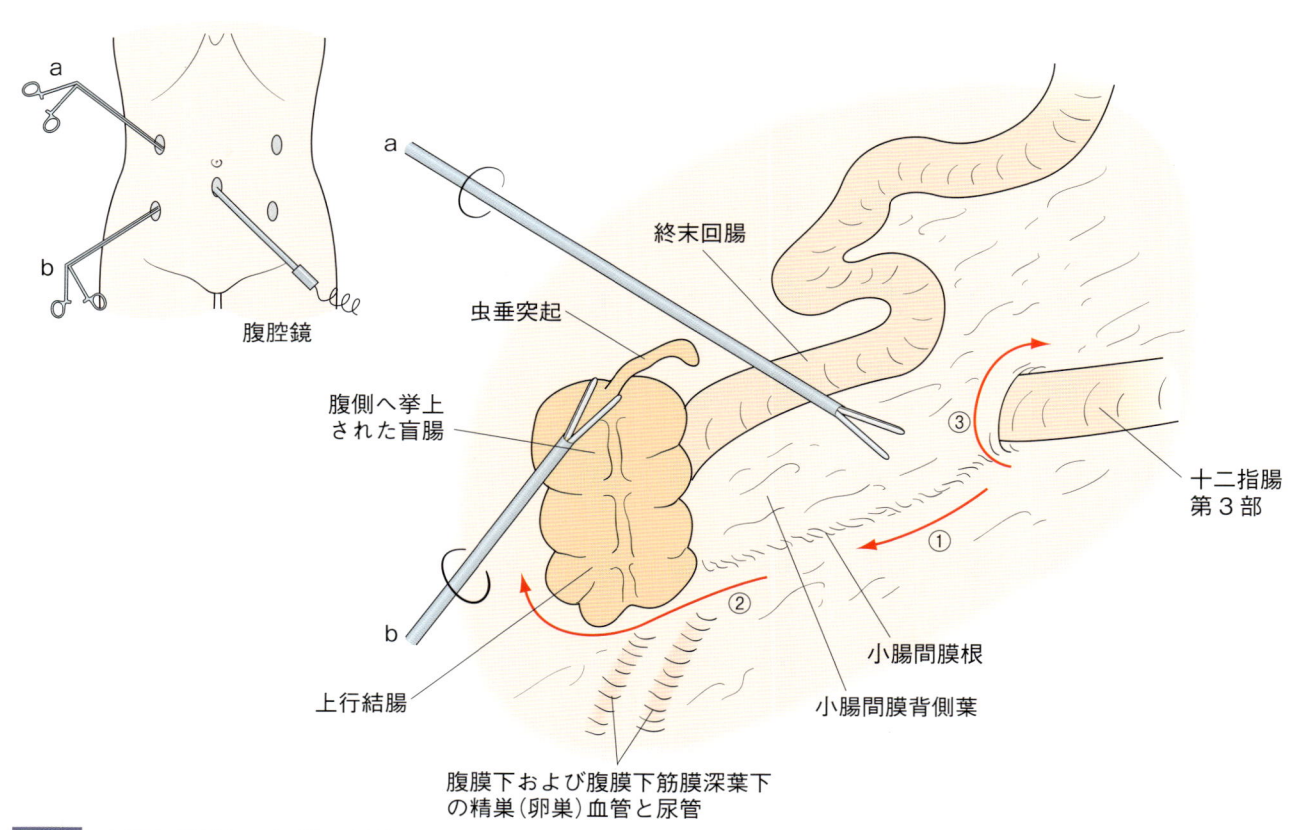

図9　小腸間膜基部の切離・剥離

助手が2本の鉗子で小腸間膜を把持し，腹側に挙上し，小腸の術野への進入を防ぐのが良視野確保のポイントである。間膜を直接把持すると損傷の可能性がある。十二指腸水平部付近で小腸間膜基部左側の腹膜を頭側より尾側に向けて回盲部付近まで切開する（赤色矢印①）。赤色矢印①：小腸間膜基部での腹膜切離。赤色矢印②：右Toldt癒合筋膜背側を十分に頭側まで剥離する。赤色矢印③：十二指腸第2部外側で，右Toldt癒合筋膜からTreitz膵後筋膜への連続面を切離する。

3. 手術の手順

内側より後腹膜剥離，すなわち腹膜下筋膜深葉と右Toldt癒合筋膜の間の剥離を先行する内側・後腹膜アプローチ法を基本術式とする。この術式は腹腔鏡下手術の利点を生かした術式で，後腹膜の剥離が容易なことと，より早い時期に腸管授動することができることが特徴である。

ⓐ 小腸間膜基部の切離・剥離

- **腹腔鏡**：臍部
- **術者右手**：スパチュラ型電気メス
- **術者左手**：助手とのカウンタートラクションで術者が切離・剥離したい部分に面として見せる。特にことわりのない限り腸鉗子を使用する。
- **助手右手**：虫垂が存在していれば根部を把持。特にことわりのない限り腸鉗子を使用。
- **助手左手**：終末回腸あるいは小腸間膜背側葉を把持し，右手とのカウンタートラクションで術者に向かう面を作る。特にことわりのない限り腸鉗子を使用。

頭低位とし，腹腔鏡は臍部ポート。助手が2本の鉗子で小腸間膜を衝立のように腹側に挙上する操作で小腸の術野への進入を防ぐのが良視野を確保するポイントである（図9）。スパチュラ電気メスで十二指腸水平部外側付近の腹膜を頭側・内側より尾側・外側に向けて小腸間膜基部を回盲部付近まで切開する。

後腹膜側から十二指腸が透見できない場合は，盲腸部の頭側への脱転から手技を行うが，この場合は深い層に入りやすいため，注意が必要で，腹側に牽引された盲腸壁の筋膜構成を修正しながら背側に筋膜を剥いでいく感覚で施行する。

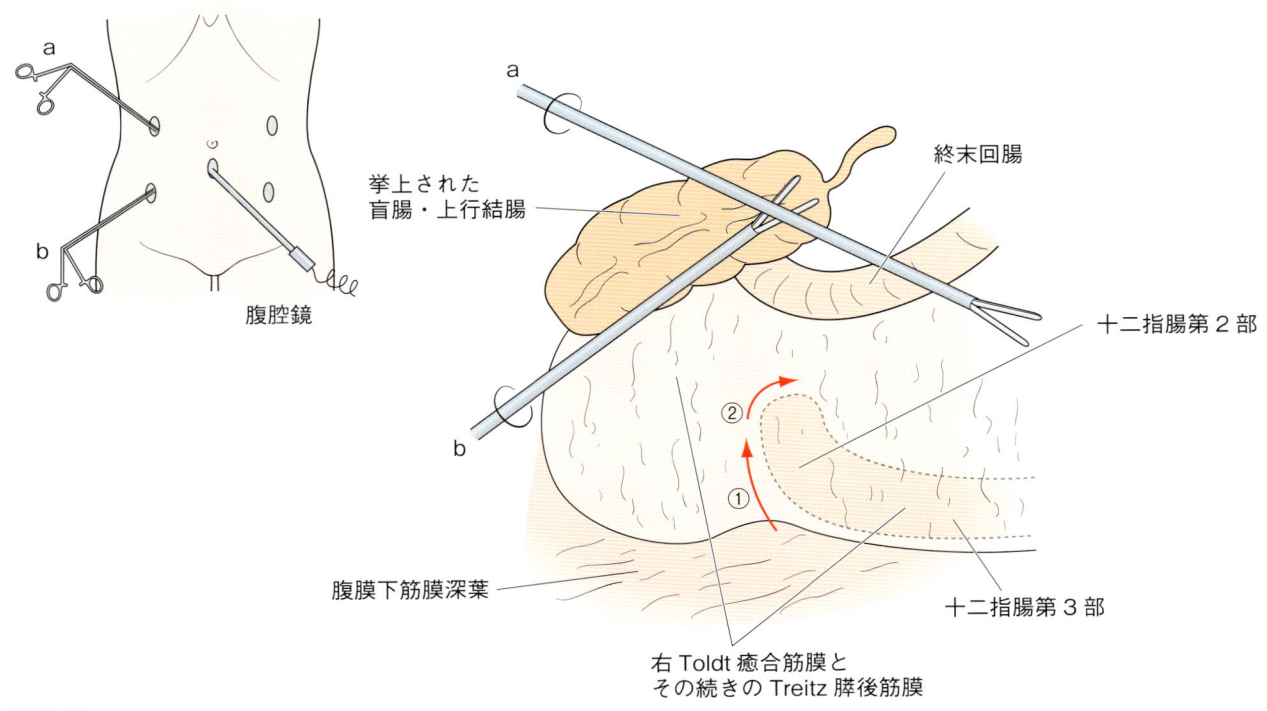

図10　右側結腸の腹膜下筋膜深葉からの剥離

十二指腸第3部から第2部が右Toldt癒合筋膜とその続きであるTreitz膵後筋膜ごしに透見できる。赤色矢印①：十二指腸第2部外側で，右Toldt癒合筋膜からTreitz膵後筋膜への連続面を切離し，十二指腸を内側・背側に剥離・圧排する。赤色矢印②：十二指腸第2部腹側・内側沿いにできるだけ頭側まで剥離。

　盲腸・終末回腸を挙上しつつ展開することにより，右Toldt癒合筋膜背側を十分に頭側まで剥離する（図5 B ② 120頁，図9②）。

ⓑ 腹膜下筋膜深葉からの剥離

- 腹腔鏡：臍部
- 術者右手：スパチュラ型電気メス
- 術者左手：助手とのカウンタートラクションで術者が切離・剥離したい部分に面を作る。
- 助手右手：盲腸背側を把持し，頭側・腹側に牽引し，剥離面のテンションをかける。
- 助手左手：終末回腸あるいは小腸間膜背側葉を把持し，右手とのカウンタートラクションで術者に向かう面を作る。

　剥離の内側は十二指腸第2部が出るまで行う。正中より尾側，右外側に向け主に鈍的操作で剥離を進めると，ほとんど出血することなく短時間に容易に剥離できる（図10）。あまり外側まで剥離すると病変に近づきすぎるので注意する。この操作で尿管，精巣血管（卵巣血管）は腹膜下筋膜深葉背側に自然に残り損傷することはない（図10）。剥離が困難な場合には癌浸潤が疑われるため，むしろ意識して腹膜下筋膜の背側に入って剥離を進める。

　右Toldt癒合筋膜からTreitz膵後筋膜への連続面において，十二指腸第2部外側でこの癒合筋膜を切離することにより十二指腸を内側・背側に剥離・圧排することができる（図9③）。さらに十二指腸第2部腹側・内側沿いにできるだけ頭側まで剥離を続ける（図10①，②，図11①，②）。すなわち，右Toldt癒合筋膜が十二指腸部で前後の癒合筋膜に分かれることを理解しなければ，以上の操作は不可能である。さらに，十二指腸に沿って内側に剥離することにより，膵頭部に到達することができる。

　上行結腸外側の剥離はできるだけ頭側まで行っておく。なお，右腎臓部では腹膜下筋膜深葉腹側の剥離が進むと，剥離により腎周囲脂肪組織を腹側に剥離してしまうことがあり注意を要する。

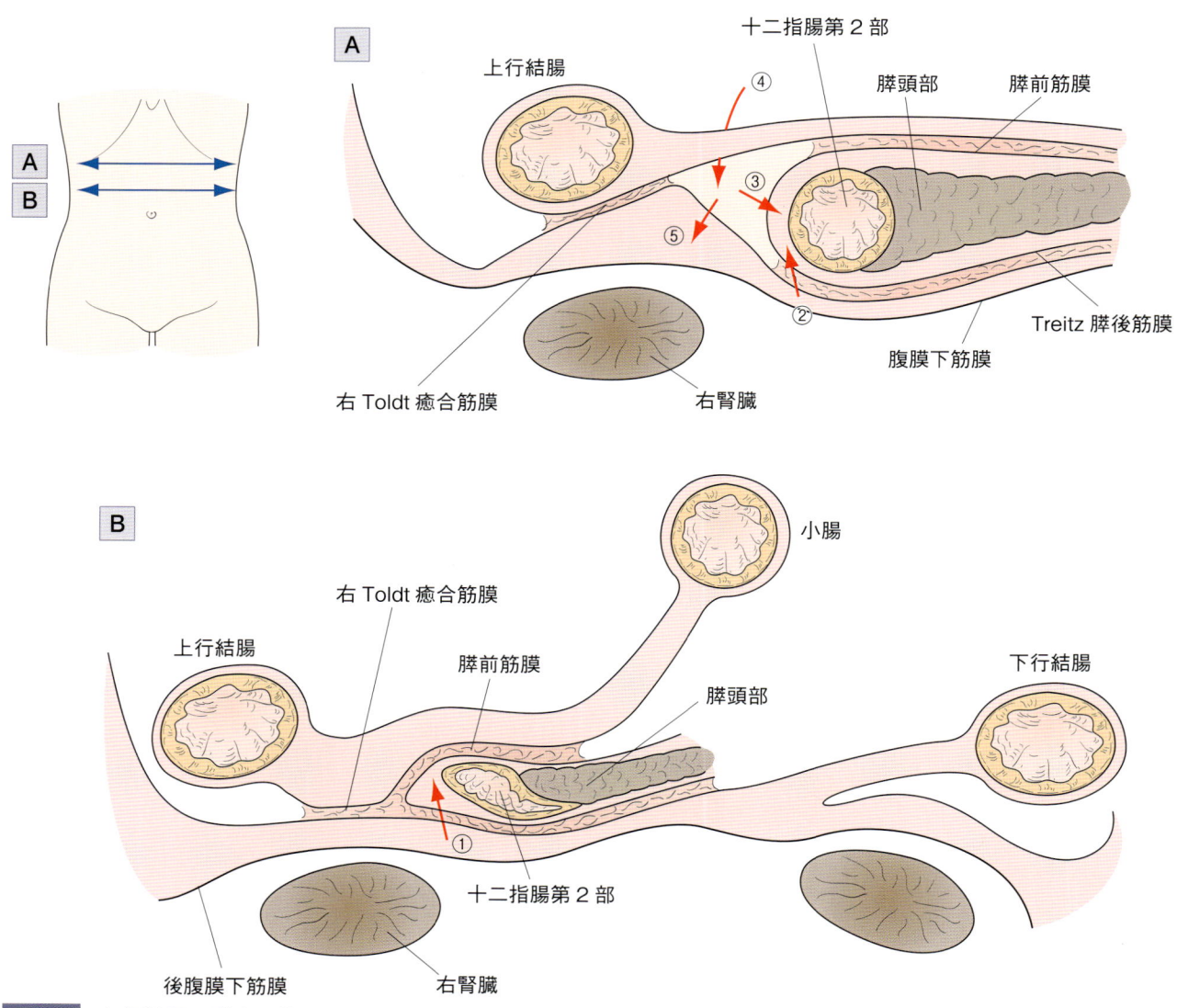

図11 上行結腸の膵十二指腸との癒合筋膜とその断面図

Bの赤色矢印①で十二指腸表面に入り，剝離を頭側Aの赤色矢印②に進めておく．頭側からのアプローチでのAの赤色矢印③の切離を行うことによって頭尾の剝離層が連絡される．簡易的剝離層として，Aの赤色矢印④から⑤がある．

c 上行結腸と横行結腸の直線化

- 腹腔鏡：臍部
- 術者右手：超音波凝固切開装置（USAD：ultrasonically activated device）で，上行結腸と横行結腸の大網を切離する．
- 術者左手：上行結腸と横行結腸の間の大網を把持し切離の補助を行う．
- 助手右手：横行結腸の把持，左手との協調で，上行結腸と横行結腸の間に大網の面を作る．
- 助手左手：上行結腸の把持，左手との協調で，上行結腸と横行結腸の間に大網の面を作る．

　腹腔鏡は臍部ポートで，ベッドを頭高位とし，頭側に引き上げてあった小腸を骨盤に戻し，術野を胃結腸間膜右側にする．

　USADを使用し上行結腸と横行結腸の間の大網を切離し，これらの結腸を直線化する（図12）．もちろん，この部分の大網を切除側につけるほうがよい場合は，この限りではない．

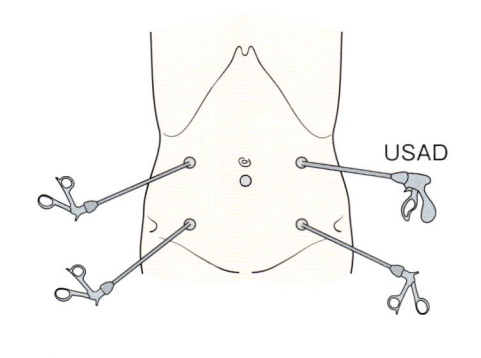

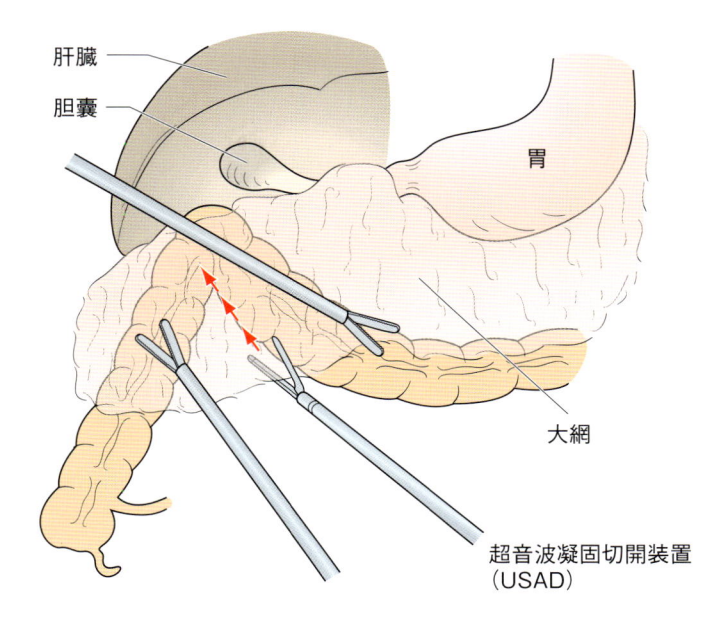

図12 上行結腸と横行結腸の直線化
上行結腸と横行結腸間に張っている大網を切離して，これらの結腸を直線化する。これにより，肝彎曲の牽引が容易となる。赤色矢印：大網の切離方向。

d 肝彎曲の授動

- **腹腔鏡**：臍部
- **術者右手**：USADで，大網を横行結腸から切離・剝離していく。
- **術者左手**：大網のコントロール
- **助手右手**：横行結腸の把持，左手との協調で，横行結腸頭側・右側部に面を作る。
- **助手左手**：上行結腸の把持，左手との協調で，上行結腸と横行結腸の間に大網の面を作る。

　十二指腸第2部より内側の横行結腸部より結腸間膜紐に付着する大網を頭側・右側に剝離することにより膵前筋膜腹側の層に容易に入ることができる（図13①～④）。これを剝離しながら，外側・頭側に剝離を続けると肝彎曲部に達する。最後に肝彎曲部腹膜の切離を行うことにより，肝彎曲が授動される（図13⑤，⑥）。これらの操作は，上行結腸から横行結腸が直線化させてあることにより容易となる。この剝離面を右側に続けて切離を繰り返し，肝彎曲部の漿膜の切離を終了する（図13④～⑥）。引き続き，十二指腸腹側・外側の層を尾側に剝離を進めると，すなわち右Toldt癒合筋膜が2枚の癒合筋膜に分かれる腹側の筋膜（膵前筋膜へと続く筋膜）を切離すると，後腹膜側からの剝離側と連なる（図11 A ③，図13⑦）。

　右Toldt癒合筋膜からTreitz膵後筋膜への連続面を，十二指腸第2部の外側で十分に頭側まで剝離した場合は，十二指腸第2部外側で腹膜を1枚切離することにより，後腹膜からの剝離層と連続することができる（図11 A ④，⑤）。しかし，右側結腸は十二指腸に固定されたままであり，不完全な授動である。この剝離は，上腹部手術でしばしば行われるKocher授動術の操作にほかならない[9]。

e 小開腹

　気腹を中止し，臍部で小開腹する。BMIの大きい患者の場合は，ポート位置にかかわらず，臍上で新たに小切開創をおいたほうが，右側結腸全体の引き出しがよい。切開創の長さは通常約50mm程度であるが，あまり長さにとらわれず，腫瘍が無理なく体外に引き出せる長さとする。病変および腸管を体外に引き出す時には，創縁保護のため必ずWound Protector®を使用し愛護的に行う。

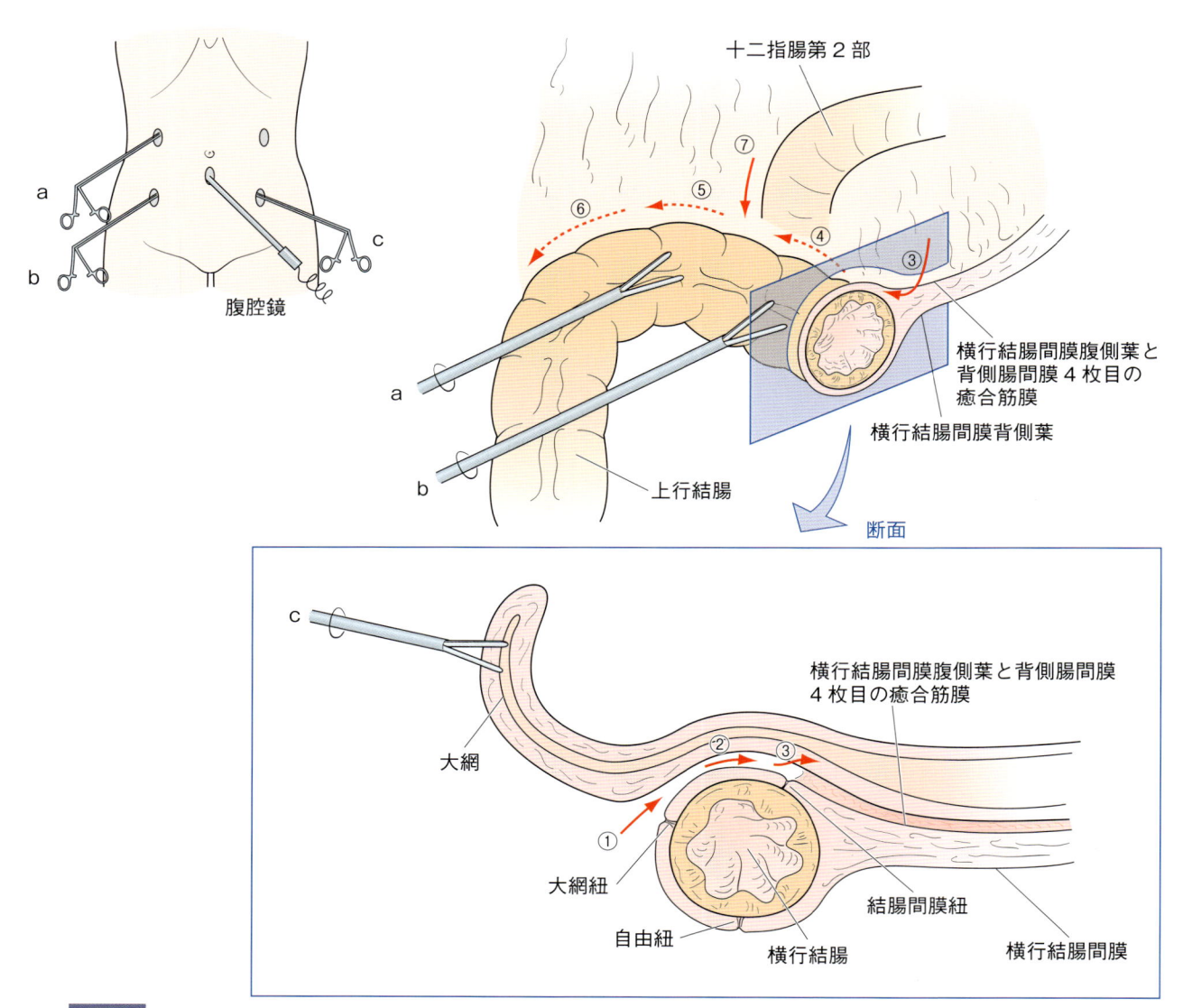

図13 肝彎曲の授動

頭側からのアプローチ，横行結腸間膜腹側葉と背側腸間膜4枚目の癒合筋膜腹側を剥離することによって容易に肝彎曲部と十二指腸第2部にアプローチできる。赤色矢印①②③④：十二指腸第2部より内側の横行結腸において，大網紐から結腸間膜紐に付着する大網を頭側・右側に剥離することにより膵前筋膜腹側の層に入る。赤色矢印⑤⑥：さらに，外側・頭側に剥離を続けると肝彎曲が授動される。赤色矢印⑦：十二指腸腹側・外側の層を尾側に切離・剥離を進めると，後腹膜側からの剥離側につながる（図11 A ③）。

f 腸管切除・吻合

通常，切除・吻合は腹腔外で行う。Endo-GIA®を用いた functional end-to-end anastomosis（図14）または手縫い吻合で行うが，吻合前にねじれのないことを十分に確認する。病変部分により回盲弁を温存する術式も選択することがある。吻合終了後，吻合部を腹腔内に還納する。間膜の縫合閉鎖は行っていない。

g 閉創

再気腹を行い，出血，吻合位置の確認を行う。横行結腸と回腸が吻合部に向かい並行に並ぶように腸管を位置させ，その腹側に大網を被せ，吻合部の屈曲を予防する（図15）。

図14 Functional end-to-end anastomosis
補助切開創から腸管を引き出し，中枢方向リンパ節郭清と吻合を行う。

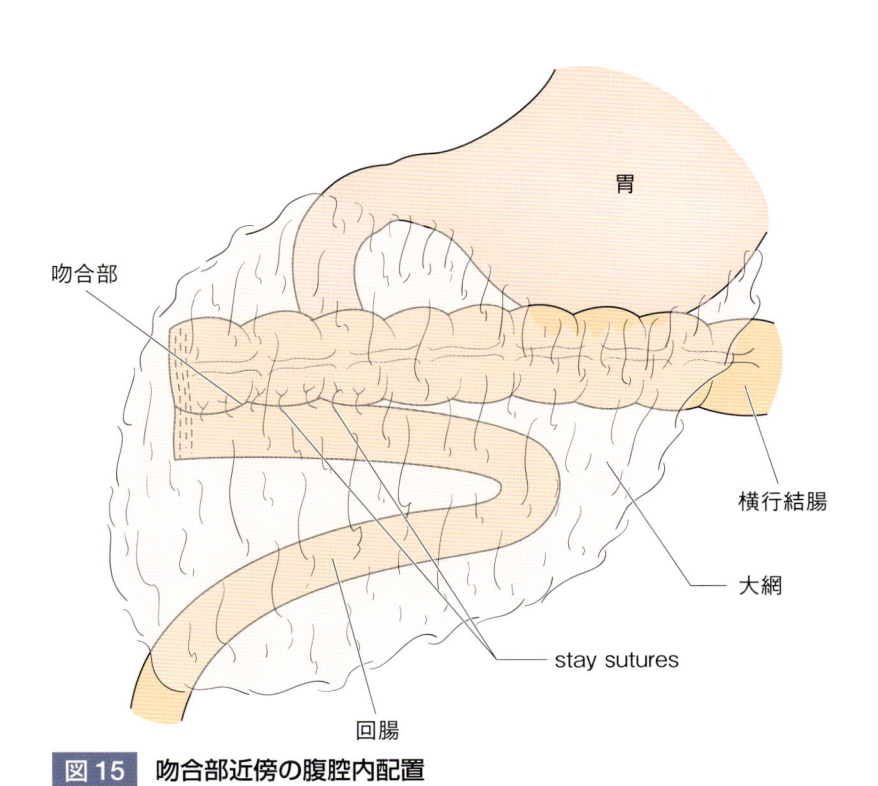

図15 吻合部近傍の腹腔内配置
横行結腸と回腸が吻合部に向かい並行に並ぶように腸管を位置させ，その腹側に大網を被せ，吻合部の屈曲を予防する。

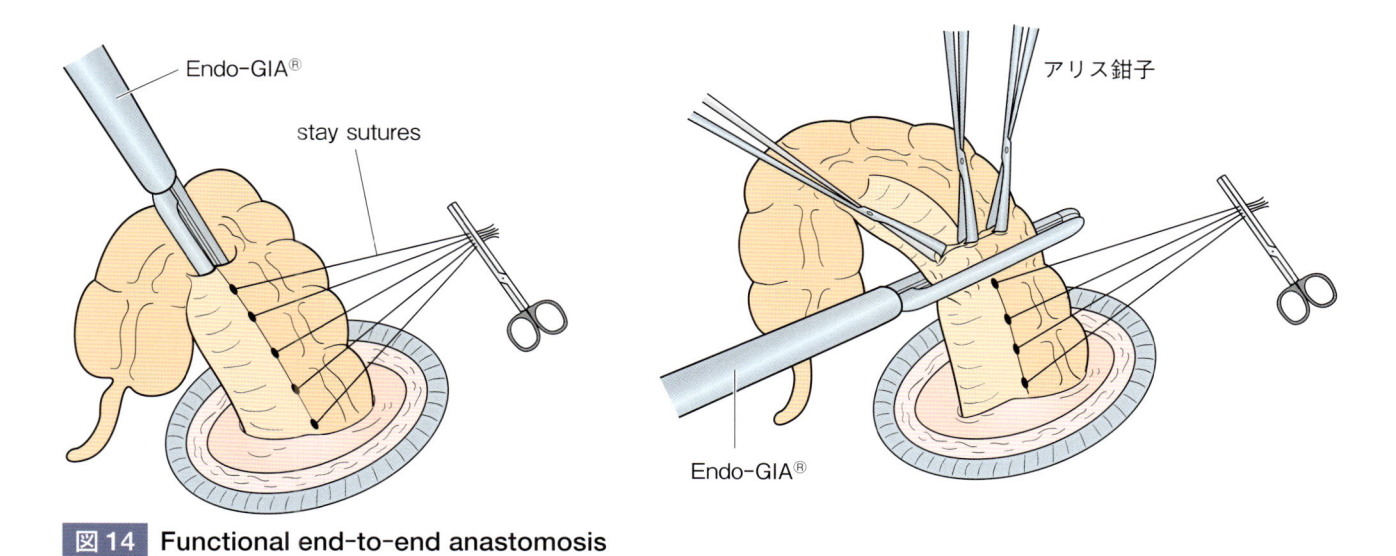

図16 剥離層の認識の間違い

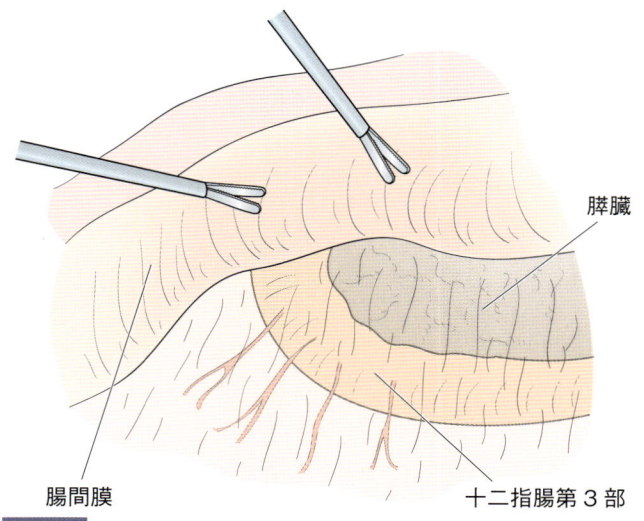

内側アプローチでよくみられる術野である。後腹膜側から十二指腸第3部および第2部に向かい小血管が連続している。臨床解剖学から，この図は右Toldt癒合筋膜そのもの，すなわち結腸間膜内を見ていることになる。

Ⅷ 右側結腸部における筋膜の構成

　右側結腸癌における右側結腸間膜の剥離手技については，外側アプローチ，内側アプローチについて，多くの記載がなされている。同部の解剖は尾側においては非常に簡素な臨床解剖であるが，頭側においては膵十二指腸・横行結腸，さらに大網との関与があり，複雑である。

　筋膜構成を考える場合は，Tobinら[10]および佐藤[11]の解釈を理解することが近道であり，常に腹腔内での筋膜の連続性を意識すべきである。そして，そのうえで局所の筋膜構成について考察すべきであるのは，右側結腸部においても同様である。

　右側結腸部においては，その背側葉と腹膜との癒合筋膜の多様性により，盲腸の移動性が決定される。また，右側結腸は，その癒合に関して膵頭十二指腸，横行結腸間膜および大網が関係し，肝彎曲部においては複雑な筋膜関係となっている。しかし，結腸肝彎曲部がまったく挙上・固定されていない状態で考えてみることにより，この部分の筋膜構成の簡略化を試みることができる（図6 ⓐ 121頁）。膵頭部背側にTreitz膵後筋膜が形成された後，結腸肝彎曲部を膵頭部に被せると，右Toldt癒合筋膜が，Treitz膵後筋膜と膵前筋膜に続くことが明らかになる（図6 ⓒ 121頁）。

1. 後腹膜アプローチにおける切開・剥離の指標

　腹腔鏡下手術における後腹膜アプローチでの切開・剥離開始の指標は十二指腸第3部であり，腸間膜根であり，盲腸尾側部である。終末回腸の腸間膜を腹側に引き上げることにより，背側には十二指腸から盲腸に向かう剥離ラインが明らかとなる。これを切開すると，腸間膜根から腹膜下筋膜深葉腹側の剥離面に入ることができる。十二指腸第3部が後腹膜視野からは明らかでない場合は，盲腸の腹側への牽引を続け，腹膜下筋膜深葉腹側を剥離すると，十二指腸を同定し背側に剥離できる。

2. 内側アプローチにおける剝離操作

内側アプローチは，回結腸脈管を挙上・遊離し，その背側を剝離する方法である．この方法では，上行結腸の2枚の結腸間膜そのもののなかに入ってしまう．その結果，終始右Toldt癒合筋膜より腹側のまま十二指腸第2部を剝離することになりやすい．リンパ節を結腸間膜に包んだままen-blocに切除する郭清の意味からは，筋膜構成を考えた手技とは言いがたい．この部分の視野の図として，右後腹膜から十二指腸へ向かう筋膜と随伴する小血管像が示される（図16）．この図16が意味することは，右後腹膜と十二指腸が同一の筋膜に覆われていることである．すなわち，この筋膜は，右Toldt癒合筋膜であり，結腸間膜内を剝離していることとなっている．臨床解剖学からも，後腹膜と十二指腸は関係してはいけないことから，この図16は右Toldt癒合筋膜そのものを見ていることになる（図16）．したがって，腸間膜内を剝離していることになり，このままでは外科医が意図する十分な範囲を腸間膜に挟んだままのリンパ節を切除するとするリンパ節郭清の原則に反する．

内側・後腹膜アプローチでは，腹膜下筋膜深葉腹側を剝離していくこと，および十二指腸表面を剝離していくこと，この2つを施行することにより，郭清の原則に則った手技が可能となる．

頭側から膵前筋膜背側の層に入ることは，横行結腸と上行結腸を直線化し，助手と術者の左手で切離面を接線方向にすることにより比較的容易であり，肝彎曲の筋膜に向かうことができる．

3. 右側結腸の授動

右側結腸の病変部位の状況により，剝離範囲は，右側結腸が十二指腸に固定されたままの状態でよいか，完全な授動が必要かに分けられる．右側結腸の完全な授動のためには，尾側からの剝離で十二指腸ギリギリの剝離面に入り2つに分かれる癒合筋膜を十二指腸第2部背側で切離する必要があることを理解すべきである．

腹腔鏡下右側結腸切除術（LAC）について述べた．右側結腸は，その筋膜構成を膵頭部・十二指腸と関係づけて理解することにより理解が容易となる．

文献

1) Gillot C, Hureau J, Aaron C, et al：The superior mesenteric vein, anatomy and surgical study of 81 subjects. J Int Coll Surg 41：339-369, 1964
2) 佐藤健次：盲腸・右半結腸のリンパ系．佐藤達夫（編）：リンパ系局所解剖カラーアトラス．癌手術の解剖学的基礎，南江堂，1997年，pp85-94
3) Garcia-Ruiz A, Milsom JW, Ludwig KA, et al：Right colonic arterial anatomy. Implications for laparoscopic surgery. Dis Colon Rectum 39：906-911, 1996
4) VanDamme JP, Bonte J：Vascular anatomy in abdominal surgery. pp48-78, New York, Thieme Medical Publishers 1990
5) Yamaguchi S, et al：Venous anatomy of the right colon：Precise structure of the major veins and gastrocolic trunk in 58 cadavers. Dis Colon Rectum 45：1337-1340, 2002
6) 髙橋 孝：大腸癌根治手術のための解剖学的基盤・5 脈管(5)—動脈の基本構成を分解する．消化器外科16：1732-1741, 1993
7) Perlemuter L, Waligora J（著），佐藤達夫，髙橋 孝（訳）：右結腸；臨床解剖学ノート，腹部編（Ⅱ）．pp43-59, 中央洋書，1981
8) Perlemuter L, Waligora J（著），佐藤達夫，髙橋 孝（訳）：左結腸；臨床解剖学ノート，腹部編（Ⅱ）．pp77-94, 中央洋書，1981
9) 三毛牧夫：胃癌手術における「Kocherの授動術」と膵頭後部リンパ節郭清に関する臨床解剖学的考察．手術53：533-536, 1999
10) Tobin CE, Benjamin JA, Wells JC, et al：Continuity of the fascia lining the abdomen, pelvis, and spermatic cord. Surg Gynecol Obstet 83：575-596, 1946
11) 佐藤達夫：体壁における筋膜の層構成の基本設計．医学のあゆみ114：C168-175, 1980

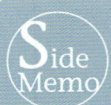

Side Memo: 右側結腸の Medial-to-lateral vs Lateral-to-medial アプローチ（MtL vs LtM）について

　右側結腸切除における Lateral-to-medial（外側アプローチ）の定義は，右結腸外側の Toldt's white line 切開から始めて，結腸を後腹膜から授動する手技といえる。Medial-to-lateral（内側アプローチ）の定義は，100％ 存在する回結腸脈管を腹側に牽引し，この背側を剝離し，同脈管を切離することから始め，十二指腸を同定し，結腸間膜背側の剝離層に入り右側結腸を授動する手技である。

1. 内側アプローチの方法（剝離面）

　右側結腸切除術においては，多くの施設が内側アプローチを採用している。腹側に吊り上げた回結腸脈管を結紮・切離後，さらに十二指腸第2, 3部に向かう剝離面を広げることにより右側結腸全体の授動を達成する。ここで問題となるのは，この剝離面の臨床解剖学的認識である。内側アプローチにおいては，背側の剝離面，すなわち右側結腸背側から十二指腸腹側面に至る一連の筋膜が同定できることが多い。発生学的に本章で記載したように，腹膜下筋膜深葉は，十二指腸とは関係なく，右 Toldt 癒合筋膜背側に存在する。そして，右 Toldt の癒合筋膜は十二指腸第2, 3部において，膵頭十二指腸に向かい腹側・背側の2枚の筋膜に分かれる。したがって，ほとんどの内側アプローチで示される剝離層は，右結腸間膜内の剝離を示していることになる（図6 121頁）。

2. 外側アプローチとの比較

　外側アプローチは，開腹手術では広く受け入れられ，長い歴史をもつ。しかし，右側結腸の腹腔鏡下外側アプローチにおける視野では，左側結腸と異なり，右側結腸は背側にはまり込んでいる解剖学的特徴があり脱転することが難しい。

　腹腔鏡下手術では，最初外側アプローチが記載された[1～4]。その後に，Milsom ら[5]が，S 状結腸手技について，cadaver model ではあるが初めて内側アプローチを記載した。そして，MtL vs LtM が述べられた論文として Liang ら[6]のものがあり，右側結腸と左側結腸を含む手術を比較して，内側アプローチのほうが手術時間と費用を削減できたとの結論を出している。しかし，この論文は小規模な無作為化比較試験（RCT：randomized controlled trial）であり，現在施行されている手技とは全く異なった手技の比較であることは，彼らが引用した手技[7]から明らかである。したがって，この論文を MtL vs LtM の論文とするわけにはいかない。

　2009年，Poon ら[8]は MtL vs LtM として全大腸手術での比較を行い，内側アプローチが出血量，腸管運動の回復，在院期間，リンパ節郭清数で勝っていたとしている。そして，内側アプローチの有意な点として，① 外側の腹壁との attachment は引き上げている結腸間膜との間にカウンタートラクションをかけやすく，初期の結腸間膜剝離が容易となる。② 早期に尿管と性腺脈管を同定できるため，損傷のリスクを減らせる。③ 血管茎の早期の切離により，結果的に剝離による出血を減らせる。④ 結腸の病的部分の manipulation を最小限にできる，をあげている。

　しかし，右側結腸における最初の手技は回結腸脈管を腹側に牽引することであり，① とはいえない。また早期に検出するのは十二指腸であり，決して尿管や性腺脈管ではない。早期に回結腸脈管を切離しても脈管の中枢側に向かう手技が残っており ③ とはいえない。④ に関しては，言い尽くされたように，常に引用される Turnbull[9]の no-touch isolation がすでに否定的にされていること[10]を念頭においた表現とは考えられない。さらに，この Poon らの[8]比較論文にも，各々の手技を同時期に施行していないという問題がある。そして，手技的記載が完全でないのは，手術手技として引用している論文が Liang[6]と Senagore ら[11]の手技であるから問題も多い。

　以上，腹腔鏡下右側結腸切除術の MtL vs LtM を正しく比較した論文はほとんどないといえる。さらに，MtL vs LtM の比較は今までの外科学がそうであったように，臨床解剖を理解せず，手技すらも文章として表すことができない外科医たち[12,13]にとっては不可能と考えられる。手技の標準化は臨床解剖の明確化なくしてはありえないことを特に欧米の外科医は肝に銘ずる必要がある。Methodology の確立なしで，比較検討することは無理である。

　Ballantyne ら[14]は，da Vinci system を用いた両者のアプローチは同様であったことを示した。これは，手技の標準化が手技そのものよりもさらに重要であることを意味しているのではないかと考えられている[15]。

3. 筋膜構築の理解の重要性

　腹腔鏡下右側結腸切除術（LAC）においては，右側結腸の発生学的構築を理解するとともに，実際の視野での右側 Toldt 癒合筋膜の走行について，膵前筋膜，Treiz 膵後筋膜との関係を理解することが必要である。このためには，開腹術時の右側結腸切除術において，横行結腸右側から大網を剝離する手技が重要な意味をもつ。すなわち，背側腸間膜3枚目と4枚目（癒合筋膜）との間に入り，十二指腸第2部に向かうにつれ，横行結腸間膜からは外れ，上行結腸間膜と関与し，十二指腸第2部に至る剝離層に至ることである[16]。この十二指腸第2部の表面の筋膜は，右 Toldt 癒合筋膜の続きであり，この時点

では，すでに右側結腸間膜内を剝離していることを理解する必要がある．開腹右側結腸切除時こそ，腹腔鏡下手術では触知することも，視野を変えることもできなかった筋膜構成を十分に視認し，広い面として認識し，考察することができる好機である．こういった日々の積み重ねが，さらなる発生学に基づいた筋膜構成の理解ができるようになる．

文献

1) Schlinkert RT：Laparoscopic-assisted right hemicolectomy. Dis Colon Rectum 34：1030-1031, 1991
2) Franklin ME, Ramos R, Rosenthal D, et al：Laparoscopic colonic procedures. World J Surg 17：51-56, 1993
3) Scoggin SD, Frazee RC, Snyder SK, et al：Laparoscopic-assisted bowel surgery. Dis Colon Rectum 36：747-750, 1993
4) Hoffman GC, Baker JW, Fitchett CW, et al：Laparoscopic-assisted colectomy. Initial experience. Ann Surg 219：732-743, 1994
5) Milsom JW, Bohm B, Decanini C, et al：Laparoscopic oncologic proctosigmoidectomy with low colorectal anastomosis in a cadaver model. Surg Endosc 8：1117-1123, 1994
6) Liang JT, Lai HS, Huang KC, et al：Comparison of medial-to-lateral versus traditional lateral-to-medial laparoscopic dissection sequences for resection of rectosigmoid cancers：Randomized controlled clinical trial. World J Surg 27：190-196, 2003
7) Liang JT, Shieh MJ, Chen CN, et al：Prospective evaluation of laparoscopy-assisted colectomy versus laparotomy with resection for management of complex polyps of the sigmoid colon. World J Surge 26：377-383, 2002
8) Poon JT, Law WL, Fan JK, et al：Impact of the standardized medial-to-lateral approach on outcome of laparoscopic colorectal resection. World J Surg 33：2177-2182, 2009
9) Turnbull RB, Kyle K, Watson FR, et al：Cancer of the colon：The influence of the no-touch isolation technic on survival rates. Ann Surg 166：420-427, 1967
10) Wiggers T, Jeekel J, Arends JW, et al：No-touch isolation technique in colon cancer：A controlled prospective trial. Br J Surg 75：409-415, 1988
11) Senagore AJ, Duepree HJ, Delaney CP, et al：Results of a standardized technique and postoperative care plan for laparoscopic sigmoid colectomy：A 30-month experience. Dis Colon Rectum 46：503-509, 2003
12) Rotholtz NA, Bun ME, Tessio M, et al：Laparoscopic colectomy. Medial versus lateral approach. Surg Laparosc Endosc Percutan Tech 19：43-47, 2009
13) Pigazzi A, Hellan M, Ewing DR, et al：Laparoscopic medial-to-lateral colon dissection：How and why. J Gastrointest Surg 11：778-782, 2007
14) Ballantyne GH, Ewing D, Pigazzi A, et al：Telerobotic-assisted laparoscopic right hemicolectomy：Lateral to medial to lateral dissection? Surg Laparosc Endosc Percutan Tech 16：406-410, 2006
15) Day W, Lau PY：Impact of the standardized medial-to-lateral approach on outcome of laparoscopic colorectal resection. Is it a fair comparison? World J Surg 34：1146-1147, 2010
16) 三毛牧夫，木村圭介，清澤美乃，他：胃癌手術における「横行結腸間膜前葉剝離」に関する臨床解剖学的検討．手術 53：103-108, 1999

F 腹腔鏡下左側結腸切除術

　腹腔鏡下左側結腸切除術においては，S状結腸の授動に加え，結腸脾彎曲部の授動が施行される。そして，結腸脾彎曲部における手術手技は，肥厚した大網があるため容易ではないが，筋膜構成の理解があれば確実なものとなる。リンパ節郭清の面からは，その血管系の多様性から主リンパ節の同定が必要である。

I 適応

　腹腔鏡下左側結腸切除(LAC：Laparoscopic left colectomy)の適応外症例は，他臓器高度浸潤，減圧不能な腸閉塞であり，腫瘍の大きさもその因子になりうる。最終的なLAC適応の判定は，術中の診断的腹腔鏡で行う。LAC遂行困難例は開腹手術に移行する。

II 切除範囲，郭清度

　LACは腹腔へのアプローチ法の違いのほかは切除範囲，郭清度ともに開腹術と差がないことが基本である。左側結腸においては，リンパ流は下腸間膜動脈(IMA：inferior mesenteric artery)系からがほとんどであるが，上腸間膜動脈(SMA：superior mesenteric artery)系も考慮が必要である。したがって，IMAから左結腸動脈(LCA：left colic artery)までを腹腔鏡下に郭清することが必要である。さらに，SMAからの動脈を小開腹下で処理する方法も必要である。

III 病変のマーキング，術前処置

　腹腔鏡下では，病変部位の同定が困難なため術前マーキングが必須である。マーキングはクリップ法を行い，術前2日前までに完了しておくことが望ましい。クリップは病変の肛門側ギリギリに確実に打つことが重要である。腸管拡張は腹腔鏡の視野を著しく妨げるため，十分な腸管の減圧，拡張の予防に努める。

IV 結腸脾彎曲部の特異的な血管支配

　左側結腸における血流はほとんどがLCAからである。したがって，IMAは必ず存在する動脈であるから，LCAの定義をしなくてはならない。下行結腸へのLCAの血流が欠損する場合，すなわちSMAからの供給がある場合を除き，IMAより左側に分岐する最初の枝をLCAと定義する。このLCAから分岐する枝が存在すれば，それは「動脈」という言葉は使用せず「枝」をつけて呼称することにする。この定義に従うと，IMAのvariationは，①LCAが単独でIMAから分岐する場合(58％)，②LCAからS状結腸枝が分岐する場合(27％)，③IMAの同一部位から同時にLCAとS状結腸動脈(SA：sigmoid artery)第1枝が分岐する場合(15％)に分けることができる[1,2](図1)。そして，結腸脾彎曲部へのSMAからの血流はその血管支配が多様であり，現実には横行結腸動脈，中結腸動脈(MCA：middle colic artery)の横行結腸枝という表現が最も確かである(図2)。

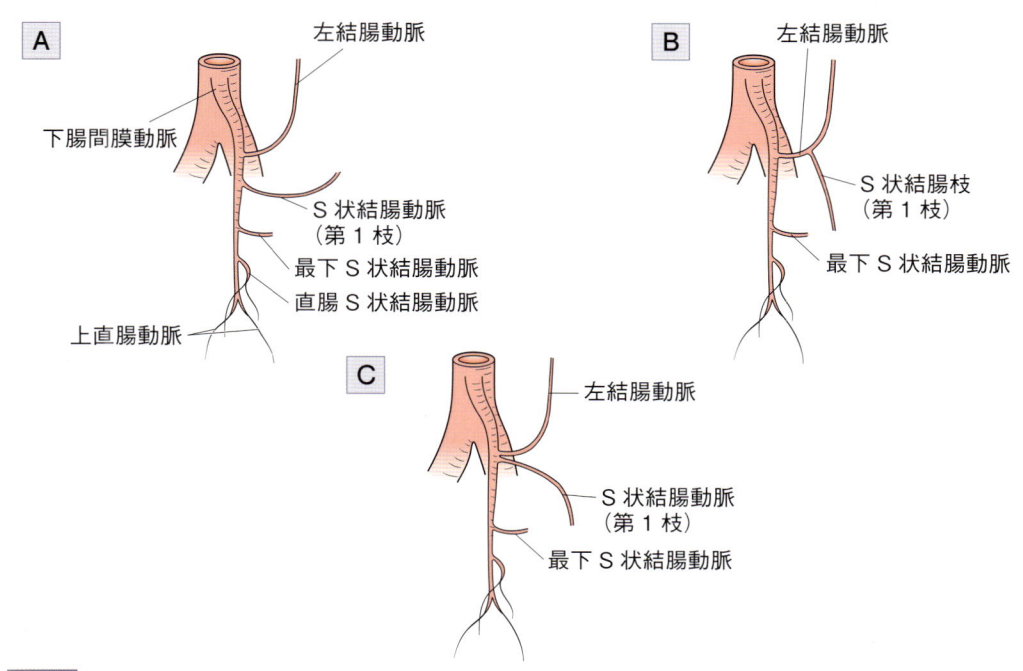

図1　左側結腸の動脈解剖

下腸間膜動脈(IMA)より左側に分岐する最初の枝を左結腸動脈(LCA)と定義する。IMAの分枝は，A　LCAが単独でIMAから分岐する場合(58%)，B　LCAからS状結腸枝が分枝する場合(27%)，C　IMAの同一部位から同時にLCAとS状結腸動脈(SA)第1枝が分岐する場合(15%)に分けられる。

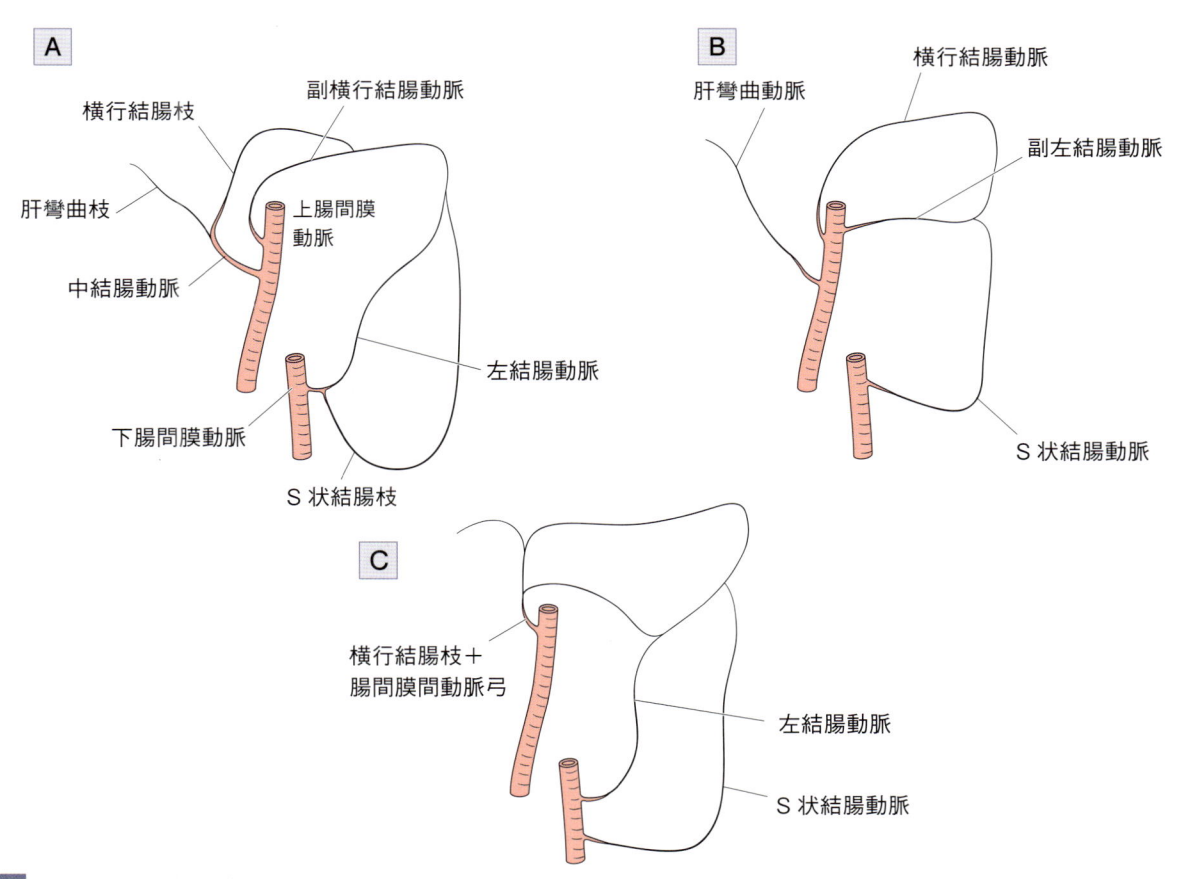

図2　脾彎曲部の動脈支配

左側結腸における下腸間膜動脈(IMA)からの血流は，ほとんどが左結腸動脈(LCA)である。横行結腸からの血流は，横行結腸動脈，中結腸動脈(MCA)の横行結腸枝という表現が最も確かである。上腸間膜動脈(SMA)から直接分岐し，横行結腸を支配する動脈は，1本の場合が75%，2本の場合が25%，3本の場合が1%とされている。

F　腹腔鏡下左側結腸切除術

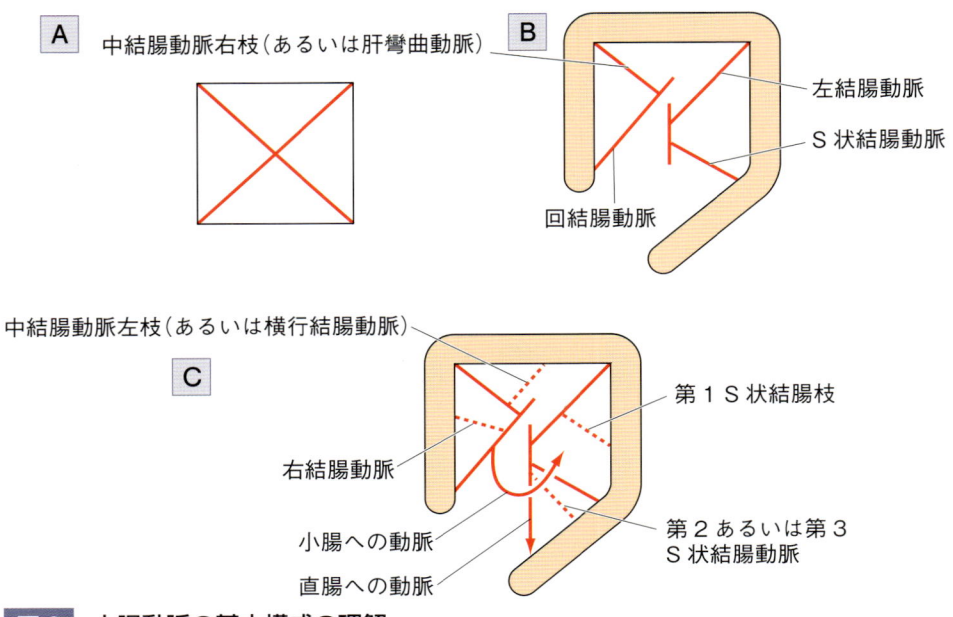

図3　大腸動脈の基本構成の理解

正方形模型を用いて，大腸の主要な動脈を4本定義し，これを大腸の骨格と考える。回結腸動脈（ICA），中結腸動脈（MCA）右枝，左結腸動脈（LCA），そしてS状結腸動脈（SA）である。4本の付加動脈として，右結腸動脈（RCA），MCA左枝，第1S状結腸枝，第2あるいは第3SAを設定する。

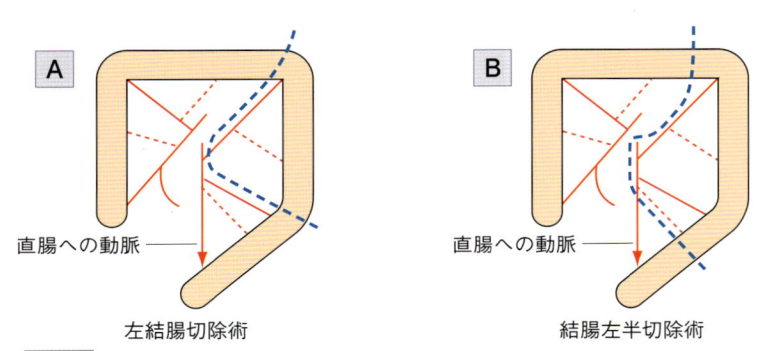

（図中ラベル）
- A: 中結腸動脈右枝（あるいは肝彎曲動脈）
- B: 左結腸動脈／S状結腸動脈／回結腸動脈
- C: 中結腸動脈左枝（あるいは横行結腸動脈），第1S状結腸枝，右結腸動脈，第2あるいは第3S状結腸動脈，小腸への動脈，直腸への動脈

図4　左側結腸癌手術術式とその定義

左結腸切除術は，主たる左結腸動脈（LCA）を処理した術式である。主たる血管2本左結腸動脈（LCA）とS状結腸動脈（SA）を処理したものが結腸左半切除術であり，横行結腸がある程度切除される。青色点線：切除範囲を示す。

- A: 直腸への動脈　左結腸切除術
- B: 直腸への動脈　結腸左半切除術

V　左側結腸切除術式の定義

　高橋は，大腸癌手術術式の定義としてフランスの考え方を導入した[3]。正方形模型を用いて，大腸の主要な動脈を4本定義し，これを大腸の骨格と考えた（図3 A）。すなわち，回結腸動脈（ICA：ileocolic artery），MCA右枝（あるいは肝彎曲動脈），LCA，そしてSAである（図3 B）。そして，その4本に付加されるべき変異の多い動脈として，右結腸動脈（RCA：right colic artery），MCA左枝（あるいは横行結腸動脈），第1S状結腸枝，第2あるいは第3SAとした。さらにこの図に小腸への動脈の矢印と直腸への動脈の矢印を加えた（図3 C）。

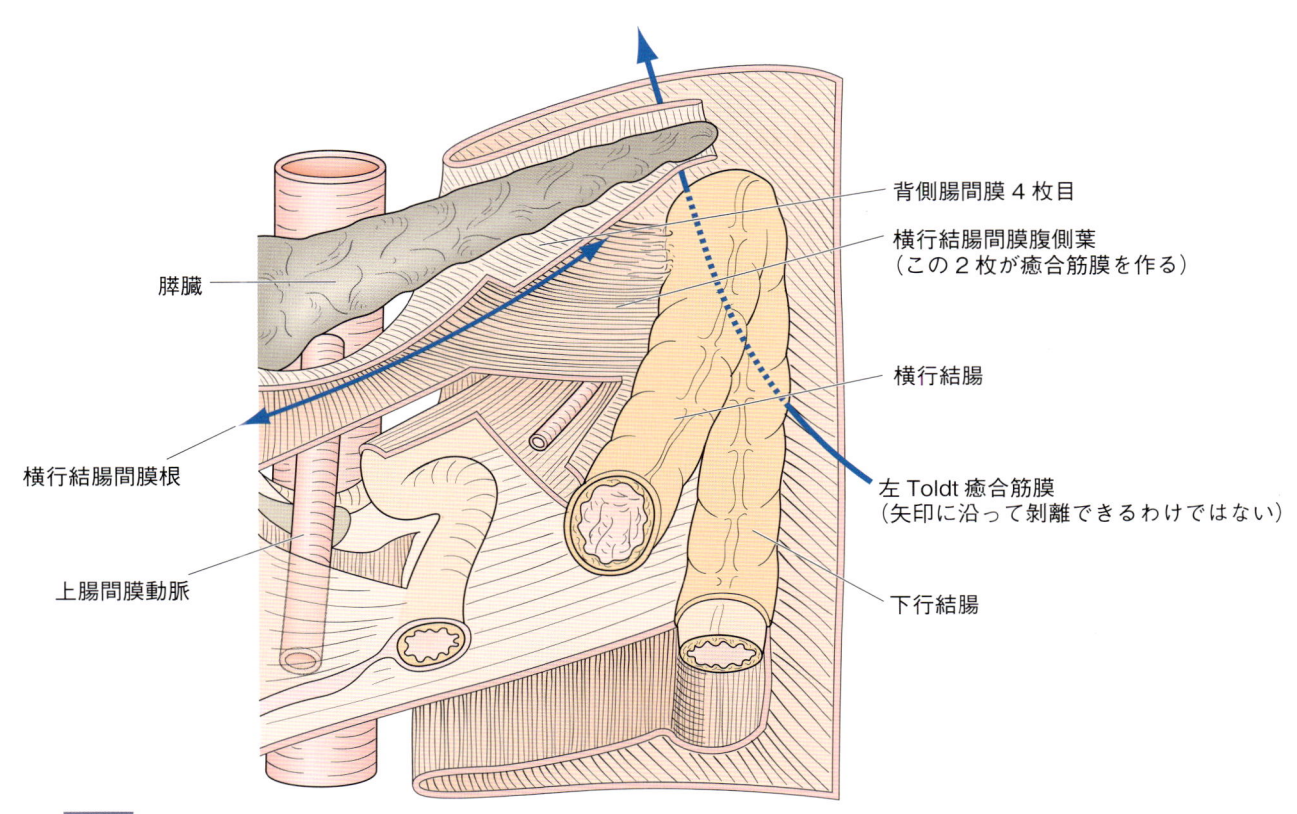

図5 横行結腸間膜と下行結腸間膜
横行結腸間膜根は膵体尾部の尾側縁にある。また背側腸間膜の4枚目と横行結腸間膜腹側葉が癒合筋膜を形成する。

以上を基にして，結腸癌手術の定義を行う。1本の主たる結腸動脈が処理されれば区域切除術，2本の結腸動脈が処理されれば半切除と定義する。この場合，付加された結腸動脈は処理されてもされなくてもよい。ただし，半切除においては，左右の結腸区域に加えて横行結腸がある程度切除されることになる。したがって，左結腸切除術は主たるLCAを処理した術式で，主たる血管2本LCAとSAを処理したものが結腸左半切除術である（図4）[4,5]。

VI 横行結腸，下行結腸と結腸脾彎曲部の筋膜構成

横行結腸間膜根は，膵体尾部尾側縁にある。そして，そこから扇型に横行結腸間膜が広がっている（図5）。そして，本来2枚であった背側腸間膜は，4枚の背側腸間膜となり，胃・横行結腸間で大網を形成することになる。そして，背側腸間膜3枚目が網嚢背側壁となり，背側腸間膜4枚目と横行結腸間膜腹側葉とが癒合筋膜を形成する（図6）。これらの理解には，腸管回転の過程においての大網（すなわち，背側腸間膜）と横行結腸との関係を2段階の発生に分けて考えることにより容易となる。図7 Aの時点での縦断面図では，大網（背側腸間膜）と結腸間膜は無関係である。しかし，図7 Bの時点では横行結腸部分に癒合筋膜を形成する。

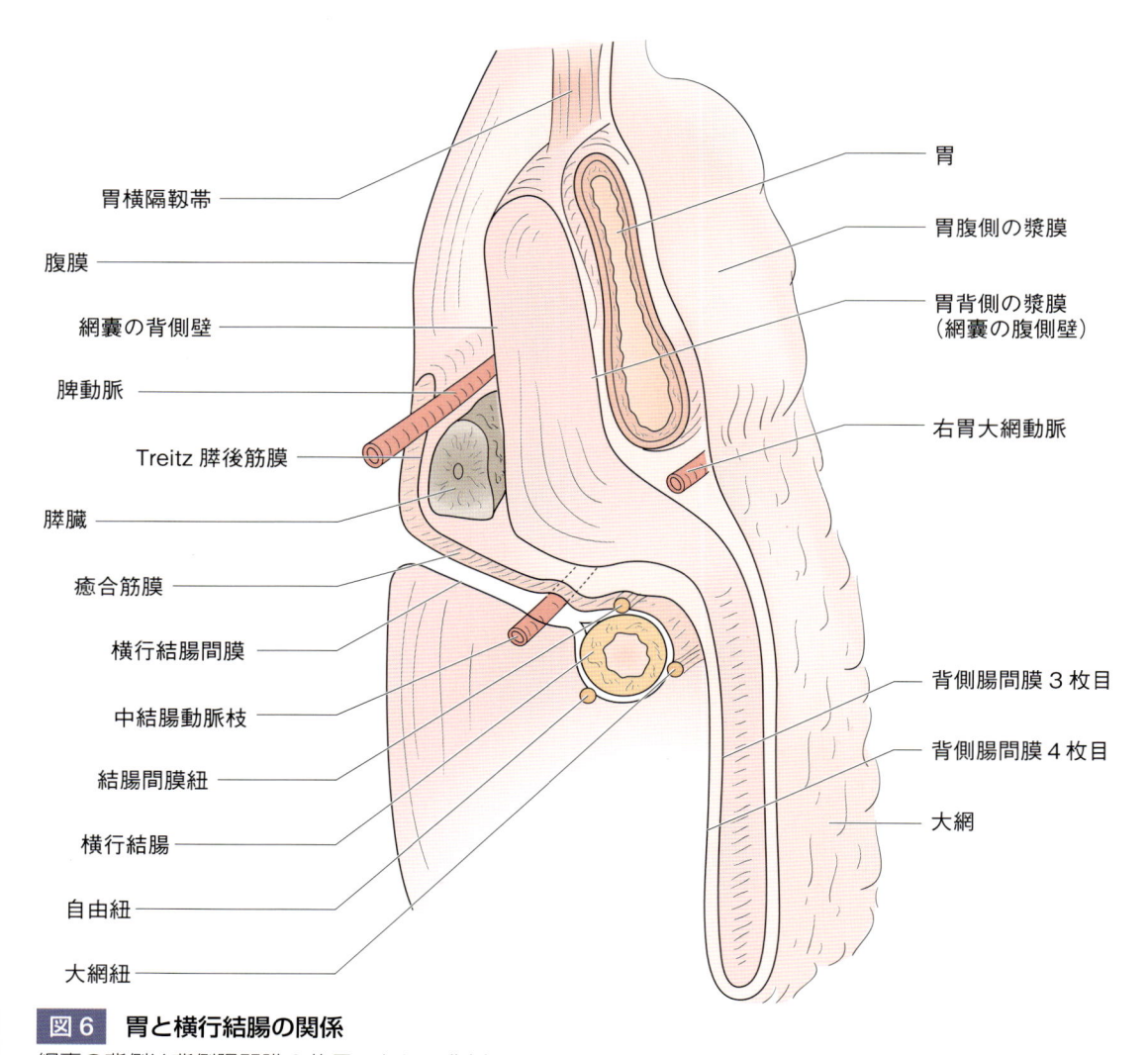

図6 胃と横行結腸の関係
網嚢の背側は背側腸間膜3枚目であり，背側腸間膜4枚目と横行結腸間膜腹側葉が癒合する。

　結腸脾彎曲部は，横行結腸肛門側1/3から下行結腸初部と定義されており[6]，間膜が自由度のある横行結腸と，間膜が後腹壁に癒合し固定された下行結腸の移行部である(図5)。
　左側結腸間膜は，後腹壁の腹膜と癒合して左Toldt癒合筋膜(Toldt's fusion fascia)を形成する(図8)。しかし，尾側のS状結腸部分では，頭側に先端を向けた楔状のS状結腸窩が存在し，この部分は癒合筋膜が存在しない(図8 B)。したがって，左側結腸の授動は，ほとんどの部位で左Toldt癒合筋膜と腹膜下筋膜深葉との間を剝離することである。そして，この剝離の唯一の指標は精巣(卵巣)血管と尿管である(図8点線)。
　結腸脾彎曲部における癒合筋膜を考える際には，横行結腸と大網との関係と下行結腸と後腹膜の癒合だけではなく，大網と横隔膜・脾臓との関与をも考える必要がある。

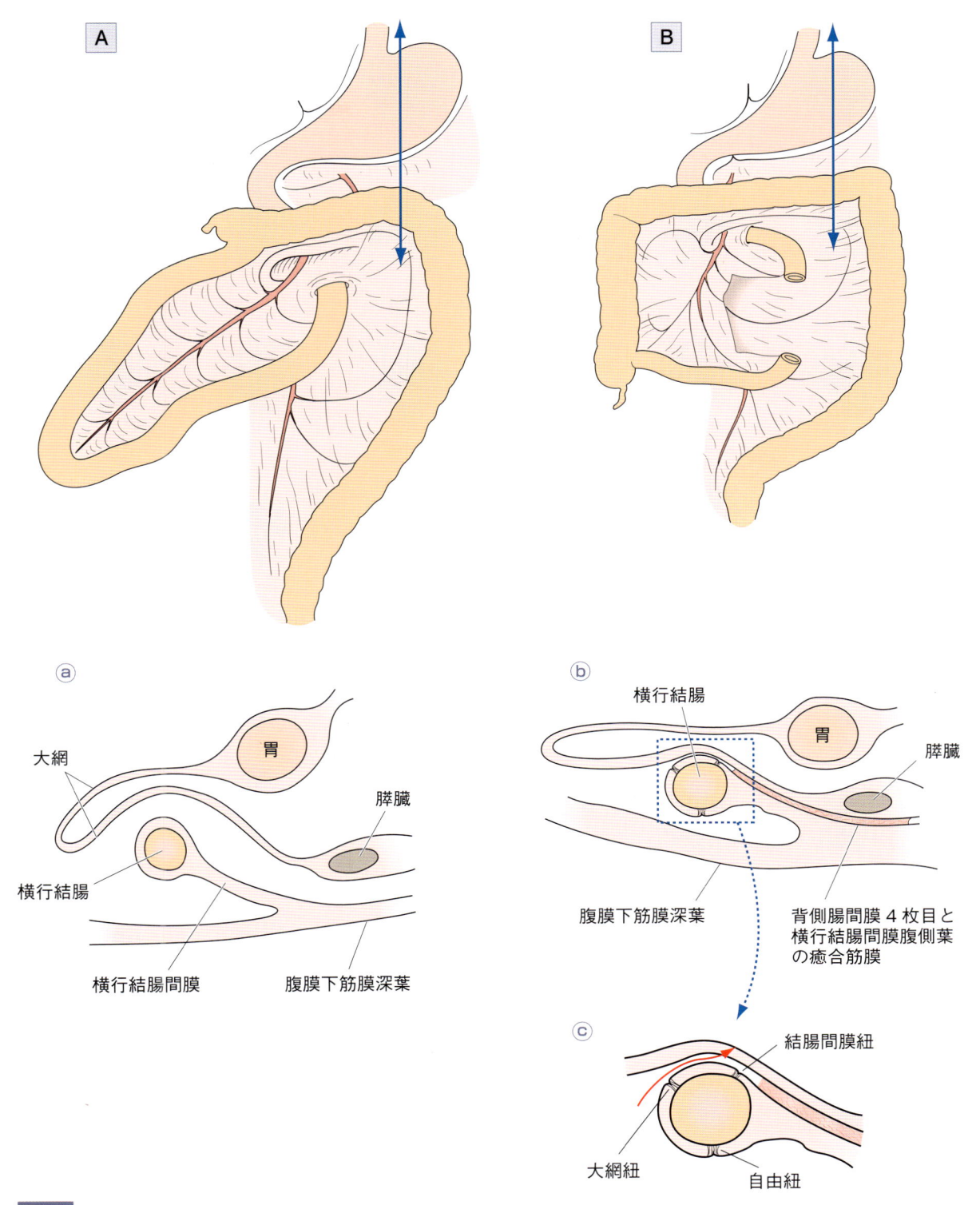

図7 腸回転と結腸間膜の関係

腸管回転の途中での断面図では，背側腸間膜(大網)と結腸間膜とは無関係である．腸管回転が終了した時点で，背側腸間膜の4枚目と横行結腸間膜腹側葉が癒合筋膜を形成する．赤色矢印：背側腸間膜3枚目と癒合筋の間への入り方を示す．

F　腹腔鏡下左側結腸切除術

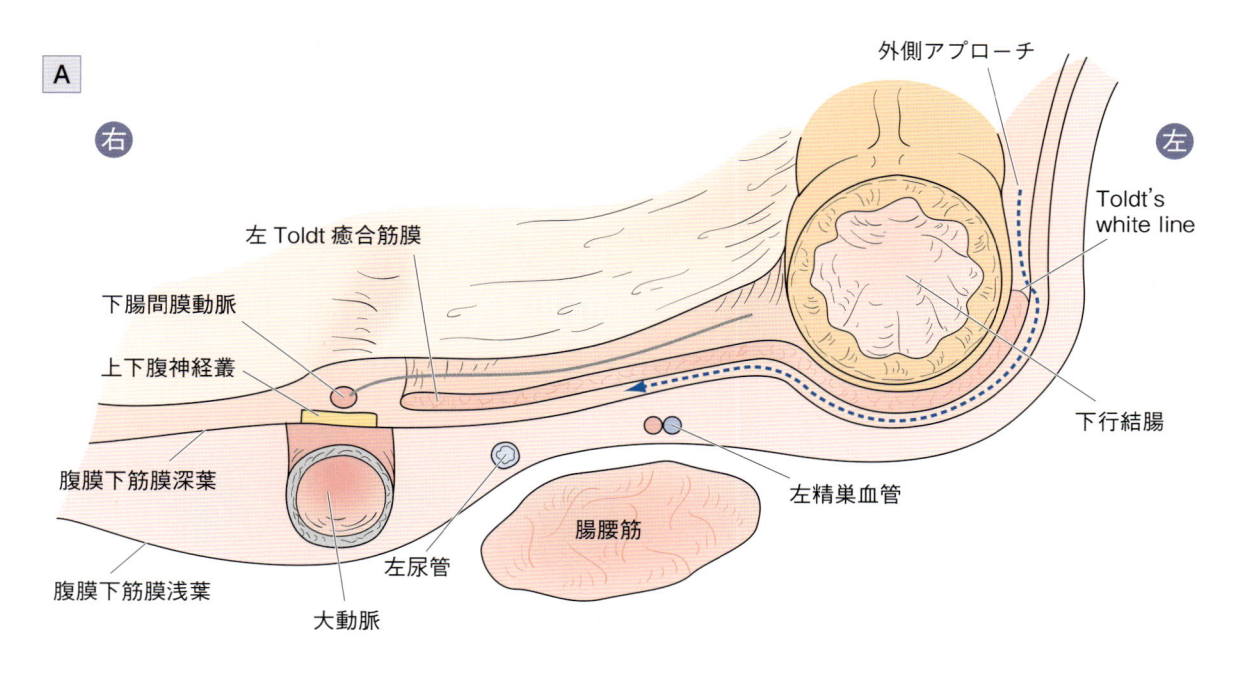

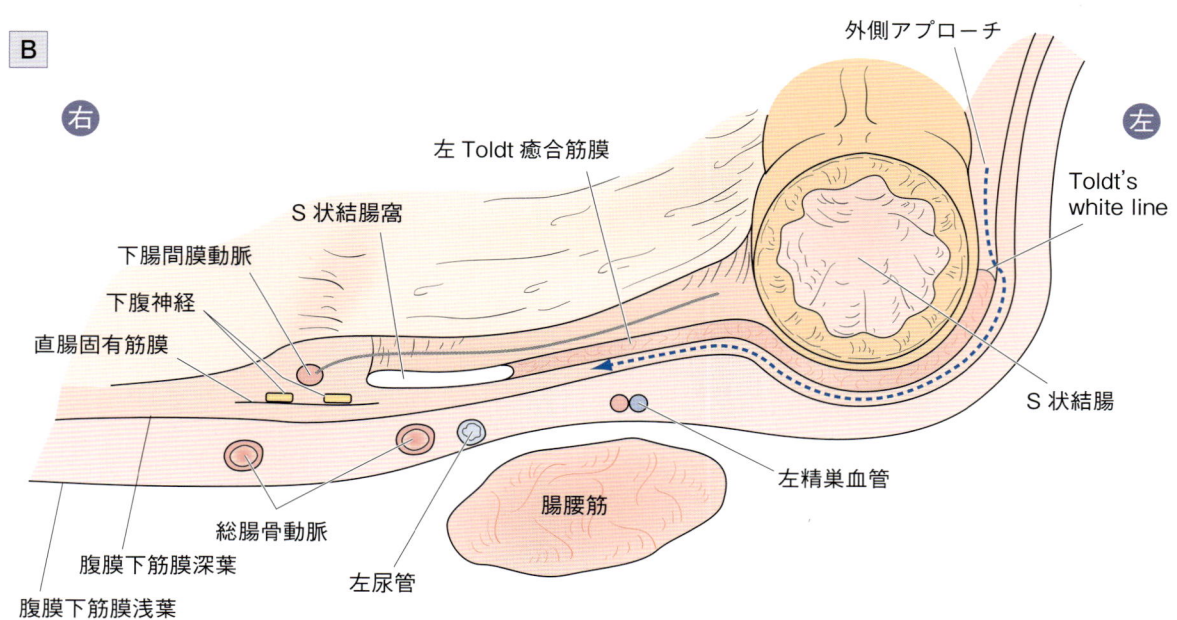

図8 下行結腸の筋膜構成

Toldt癒合筋膜と腹膜下筋膜深葉との間を剥離する唯一の指標は精巣（卵巣）血管と尿管である。青色点線矢印：左側結腸外側アプローチの切離・剥離ライン。
（Mike M, Kano N：Laparoscopic-assisted low anterior resection of the rectum；A review of the fascial composition in the pelvic space. Int J Colorectal Dis 26：405-414, 2011）

　そこで，結腸脾彎曲部の固定を考えると，ここに2つの靱帯が関与する。1つは，左結腸横隔靱帯であり，外側で結腸脾彎曲部を横隔膜に結びつけている。左結腸横隔靱帯は網嚢の左方突出部が閉塞して生じた靱帯であると考えられている（図9, 図10 C, D）。2つめは，結腸脾靱帯である。副次的な垂直の靱帯であり，結腸脾彎曲部と脾臓の間の壁側腹膜，あるいは横行結腸間膜最左側部分から形成される（図9, 図10 D）。

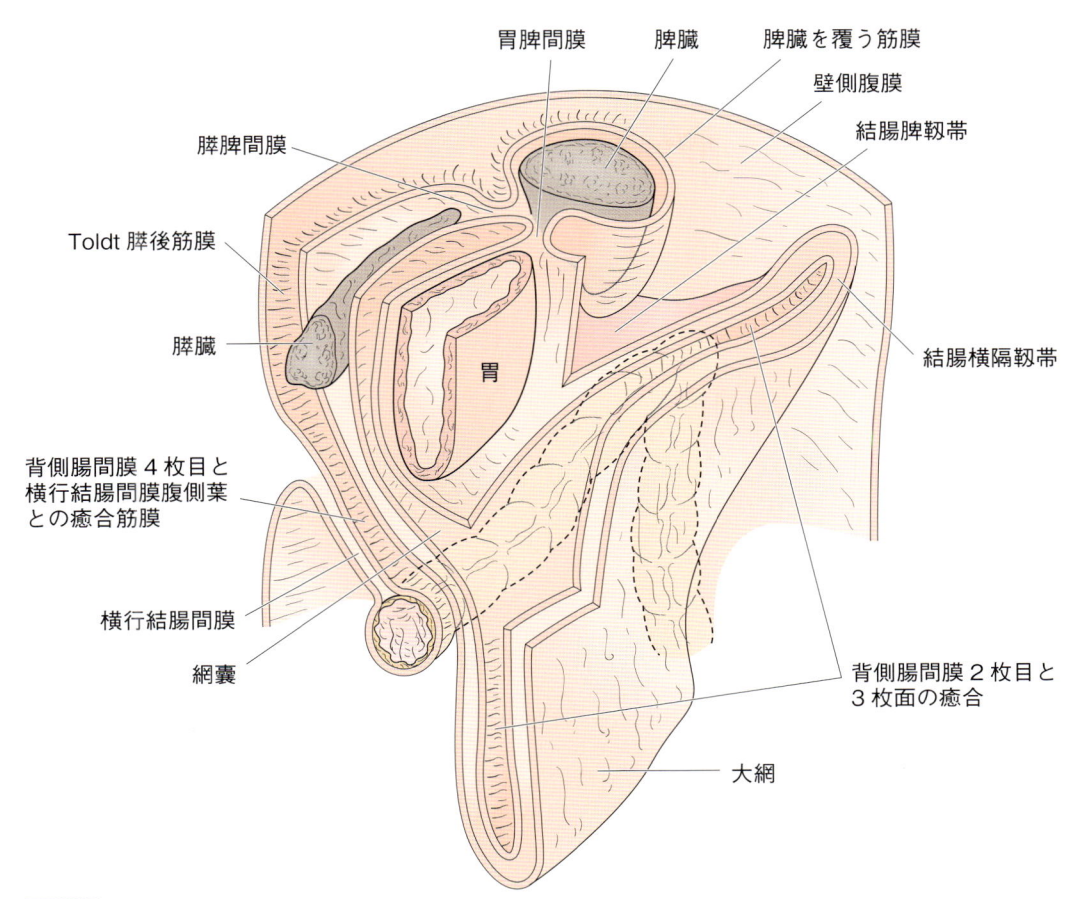

図9 大網と結腸横隔靱帯，結腸脾靱帯の関係
網嚢の左方突出部が閉塞して結腸横隔靱帯が形成される．結腸脾靱帯は，結腸脾彎曲部と脾臓の間の壁側腹膜か横行結腸間膜最左側部分からなる．

　以上から，結腸脾彎曲部の臨床解剖は，横行結腸と大網（背側腸間膜）との関係と下行結腸と腹膜下筋膜深葉との関係，および結腸脾彎曲部における2つの吊りバンド構造である左結腸横隔靱帯と結腸脾靱帯の3つをつなげて理解することができる．

　大網の剝離を，結腸紐部分で背側腸間膜3枚目と横行結腸癒合筋膜の間に入ることにより始める．そして，その剝離を左側に向かうことにより，結腸脾彎曲部は尾側に牽引することができるようになる（図10 A，B，図7 C）．この剝離操作と，下行結腸の腹膜下筋膜深葉腹側の剝離層を連続させるには，結腸脾彎曲部において左Toldt癒合筋膜を1枚切離し（図10 C），結腸脾靱帯を切離する必要がある（図10 D）．これにより吊りバンドである左結腸横隔靱帯と結腸脾靱帯を意識することなく切離することができる．

　しかし，結腸脾靱帯部への大網の入り込みは個人差があり，多量の大網が介在する場合もある．したがって，剝離・切離のここでの原則は，結腸にできるだけ近接した剝離面を維持することである．

　経網嚢的手技を行った場合には，その最左側で先ほどの背側腸間膜3枚目背側の層に入りなおし，さらに左Toldt癒合筋膜を1枚切離しなければならない（図11 A〜D）．

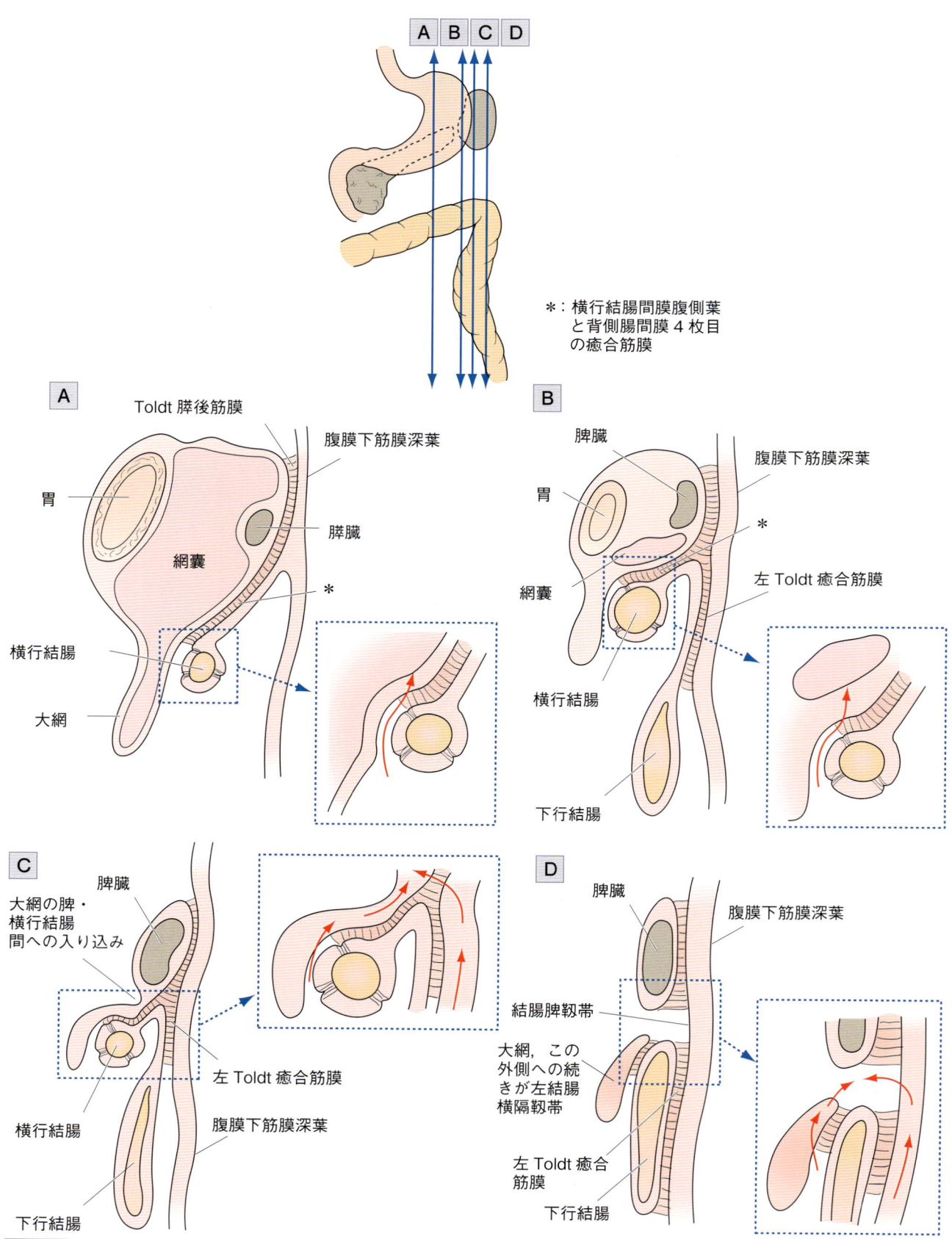

図10 横行結腸，下行結腸と結腸脾彎曲部の筋膜構成

大網の脾・横行結腸への入り込みの程度によりこの部分の筋膜構成に variation がある．左結腸横隔靱帯と結腸脾靱帯という2つの吊りバンドが存在する．A赤色矢印：横行結腸紐部分で背側腸間膜3枚目と癒合筋膜の間に入る剥離を示す．B赤色矢印：Aでの剥離を左側に向かう．C赤色矢印：A，Bでの剥離操作と，下行結腸の腹膜下筋膜深葉腹側の剥離層を連続させるために，結腸脾彎曲部において左 Toldt 癒合筋膜を1枚切離する．D赤色矢印：左結腸横隔靱帯と結腸脾靱帯の切離．

*：横行結腸間膜腹側葉と背側腸間膜4枚目の癒合筋膜

142　応用編　腹腔鏡下大腸癌手術の基本

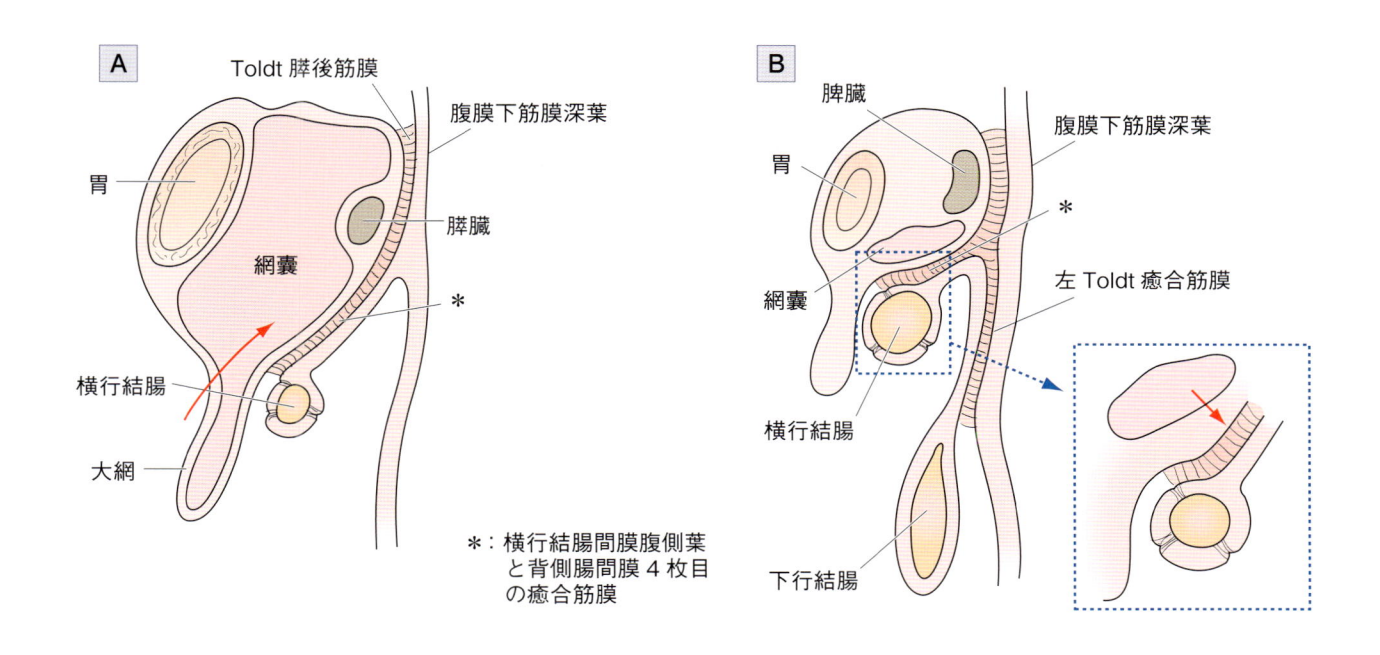

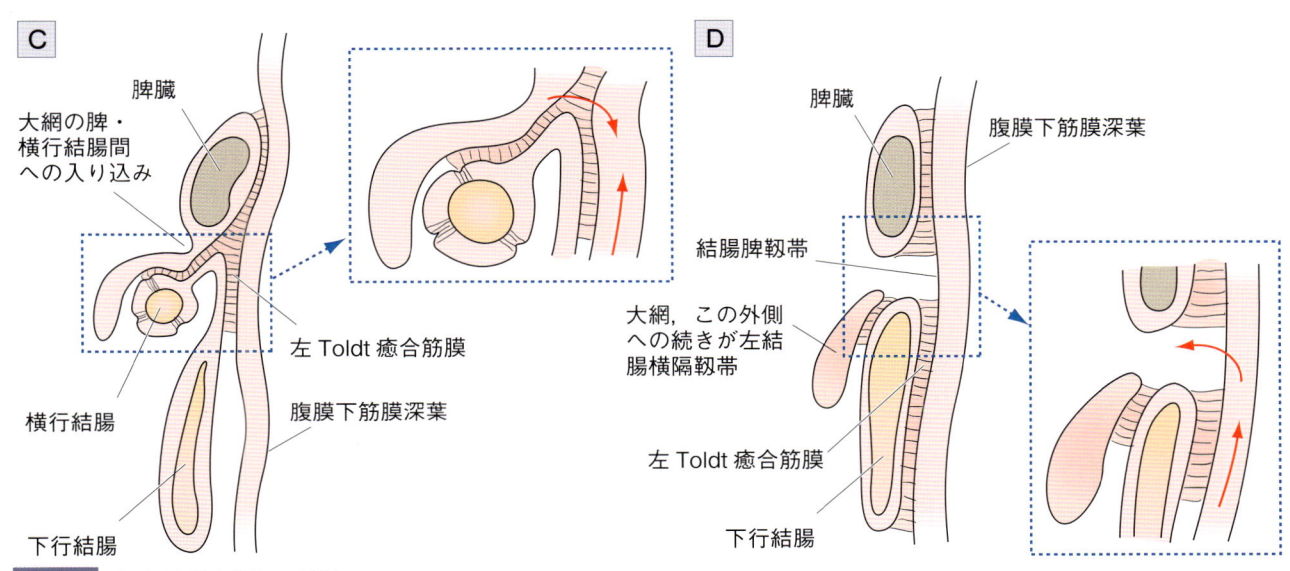

図11 経網嚢的剝離の手順

いったん網嚢に入ってからの進行は，剝離というより大網の切離に終始する。A赤色矢印：大網を切離して網嚢内に入る。B赤色矢印：網嚢内の左外側で背側腸間膜3枚目を切離する。C赤色矢印：Bでの剝離操作と，下行結腸の腹膜下筋膜深葉腹側の剝離層を連続させるために，結腸脾彎曲部において左Toldt癒合筋膜を1枚切離する。D赤色矢印：結腸脾靱帯を切離。

F　腹腔鏡下左側結腸切除術

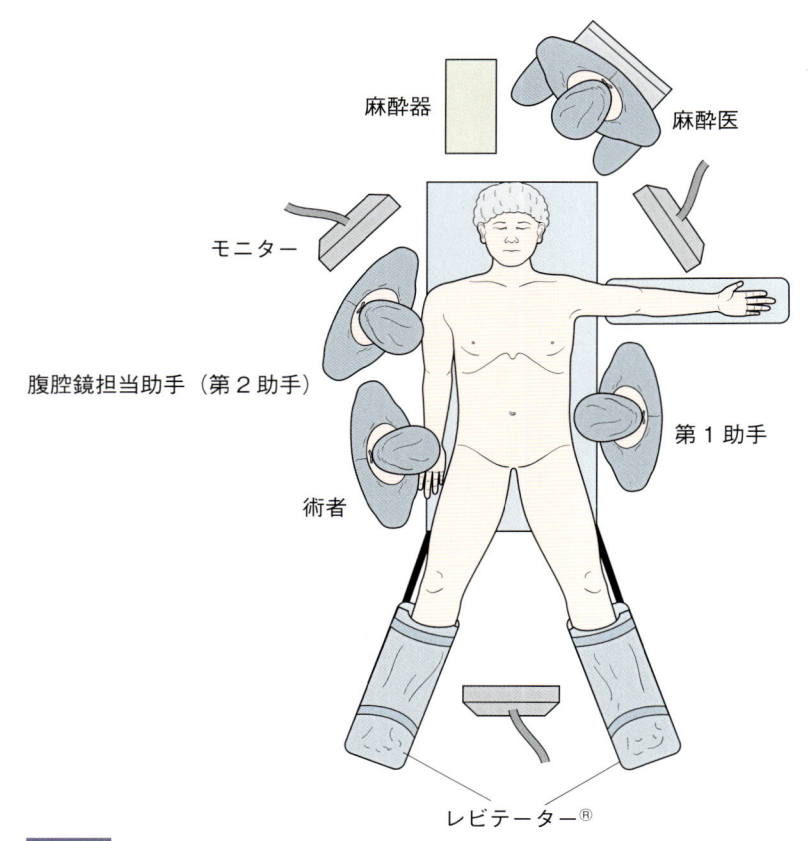

図12 患者体位と手術室配置
右半側臥位で固定する。電気メスをはじめコード類はなるべく頭側にまとめて，気腹チューブと腹腔鏡のコードとともに固定し，手術操作の妨げにならないようにする。

VII 手術の実際

1. 術中体位の取り方

　　　　術中体位は，小腸の排除の頭低位が基本である。右側に術者・腹腔鏡担当助手（第2助手），左側に第1助手が位置するため，左手は広げ，右手は体幹につける。開脚位で両大腿は体幹と並行になるべく伸展し，鉗子操作の妨げにならないようにする（図12）。右背側に側板を置き，また両肩部には頭低位で身体が滑り落ちることを防止するためにshoulder protectorを装着する。術者は，はじめ患者の右側に立ち，下行結腸を頭側に剥離する時点で脚間に入る。

2. アプローチの基本

　　　　各術式共通する手技手順は前項（20～23頁）参照。
　　　　本術式において主リンパ節がIMAである場合には臍部（Hassonカニューレ部），SMA領域が主リンパ節である場合には，上腹部正中に小開腹創をおくことが多い。
　　　　なお，脾彎曲部が高位にある場合に限り，術者左手用の5 mmトロッカーを心窩部に追加挿入する。
　　　　また，横行結腸から脾彎曲部に向かう手技では，頭低位を解除して，小腸を骨盤側に戻した視野とする。

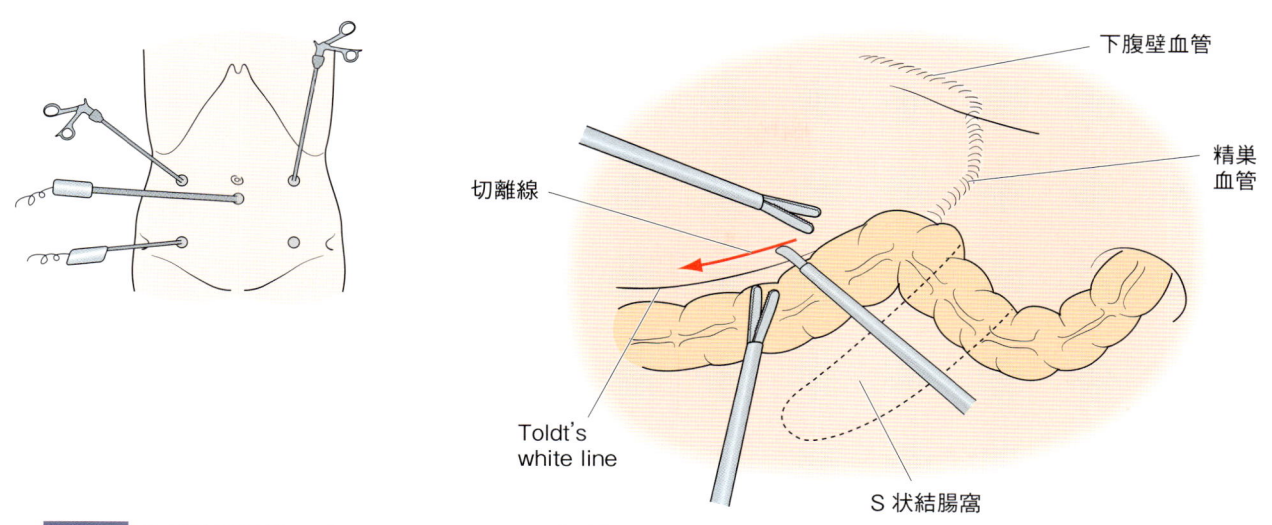

図13 S状結腸外側のToldt's white lineの切離

S状結腸の尾側・外側への癒着に目を奪われることなく，腸腰筋の最腹側部を避けた外側部分のToldt's white lineより，頭側に腹膜1枚のみを切離する。Toldt's white lineの外側を切離するほうが，あとあと筋膜剝離層を修正しやすい。赤色矢印：Toldt's white lineの外側での腹膜切開。

3. 手術の手順

　　結腸脾彎曲剝離手技として，即座に結腸横隔靱帯を横隔膜から切離・剝離する方法も考えられるが，剝離層が横隔膜から背側へと広範囲となりすぎる傾向がある。この部分における結腸横隔靱帯は広いため，結腸ギリギリで切離することが剝離範囲を少なくするコツである。したがって，剝離を小範囲にするコツは，S状結腸部から適切な剝離層を選択することである。

ⓐ S状結腸外側アプローチ

① 外側からのS状結腸の授動

- 腹腔鏡：臍部
- 術者右手：スパチュラ型電気メス
- 術者左手：特にことわりのない限り腸鉗子。最初はほとんどfree。
- 助手右手：特にことわりのない限り腸鉗子。術者左手とのカウンタートラクション。

　　主リンパ節がSMA領域である場合であっても，S状結腸外側アプローチから左側結腸を授動する手技が不可欠である。

　　頭低位，右側低位とする。腸腰筋の最腹側部より頭側・外側部分のToldt's white lineに注目し，この部分より頭側に腹膜1枚のみを切離する（図13）。この切開はToldt's white lineの外側で行い，手技が進むにつれ，層の深さを調節するほうが容易であり，あとあと剝離層を修正しやすい。

　　腹膜下筋膜深葉の腹側を露出していくが，一部分を持ち上げる手技（picking up手技）によって切離をするのではなく，第1助手と共同して面を作り，面を切離することを重視する。下行結腸の左Toldt癒合筋膜が覆った結腸間膜の脂肪組織をできるだけ頭側まで剝離しておくことが後の手技をやさしくする。精巣（卵巣）血管の腹側に腹膜下筋膜深葉を残しつつ剝離する。

　　臍高に設けられたポートの高さは，定義上のS状結腸と下行結腸の境目である腸骨稜に一致する。したがって，十分に頭側までS状結腸間膜と下行結腸間膜を剝離した後に，S状結腸間膜の尾側への剝離を行う。この過程ではすでに精巣（卵巣）血管を確認できることが多い。

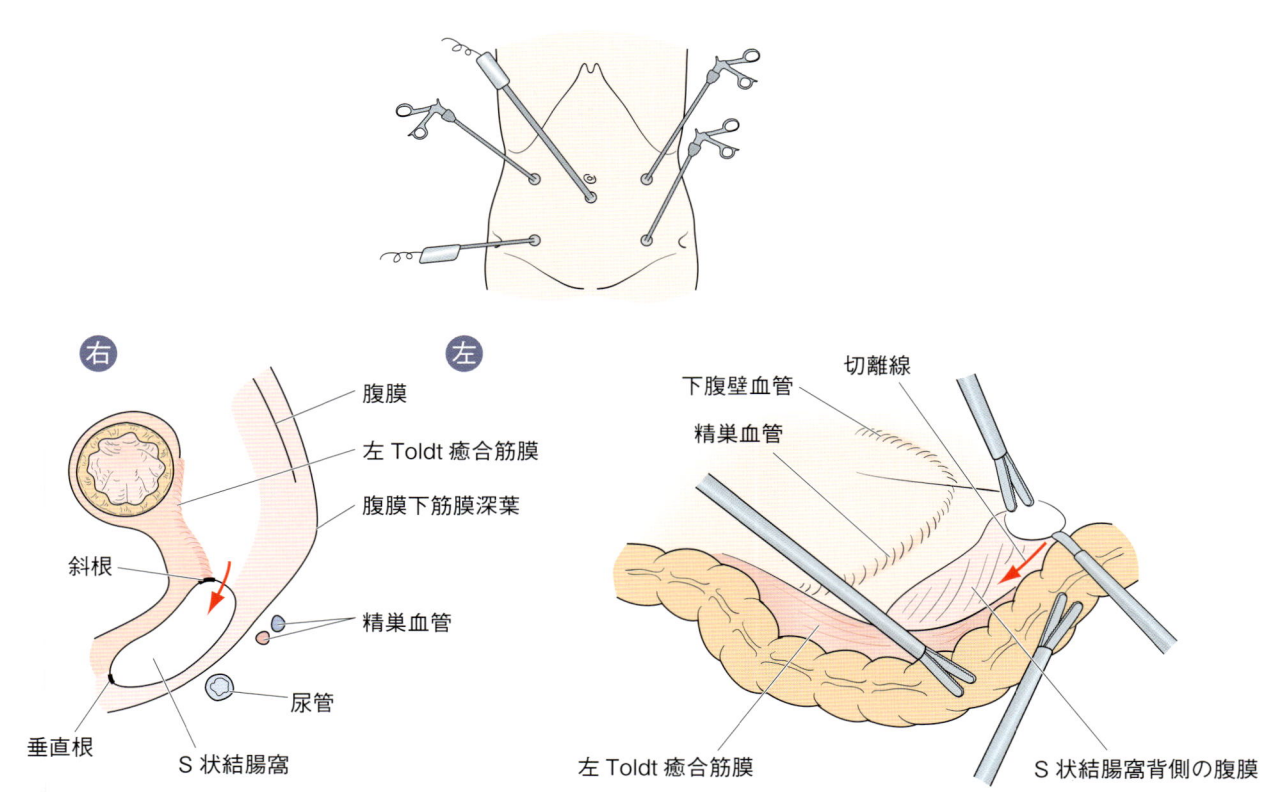

図14 S状結腸窩の剥離・切離

この部分では，S状結腸の壁側腹膜の癒着を剥離してしまいやすいが，そうすると結局は不必要に広い範囲を剥離しなければならなくなる。赤色矢印：S状結腸窩斜根の切離。

ここで，第1助手の両手と術者の左手で，S状結腸窩の視野を展開する。
- **腹腔鏡**：臍部
- **術者右手**：スパチュラ型電気メス
- **術者左手**：S状結腸窩漿膜最内側を把持
- **助手右手**：S状結腸窩漿膜外側を把持
- **助手左手**：直腸を頭側に牽引

　S状結腸窩は左Toldt癒合筋膜が形成されなかった部位である。そこで，S状結腸窩斜根，すなわちS状結腸間膜左（背側）葉とS状結腸間膜窩背側腹膜の境をきっちりと認識し，この境をギリギリ切離していく。この部分の切離線はS状結腸外側のToldt's white lineと同様に，白色の線として認識できる（図14）。この外側に剥離したS状結腸窩の腹膜を第1助手に外側・腹側に牽引してもらいながら，斜根から垂直根へとS状結腸間膜と後腹膜との境を切離していくと，直腸左外側の腹膜移行部に到達できる。ここで視認できるS状結腸間膜のふくらみを内側・頭側に剥離していくと，腹膜下筋膜深葉に覆われた尿管を同定できる（図15）。

　肥満患者，特に中心性肥満患者では，腹膜下筋膜深葉背側の脂肪組織が多く，精巣脈管も尿管も同定できない場合がある。この場合は，斜根・垂直根とS状結腸間膜側の左Toldt癒合筋膜のふくらみが唯一の指標となることを認識しておく必要があり，以上のアプローチの重要性が増す。

　S状結腸間膜の授動の後，腹膜下筋膜深葉腹側の剥離をできるだけ頭側まで行っておく。

　LCAを切離しない場合の手技としては，上記の手技で十分であり，以後下行結腸の授動から結腸脾彎曲部の手技に移行する。

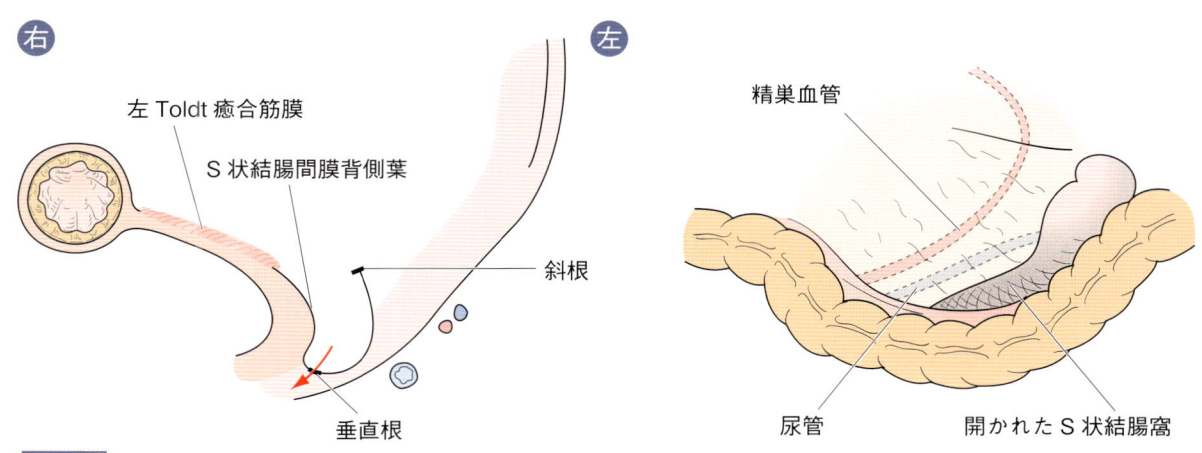

図15 尿管の視認
S状結腸間膜窩をその最内側で切離し，S状結腸間膜の癒合筋膜を内側・頭側に剝離すると尿管が腹膜下筋膜深葉の背側に確認できる。赤色矢印：S状結腸窩垂直根の切離。

ⓑ S状結腸内側アプローチ
① 内側からのS状結腸の授動
　左側結腸授動は，LCAを切離する場合には，頭側に向かい剝離する広い面を確保することができる。したがって，左側結腸授動では，外側アプローチよりも，より面の手技ができる内側アプローチが勧められる手技である。
- **腹腔鏡**：右側腹部・頭側ポート
- **術者右手**：スパチュラ型電気メス
- **術者左手**：臍部ポートから腸鉗子を挿入し，内側アプローチでの電気メスの操作を助ける微細な操作を行う。

　助手にとっては mirror image（鏡像）となる。
- **助手右手**：直腸右側に挿入し，尾側直腸を腹側に持ち上げ，直腸右側に面を形成する。
- **助手左手**：IMA血管茎を腹側・尾側に牽引し，大動脈と約30°の角度を形成する。

　内側アプローチでは，IMAが腹側に挙上され，上下腹神経叢を境として，その頭側と尾側で，筋膜構成は全く異なる。上下腹神経叢の頭側においては，上下腹神経叢の腹側が剝離層となる（図16 Ⓐ）。尾側では，上下腹神経叢に収束する直腸固有筋膜の続きの筋膜を2か所で切離することになる（図16 Ⓑ）。

　すなわち，後者では，腹膜を切開し，下腹神経を避け左側への剝離を続けると，再度直腸固有筋膜の続きの筋膜にぶつかる。ここで，この筋膜を再度切開することにより，尿管の腹側にある腹膜下筋膜深葉か，S状結腸窩の腹膜を剝離することになる（図16 Ⓑ）。

　右側腹部・頭側ポートへ腹腔鏡を移動させ，術者の左手鉗子は臍部から挿入する。S状結腸間膜を左側やや腹側に展開し，IMAの大動脈への角度を30°を目安に腸鉗子で血管茎を大きく把持して腹側に牽引する。この際，直腸右側腹膜を視認し，把持した血管茎以外に背側にさらなる血管茎の突っ張りが存在しないことを確認する。

F　腹腔鏡下左側結腸切除術

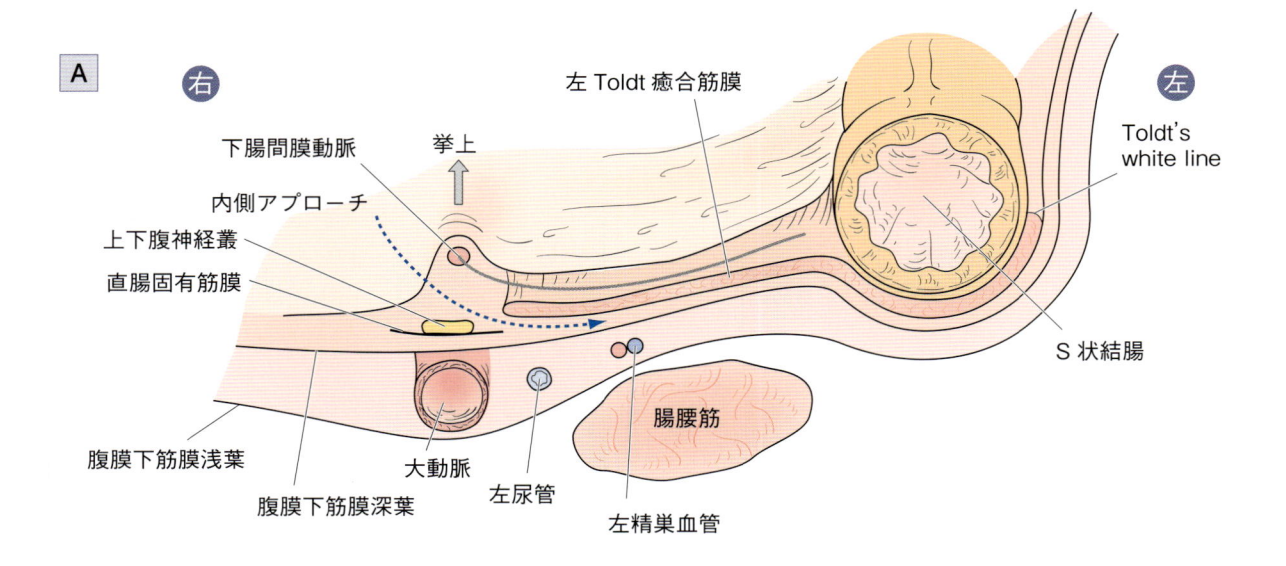

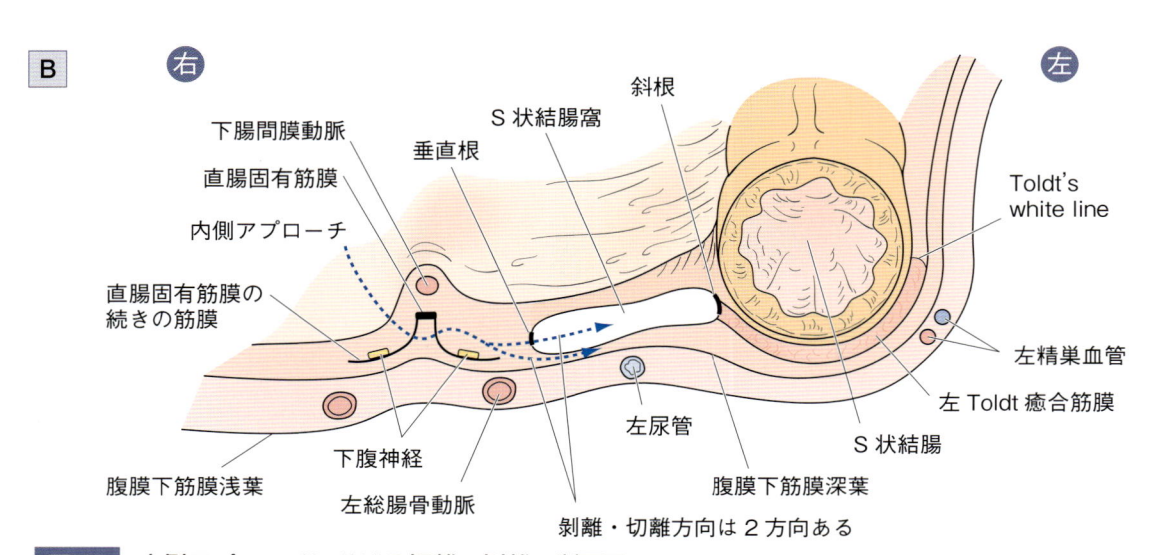

図16 内側アプローチにおける切離・剥離の断面図

頭側においては，腹壁切開の後に左 Toldt 癒合筋膜を指標に，この背側を維持する（A）。尾側においては，上下腹神経叢尾側で腹膜を切開し，直腸固有筋膜の続きの筋膜を2か所で切開することにより，腹膜下筋膜深葉の腹側かS状結腸窩のなかに入るかのどちらかとなる（B）。

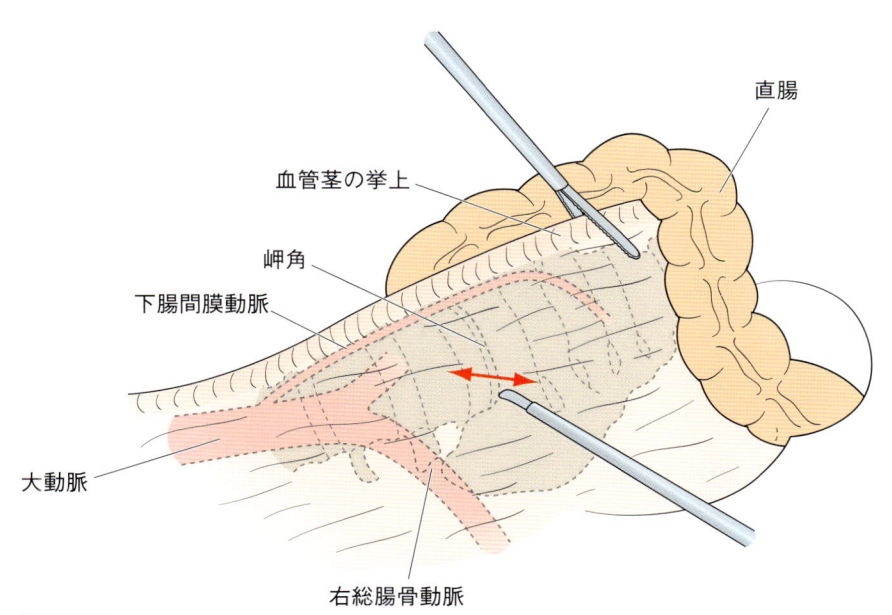

図17	内側からの切離・剝離の開始

岬角部分と大動脈分岐部の中央部分で，S状結腸間膜を注意深く視認して，漿膜が浮き上がる部分を切開して骨盤側に切開線を続ける。赤色矢印：腹膜切開位置。

　術者は，鉗子で大動脈分岐部尾側に岬角のふくらみを触診・確認し，皆の認識を一致させる。岬角部分で，S状結腸間膜を注意深く視認して，漿膜が浮き上がる部分（あぶくができる部分）を切開して骨盤側に切開線をある程度続ける（図17）。この部分においては，直腸固有筋膜の続きの筋膜が十分な幅をもって腹背側に衝立のごとく存在する。さらに，この切開線を頭側に続けるが，大動脈と挙上されているIMAの角度の中間を通る線上を切開する。ここで，岬角部分に戻り直腸固有筋膜を同定する手技に移る。この手技には，指標となるものはなく腹側に引き上げられている直腸背側に直角に向かって鈍的剝離を行い疎な剝離層に入る（図18 B ＊印）。いったん，直腸固有筋膜に到達できれば，剝離は直腸固有筋膜右側に入る脈管・神経を切離しながら直腸固有筋膜とその左側に続く筋膜の面を維持しながら頭側に続ける（図19）。

　さらに，剝離・切離を頭側に向け，IMA右側への神経枝を切離すると，上下腹神経叢の頭側で，左外側に向かうことができる。この部分で，左Toldt癒合筋膜から，慎重に腹膜下筋膜深葉を背側に剝離していくと，尿管が同定できる（図20）。女性においては，すぐ外側に卵巣脈管が存在するが，同様に背側に剝離する。できるだけ，この腹膜下筋膜深葉腹側の面を広く剝離しておく。

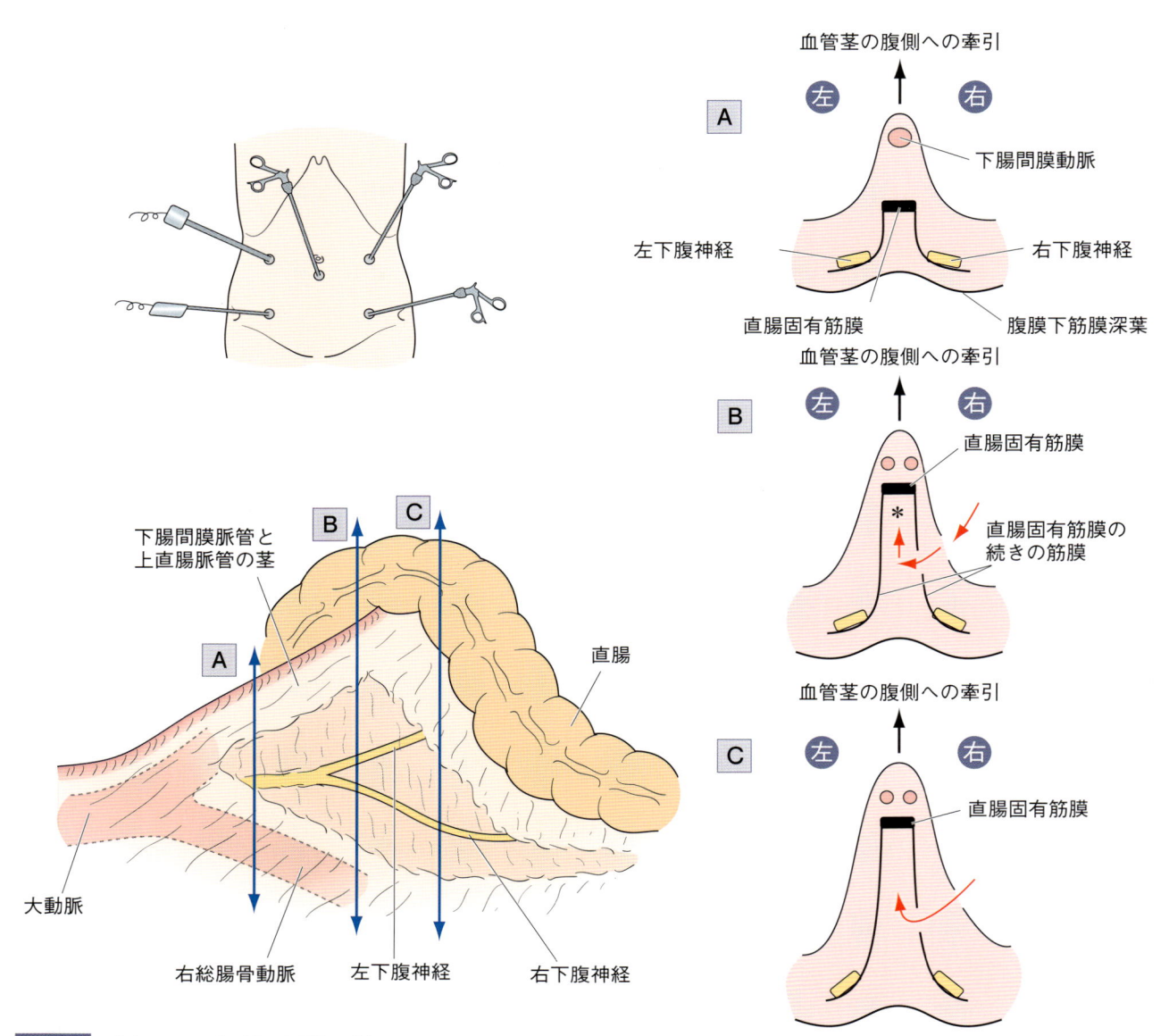

図18 内側からの切離・剝離の断面図

内側からの切離・剝離の経路。右側で直腸固有筋膜の続きの筋膜を切離後は，筋膜構成が背腹に立ち上がった状態になり，ここでは直腸固有筋膜を同定する指標となるものは全くない。したがって，できるだけ腹側で筋膜を腹背方向に下ろしてくる手技を繰り返すしかない。Ⓐ，Ⓑ，Ⓒ青色矢印は，この部分の断面図を意味する。Ⓑ，Ⓒ赤色矢印：右側腹膜切離から直腸固有筋膜の同定までの方向。

② 中枢側リンパ節郭清
- **腹腔鏡**：右側腹部・頭側ポート
- **術者右手**：超音波凝固切開装置（USAD：ultrasonically activated device）で，IMA 右側と腹側の神経枝を切離する。
- **術者左手**：臍部ポートから腸鉗子を挿入し，USAD の操作を助ける微細な操作を行う。
  助手にとっては mirror image となる。
- **助手右手**：Free の場合が多い。IMA を切離してからは，左手の牽引とで S 状結腸間膜を衝立状にする。
- **助手左手**：IMA・SRA 血管茎を腹側尾側に牽引し，大動脈と約 30° の角度を形成する。
  LCA を切離する場合を想定しての手技とする。術前の検査でどのレベルで LCA が分岐しているかが認識できており，IMA 頭側まで S 状結腸の漿膜切離を十分に行っておく。この場合，十二指腸第 3 部を頭側に排除しなくてはならない場合もあり，注意を要する。

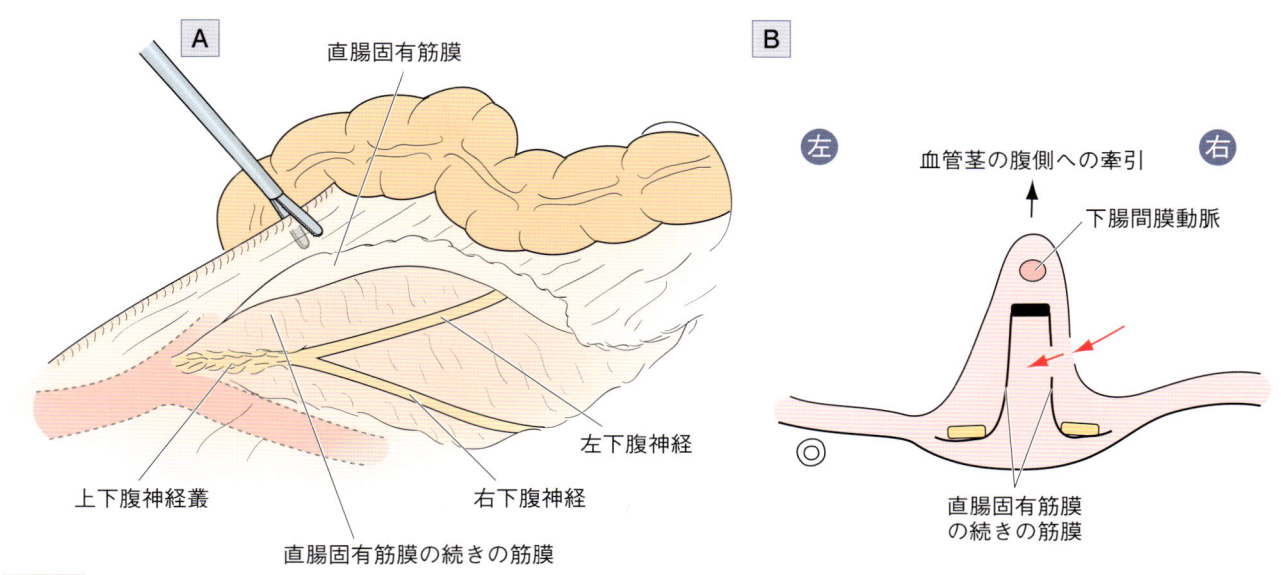

図19　左側の直腸固有筋膜の続きの筋膜に沿う剥離

直腸固有筋膜に到達後，頭側に向かって，直腸固有筋膜に入る右側脈管・神経を切離しながら剥離を続ける．左側の直腸固有筋膜の続きの筋膜を同定し，これに沿う．B赤色矢印：右側腹膜を切開し，右側の直腸固有筋膜の続きの筋膜の切開．

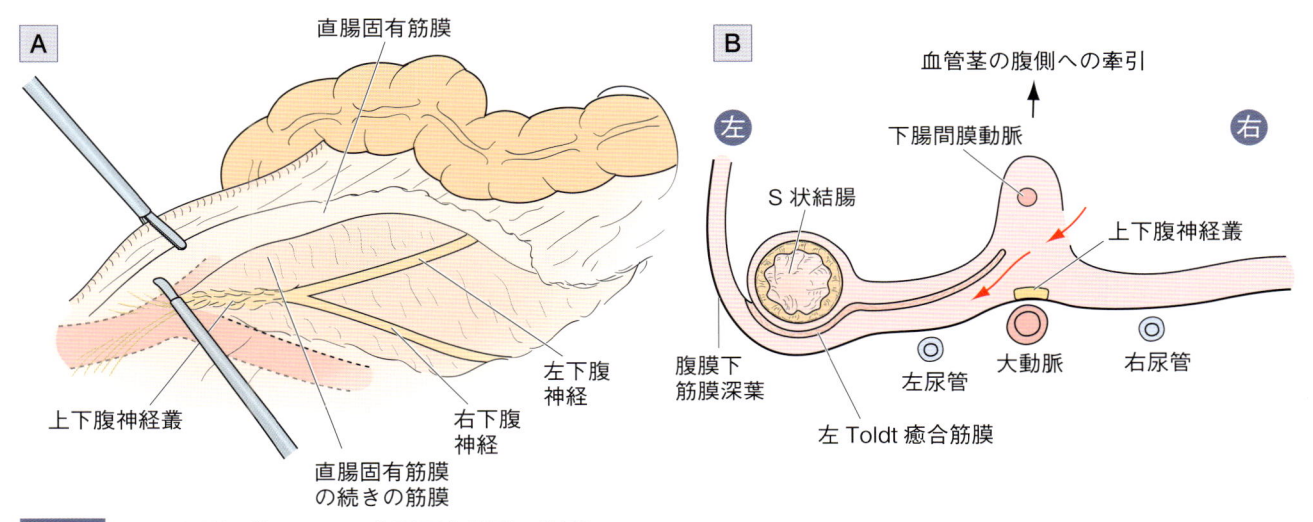

図20　上下腹神経叢における直腸固有筋膜の剥離

下腸間膜動脈（IMA）右側への神経枝を切離すると，上下腹神経叢の頭側で，左外側に向かうことができる．この部分で，左Toldt癒合筋膜から，慎重に腹膜下筋膜深葉を背側に剥離していくと，尿管が同定できる．赤色矢印：上下腹神経叢の腹側での剥離方向を示す．

　IMAの右側・背側の神経叢を切開することにより，IMAの外膜に達することができる．十分な長さのIMA外膜を露出した後，腹腔鏡を臍部に変更し，LCA分岐部を剥離し，LCAを露出する．LCAに沿って剥離を進め，十分にLCAの首の長さをえる．ヘモクリップ®を用いてLCA根部を切離する（図21）．なお，D1＋α程度の郭清で十分な場合は，腹腔鏡を臍部に変更し，術前CT-colographyやCT-angiographyを参考にして，IMAからの枝を確認して，IMAを残すべく，LCAの頭側，尾側の腸間膜に孔を開ける．この剥離孔に自動縫合器を通し，LCAを切離する（図22）．

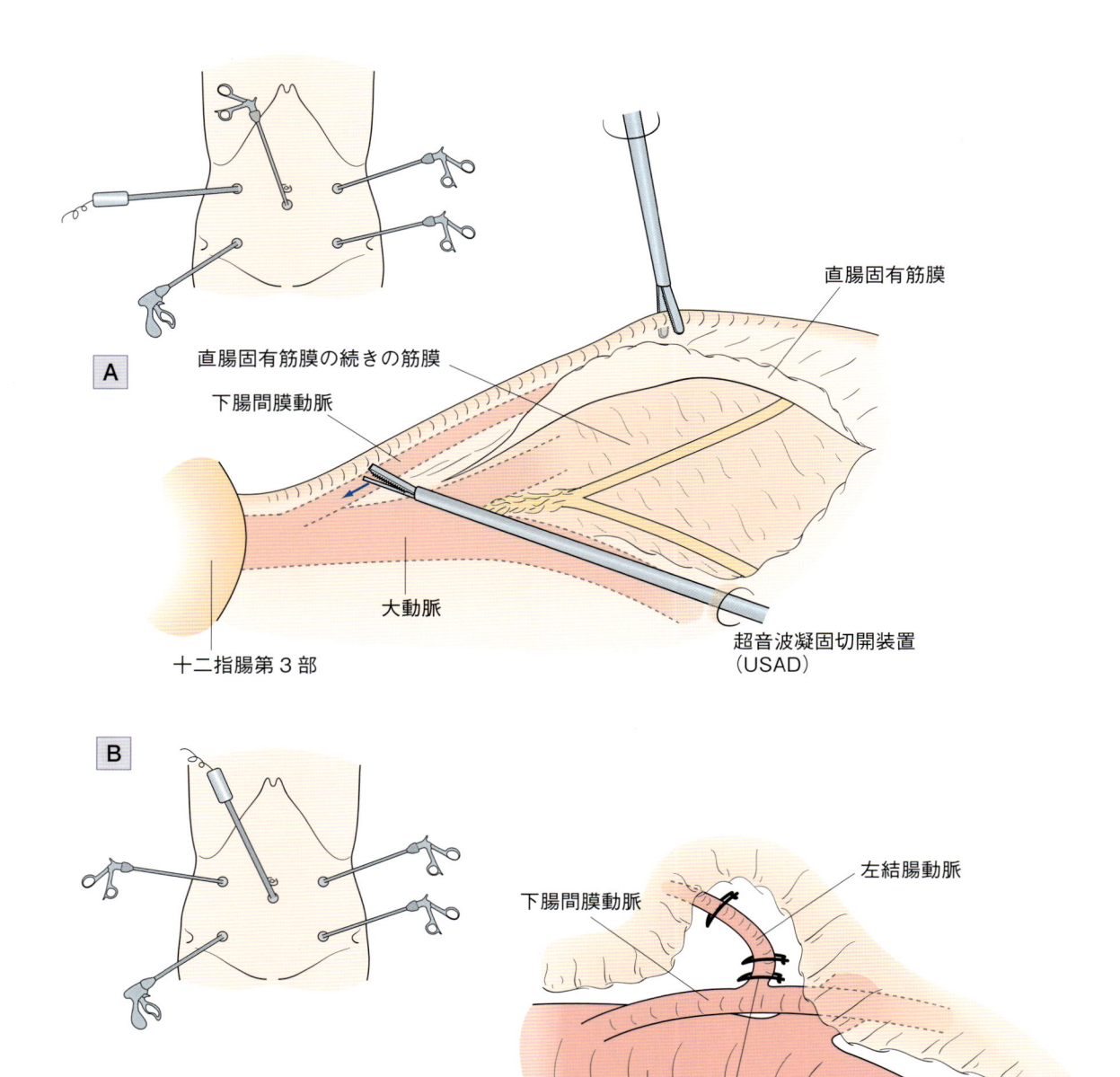

図21 中枢側D2郭清の手技

D2手術では，超音波凝固切開装置（USAD）を用いて，下腸間膜動脈（IMA）右側・背側の神経叢を切開することにより，IMAの外膜に達する．十分な長さのIMA外膜を露出した後，左結腸動脈（LCA）分岐部を剥離しLCAを露出する．LCAに沿って剥離を進め，十分にLCAの首の長さをえ，ヘモクリップ®を用いて切離する．

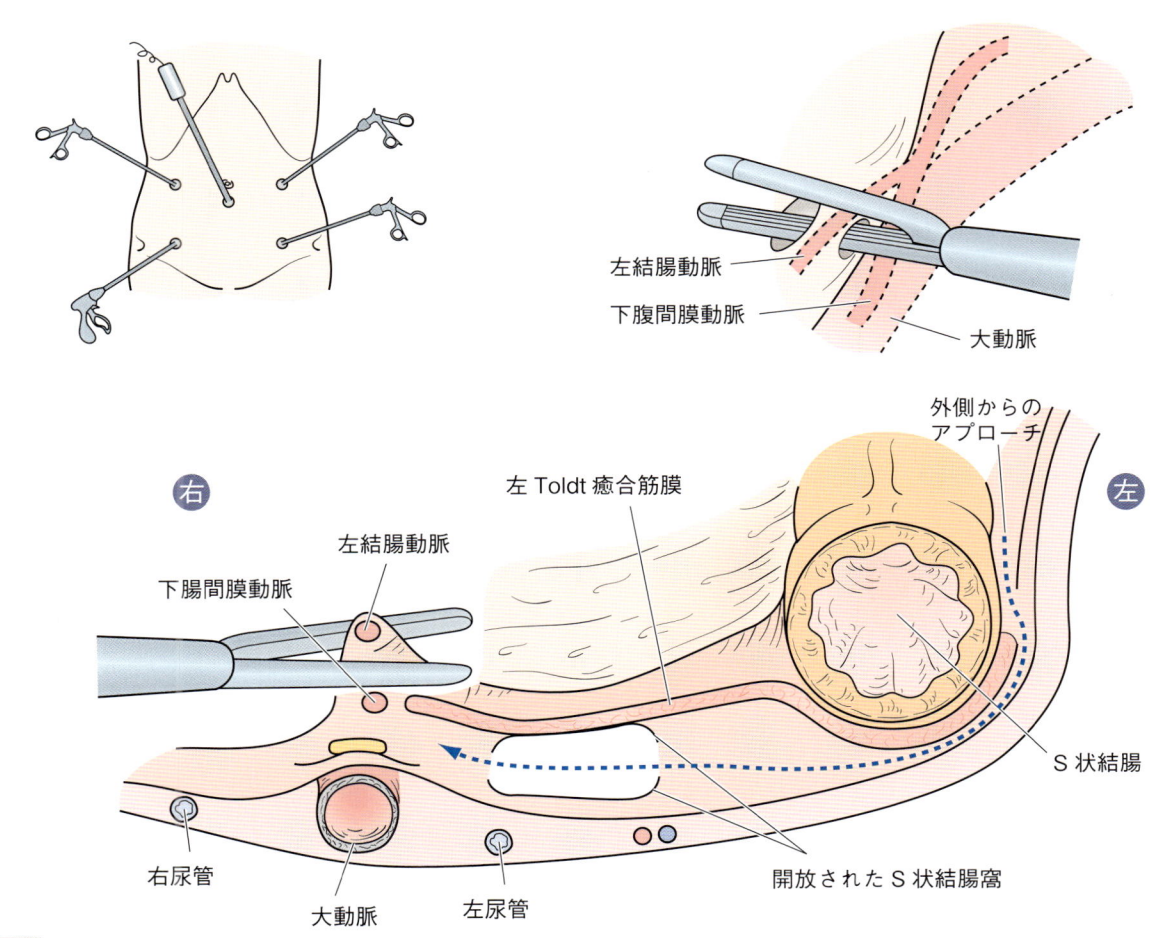

図22 自動縫合器を用いた中枢側D1+α郭清の手技

中枢側D1+α程度の郭清で十分な場合は，左結腸動脈（LCA）基部での切離をするため，下腸間膜動脈（IMA）右側から腸間膜を剥離し，LCAの頭側・尾側の腸間膜に孔を開け，自動縫合器を用いてLCAを切離する。青色点線矢印：外側からのアプローチの切離・剥離ライン。

　ここで，助手は右手でS状結腸間膜を把持し，左手と協調してS状結腸間膜を衝立状にする（図23）。術者は，衝立状にされているS状結腸間膜の左Toldt癒合筋膜を視認し，腹側に牽引されている左腰内臓神経を背側に剥離する。そして，先ほどの操作で尿管が確認された層と一致させながら，頭側に向かい腹膜下筋膜深葉腹側の面を広く展開すると，S状結腸から下行結腸にかけての剥離が行える（図24）。

　以上の剥離腔の外側ギリギリにガーゼを1枚挿入して，内側からの剥離を終了する。

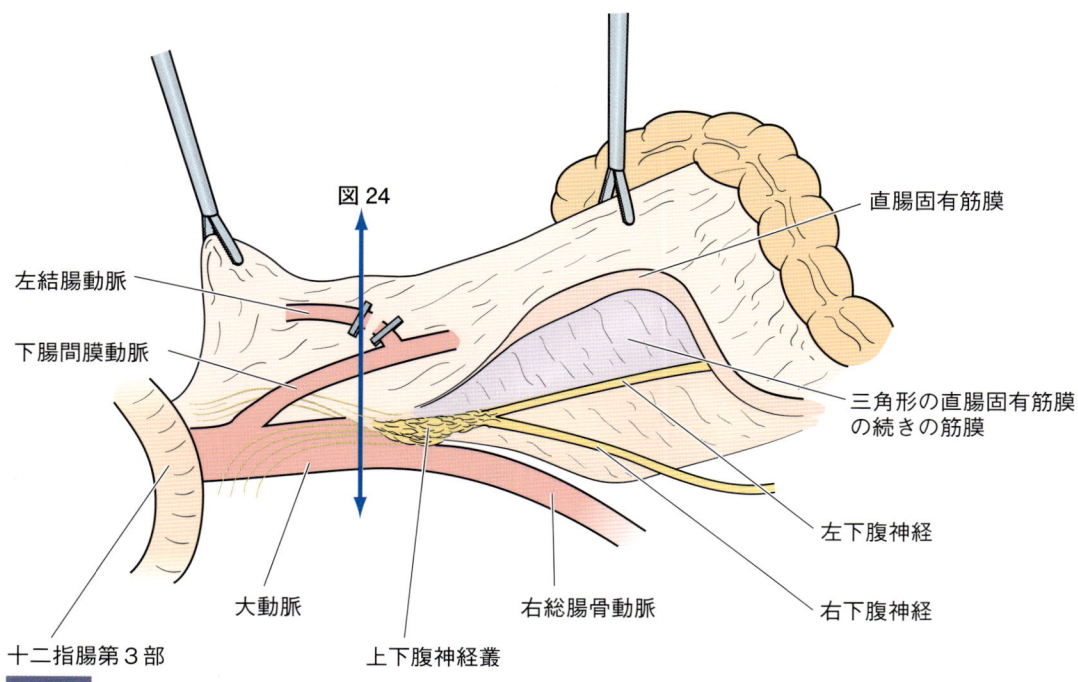

図23 S状結腸間膜の剝離

S状結腸間膜は衝立状となっている。S状結腸間膜の左Toldt癒合筋膜から腹側に牽引されている左腰内臓神経を背側に剝ぎ落とす。この尾側では、上下腹神経叢部分から直腸固有筋膜に向かう三角形の筋膜が認められ、これが直腸固有筋膜の続きの筋膜である。

③ 外側からのS状結腸の授動
- 腹腔鏡：臍部
- 術者右手：スパチュラ型電気メス
- 術者左手：S状結腸かS状結腸間膜を把持
- 助手右手：術者の左手とのカウンタートラクション

内側アプローチで剝離腔に挿入したガーゼを目印にして、S状結腸外側の腹膜を切離する。S状結腸窩部分では、S状結腸窩全切除にならぬように斜根を切離することができれば、視野が広がり、S状結腸窩の背側を見ることができる。そして、空気の入った部分を切離することにより、容易にS状結腸を授動できる（図13 145頁、図14 146頁）。

ⓒ 下行結腸授動

下行結腸の剝離を頭側に進めるために、術者は脚間に入る。ただし、小柄な患者の場合は、今までのままのポート位置で手技を行うこともある。
- 腹腔鏡：臍部
- 術者右手：スパチュラ型電気メス（左下腹部ポート）
- 術者左手：下行結腸窩漿膜最内側を把持（左側腹部・頭側ポート）
- 助手右手：S状結腸を尾側・内側に牽引（右下腹部ポート）
- 助手左手：横行結腸を右側に牽引（右側腹部・頭側ポート）

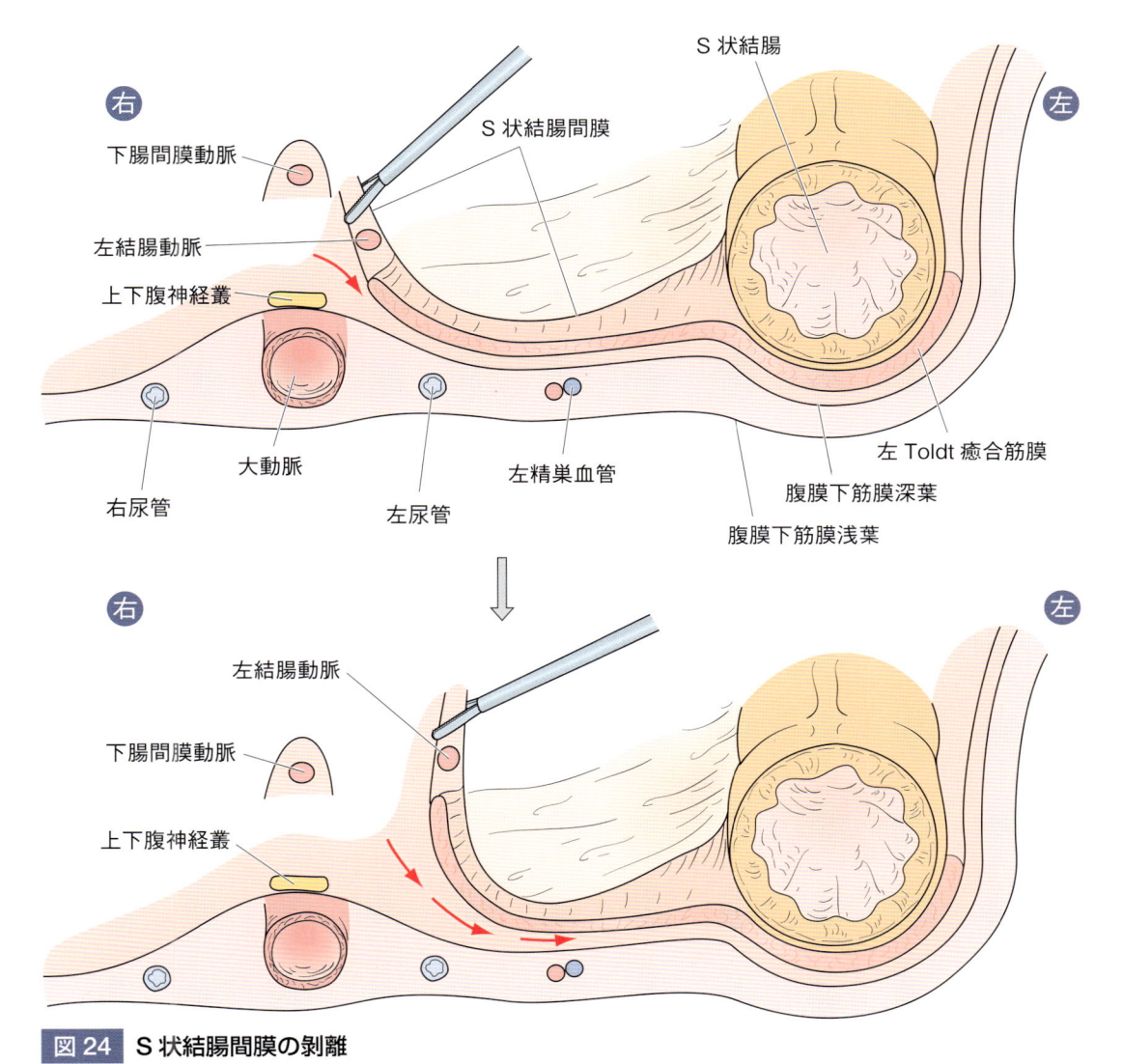

図 24 S状結腸間膜の剥離
頭側においては，衝立状に吊り上げられたS状結腸間膜から腹膜下筋膜深葉を背側に剥がし落とすことにより，S状結腸の授動の層に入ることができる。赤色矢印：剥離方向を示す。

　やや頭高位・右側低位に変更する。術者は，脚間に入り，下行結腸外側のToldt's white line切離を続ける。S状結腸および下行結腸の授動は，左Toldt癒合筋膜の背側で，S状結腸部で確認した腹膜下筋膜深葉腹側をはずさないように，頭側に剥離を続ける。尾側からの剥離層を維持することが唯一の注意事項である。頭側においては，結腸間膜脂肪組織の境を十分に視認して，腹膜下筋膜深葉の腹側面を露出する(図25)。そして，この面を維持しながら結腸脾彎曲部に至る。

　結腸脾彎曲に近づくにつれ，左Toldt癒合筋膜と腹膜下筋膜深葉との間の剥離は内側にずれ，結腸ギリギリを切離しなくてはならない。ここでは，腹膜よりも，その背側の腹膜下筋膜深葉の腹側の層の剥離を優先する。剥離操作が脾臓近傍に近づいてしまったら，剥離面を誤認している可能性があり，尾側から層の修正を行う必要がある。

　以上の手技により，結腸脾彎曲部を右尾側に牽引すると，剥離があたかも左結腸横隔靱帯や結腸脾靱帯の背側に入り込んだ状態となる(図25)。ここで，結腸ギリギリに，これらの靱帯を切離することができる。

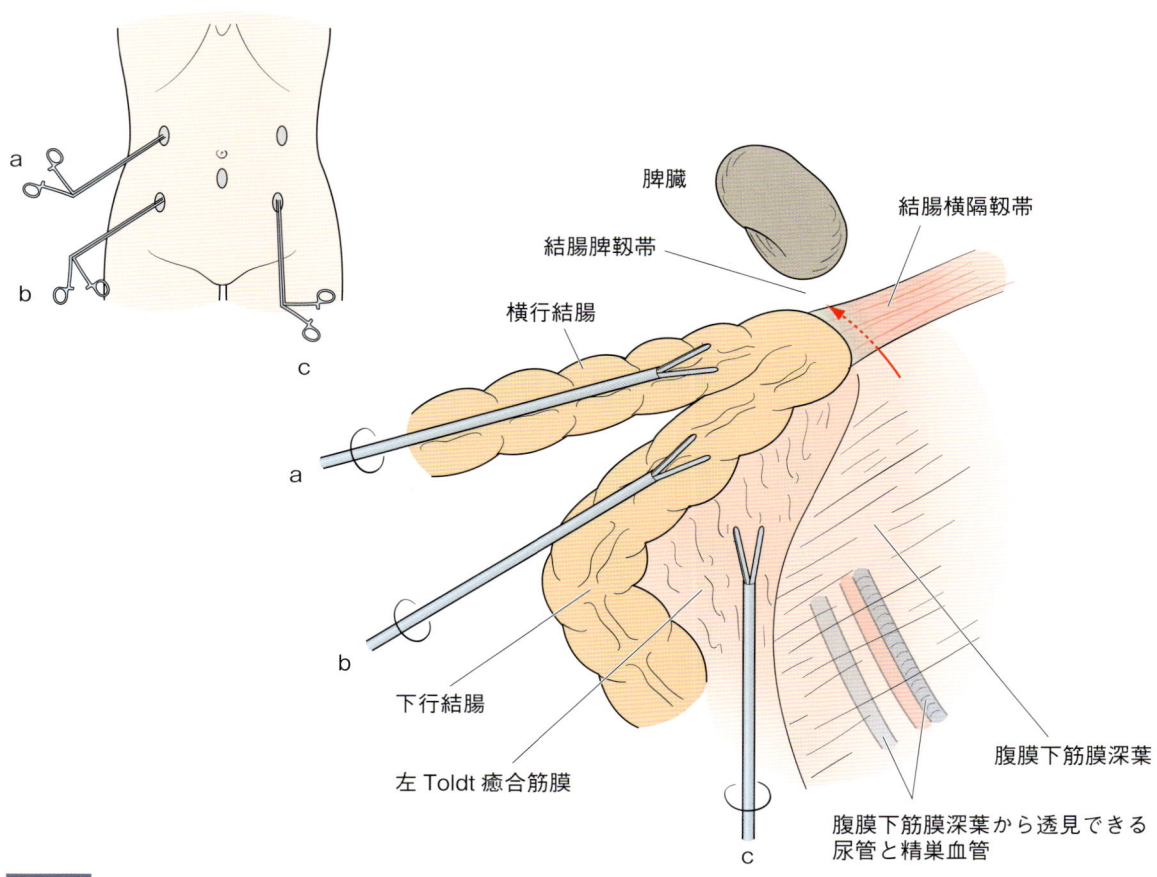

図25 脾彎曲部に向かう剥離
尾側から脾彎曲部に向かい下行結腸を腹膜下筋膜深葉の腹側で剥離し，授動する．赤色矢印：結腸横隔靱帯の背側での剥離方向を示す．

d 胃結腸間膜からのアプローチ

術者は再度，患者の右側に戻る．
- **腹腔鏡**：臍部
- **術者右手**：スパチュラ型電気メスあるいは USAD
- **術者左手**：大網を腹側に牽引
- **助手右手**：横行結腸を右側・尾側に牽引
- **助手左手**：横行結腸を右側・尾側に牽引

心窩部に術者左手用の5 mm径のトロッカーを挿入する場合もある．

頭高位，右側低位とする．術者は，横行結腸大網紐部分で大網を結腸から切離しつつ，左側に向かう．助手は横行結腸に牽引を加え，術者が結腸紐を視認できるようにする．術者は，この結腸紐に付着する大網を左外側方向に切離・剥離しつつ，背側腸間膜3枚目と癒合筋膜との間の剥離層に入り，さらに外側に向かい剥離する（図26 A ①〜③，図5 137頁，図7 © 139頁）．この部分の剥離層は比較的疎であり，徐々にこの剥離を下行結腸側に向かうことができる．そして，尾側および頭側からの2方向のアプローチにより，結腸脾彎曲部は，左Toldt癒合筋膜1枚を切離すれば，腹膜下筋膜深葉から内側に遊離することができる（図26 B，図10 © 142頁）．

以上のアプローチは，経網囊的手技のほうが簡単であると考えやすい．しかし，経網囊的手技では，下行結腸の剥離層と連続させるため，大量の大網を切離しなくてはならず，面を意識した手技とは言い難い（図11 143頁）．ただし，横行結腸癌で，大網を合併切除したほうがよい場合もあり，経網囊的手技も覚えておかなければならない（図11 143頁）．

肥満度が大きいか，体格が大きい患者の場合で，以上の手技が右側のポートからでは難しい場合は，心窩部に5 mmポートを設け，ここからUSADを挿入し，大網の切離を施行することもある．

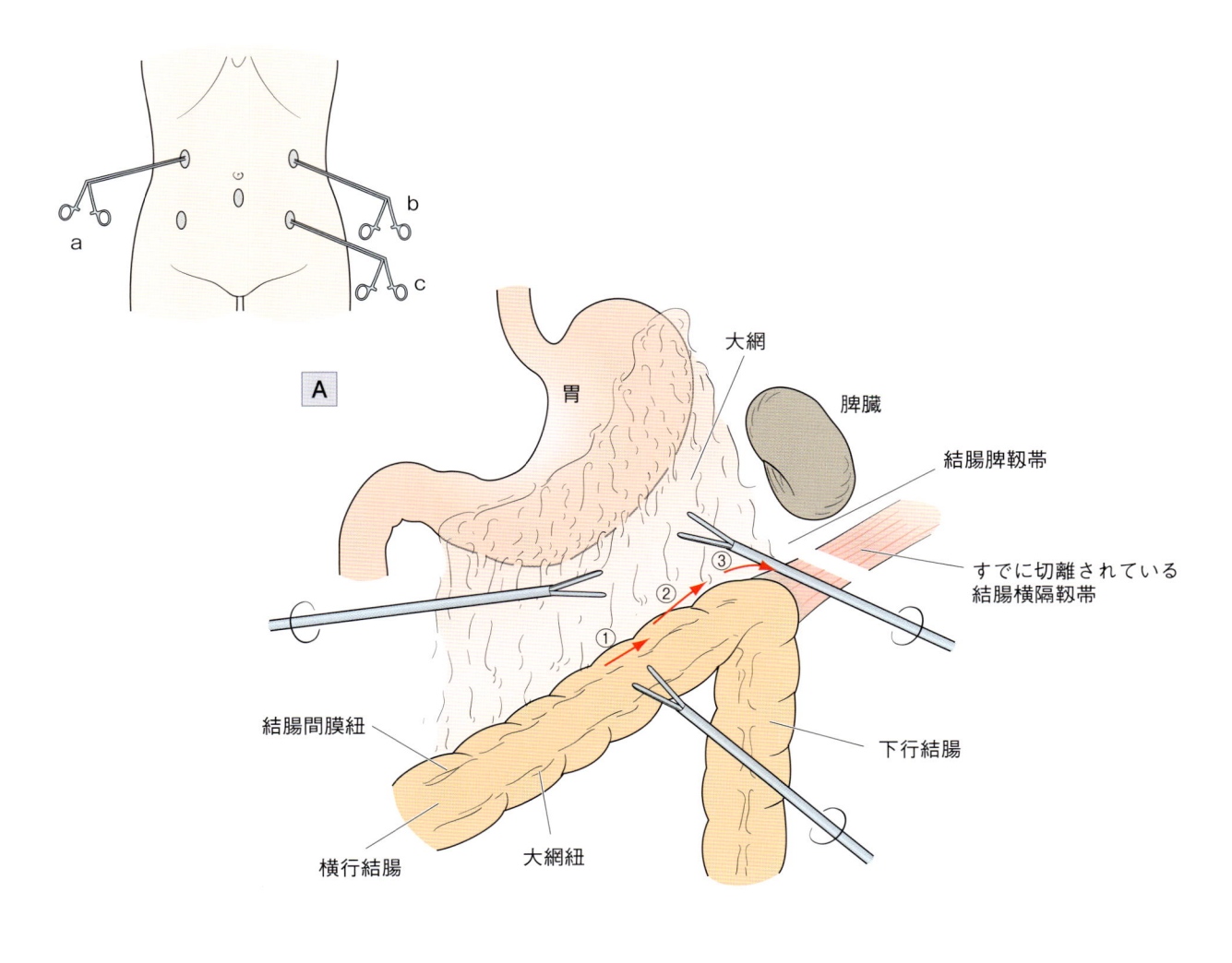

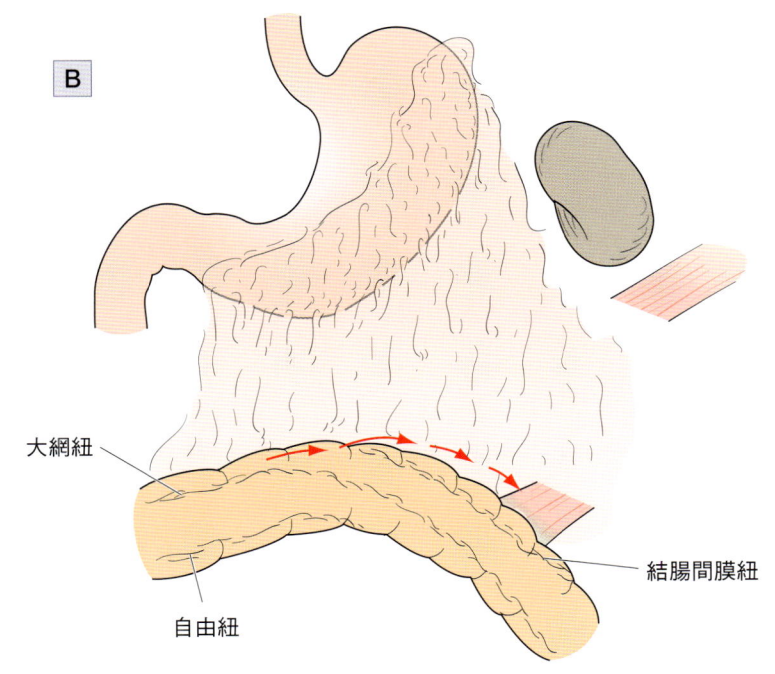

図26 横行結腸と大網の剥離・切離

第1助手の2本の鉗子と術者の左手で大網紐部分に面を形成し，大網を横行結腸ギリギリで左側に向かい切離する（A）。左側に向かいつつ，助手は，手術野を大網紐から結腸紐へと回転させ，背側腸間膜3枚目と癒合筋膜との間に入り，横行結腸ギリギリに尾側へと剥離を続ける（B）。A赤色矢印：横行結腸紐部分①から背側腸間膜3枚目と癒合筋膜との間の剥離層②に入り，さらに外側③に向かう。B赤色矢印：Aでの剥離をさらに尾側の下行結腸側に向かう。

F 腹腔鏡下左側結腸切除術

ⓔ 小開腹

　主幹動脈が IMA 領域の場合は，臍部ポート部を 50 mm 程度拡張することにより，腸管の処理が行える．主幹動脈が SMA 領域の場合，臍部ポートにこだわらず，最も血管・腸管の処理をしやすい部分に切開をおく．通常は，上腹部正中であることが多い．

　気腹を中止し，小開腹する．切開創の長さは通常約 50 mm 程度であるが，あまり長さにとらわれず，腫瘍が無理なく体外に引き出せる長さとする．病変および腸管を体外に引き出す時には，創縁保護のため必ず Wound Retractor®または Lap-Dis®を使用し愛護的に行う．

　主リンパ節が MCA 領域であれば，臍上部の正中切開を加え，この小切開からさらなるリンパ節郭清を行う．

ⓕ 腸管切除・吻合

　Universal GIA Blue® 60 mm を用いて functional end-to-end anastomosis を行う．functional end-to-end anastomosis に距離が十分に得られない症例では体外での切除・吻合は開腹手術と同様に施行する．

ⓖ 閉創

　吻合と間膜の縫合が終了したら吻合部を体内に還納し閉創，再気腹して止血を確認し手術を終える．ドレーンは基本的に使用しない．

Ⅷ 結腸脾彎曲部の授動のための筋膜構成の理解

　結腸脾彎曲部の授動については，S 状結腸・下行結腸の外側からのアプローチと大網側の内側からのアプローチの両者によってなされることが多い．前者は，S 状結腸・下行結腸部においては，その背側葉と腹膜とが左 Toldt 癒合筋膜を形成しており，その筋膜構成は複雑ではない．しかしながら，胃と横行結腸の筋膜構成については，背側腸間膜から大網が形成されることと，背側腸間膜 4 枚目が横行結腸間膜腹側葉との癒合筋膜を形成することの理解が難しい．さらに，実際の手技においても，大網が視野の遮蔽になり，手技そのものも簡単とはいえない．さらに，横行結腸と横隔膜・脾臓の筋膜構成の理解も必要となる．そこで，結腸脾彎曲部の筋膜の理解が必要となる．

　筋膜構成を考える場合には，体幹周囲の筋膜構成の解釈の基本として Tobin ら[7]および佐藤[8]の解釈を理解することが近道である．すなわち，結腸脾彎曲部の筋膜構成も，腹部手術全般において，常にその連続性を意識すべきである．そして，そのうえで局所の筋膜構成について考察することで理解が容易となる[9]．また，結腸脾彎曲部剥離上の筋膜構成を考えるうえで，認識しておかなければならないことは，どの筋膜を指標として剥離を行うかということである．すなわち，S 状結腸・下行結腸においての剥離は，精巣(卵巣)血管と尿管の腹側の腹膜下筋膜深葉腹側を剥離することが重要で，決して結腸側の筋膜を指標としてはいけない[10]．また，横行結腸の筋膜剥離においては，背側腸間膜 3 枚目が指標となり，これは網嚢背側壁の筋膜である[11]．腸間膜を後腹膜側の筋膜から剥離する操作において，多くの筋膜が現れるように見えることがあるが，あくまでも，どの筋膜を指標におけば正しい剥離層を進むことができるかを考えることが重要である[10]．

　腹腔鏡下左側結腸切除術について述べた．結腸脾彎曲部は，肥厚した大網があるため，剥離操作が容易ではないが，臨床解剖に則った筋膜剥離の原則を守る限り剥離は可能である．

文献

1) Mayo CW：Blood supply of the colon：Surgical considerations. Surg Clin North Am 35：1117-1122, 1955
2) Basmajian JV：The main arteries of the large intestine. Surg Gynecol Obstet 101：585-591, 1955
3) 高橋 孝：大腸癌根治手術のための解剖学的基盤・5．脈管(5)—動脈の基本構成を分解する．消化器外科 16：1732-1741, 1993
4) Perlemuter L, Waligora J(著), 佐藤達夫, 高橋 孝(訳)：右結腸；臨床解剖学ノート, 腹部編(Ⅱ)．pp43-59, 中央洋書, 1981
5) Perlemuter L, Waligora J(著), 佐藤達夫, 高橋 孝(訳)：左結腸；臨床解剖学ノート, 腹部編(Ⅱ)．pp77-94, 中央洋書, 1981
6) Steffen C, Bokey EL, Chapuis PH：Carcinoma of the splenic flexure. Dis Colon Rectum 30：872-874, 1987
7) Tobin CE, Benjamin JA, Wells JC, et al：Continuity of the fascia lining the abdomen, pelvis, and spermatic cord. Surg Gynecol Obstet 83：575-596, 1946
8) 佐藤達夫：体壁における筋膜の層構成の基本設計．医学のあゆみ 114：C168-175, 1980
9) 高橋 孝：脈管(1)—動脈の基本構成と腸管の回転．消化器外科 16：1580-1587, 1993
10) 三毛牧夫, 加納宣康：S状結腸の筋膜構成—特に腹腔鏡下手術における視野に関する考察．手術 62：1585-1591, 2008
11) 三毛牧夫, 木村圭介, 清澤美乃, 他：胃癌手術における「横行結腸間膜前葉剝離」に関する臨床解剖学的検討．手術 53：103-108, 1999

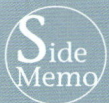

> **Side Memo** 横行結腸癌に対する筋膜構成を考えた手術手技－横行結腸の肝彎曲，脾彎曲からの外し方

現在，横行結腸癌に対しては，正中の小切開で切除・吻合が可能であり，横行結腸の動脈処理の難しさなどから，腹腔鏡下手術の適応としていない施設もある．しかし，横行結腸正中より左右に寄った病変や，横行結腸が短く両側の彎曲部を外す必要がある場合では，腹腔鏡下に肝彎曲あるいは脾彎曲を外す操作により，手術を簡単にすることができる．すなわち，左右の靱帯を外すと，横行結腸は大網との関係のみとなる．

大腸の筋膜構成を考える場合，胃・横行結腸間の筋膜構成を考えなくてはならないことがしばしばある．したがって，大網，胃結腸間膜といった解剖学用語で表されているものの実態についても，はっきりと認識，理解する必要がある．

ここでは，左右の彎曲部の外し方について述べる．

横行結腸側から左結腸横隔靱帯を剝離・切離する方法については，図26（157頁）に示したとおり，大網紐から大網を切離し，左側に向かいつつ，第1助手の横行結腸の展開により，結腸紐に向かい，結腸紐から大網を切離することにより，背側腸間膜3枚目と4枚目に入ることができ，この層は，尾側へ容易に剝離でき，左Toldt癒合筋膜腹側に達することができる．

右横隔結腸靱帯も同様に，胃リンパ節No.6（幽門下リンパ節）の対側で横行結腸の大網紐からの切離をはじめ，結腸紐を展開し，結腸紐を切離することにより，背側腸間膜3枚目と4枚目の間に入ることができる．この剝離を十二指腸第2部前面まで進めると，この部は右Toldt癒合筋膜の腹側にあたる．さらに剝離が必要であれば，肝結腸靱帯方向に向かい右Toldt癒合筋膜を1枚切離することにより肝彎曲を授動することができる．この過程で，多くの例で大網が上行結腸あるいは右側腹膜と癒着しており，適宜切離する必要が生じる．

G 腹腔鏡下大腸亜全摘術

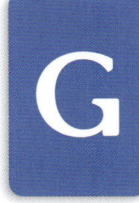

　家族性大腸腺腫症に対する手術としてLockhart-Mummery[1]によって提唱された結腸全切除術および回腸直腸吻合術は，QOL(quality of life)を考慮した術式である。さらに最近では，この方法を一歩前進させ，大腸亜全摘術〔結腸全切除術および直腸低位前方切除術(直腸間膜全切除，TME：total mesorectal excision)〕を腹腔鏡下で施行するようになった。併存する大腸癌のためのリンパ節郭清も腹腔鏡下に可能である。大腸の筋膜構成を理解することにより，大腸各部位の手術術式を統合して，大腸亜全摘術を施行することができる。

I 適応

　腹腔鏡下大腸亜全摘術(腹腔鏡下結腸全切除術およびTMEと本書では定義する。以下，本手術)は，家族性大腸腺腫症がいちばんの適応となるが，潰瘍性大腸炎などで直腸の炎症が比較的軽度な症例も適応となる。

　本手術の適応外症例は，併存する癌の他臓器高度浸潤，減圧不能な腸閉塞症であり，腫瘍の大きさもその因子になりうるが，明らかな大きさの線引きは難しい。また，最終的には本手術の適応の判定は，術中の診断的腹腔鏡で行う。腹腔鏡下手術が遂行困難な例では開腹手術に移行する。

II 切除範囲と郭清度

　結腸全域と直腸のほとんどが切除範囲である。併存する癌についてのリンパ節郭清は開腹術と差がないことが基本である。右側結腸癌については，上腸間膜脈管から分岐する支配血管が中枢側の郭清範囲の目安となる。左側結腸および直腸に関しては，下腸間膜動脈(IMA：inferior mesenteric artery)を切離することで中枢側郭清は十分である。横行結腸に関する郭清は，臍上の開腹創から施行する。

III 術前処置

　腸管拡張は腹腔鏡の視野を著しく妨げるため，十分な腸管の減圧，拡張の予防に努める。術前日にクエン酸マグネシウム製剤を服用させることが多いが，閉塞型の場合は，症例に応じて絶食，栄養管理，経肛門的なlong intestinal tubeの留置などの対策をとる。

IV 大腸の血管解剖

　右側結腸の血管系は，上腸間膜動脈(SMA：superior mesenteric artery)から直接分岐する最終枝が回結腸動脈(ICA：ileocolic artery)であり，直接右側結腸に分岐する右結腸動脈(RCA：right colic artery)は約10〜40%の頻度でしか存在しない[2]。横行結腸の動脈に関しては，肝彎曲動脈あるいは中結腸動脈(MCA：middle colic artery)からの肝彎曲枝，横行結腸動脈あるいはMCAからの横行結腸枝といった表現が適切である(図1)。

　S状結腸の動脈系については，IMAより左に分岐する最初の枝を左結腸動脈(LCA：left colic artery)と定義する。IMAからの動脈のvariationはさまざまであるが，本手術においては，IMA

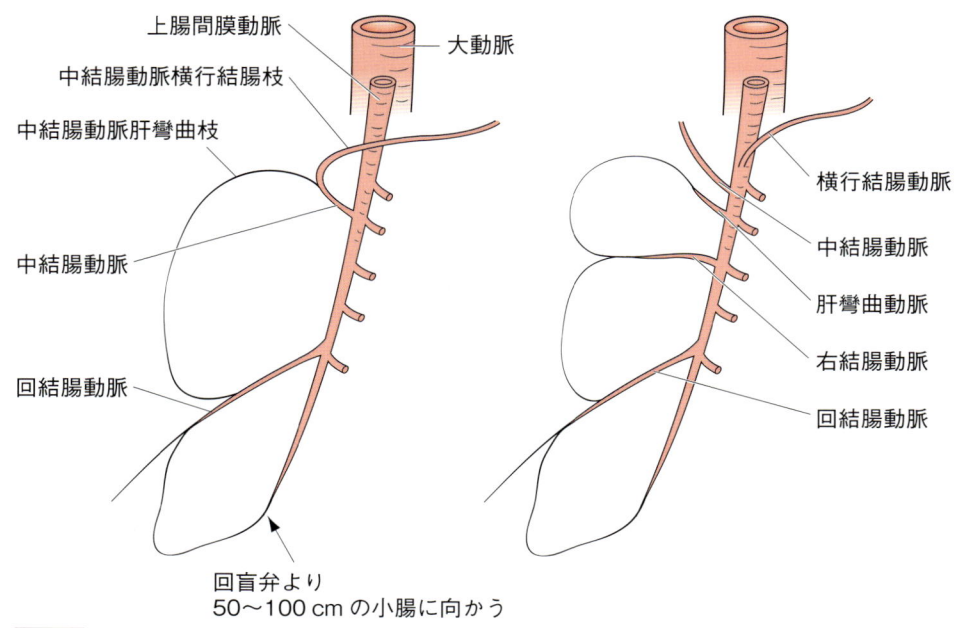

図1 右側結腸の動脈支配

上腸間膜動脈（SMA）から直接分岐する最終枝が回結腸動脈（ICA）であり，直接右側結腸に分岐する右結腸動脈（RCA）は約10〜40％の頻度でしか存在しない。また，横行結腸の動脈に関しては，肝彎曲動脈あるいは中結腸動脈（MCA）から肝彎曲部枝，横行結腸動脈あるいはMCAからの横行結腸枝といった表現が適切である。

本幹での切離が簡便であることから，ここでは詳細は省く（図2）。

脾彎曲部の動脈系については，ほとんどがLCAからの血流である。横行結腸への血流は，MCAの横行結腸枝か横行結腸動脈である。SMAから直接分岐し，横行結腸を支配する動脈は，1本の場合が75％，2本の場合が25％，3本の場合が1％とされている（図3)[3]。

リンパ節郭清を考えない場合を想定すると，右側結腸ではICAは温存する。左側結腸ではIMAのみ切離する。横行結腸に関与する血管は臍頭側の小切開創から大腸を取り出した時点での切離が可能であることから，あえて腹腔鏡下に切離することはしない。

V 大腸の筋膜構成

右側結腸，S状結腸，直腸，脾彎曲部，肝彎曲部の手術順序に従って，筋膜構成を述べる。

1. 右側結腸

右側結腸では，尾側における結腸と後腹膜の簡単な癒合筋膜と頭側における膵十二指腸部における比較的複雑な癒合筋膜とに分けて考えることができる。前者においては，右結腸間膜と後腹膜とが癒合し，いわゆる右Toldt癒合筋膜を生じ，頭側では比較的平坦であるが（図4 A），尾側では上行結腸は後腹膜に埋没したようになる（図4 B）。後者においての癒合筋膜は，発生段階を図5 Aと図5 Bの2段階に考えると理解しやすい。すなわち，背側腸間膜を伴った十二指腸第2部が右側に倒れ，膵頭部とともに壁側腹膜との間にTreitz膵後筋膜を作る（図5 ⓐ）。次に図5 Bのごとく回転が終了した上行結腸が図5 ⓐに被さるように右Toldt癒合筋膜と膵前筋膜を形成する（図5 ⓒ）。すなわち右Toldt癒合筋膜は十二指腸の辺縁で腹側，背側の2方向に分かれ，Treitz膵後筋膜と膵前筋膜に連なるのである（図5 ⓒ）。

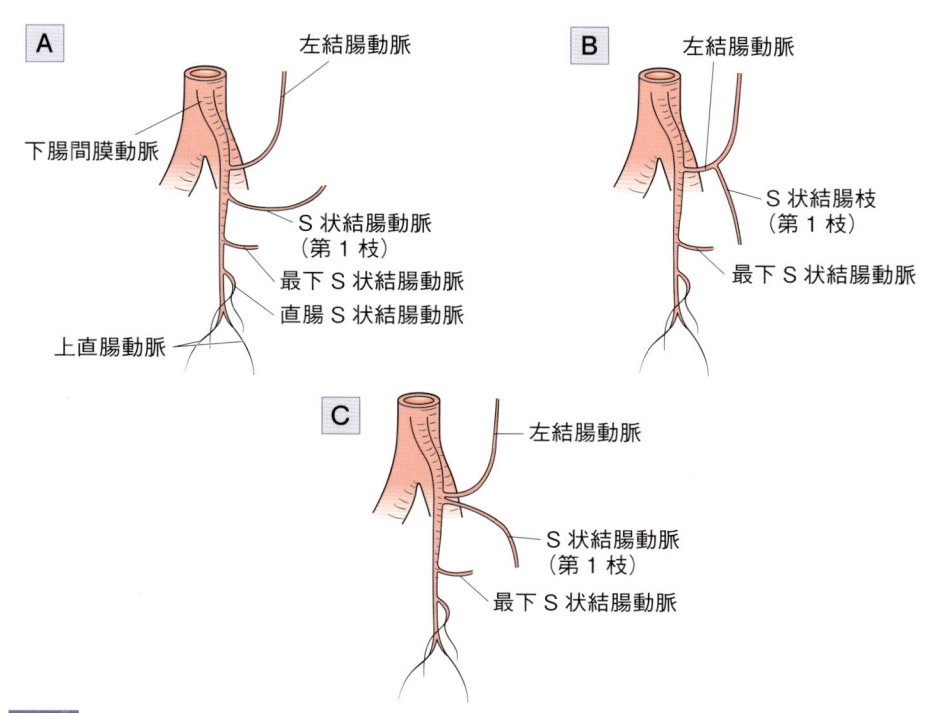

図2　左側結腸の動脈解剖

下腸間膜動脈（IMA）より左側に分岐する最初の枝を左結腸動脈（LCA）と定義する。IMAの分枝は，A LCAが単独でIMAから分岐する場合（58％），B LCAからS状結腸枝が分岐する場合（27％），C IMAの同一部位から同時にLCAとS状結腸動脈（SA）が分岐する場合（15％）に分けられる。

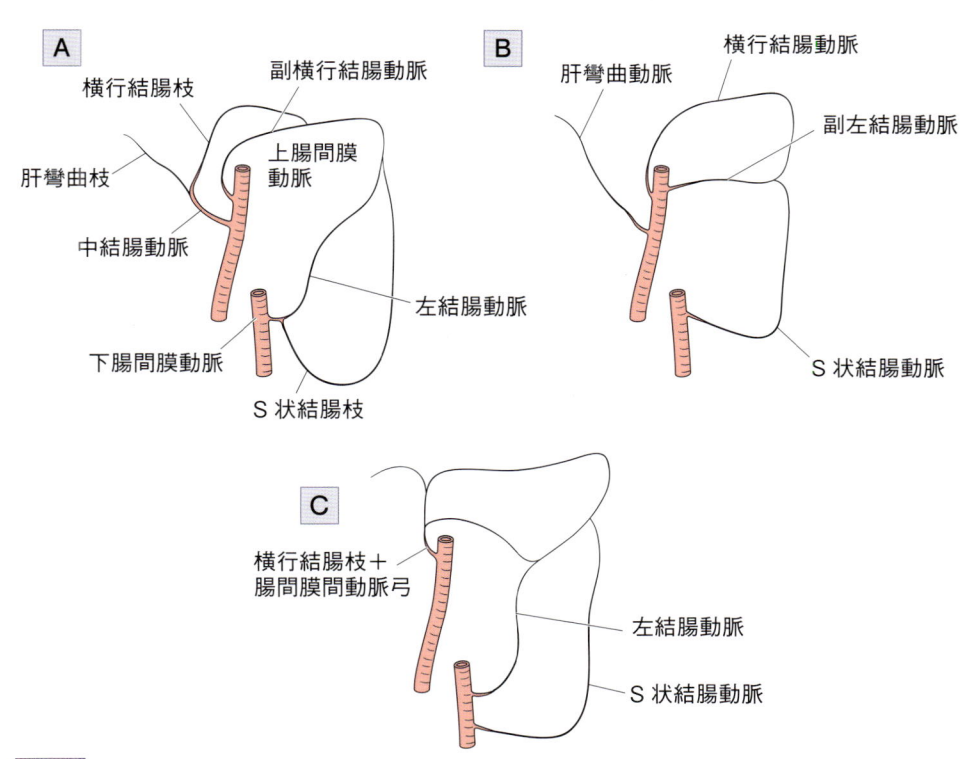

図3　脾彎曲部の動脈支配

左側結腸における下腸間膜動脈（IMA）からの血流は，ほとんどが左結腸動脈（LCA）である。横行結腸からの血流は，横行結腸動脈，中結腸動脈（MCA）の横行結腸枝という表現が最も確かである。上腸間膜動脈（SMA）から直接分岐し，横行結腸を支配する動脈は，1本の場合が75％，2本の場合が25％，3本の場合が1％とされている。

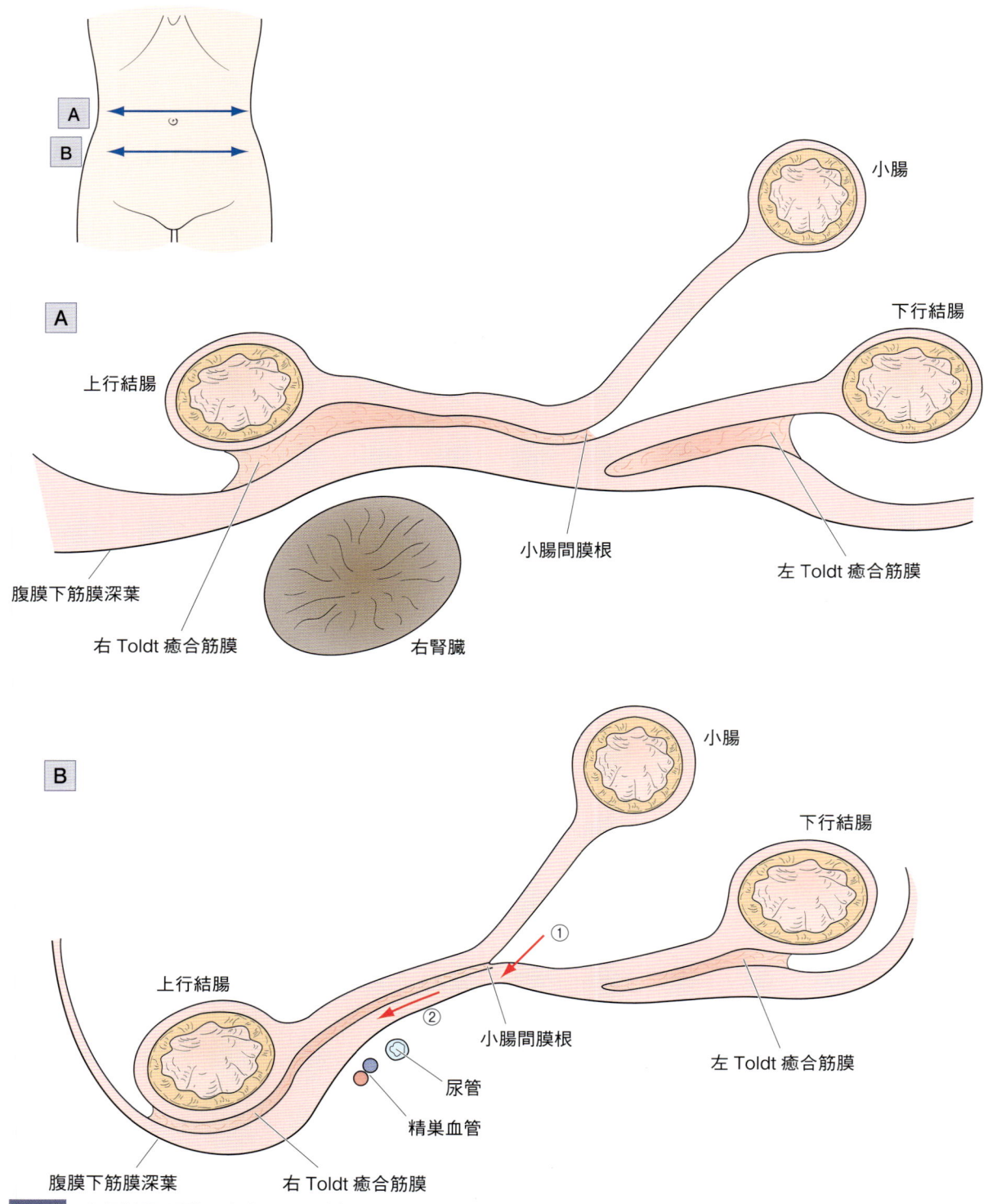

図4 上行結腸間膜の癒合とその断面図

Bの矢印①は，後腹膜アプローチの最初の切開位置を示す．Bの矢印②は，右Toldt癒合筋膜と腹膜下筋膜深葉との間の剥離層を示す．

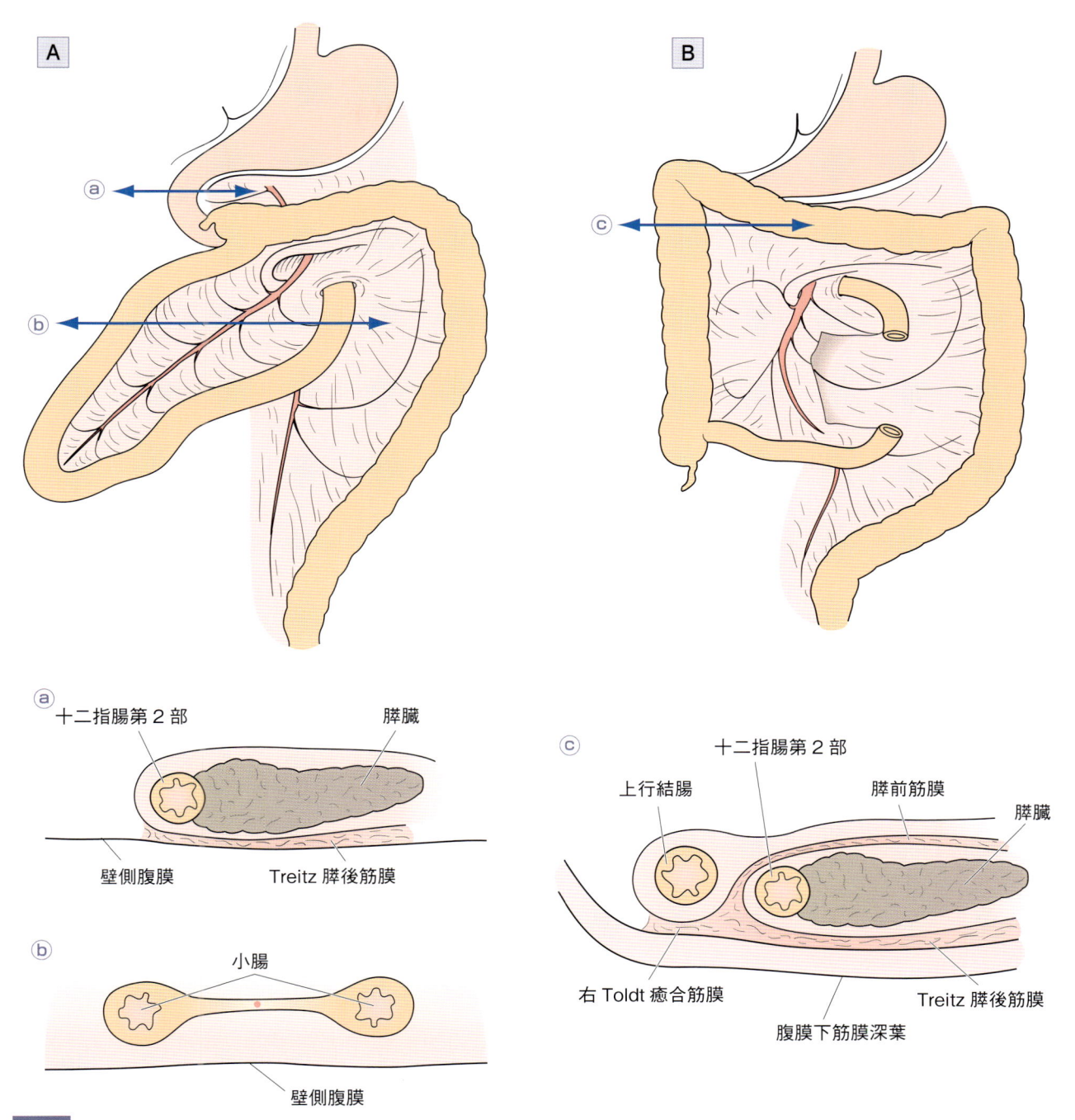

図5 腸回転と各腸間膜の関係

本来は1枚の背側腸間膜が上腸間膜動脈（SMA）を中心にして回転する。膵十二指腸の癒合筋膜はⓐ，ⓒの2段階に分けて考えると理解しやすい。

　右側結腸および右側結腸間膜を後腹膜から剝離するには，右Toldt癒合筋膜と腹膜下筋膜深葉との間の層を剝離することが必要となる．しかし，右側結腸は背側に落ち込んいることが，右側結腸外側アプローチを難しくしている（図4 Ⓑ）．さらに上行結腸外側では右Toldt癒合筋膜と腹膜下筋膜深葉とは非常に近接しているために（図4 Ⓑ），ここから結腸を遊離しようとすれば，腹膜下筋膜深葉の背側面を剝離しがちであり，尿管や精巣（卵巣）動・静脈を剝離側につけてしまったり，

G　腹腔鏡下大腸亜全摘術　**165**

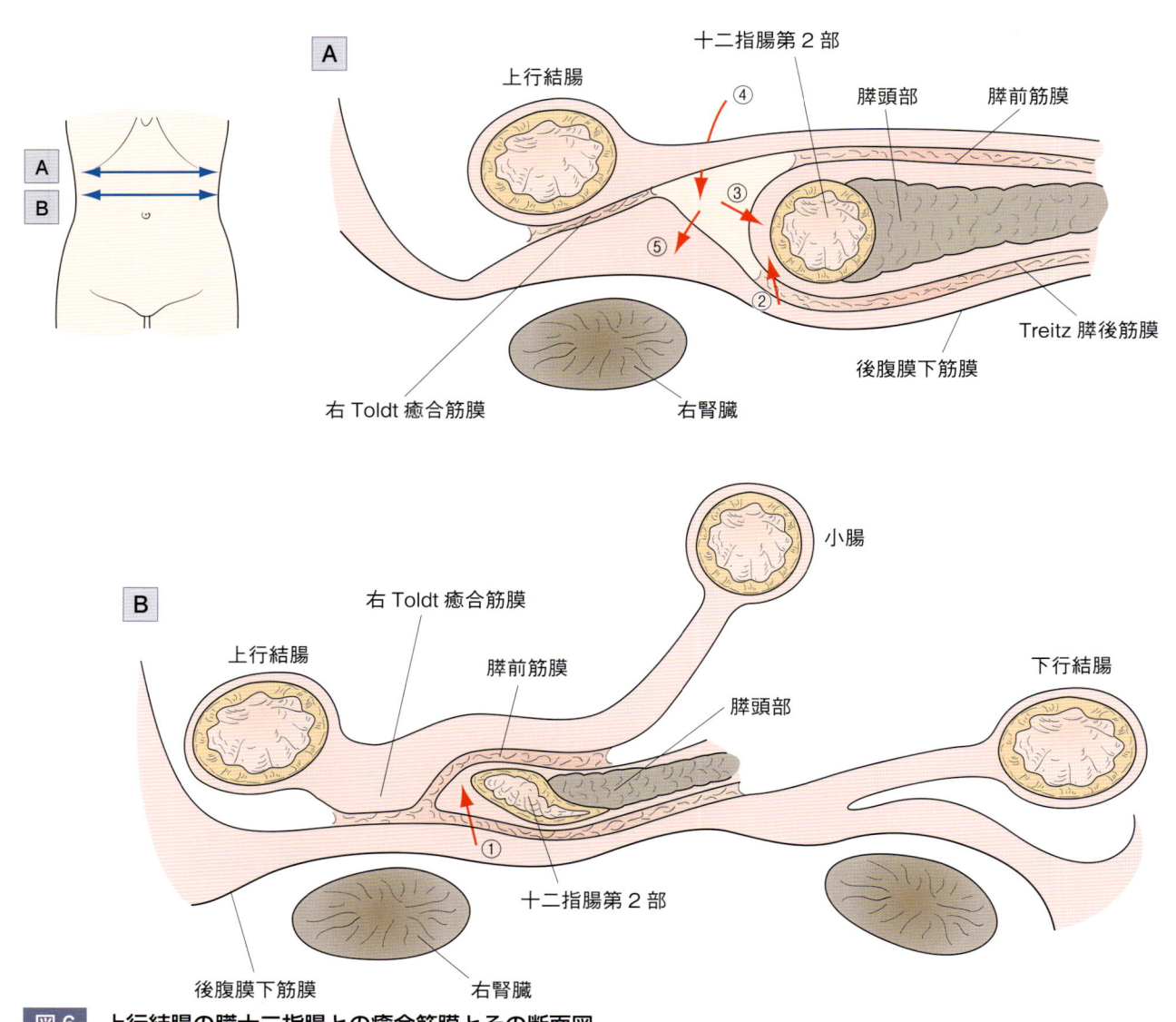

図6 上行結腸の膵十二指腸との癒合筋膜とその断面図

B赤色矢印 ① で十二指腸表面に入り，剥離を頭側A赤色矢印 ② に進めておく，頭側からのアプローチでのA赤色矢印 ③ の切離を行うことによって頭側および尾側の剥離層が連絡する．簡易的剥離層として，A赤色矢印 ④ から ⑤ がある．

右腎臓を脱転してしまったりする危険性がある．これに対し，小腸間膜基部では右Toldt癒合筋膜と腹膜下筋膜深葉との間が，脂肪と結合織に富んでおり，剥離が容易である(図4 B)．また，膵十二指腸部でも腹膜下筋膜深葉は十二指腸および膵頭背側面にあるTreitz膵後筋膜の背側に続いており，右側結腸の背側からの剥離は，この腹膜下筋膜深葉の腹側を維持すれば容易である(図5 ⓒ)．このようなアプローチで剥離を進めていくと，尿管や精巣(卵巣)動・静脈は腹膜下筋膜深葉の背側に存在するため損傷することがない．

しかし，本来の右側結腸の授動は，膵十二指腸からの遊離をも含むものである．したがって，右側結腸を膵十二指腸から授動するためには，十二指腸第2部において，右Toldt癒合筋膜が膵前筋膜とTreitz膵後筋膜に分かれる所でその間に入り，頭側に向かい剥離を進めることが必要である(図6)．

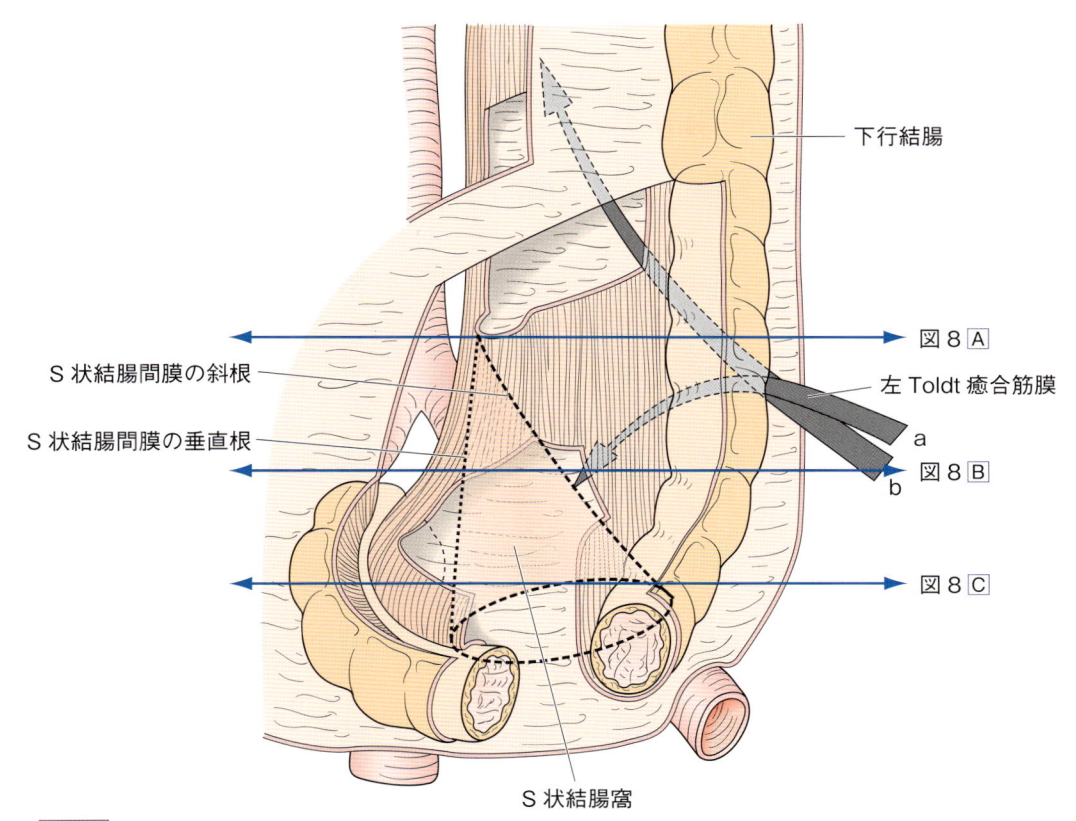

図7 下行結腸・S状結腸の癒合筋膜とS状結腸窩の解剖図

左Toldt筋膜の2本の矢印(a, b)は，この部分を剥離できるとする矢印ではなく，この部分が癒合筋膜であることを意味する。

2. S状結腸

　下行結腸とS状結腸は，発生学的には背側間膜を介して背側腹壁につながり可動性をもち，この間膜内を脈管と神経が走行している。腸回転が終了すると，下行結腸間膜はその左（背側）葉部分が壁側腹膜に癒合して左Toldt癒合筋膜を形成するため，下行結腸の可動性が消失する。これに対してS状結腸の隣接関係はその長さと位置に応じて変異が大きい。また，発生の過程でS状結腸間膜背側の癒合不全が生じることにより，この部分にS状結腸窩が形成される。S状結腸窩の腹側はS状結腸間膜左（背側）葉，背側が壁側腹膜，左右が2つのS状結腸間膜根（垂直根と斜根）で囲まれ，左下方に開いた空間をなし，典型的には扇形をなしている（図7）。

　外側アプローチにおけるS状結腸間膜の剥離については，左Toldt癒合筋膜と腹膜下筋膜深葉との間を剥離することが正しい（図8 A 点線）。

　S状結腸の尾側においての断面図（図8 B）では，S状結腸窩が書き加えられ，腹膜下筋膜深葉の腹側に新たな筋膜が書き加えられる。この筋膜は最頭側においては腹膜下筋膜深葉と癒合していると考えられる。この筋膜は直腸においては，直腸固有筋膜と称され，高橋による自律神経線維の臓器支配関係の発生学的考察から導き出された概念によって説明できる[4〜8]。さらに尾側では，S状結腸窩の腔がさらに広くなる（図8 C）。

G　腹腔鏡下大腸亜全摘術　*167*

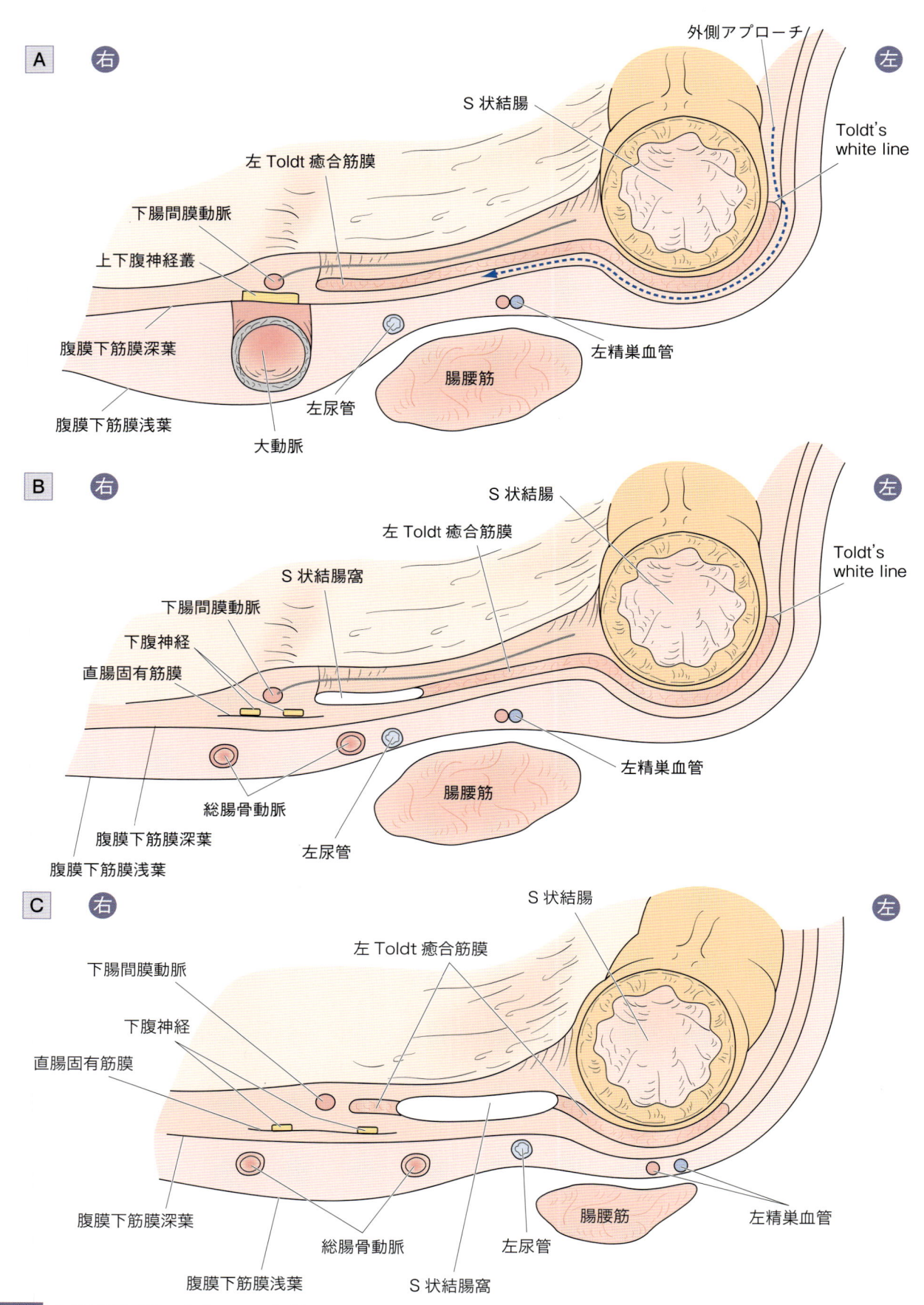

図8 S状結腸間膜の癒合とその各断面図

Bでは，S状結腸窩が加えられる．さらに尾側のCでは，S状結腸窩の腔が広がり，内側と外側に左Toldt癒合筋膜が形成された状態となることもあり多様である．

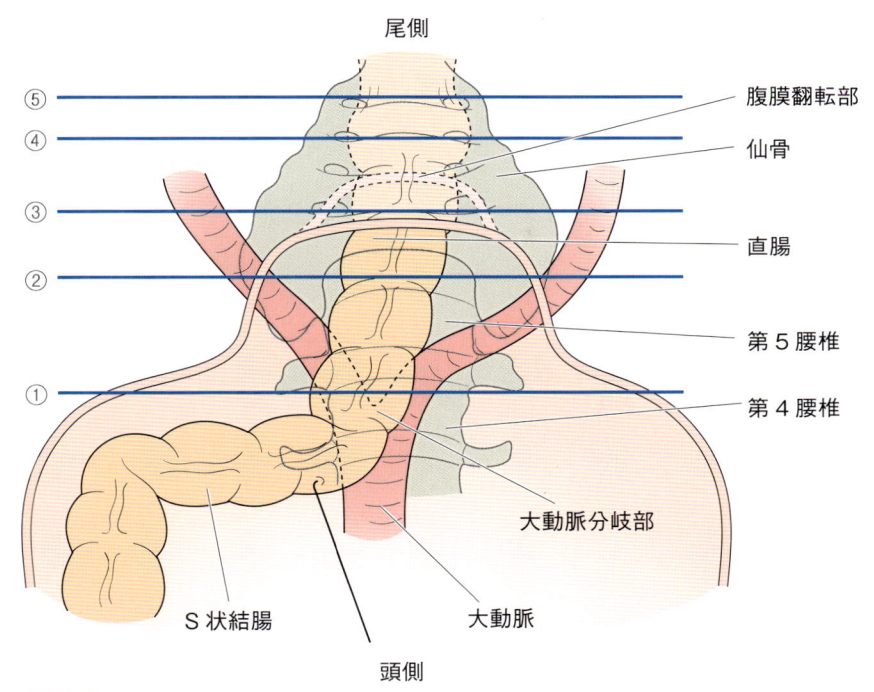

図9 骨盤内断面部位
頭側から尾側への骨盤内筋膜構成の断面部位（実際の手術では，②①③④⑤の順である）。

3. 直腸

　骨盤内筋膜構成を手術時と同様に，頭側から尾側をみた骨盤の断面図で示す（図9）。ただし，手術の順序としては岬角部分から始まり，②①③④⑤の順のことが多いことに注意が必要である。

(1)大動脈分岐部のレベル（図9①）

　大動脈尾側正中に形成された上下腹神経叢は，左右の下腹神経として分岐し始める。尿管，大動脈分岐部を覆う腹膜下筋膜深葉とは別に，もう1葉の筋膜がさらに深層に存在する。この筋膜は最頭側においては腹膜下筋膜深葉と癒合すると考えられる（図10 A）。この最深層の筋膜は，高橋によれば直腸固有筋膜と考えられ，自律神経線維の臓器支配関係の発生学的考察から導き出された概念である[4〜8]。

(2)岬角のレベル（図9②）

　この部分は，腹腔鏡下手術での内側アプローチを始める部分であり（図11 B 矢印），腹膜下筋膜深葉と直腸固有筋膜の間も広がりがでてくる（図11 A）。定型的剥離では，腹膜下筋膜深葉と直腸固有筋膜の間に進入するのであるが，疎な正中から外れないことがポイントである。このレベルでは直腸S状部間膜は著明に短縮している（図11 A）。

　この部分では，直腸固有筋膜と呼称している部分は2種の構成成分からなっていることをおさえなくてはならない。すなわち，直腸間膜を裏打ちする部分（直腸固有筋膜）と，下腹神経からの神経枝の通路としての筋膜部分（直腸固有筋膜の続きの筋膜）である（図11 A）。

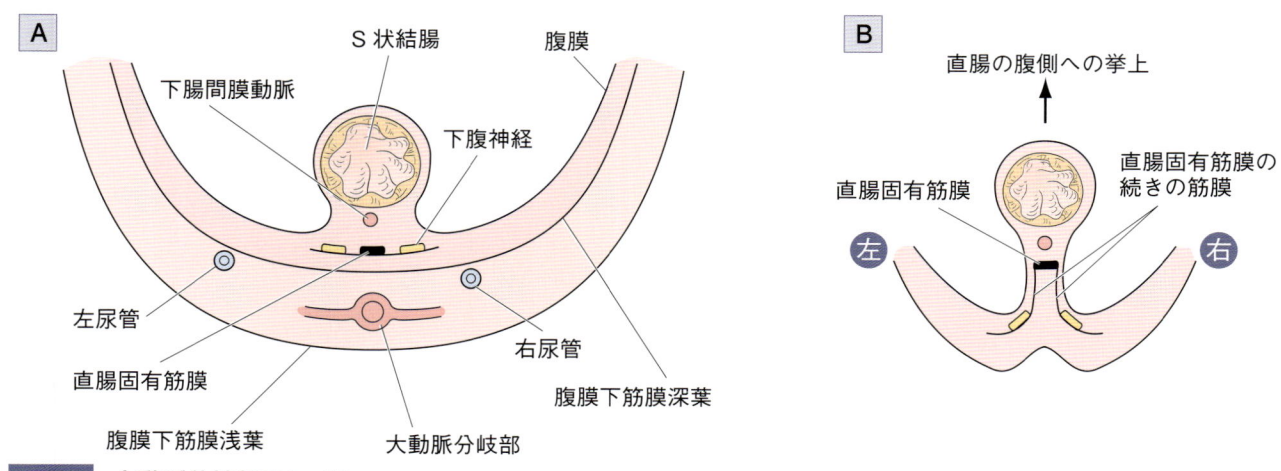

図10　大動脈分岐部のレベル

上下腹神経叢は，左右の下腹神経として分岐する。腹膜下筋膜深葉の深層に直腸固有筋膜が存在し，頭側では再度腹膜下筋膜深葉と癒合する。

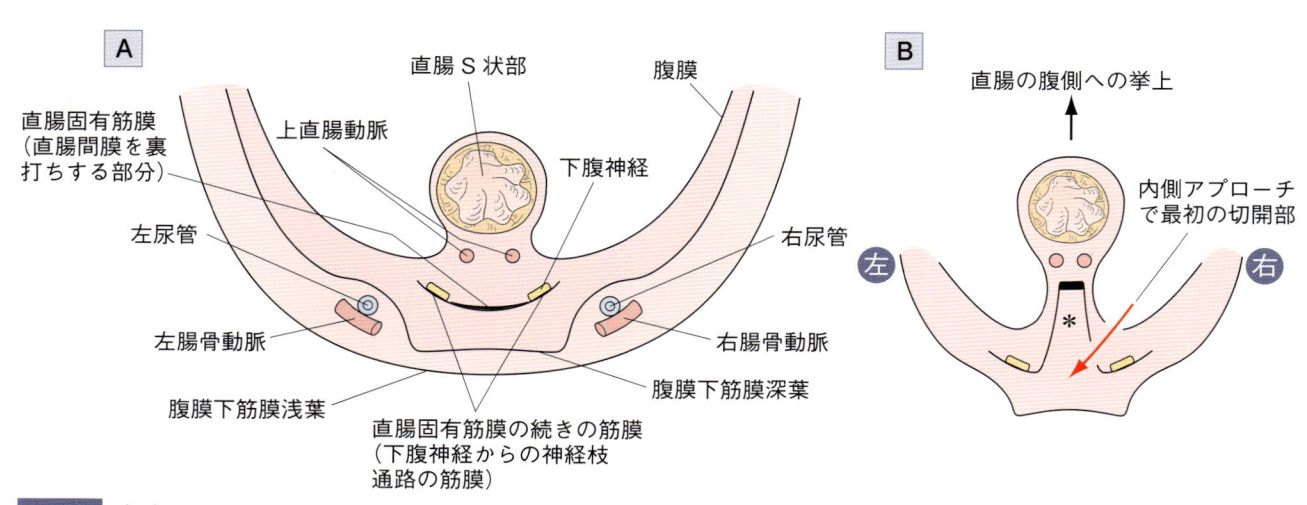

図11　岬角のレベル

内側アプローチの開始位置である（B赤色矢印）。定型的剝離では左右に分かれる下腹神経の脚間から直腸固有筋膜と腹膜下筋膜深葉との間に進入するのであるが，疎な正中から外れないことがポイントである。この部分では，直腸後腔が比較的広い（B＊）。

（3）直腸膀胱窩のレベル（図9 ③）

　　直腸の大半は腹膜下となり，直腸膀胱窩（直腸子宮窩）でその前方のみを腹膜が覆う。腹膜下筋膜深葉の環周も縮まり，側方では，内外腸骨動脈，尿管を覆っている。そして，腹側ではDenonvilliers筋膜に移行する直腸膀胱窩腹膜の腹側に連続することになる（図12 A）。

　　最深部の筋膜である直腸固有筋膜は，その幅を広げて尾側に向かう。そして，腹膜下筋膜深葉との折り返しに向かって接近する。

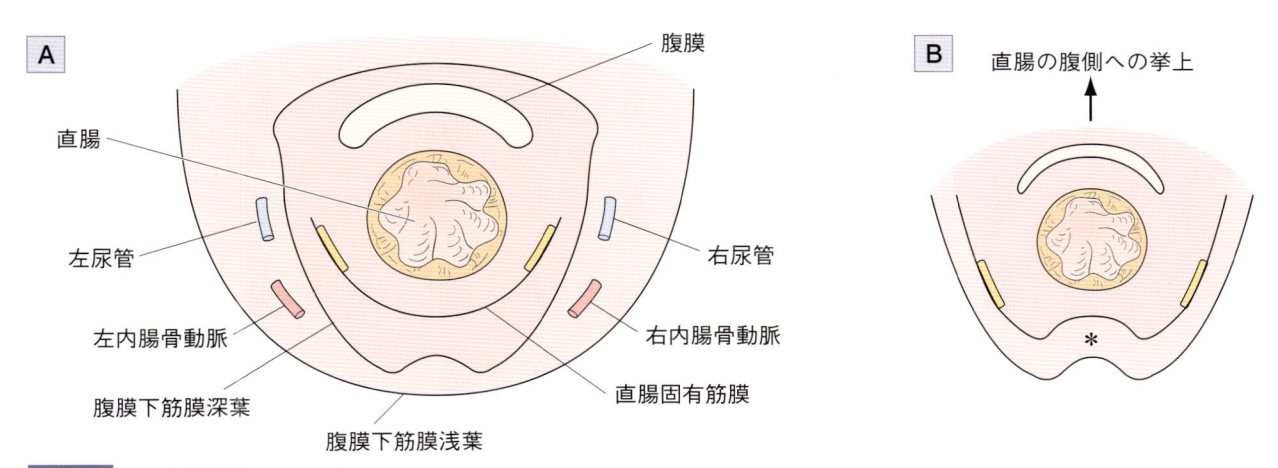

図12 直腸膀胱窩のレベル

最深部の筋膜である直腸固有筋膜は，その幅を広げ尾側に向かう（A）。直腸の腹側への挙上によっても，直腸後腔は広がりにくい（B＊）。

(4) 側方靱帯のレベル（図9 ④）

　このレベルで直腸背側面にある直腸固有筋膜と腹膜下筋膜深葉の間の腔は閉ざされ，互いの筋膜の折り返し点となる。すなわち，直腸仙骨靱帯である。直腸側面では上記2葉の筋膜が癒合している。ここに骨盤神経叢が形成され，中直腸動静脈・リンパ管・直腸神経枝を束ねている結合織があり，側方靱帯と呼ばれている（図13）。

　直腸腹側では，まず正中でDenonvilliers筋膜の腹側に，腹膜下筋膜深葉が存在する。ここでも，腹部と同様に腹膜下筋膜深葉は直腸と泌尿生殖器の境をなす筋膜であり続ける。その正中の剝離を左右に進めれば，前立腺に向かう神経束を確認することができる。定義からは神経血管束は前立腺筋膜に覆われていなければならない[9]。本書では，骨盤神経叢から出て直腸に沿う前立腺に向かう神経枝を便宜上，「外科的神経血管束」と呼ぶこととする（図13）。

(5) 腹膜下筋膜深葉の最終ラインの尾側のレベル（図9 ⑤）

　直腸後面で直腸仙骨靱帯を切開すれば，そこは挙筋上腔である。その腔は直腸側面を通り，外科的神経血管束背側から膀胱側腔・膀胱前腔またはRetzius腔に通じていることがわかる（図13）。腹側は腹膜下筋膜深葉の最終ラインであり，Denonvilliers筋膜腹側の剝離を背側の剝離に切り換えなくてはならない。この尾側への突き当たりはperineal body（会陰腱中心）である。この部分にもわずかに腹膜下筋膜深葉の名残があるはずである（図14）。

　直腸は肛門管に移行する。恥骨尾骨筋・腸骨尾骨筋が張り出し骨盤底筋群を形成している。これらは，腹膜下筋膜浅葉に覆われている。また，尾骨からanococcygeal raphe（肛門尾骨縫線）が直腸に向かい，これは1本か3本のことが多い。直腸部分には恥骨尾骨筋の直腸・膀胱頸部（腟上部）と運動上の同期に関与するhiatal ligamentに取り囲まれている。このhiatal ligamentの尾側に恥骨直腸筋が存在し肛門管背側を支えている（図14，D項 図20 115頁参照）[10]。

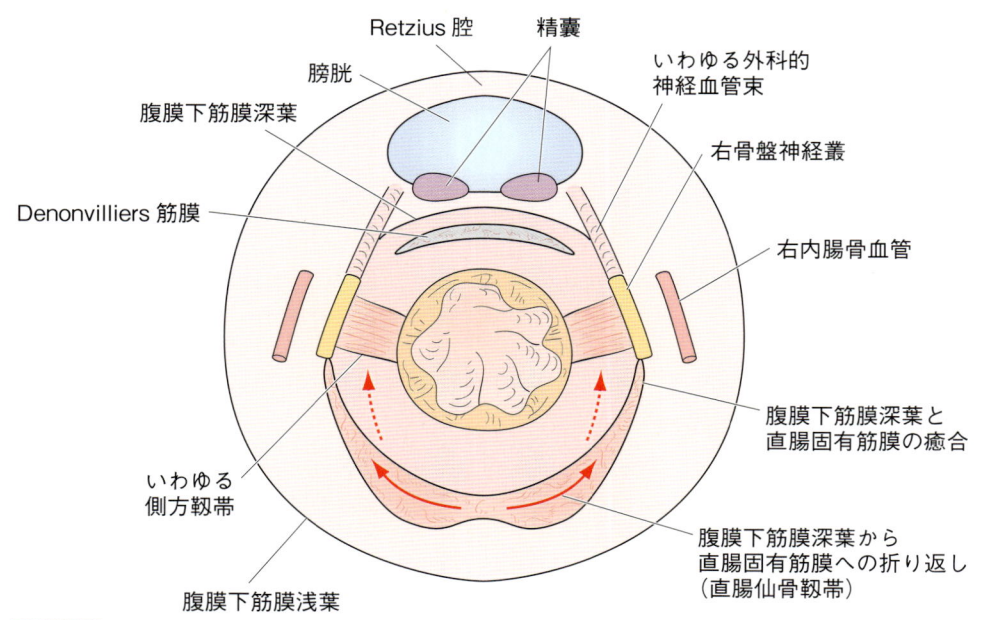

図13 側方靱帯のレベル

直腸背側面にある直腸固有筋膜と腹膜下筋膜深葉の間の腔は閉ざされ，互いの筋膜の折り返し点である．すなわち，直腸仙骨靱帯である．直腸側面では上記2葉の筋膜が癒合している．赤色矢印：直腸仙骨靱帯の切離方向．赤色点線矢印：厚い直腸間膜より尾側の剝離ラインを示す．

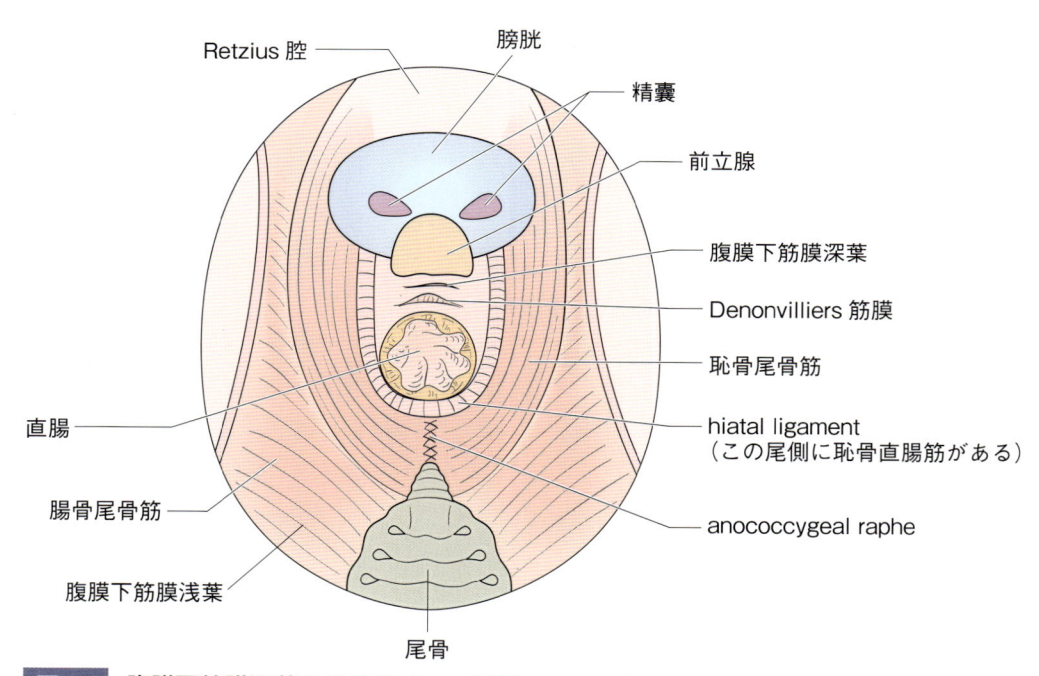

図14 腹膜下筋膜深葉の最終ラインの尾側のレベル（Shafikの解剖[10]）

いわゆる挙筋上腔であり，この腔は直腸側面から膀胱側腔・膀胱前腔またはRetzius腔に通じている．恥骨尾骨筋・腸骨尾骨筋が張り出し骨盤底筋群を形成している．恥骨直腸筋は，hiatal ligamentより肛門側にあり，肛門管背側を支えている（D項 図20 115頁参照）．

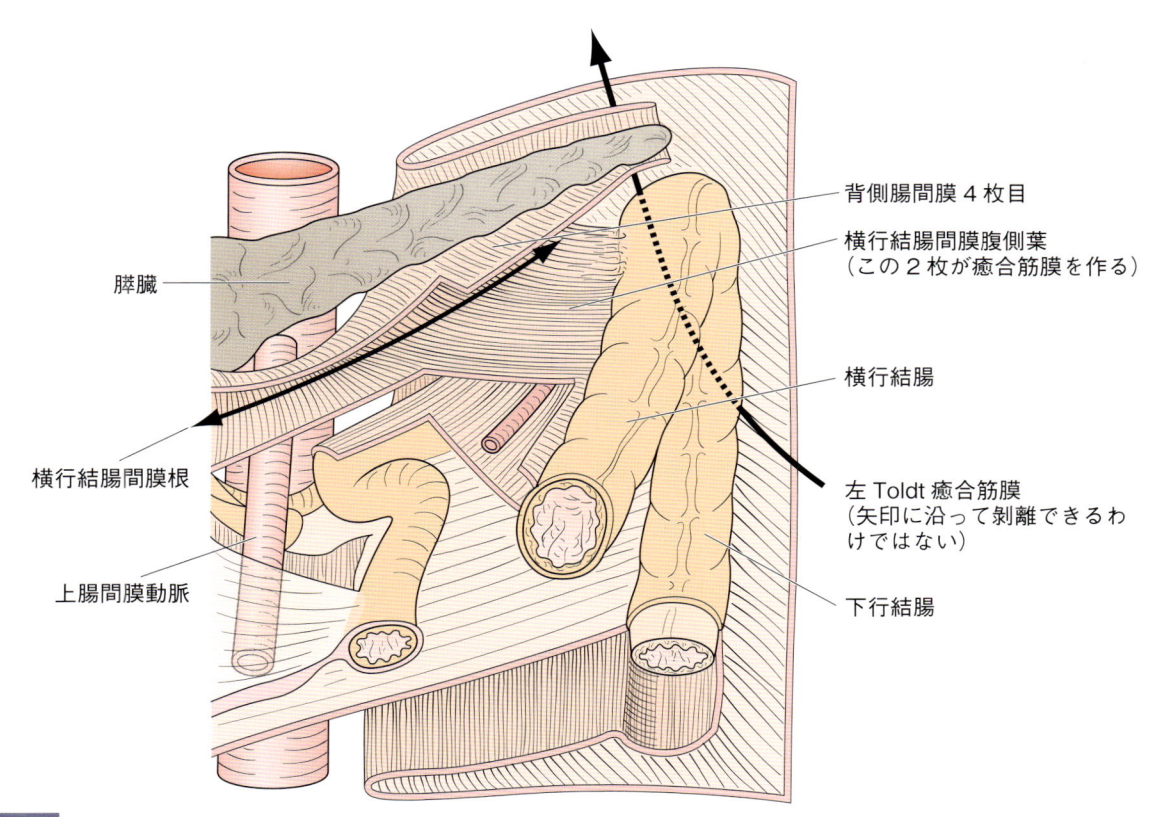

図15　横行結腸間膜と下行結腸間膜

横行結腸間膜根は膵体尾部の尾側縁にある．また，背側腸間膜の4枚目と横行結腸間膜腹側葉が癒合筋膜を形成する．

4．脾彎曲部

　横行結腸間膜根は，膵体尾部の尾側縁にある．そして，そこから扇型に横行結腸間膜が広がっている．脾彎曲は，間膜が自由度のある横行結腸と，間膜が背側腹壁に癒合し固定された下行結腸の移行部である（図15）．さらに，本来2枚であった背側腸間膜は，4枚の背側腸間膜となり，胃・横行結腸間で大網を形成することになる．そして，背側腸間膜3枚目が網囊背側壁となり，背側腸間膜4枚目と横行結腸間膜腹側葉とが癒合筋膜を形成する（図16）．これらのことは，腸管回転の過程においての大網（すなわち，背側腸間膜）と結腸，特に横行結腸との関係を2段階の発生に分けて考えることにより理解が容易となる．図17 Aの時点での縦断面図では，大網と結腸間膜は無関係である．しかし，図17 Bの時点では背側腸間膜4枚目は横行結腸間膜腹側葉と癒合筋膜を形成することがわかる．

　下行結腸間膜は，背側腹壁の腹膜と癒合して左Toldt癒合筋膜を形成するが（図7 167頁），尾側S状結腸部分では，頭側に先端を向けた楔状のS状結腸窩が存在する（図7 167頁）．そして，Toldt癒合筋膜と腹膜下筋膜深葉との間を剝離する唯一の指標は腹膜下筋膜深葉背側の精巣（卵巣）血管と尿管である（図8 168頁）．

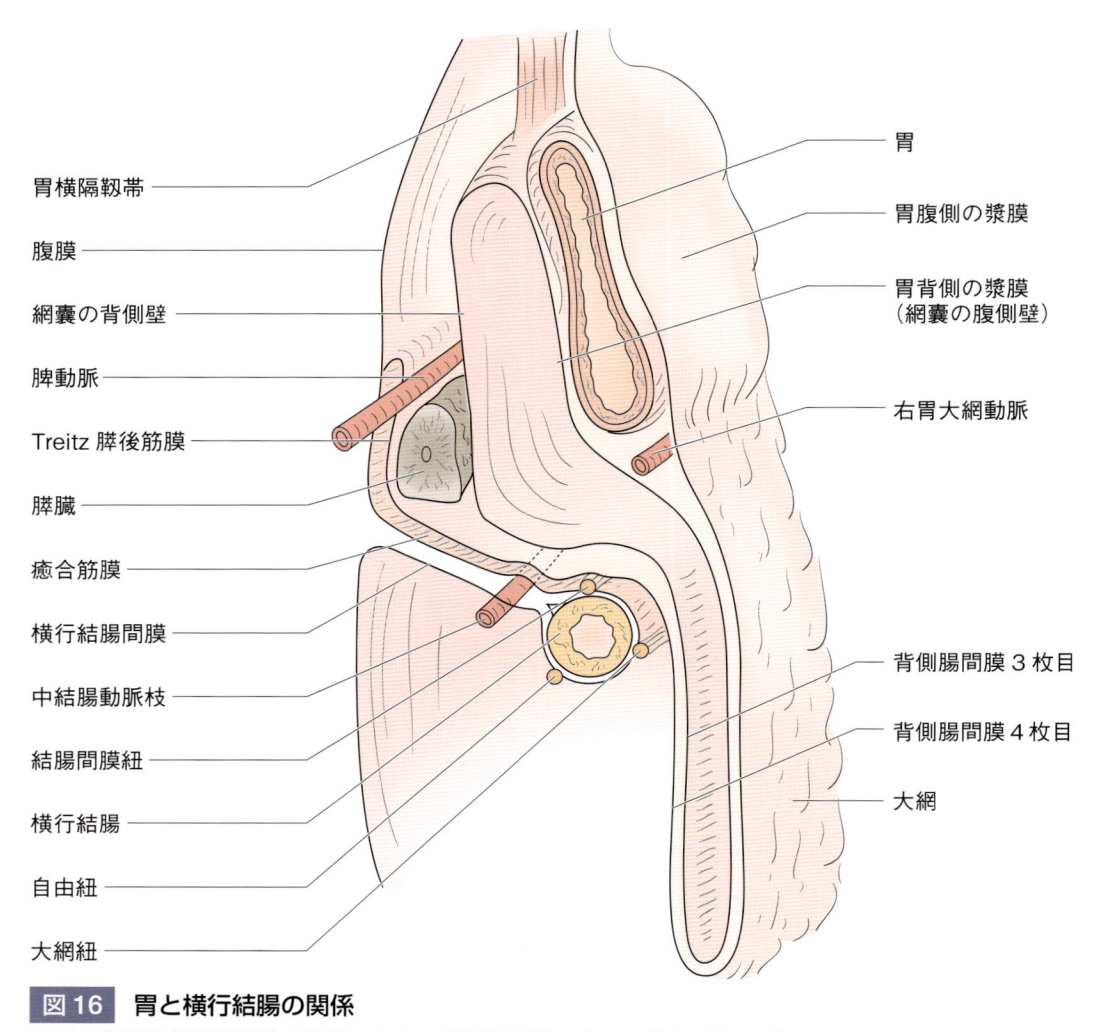

図16 胃と横行結腸の関係
網嚢の背側は背側腸間膜 3 枚目であり，背側腸間膜 4 枚目と横行結腸間膜腹側葉が癒合する。

（図中ラベル）
胃横隔靱帯
腹膜
網嚢の背側壁
脾動脈
Treitz 膵後筋膜
膵臓
癒合筋膜
横行結腸間膜
中結腸動脈枝
結腸間膜紐
横行結腸
自由紐
大網紐
胃
胃腹側の漿膜
胃背側の漿膜（網嚢の腹側壁）
右胃大網動脈
背側腸間膜 3 枚目
背側腸間膜 4 枚目
大網

　ここで，結腸脾彎曲部の固定を考えると，ここに 2 つの靱帯が関与する。1 つは，左結腸横隔靱帯であり，外側で結腸脾彎曲部を横隔膜に結びつけている。内側縁・腹側では横行結腸の左側部を固定している。左結腸横隔靱帯は網嚢の左方突出部が閉塞して生じた靱帯であると考えられている（図18，図19 C，D）。2 つ目は，結腸脾靱帯である。副次的な垂直の靱帯であり，脾臓と結腸脾彎曲部の間の壁側腹膜，あるいは横行結腸間膜最左側部分から形成される（図18，図19 D）。
　以上から，結腸脾彎曲部の臨床解剖は，横行結腸と大網（背側胃間膜）との関係と下行結腸と腹膜下筋膜深葉との関係，および結腸脾彎曲部における 2 つの吊りバンド構造（左結腸横隔靱帯と結腸脾靱帯）の 3 つをつなげて理解することができる。

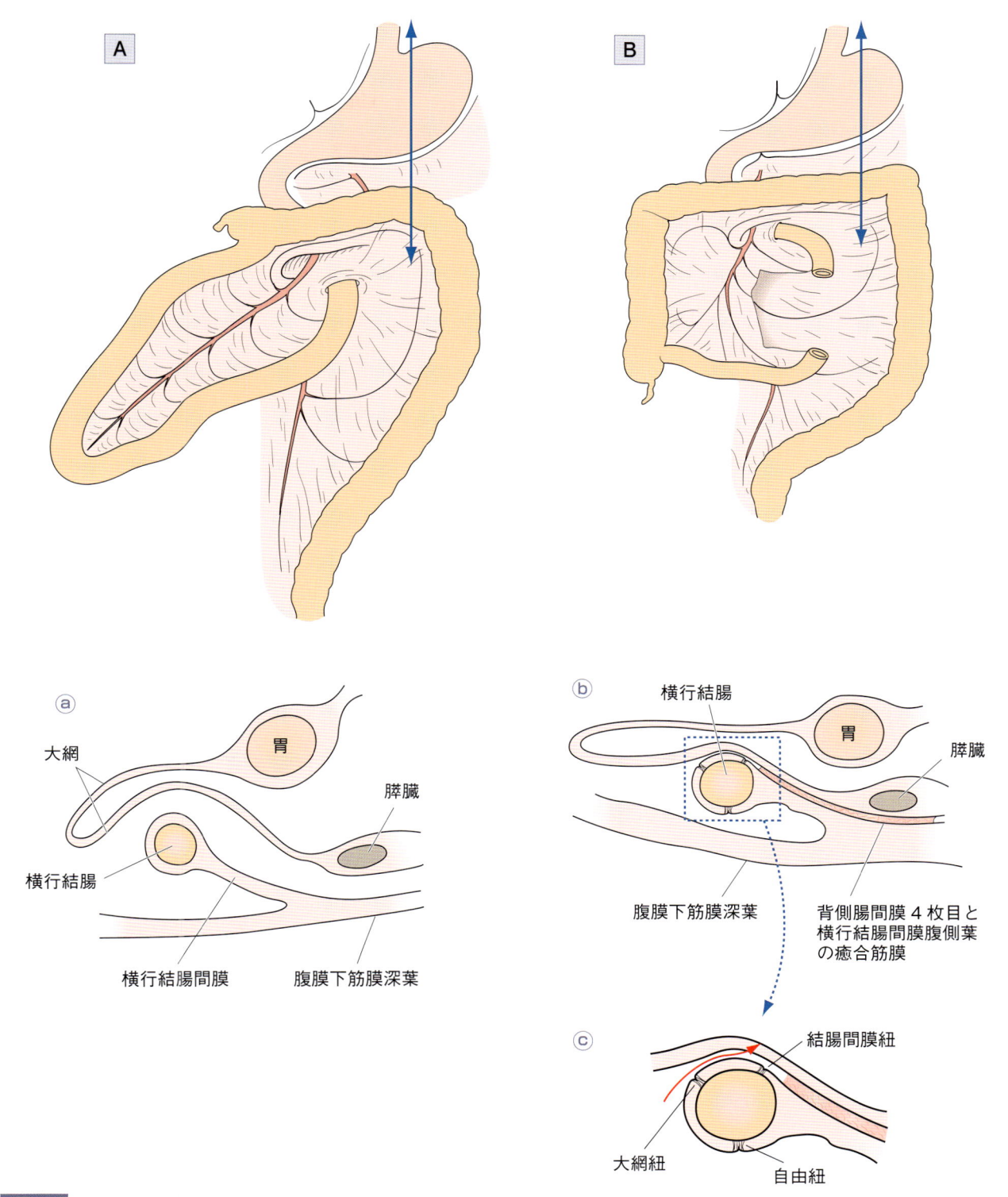

図17　腸回転と結腸間膜の関係

腸回転の途中での断面図では，背側腸間膜（大網）と結腸間膜とは無関係である．腸管回転が終了した時点で，背側腸間膜の4枚目と横行結腸間膜腹側葉が癒合筋膜を形成する．赤色矢印：背側腸間膜3枚目と癒合筋膜の間への入り方を示す．

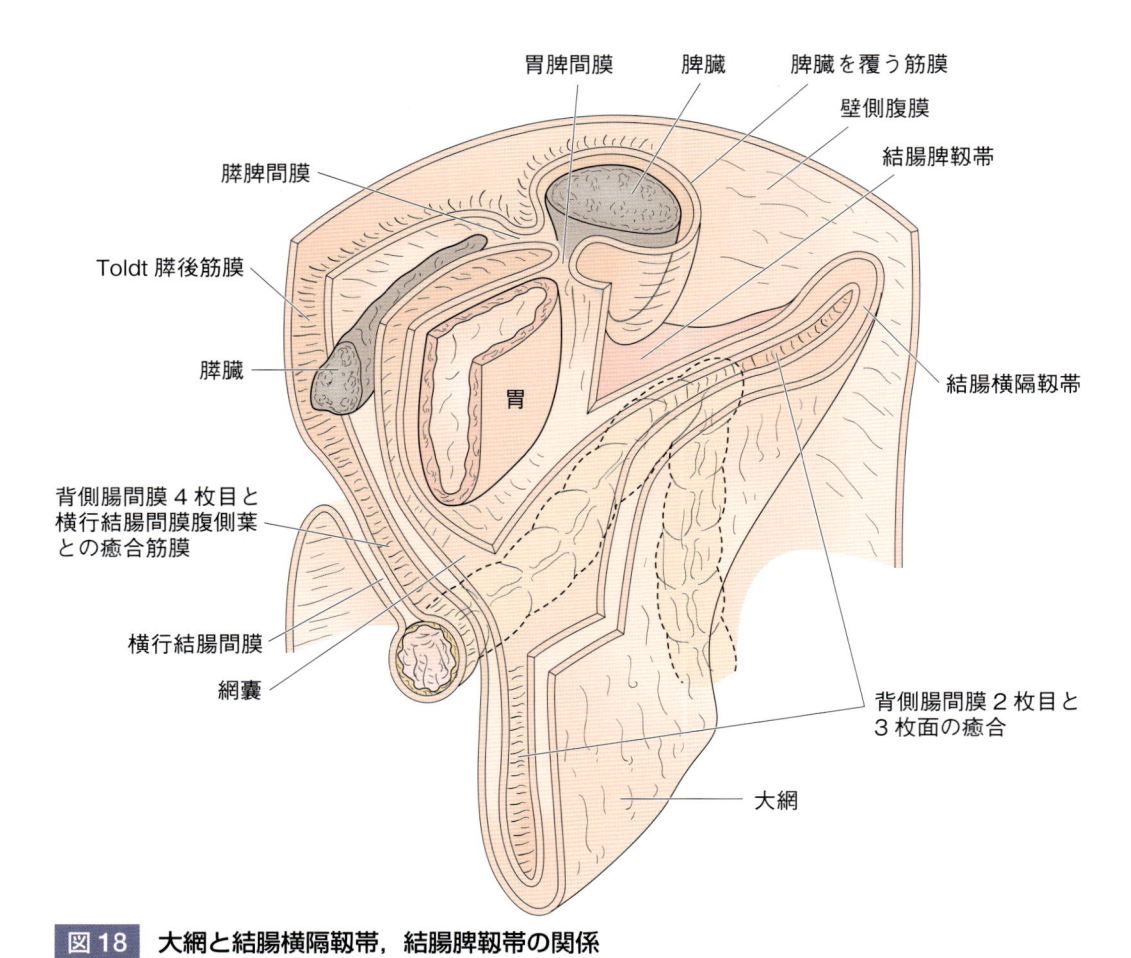

図18 大網と結腸横隔靱帯，結腸脾靱帯の関係
網嚢の左方突出部が閉塞して結腸横隔靱帯が形成される。結腸脾靱帯は，結腸脾彎曲部と脾臓の間の壁側腹膜か横行結腸間膜最左側部分からなる。

　結腸紐部分で背側腸間膜3枚目と癒合筋膜(背側腸間膜4枚目と横行結腸間膜腹側葉の癒合)の間に入り，左側に剝離を進めることにより，結腸脾彎曲部は尾側に牽引可能となる(図17 C，図19 A，B)。この剝離操作と，尾側の下行結腸における腹膜下筋膜深葉腹側の剝離層を連続させるには，結腸脾彎曲部において癒合筋膜(背側腸間膜4枚目と横行結腸間膜腹側葉の癒合)を1枚切離するか(図19 C)，結腸脾靱帯を切離する必要がある(図19 D)。これにより吊りバンドである左結腸横隔靱帯と結腸脾靱帯を意識することなく切離することができる。
　しかし，結腸脾靱帯部への大網の入り込みは個人差があり，壁側腹膜のみの場合や多量の大網が介在する場合もある。したがってvariationに対応するために，ここでの原則は，結腸にできるだけ近接した剝離面を維持することである。また，網嚢に入る手技を行った場合にはその最左側にて先ほどの背側腸間膜3枚目背側の層に入り直し，さらに癒合筋膜を1枚切離しなければならない(図20 A〜D)。

*：横行結腸間膜腹側葉と背側腸間膜4枚目の癒合筋膜

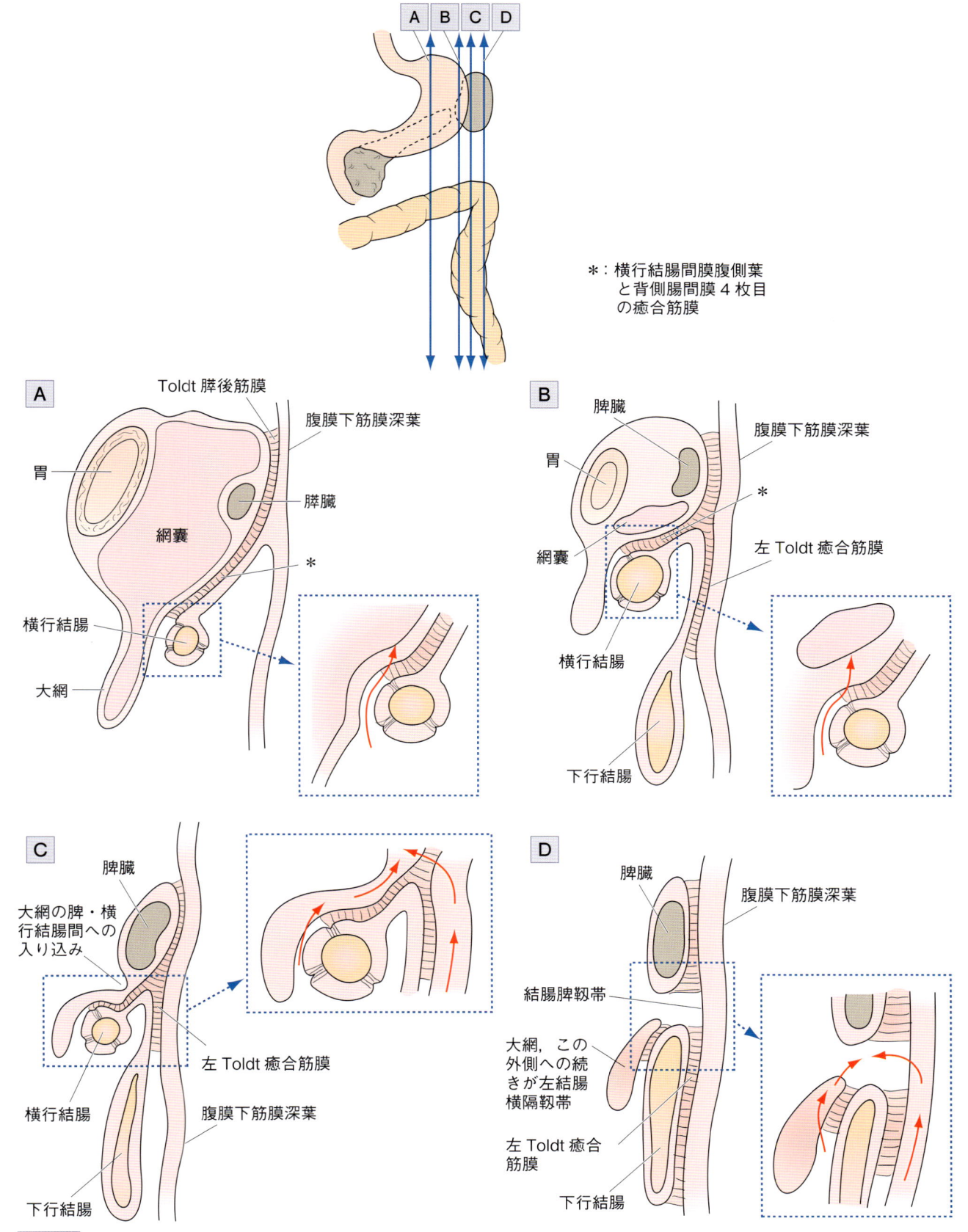

図19 横行結腸，下行結腸と脾彎曲部の筋膜構成

大網の脾・横行結腸への入り込みの程度によりこの部分の筋膜構成にvariationがある．左結腸横隔靱帯と結腸脾靱帯という2つの吊りバンドが存在する．A赤色矢印：横行結腸紐部分で背側腸間膜3枚目と癒合筋膜の間に入る剥離を示す．B赤色矢印：Aでの剥離を左側に向かう．C赤色矢印：A，Bでの剥離操作と，下行結腸の腹膜下筋膜深葉腹側の剥離層を連続させるために，結腸脾彎曲部において左Toldt癒合筋膜を1枚切離する．D赤色矢印：左結腸横隔靱帯と結腸脾靱帯の切離．

G 腹腔鏡下大腸亜全摘術

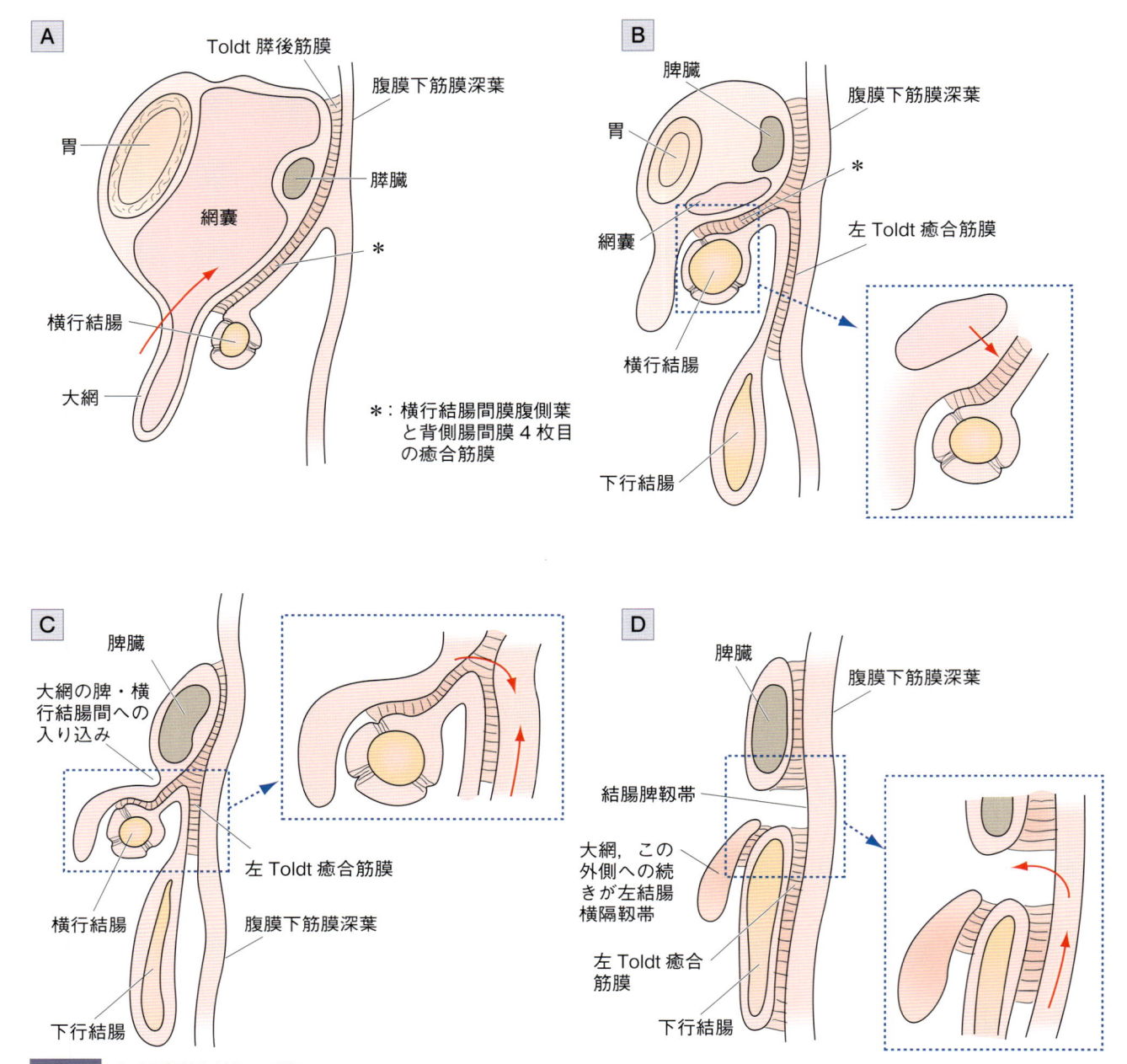

図20　経網嚢的剝離の手順

いったん網嚢に入ってからの進行は，剝離というより大網の切離に終始している。A赤色矢印：大網を切離して網嚢内に入る。B赤色矢印：網嚢内の左外側で背側腸間膜3枚目を切離する。C赤色矢印：Bでの剝離操作と，下行結腸の腹膜下筋膜深葉腹側の剝離層を連続させるために，結腸脾彎曲部において左Toldt癒合筋膜を1枚切離する。D赤色矢印：結腸脾靱帯を切離。

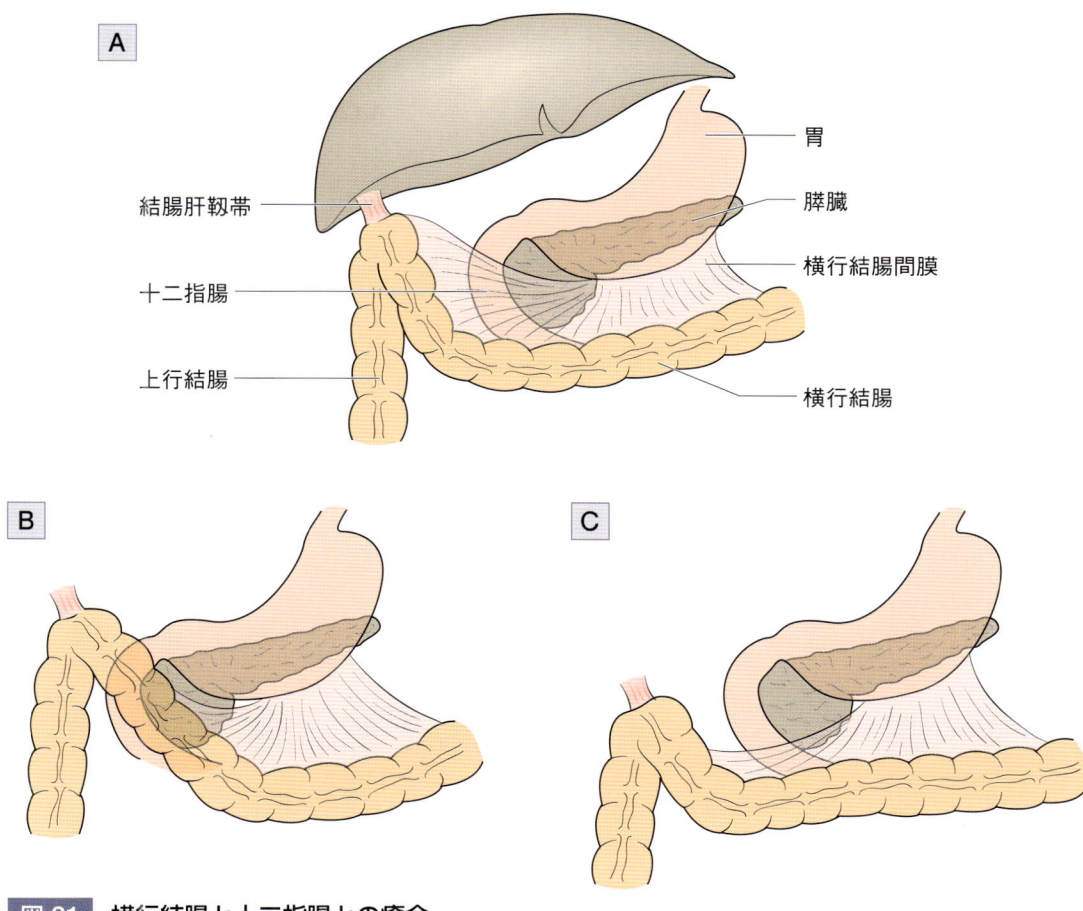

図21 横行結腸と十二指腸との癒合
横行結腸間膜背側葉と十二指腸が癒合する場合（A），上行結腸背側葉と十二指腸が癒合する場合（B），ほとんど癒合をしない場合（C）に分けられる。

5. 肝彎曲部

　　　　横行結腸と十二指腸第2部の関与については，その癒合の程度により3つの場合が考えられる。すなわち，横行結腸間膜背側葉と十二指腸が癒合する場合（図21 A），上行結腸間膜腹側葉と十二指腸が癒合する場合（図21 B），ほとんど癒合をしない場合（図21 C）に分けられる。

　　　　十二指腸第2部より内側の横行結腸部より結腸間膜紐に付着する大網を頭側・右側に剝離することにより膵前筋膜腹側の層に入ることができる（図22 ①〜④）。さらに，外側・頭側に剝離を続けると肝彎曲部に達する。最後に肝彎曲部腹膜の切離を行うことにより，肝彎曲が授動される（図22 ⑤，⑥）。これらの操作は，上行結腸から横行結腸を直線化することにより容易となる。引き続き，十二指腸腹側・外側の層を尾側に剝離を進めると，すなわち右Toldt癒合筋膜が2枚の癒合筋膜に分かれる腹側の筋膜（膵前筋膜へと続く筋膜）を切離すると，後腹膜側からの剝離側と連なる（図22 ⑦，図6 A ③ 166頁）。

　　　　右Toldt癒合筋膜からTreitz膵後筋膜への連続面を，十二指腸第2部の外側で十分に頭側まで剝離した場合は，十二指腸第2部外側で腹膜を1枚切離することにより，後腹膜からの剝離層と連続することができる（図6 A ④，⑤ 166頁）。しかし，右側結腸は十二指腸に固定されたままであり，不完全な授動である。

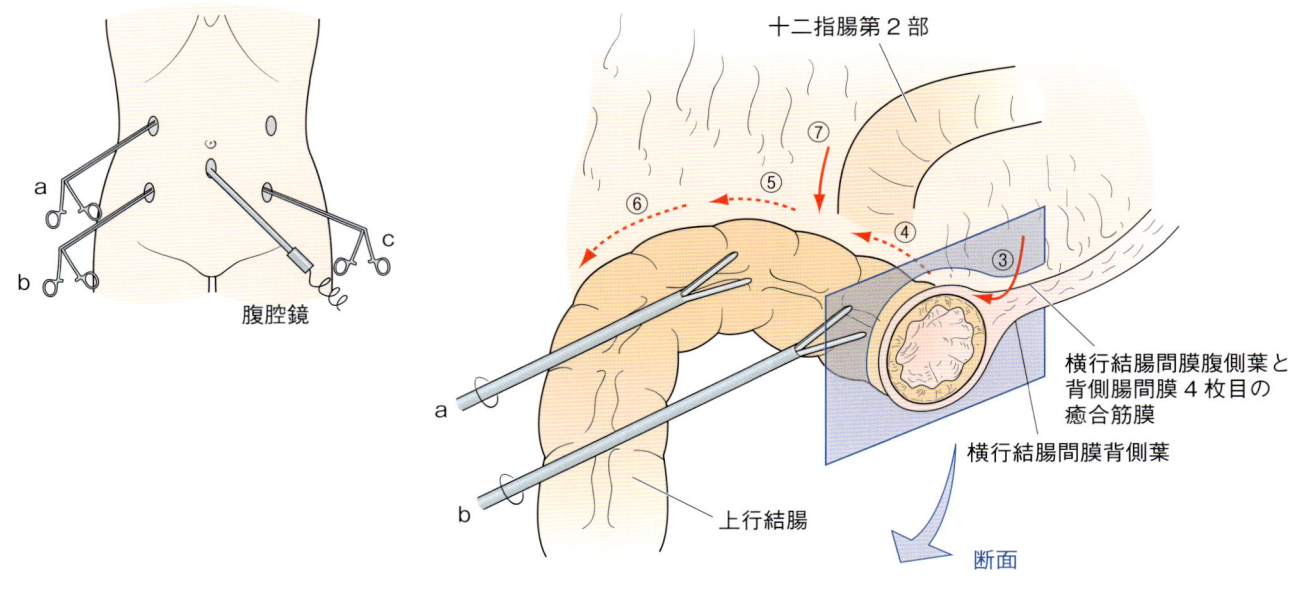

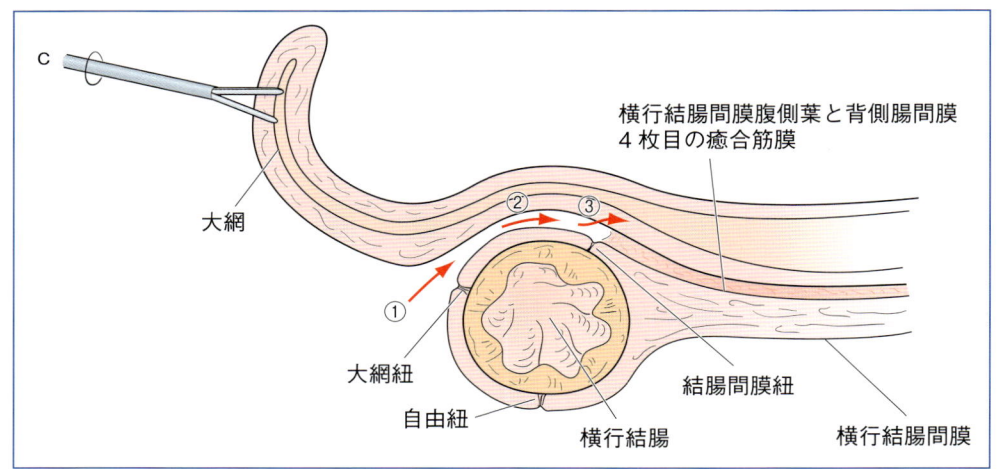

図22 肝彎曲の授動

頭側からのアプローチとして，横行結腸間膜腹側葉と背側腸間膜4枚目の癒合筋膜腹側を剝離することによって肝彎曲部と十二指腸第2部にアプローチできる．赤色矢印①②③④：十二指腸第2部より内側の横行結腸において，大網紐から結腸間膜紐に付着する大網を頭側・右側に剝離することにより膵前筋膜腹側の層に入る．赤色矢印⑤⑥：さらに，外側・頭側に剝離を続けると肝彎曲が授動される．赤矢印⑦：十二指腸腹側・外側の層を尾側に切離・剝離を進めると，後腹膜側からの剝離側につながる．

VI 手術の実際

1. 術中体位の取り方

本手術における術中の視野の展開，特に小腸の排除のために体位は大切である．両肩には頭低位で滑り落ちることを防ぐために shoulder protector を装着する．まず，頭低位・右側低位として，右側結腸授動とS状結腸から直腸の手技を行う．次いで，同体位で左側結腸の剝離を脾彎曲部まで行う．最終的に頭高位あるいは水平位とし，脾彎曲部と肝彎曲部の剝離を頭側から行う．術者・腹腔鏡担当助手（第2助手）は最初左側，その後右側に移動する（図23）．脾彎曲部では右側，肝彎曲部位では左側に移動する．また，必要に応じて脚間に移動する．患者の両手は体幹につける．レビテーター®を使用した切石位で両下肢はなるべく伸展して鉗子操作の妨げにならないようにする（図23）．

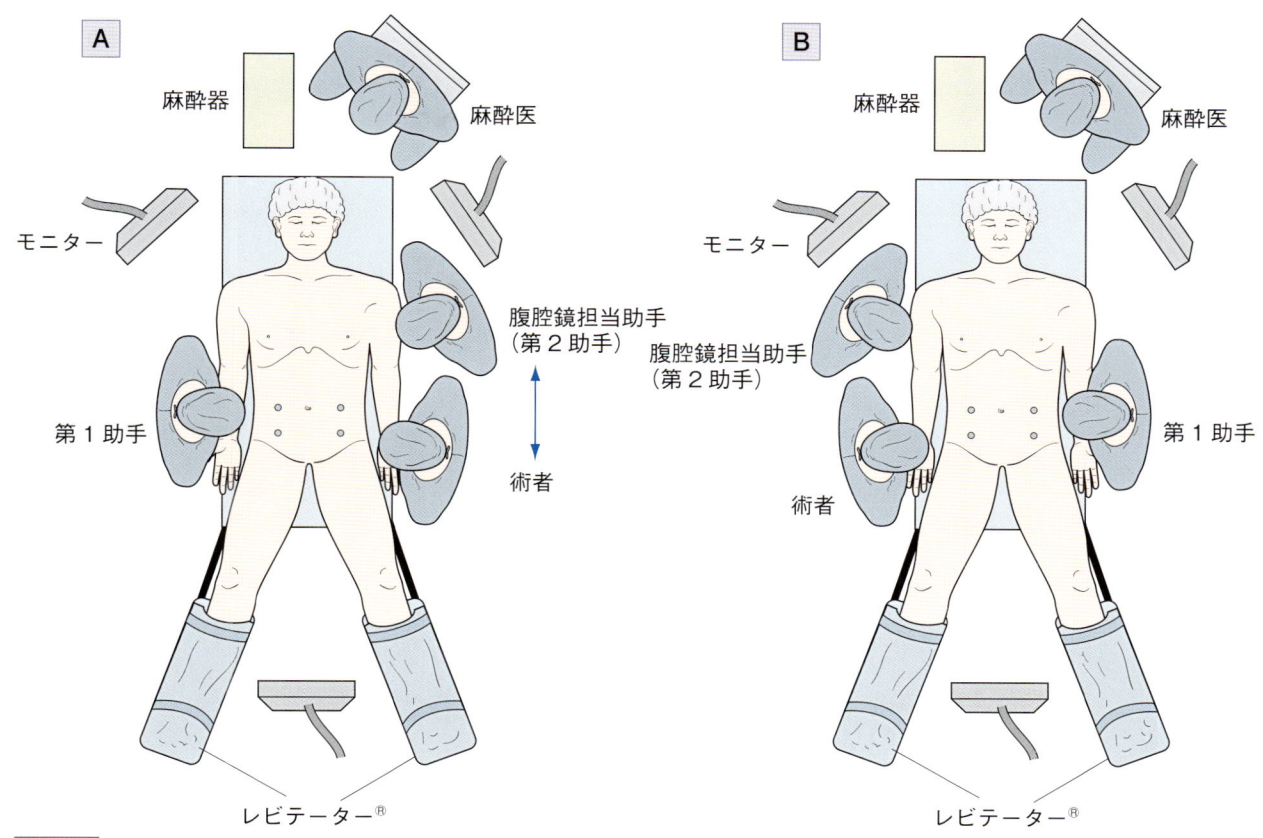

図23　患者体位と手術室配置

両腕を体幹につけ，切石位とする．両下肢が屈曲していると鉗子操作の妨げになる．モニターは3台必要である．右側結腸の手技では術者は左側，左側結腸・直腸の手技では右側に立つ，必要に応じ脚間に移動する．

2. アプローチの基本

各術式に共通する手技手順は前項(20〜23頁)参照．

3. 手術の手順

腹腔鏡下に頭低位で，① 右側結腸切除術における内側・後腹膜アプローチによる右側結腸授動を行う．頭低位・右側低位で ② IMAをS状結腸内側アプローチで切離し，S状結腸を授動し，TMEで直腸を切離する．③ 左側結腸の授動をさらに行い，続いて脾彎曲部を剝離して左側結腸を脱転する．頭高位として，④ 脾彎曲部の剝離の続きを行う．⑤ 肝彎曲部を剝離し，右側結腸を完全に授動する．最後に ⑥ 臍頭側正中に小切開をおくことで，全結腸と下部直腸までの直腸を切除しうる．回腸にアンビルヘッドを装着し，⑦ double stapling technique(DST)で回腸・直腸吻合を施行する．

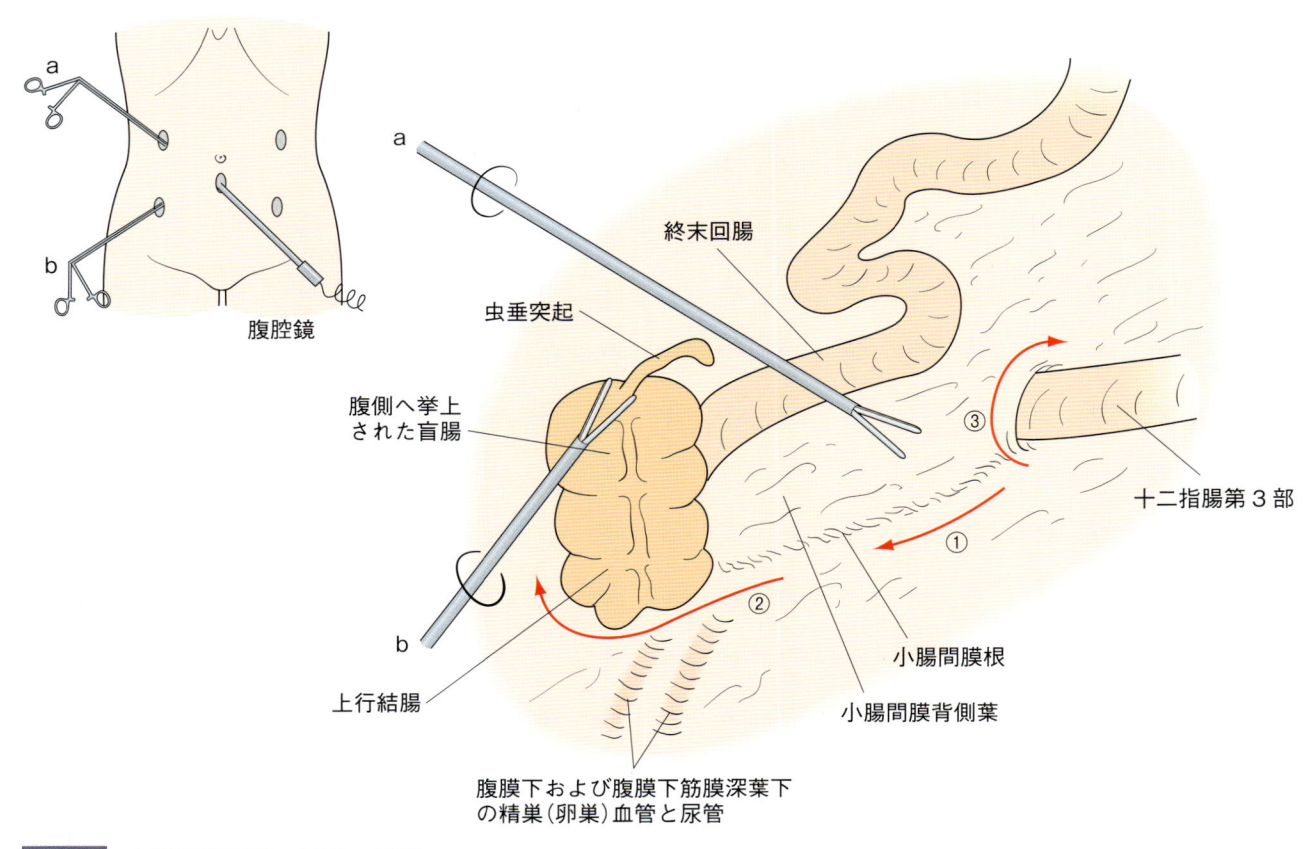

図24　小腸間膜基部の切離・剝離

第1助手が2本の鉗子で小腸間膜を把持し，腹側に挙上し，小腸の術野への進入を防ぐのが良視野確保のポイントである。間膜を直接把持すると損傷の可能性がある。十二指腸水平部外側付近で小腸間膜基部左側の腹膜を頭側より尾側に向けて回盲部付近まで切開する。赤色矢印①：小腸間膜基部での腹膜切開。赤色矢印②：右Toldt癒合筋膜背側を十分に頭側まで剝離する。赤色矢印③：十二指腸第2部外側で，右Toldt癒合筋膜からTreitz膵後筋膜への連続面を切離する。

ⓐ 右側結腸の授動

内側より腹膜下筋膜深葉腹側剝離を先行する内側・後腹膜アプローチ法を基本術式とする。

① 小腸間膜基部の切離・剝離
- **腹腔鏡**：臍部
- **術者右手**：スパチュラ型電気メス
- **術者左手**：助手とのカウンタートラクションで自分が切離・剝離したい部分に面を作る（特にことわりのない限り腸鉗子）。
- **助手右手**：虫垂が存在していれば根部を把持（特にことわりのない限り腸鉗子）
- **助手左手**：終末回腸あるいは小腸間膜背側葉を把持し，右手とのカウンタートラクションで術者に向かう面を作る（特にことわりのない限り腸鉗子）。

頭低位とし，腹腔鏡は臍部ポートからとする。助手が2本の鉗子で小腸間膜を把持し，これを衝立のように腹側に挙上する操作で小腸の術野への進入を防ぐのが良視野を確保するポイントである。スパチュラ電気メスで十二指腸水平部外側付近の腹膜を頭側・内側より尾側・外側に向けて切開していき，小腸間膜基部を回盲部付近まで切開する（図24）。

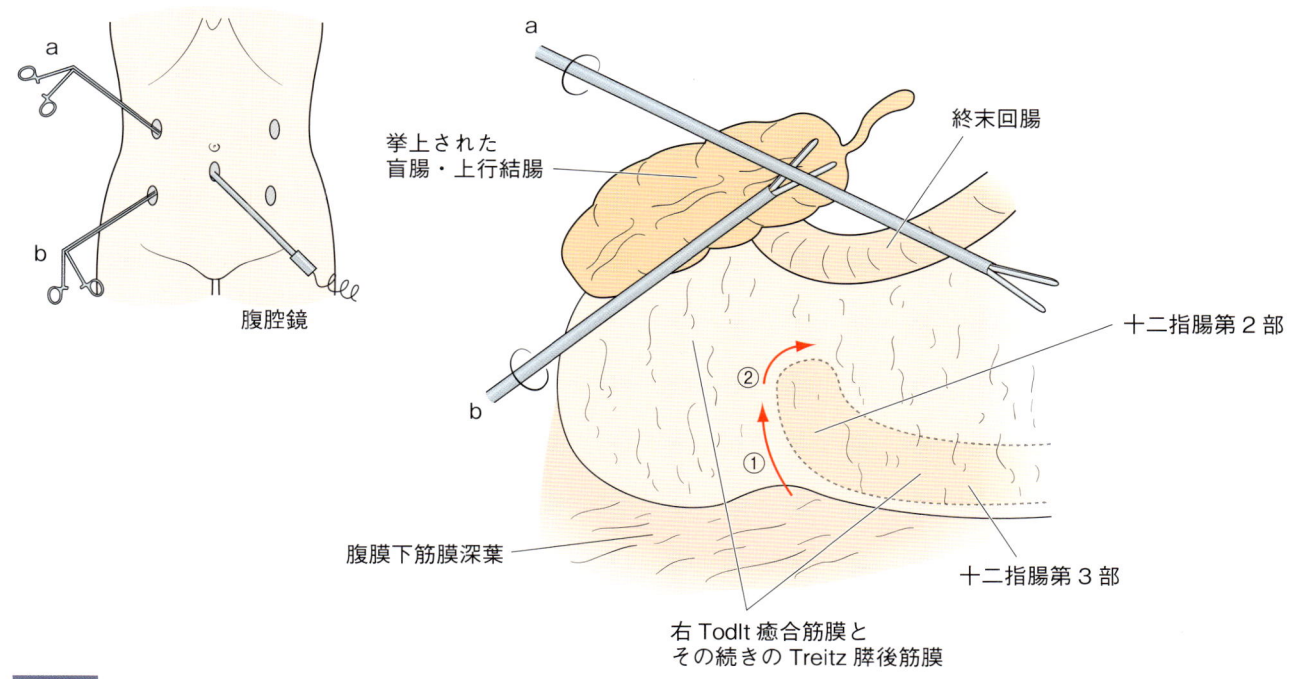

図25　右側結腸の腹膜下筋膜深葉からの剝離

十二指腸第3部から第2部が右Toldt癒合筋膜とその続きであるTreitz膵後筋膜を透して視認できる。赤色矢印①：十二指腸第2部外側で，右Toldt癒合筋膜からTreitz膵後筋膜への連続面を切離し，十二指腸を内側・背側に剝離・圧排する。赤色矢印②：十二指腸第2部腹側・内側に沿いにできるだけ頭側まで剝離。

② 右側結腸の膵十二指腸からの剝離
- 腹腔鏡：臍部
- 術者右手：スパチュラ型電気メス
- 術者左手：助手とのカウンタートラクションで自分が切離・剝離したい部分に面を作る。
- 助手右手：盲腸背側を把持し，頭側・腹側に牽引し，剝離面のテンションをかける。
- 助手左手：終末回腸あるいは小腸間膜背側葉を把持し，右手とのカウンタートラクションで術者に向かう面を作る。

　盲腸・終末回腸を挙上して術野を展開することにより，右Toldt癒合筋膜背側を十分に頭側まで剝離する（図24②，図4 B ② 164頁）。この操作で尿管，精巣（卵巣）血管は腹膜下筋膜深葉の背側に視認できる。右Toldt癒合筋膜からTreitz膵後筋膜への連続面において，十二指腸第2部外側でこの癒合筋膜を切離することにより十二指腸を内側・背側に剝離・圧排することができる（図24③）。さらに十二指腸第2部腹側・内側沿いにできるだけ頭側まで膵前筋膜とTreitz膵後筋膜の脚間の剝離を続ける（図25①，②，図6①，② 166頁）。

ⓑ 内側アプローチによるS状結腸の授動

① 内側からのS状結腸の授動
- 腹腔鏡：右側腹部・頭側ポート
- 術者右手：スパチュラ型電気メス
- 術者左手：臍部ポートから腸鉗子を挿入し，内側アプローチでの電気メスの操作を助ける微細な操作を行う。

　助手にとってはmirror image（鏡像）となる。
- 助手右手：直腸右側に挿入し，尾側直腸を腹側に持ち上げ，直腸右側に面を形成する。
- 助手左手：IMA・SRA血管茎を腹側・尾側に牽引し，大動脈と約30°の角度を形成する。

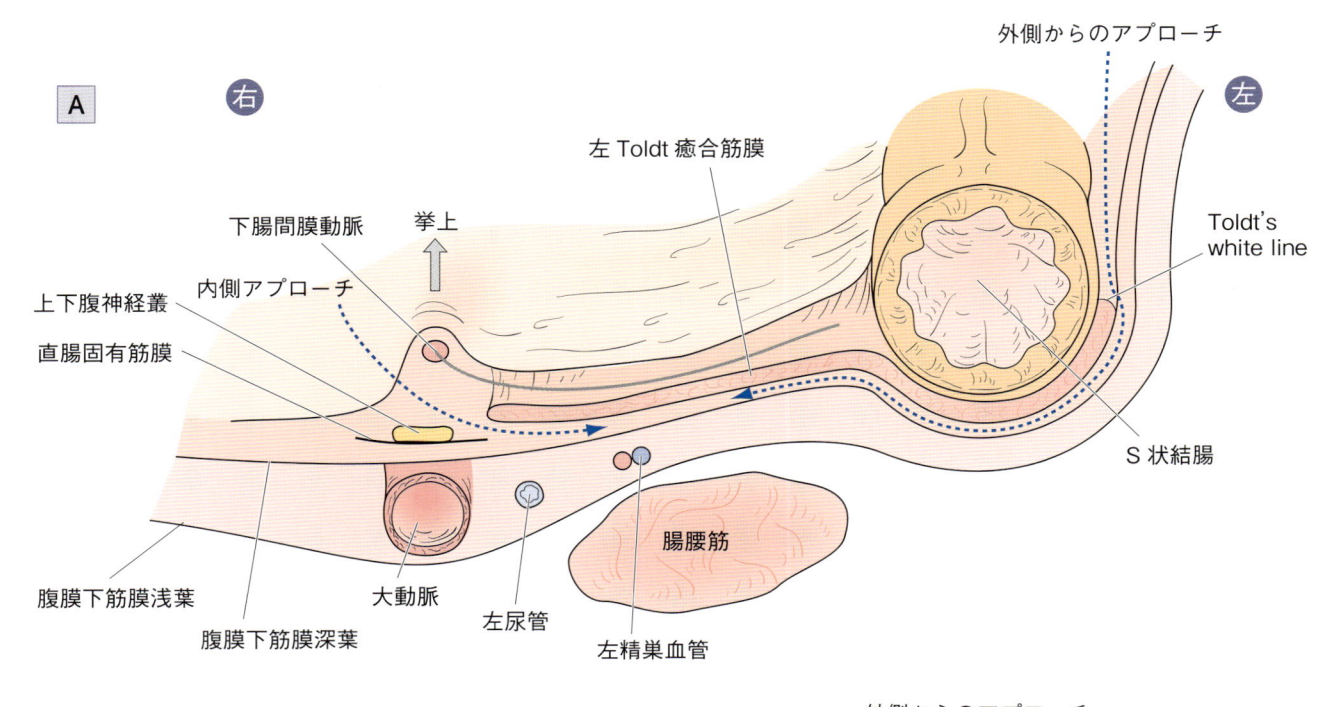

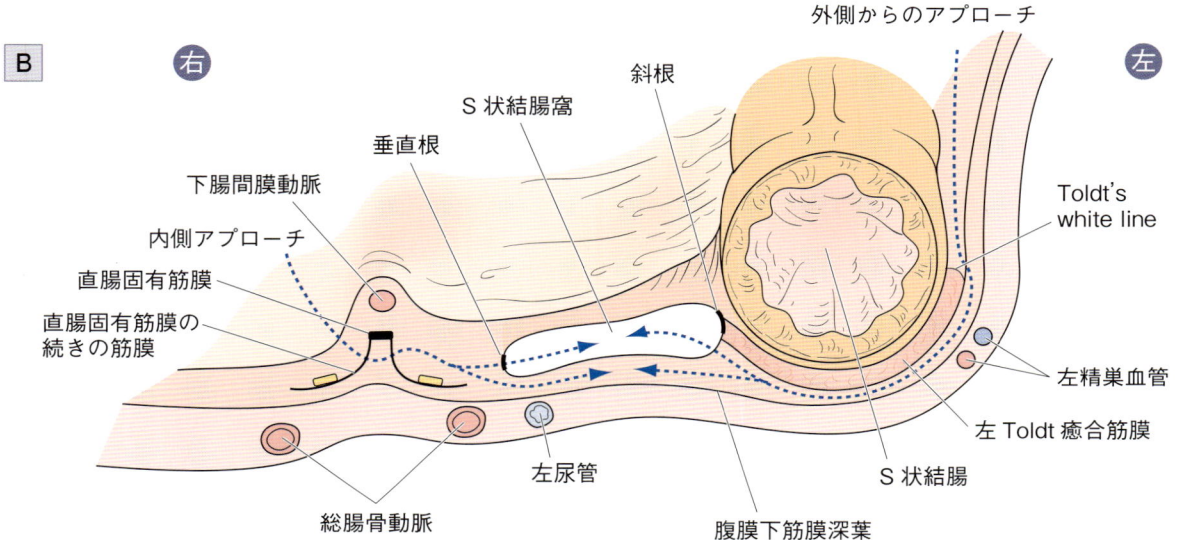

図26 内側アプローチにおける切離・剥離の断面図
下腸間膜動脈（IMA）が腹側に挙上されている。上下腹神経叢部においては，この神経叢の腹側が剥離層である。これより，尾側の剥離層においては，直腸固有筋膜から続く筋膜を2か所で切離し，尿管の腹側にある腹膜下筋膜深葉の腹側に入ることができる。

　S状結腸の内側アプローチでは，IMAが腹側に挙上され，上下腹神経叢を境として，その頭側においては，上下腹神経叢の腹側が剥離層となる（図26 A）。その尾側では，上下腹神経叢に収束する直腸固有筋膜の続きの筋膜を2か所で切離することになる。すなわち，腹膜を切開し，下腹神経を避け，直腸固有筋膜を尾側・腹側の指標にして左側への剥離を続けると，再度直腸固有筋膜の続きの筋膜にぶつかる。ここで，この筋膜を再度切開することにより，尿管の腹側にある腹膜下筋膜深葉が，腹側に吊り上がった状態にぶつかるか，S状結腸窩の腹膜にぶつかる。これら二者をどう処理するかにより，2ルートが考えられる（図26 B）。

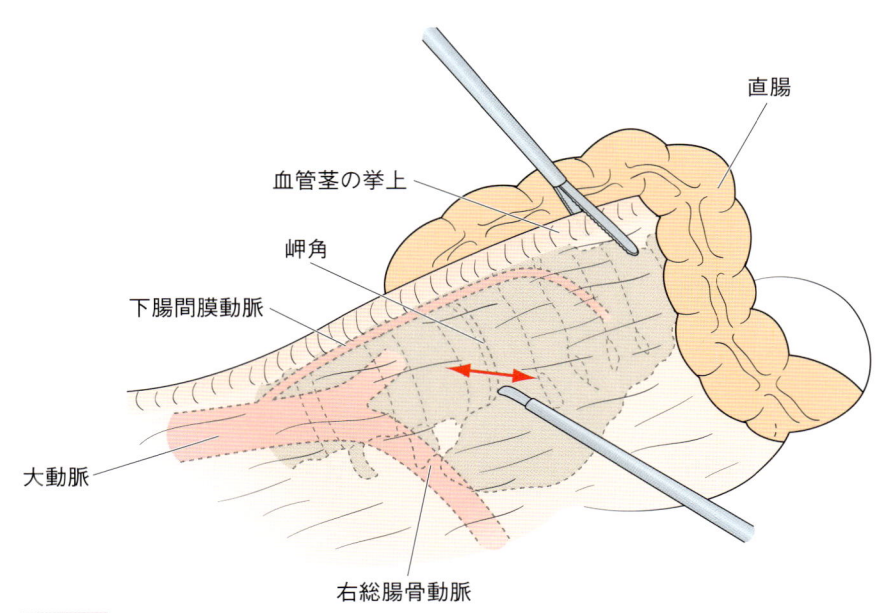

図27　内側からの切離・剝離の開始

岬角を確認し，岬角部分と大動脈分岐部の中央部分で，S状結腸間膜を注意深く視認して，腹膜が浮き上がる部分を切開して骨盤側に切開線をある程度続ける。
赤色矢印：腹膜切開位置。

　実際の手術手技では，右側腹部・頭側に腹腔鏡を挿入し，術者左手鉗子は臍部ポートから挿入する。直腸間膜を左側やや腹側に展開し，IMAの大動脈からの分岐走行を目安に鉗子でこの血管茎を大きく把持して腹側に牽引する（図27）。

　術者は，鉗子で岬角のふくらみを触診し，その部分が大動脈分岐部尾側にあることを確認し，皆の認識を一致させる。岬角部分で，S状結腸間膜を注意深く視認して，腹膜が浮き上がる部分を切開して骨盤側に切開線をある程度続ける（図27）。この部分においては，直腸固有筋膜の続きの筋膜が十分な幅をもって腹背側に衝立のごとく存在する。この時点では，腹膜切開はできるだけ薄く行い，直腸膀胱窩近くまで続けておく。無理して腹膜切開を進めると，結局はあとあとの操作でラインを修正しなくてはならなくなるため，切開は控えめにしておく。さらにこの切開線を頭側に続ける。ここで，岬角部分に戻り助手により背腹側に展開されている部分の直腸固有筋膜を同定する手技に移る。この手技には，指標となるものはなく，腹側に引き上げられている直腸背側に直角に向かって鈍的剝離を行い疎な結合織間に入っていくことに尽きる（図28 B ＊に向かう矢印）。いったん，直腸固有筋膜に到達できれば，その面を維持しながら頭側に向かって剝離を進め，直腸固有筋膜右側に入る脈管・神経を切離しながら直腸固有筋膜を維持して剝離を続ける。

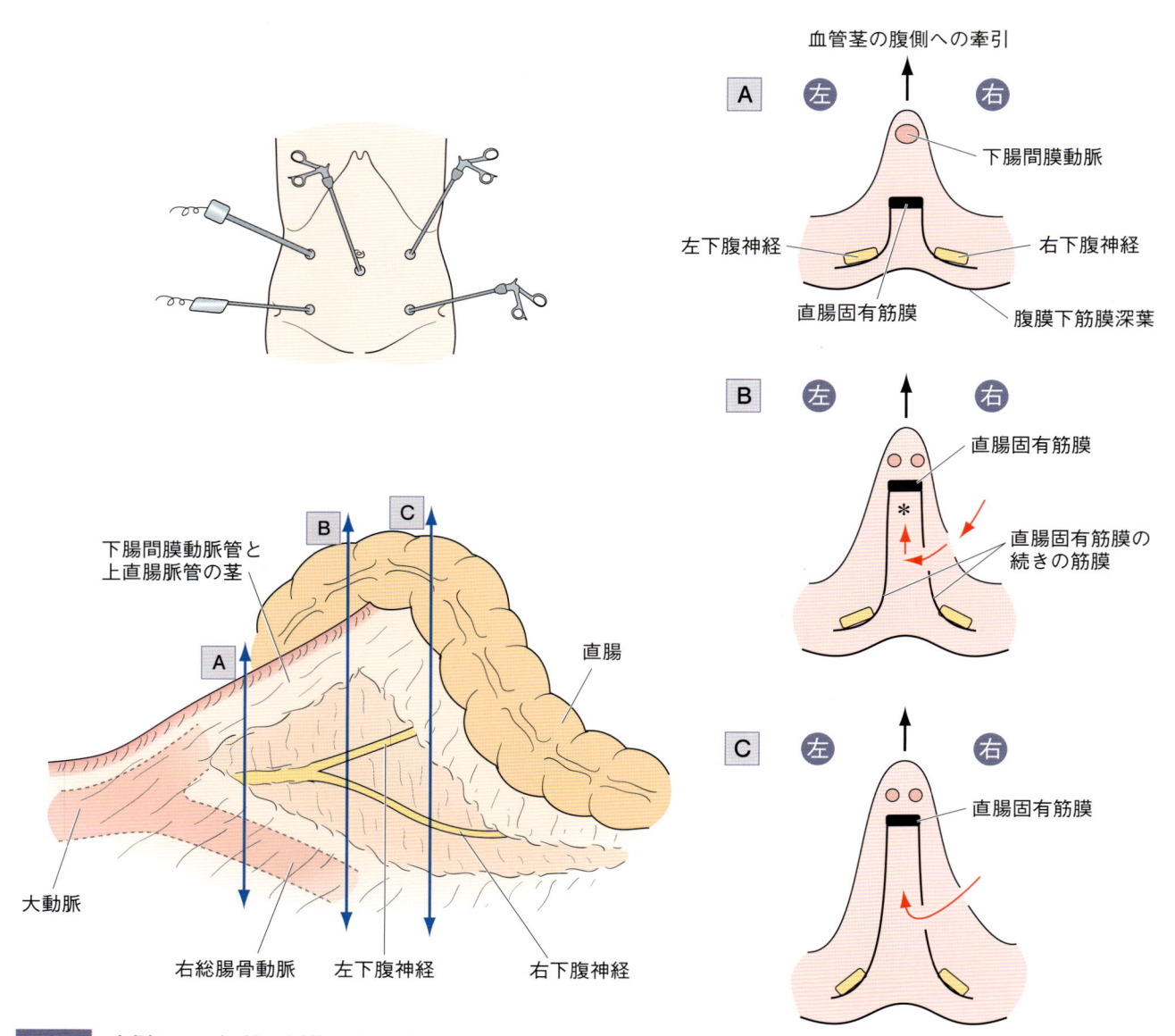

図28　内側からの切離・剝離の断面図

内側からの切離・剝離の経路。右側で直腸固有筋膜の続きの筋膜を切離後は，筋膜構成が背腹に立ち上がった状態になり，指標となるものは全くない。したがって，できるだけ腹側・尾側に向かい剝離を繰り返す。A，B，C青両矢印は，この部分の断面図を意味する。B，C赤色矢印：右側腹膜切離から直腸固有筋膜の同定までの方向。

② 中枢側血管処理
- **腹腔鏡**：右側腹部・頭側ポート
- **術者右手**：超音波凝固切開装置（USAD：ultrasonically activated device）で，IMA 右側と腹側の神経枝を切離する。
- **術者左手**：臍部ポートから腸鉗子を挿入し，USAD の操作を助ける微細な操作を行う。
　助手にとっては mirror image となる。
- **助手右手**：Free の場合が多いが，IMA を切離してからは，左手の牽引とで S 状結腸間膜を衝立状にする。
- **助手左手**：IMA・SRA 血管茎を腹側・尾側に牽引し，大動脈と約 30°の角度を形成する。

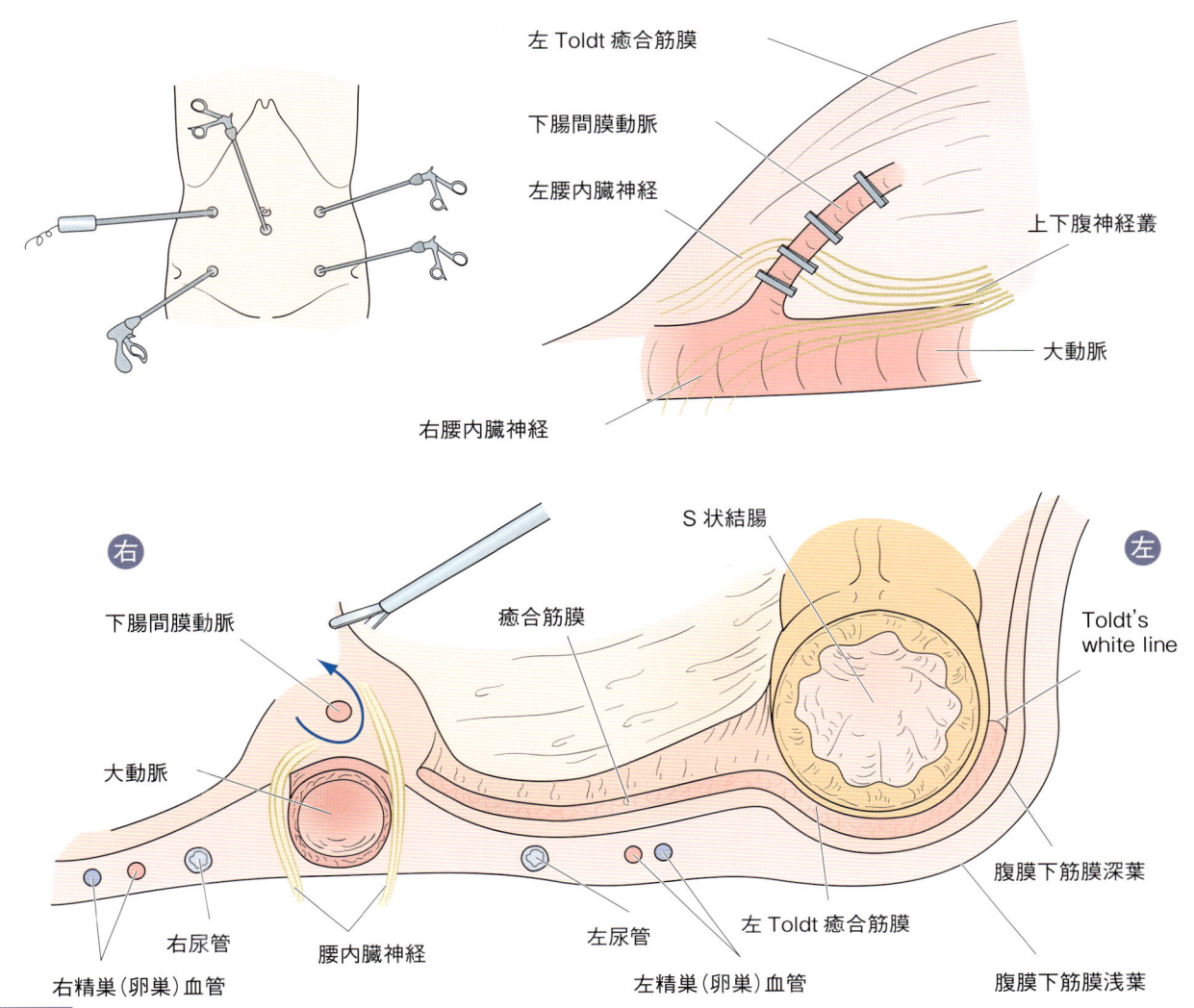

図29　中枢側D3郭清の手技

下腸間膜動脈(IMA)の右側・腹側の神経束を超音波凝固切開装置(USAD)で切離し，血管外膜を露出する．剥離鉗子でIMAのみを剥離し，ヘモクリップ®で処理し，IMAを切離する．腰内臓神経から上下腹神経叢への神経枝があるため，これを背側に残すべく左Toldt癒合筋膜から神経枝を剥ぎ落とすことにより，内側アプローチの層に入ることができる．青色矢印：IMAの剥離方向．

　IMAを切離する場合の手技では，S状結腸間膜右側の漿膜切離をIMA根部まで行い，さらに頭側の漿膜を切離する．IMAの右側への腰内臓神経からの神経束をUSADで切離し，血管外膜を露出する．同様に腹側の神経束も切離することにより，IMAの左側以外の神経叢が切離されたことになる．ここで，剥離鉗子でIMAのみを十分に剥離し，ヘモクリップ®で処理し，IMAを切離する(図29)．もちろん，IMA周囲の神経叢は切離せずに，上下腹神経叢に関与しないレベルでIMA周囲を剥離し，そのままの状態で，Endo-GIA gray 30®で切離することも簡便である．

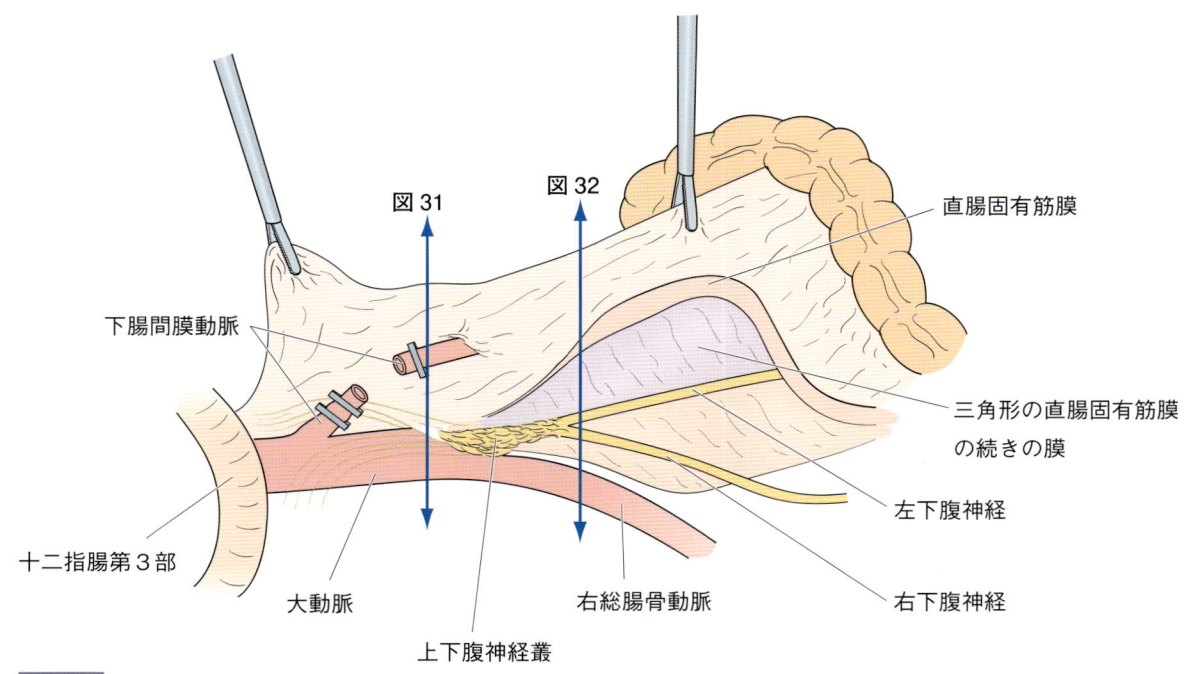

図30 S状結腸間膜の剥離
S状結腸間膜は衝立状となっている。S状結腸間膜のToldt癒合筋膜から腹側に牽引されている腰内臓神経を背側に剥ぎ落とす。この尾側では，上下腹神経叢部分から直腸固有筋膜に向かう三角形の筋膜が認められ，これが直腸固有筋膜の続きの筋膜である

　ここで，助手は右手でS状結腸間膜を把持し，左手と協調してS状結腸間膜を衝立状にする。衝立状にされているS状結腸間膜のToldt癒合筋膜から腹側に牽引されている腰内臓神経を背側に剥ぎ落とすと，左Toldt癒合筋膜がピカピカとした面で非常に広く展開されることになる。
　この視野を尾側に移すと，先ほど直腸固有筋膜に沿って剥離した時に残した直腸左側への脈管・神経が立ち上がっているのが見られるので，これらを剥離する。そうすると上下腹神経叢部分から直腸固有筋膜に向かう三角形の筋膜が認められ，これが直腸固有筋膜の続きの筋膜である（図30）。
　ここからの内側アプローチは，頭尾の2断面図により説明が容易となる。頭側において，衝立状に吊り上げられた左Toldt癒合筋膜から腹膜下筋膜深葉を背側に剥がし落とすことにより，S状結腸の授動の層に入ることができる（図31）。尾側においては，三角形の直腸固有筋膜の続きの筋膜（図30）をできるだけ腹側で切離することにより，左Toldt癒合筋膜の背側の層か，S状結腸窩の背側に入ることができ，さらに腹膜下筋膜深葉を背側に剥ぎ落とすことにより，S状結腸の授動の層に入ることができる（図32）。以上の結果として，腹膜下筋膜深葉の背側に尿管が確認できる。さらに，内側からS状結腸に十分に到達しておくことにより，外側からの剥離・授動が容易となる。

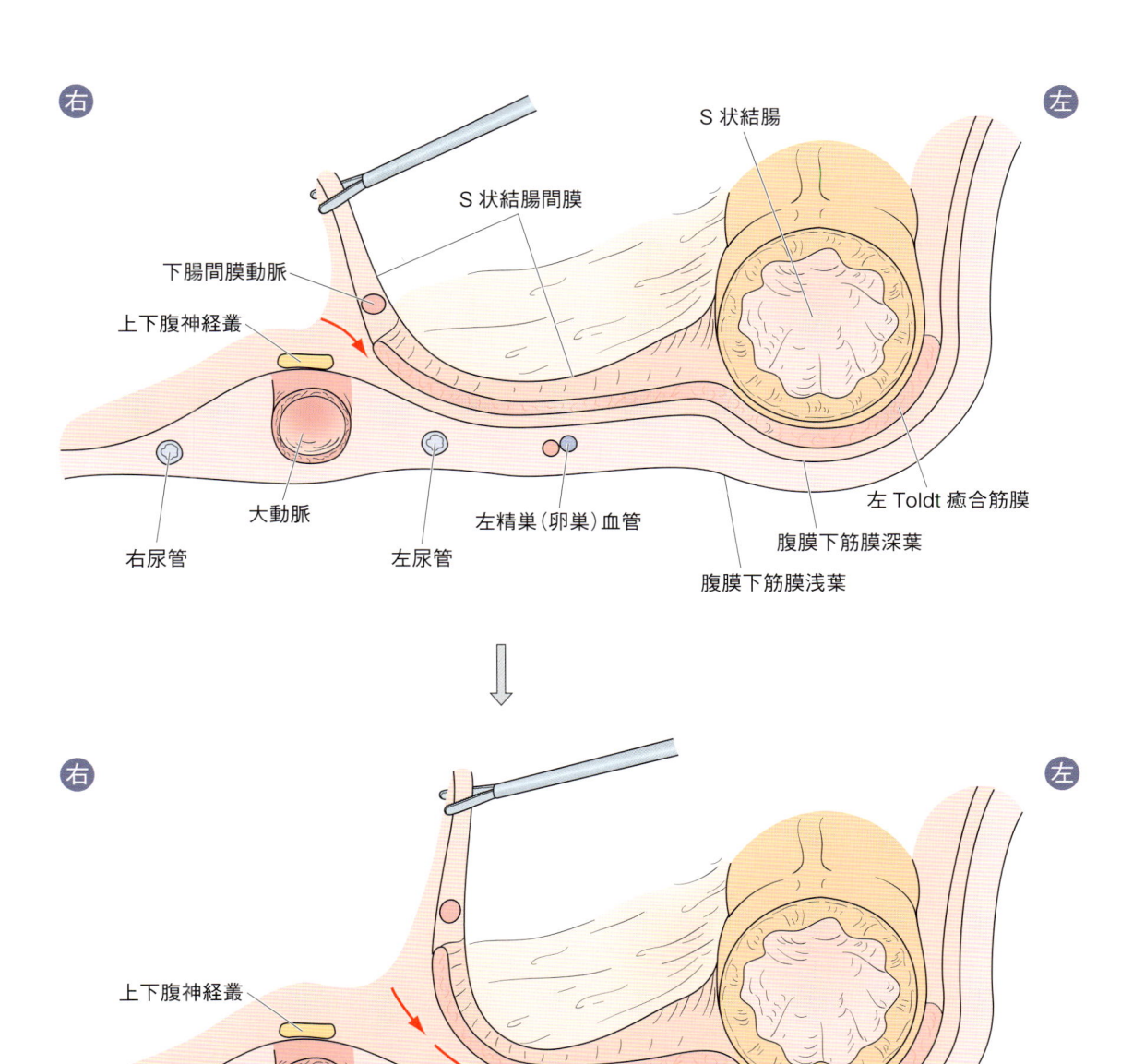

図31　S状結腸間膜の剥離
頭側においては，衝立状に吊り上げられたS状結腸間膜から腹膜下筋膜深葉を背側に剝ぎ落とすことにより，S状結腸の授動の層に入ることができる。赤色矢印：剥離方向を示す。

G　腹腔鏡下大腸亜全摘術

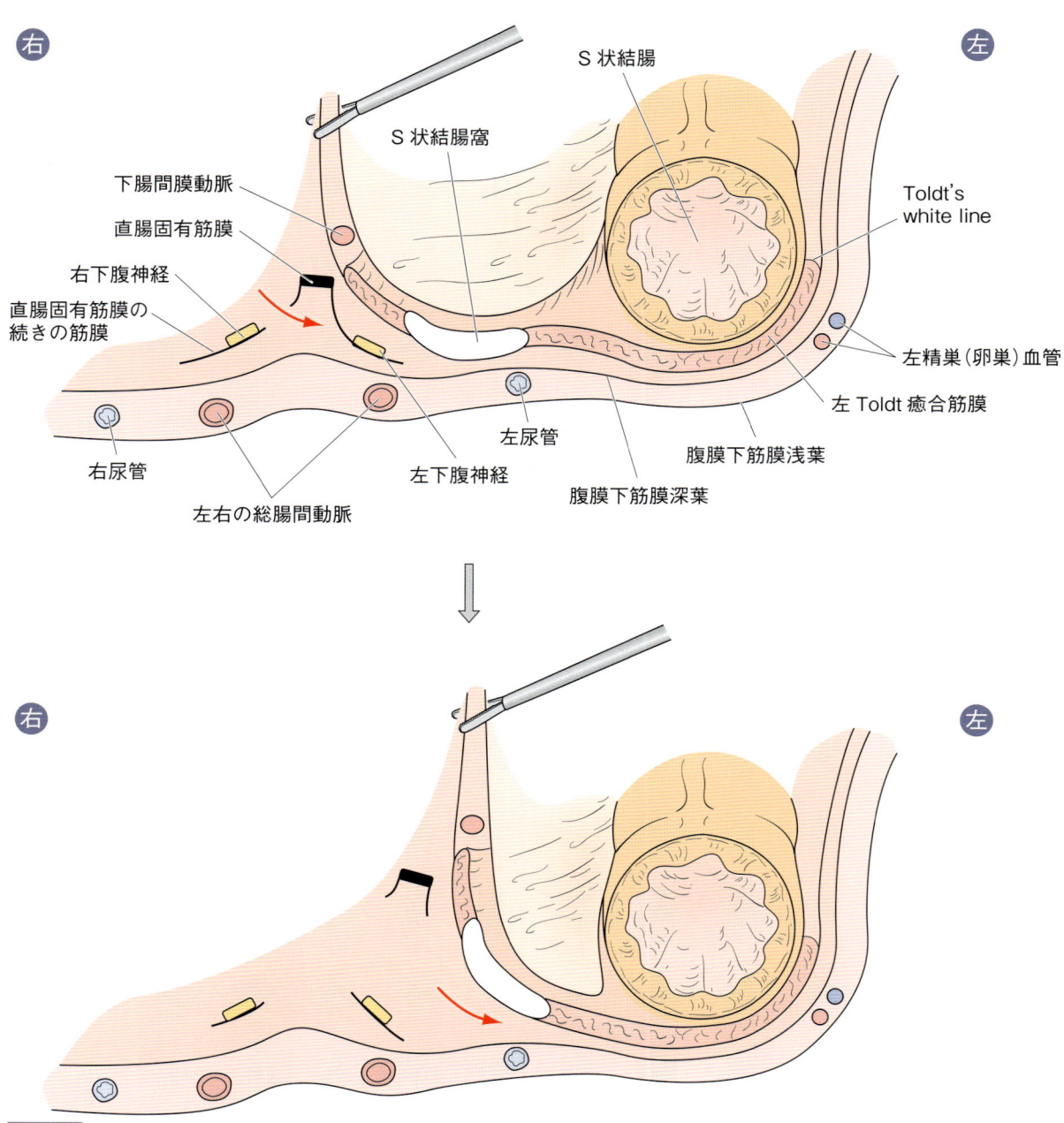

図32 S状結腸間膜の剝離

尾側においては，三角形の直腸固有筋膜の続きの筋膜(図30)をできるだけ腹側で切離することにより，左Toldt癒合筋膜の背側の層か，S状結腸窩の背側に入ることができ，さらに腹膜下筋膜深葉を背側に剝ぎ落とすことにより，S状結腸の授動の層に入ることができる。赤色矢印：切離・剝離方向。

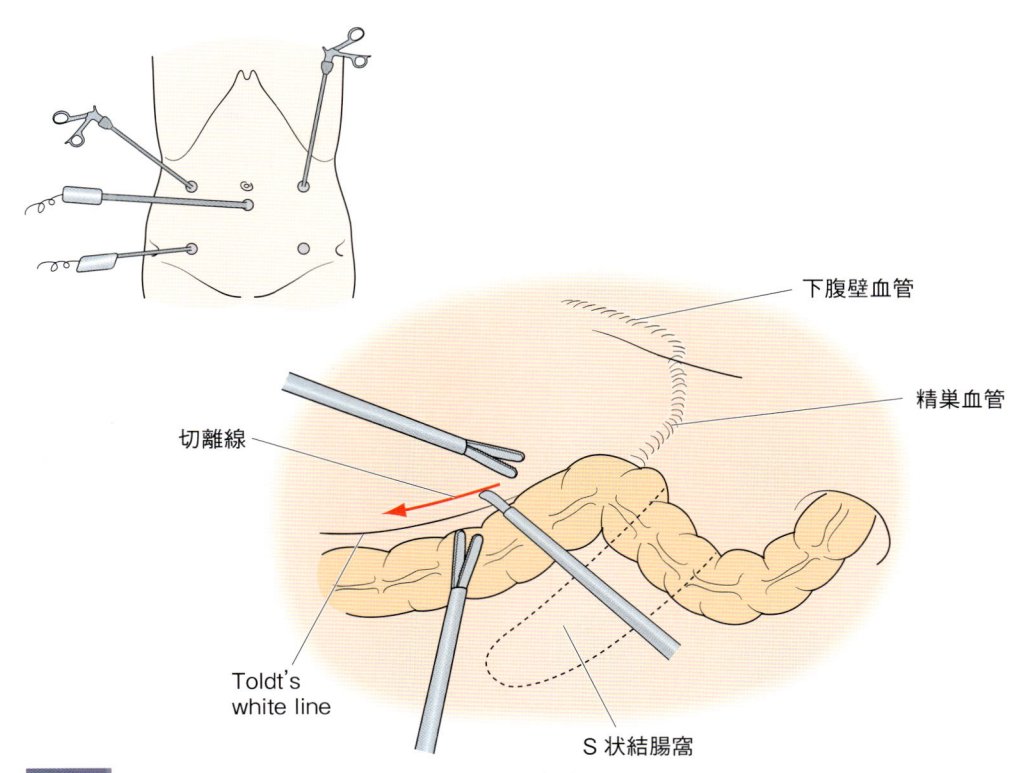

図33 S状結腸外側のToldt's white lineの切離
S状結腸の最腹側部より頭側・外側部分のToldt's white lineより頭側に腹膜1枚のみを切離する。
赤色矢印：Toldt's white lineの外側での腹膜切開。

③ 外側からのS状結腸の授動
- **腹腔鏡**：臍部
- **術者右手**：スパチュラ型電気メス
- **術者左手**：S状結腸か結腸間膜を把持
- **助手右手**：術者左手とのカウンタートラクション

すでに確認してあったS状結腸窩のどの部分まで空気の層が存在するかを確認することにより，内側アプローチでの剥離範囲を同定できる。したがって，この場合の外側からのアプローチは，できるだけS状結腸の頭側まで左Toldt's white lineを切離し（図33），内側に剥離をすることで，内側アプローチによる空気の層を検出することである。S状結腸窩部分では，S状結腸窩全切除にならないように斜根を切離することができれば（図34），視野が広がり，S状結腸窩の背側を見ることができる。そして，空気の入った部分を切離することにより，S状結腸を授動できる（図35）。

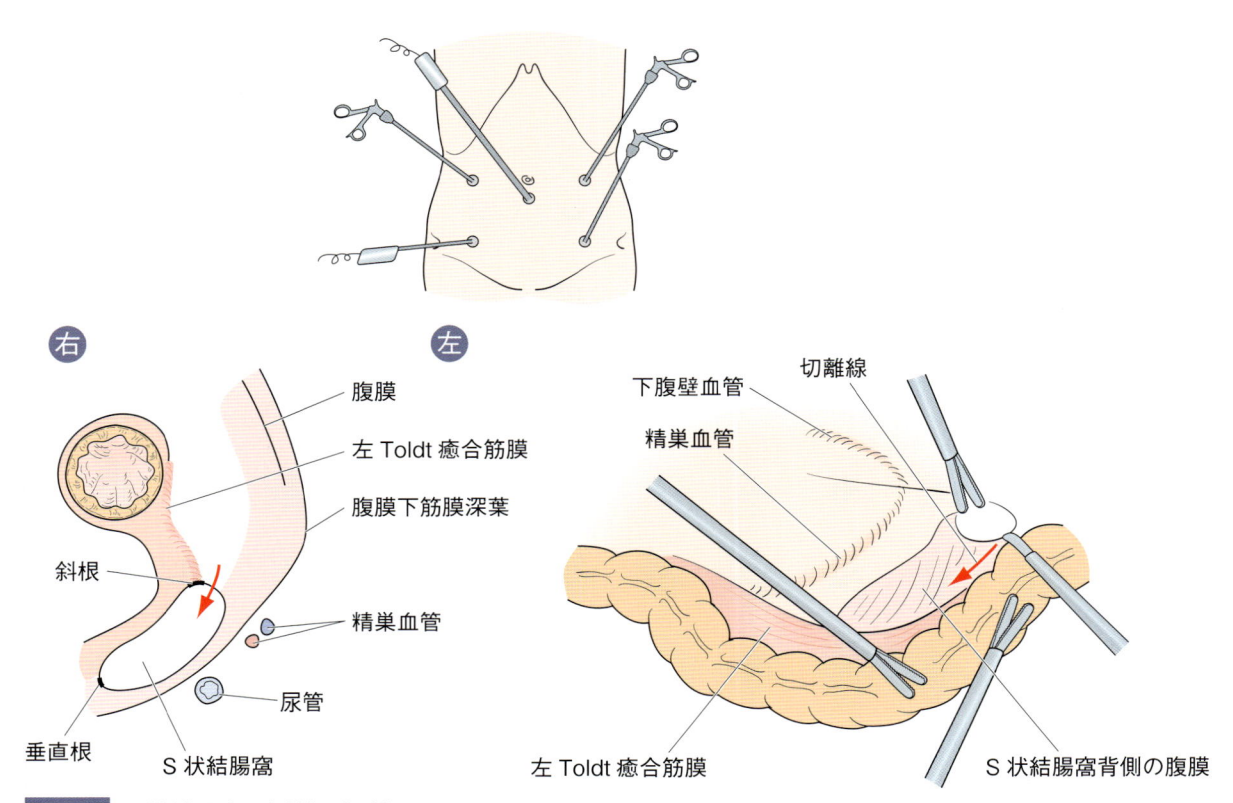

図34 S状結腸窩の剥離・切離
S状結腸窩の斜根ギリギリに切離していく．この部分の切離線はS状結腸外側のToldt's white lineと同様に認識できる白色の線として認識できる．赤色矢印：S状結腸窩斜根の切離．

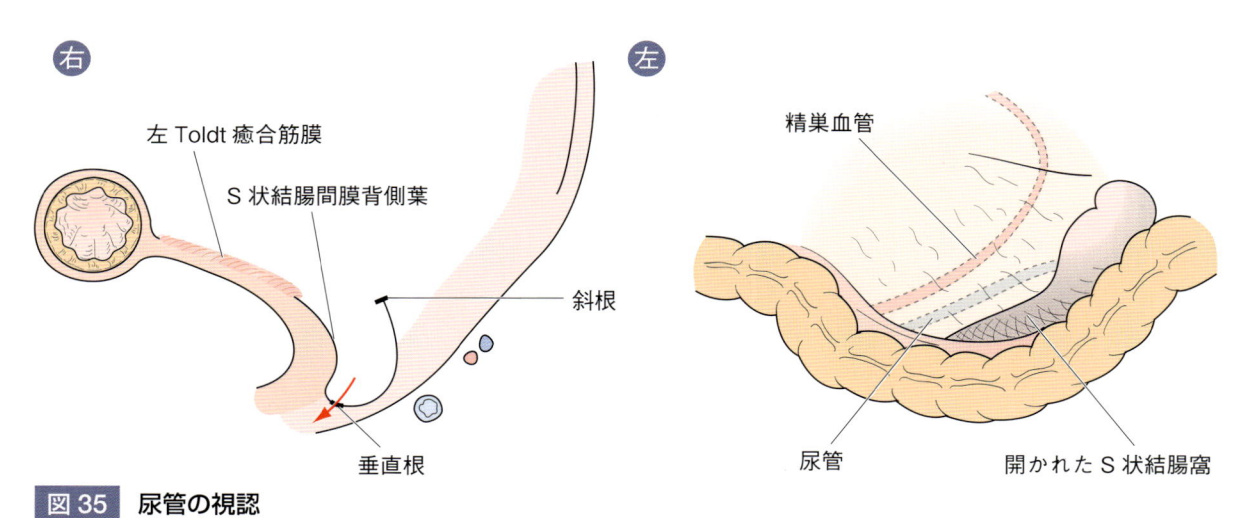

図35 尿管の視認
S状結腸窩を斜根から垂直根へと切離していくと，直腸左外側の腹膜移行部に到達できる．ここで，腹膜背側に空気の入った部分を切離すると，内側アプローチからの層を開くことができる．腹膜下筋膜深葉に覆われた尿管を同定できる．赤色矢印：S状結腸窩垂直根の切離．

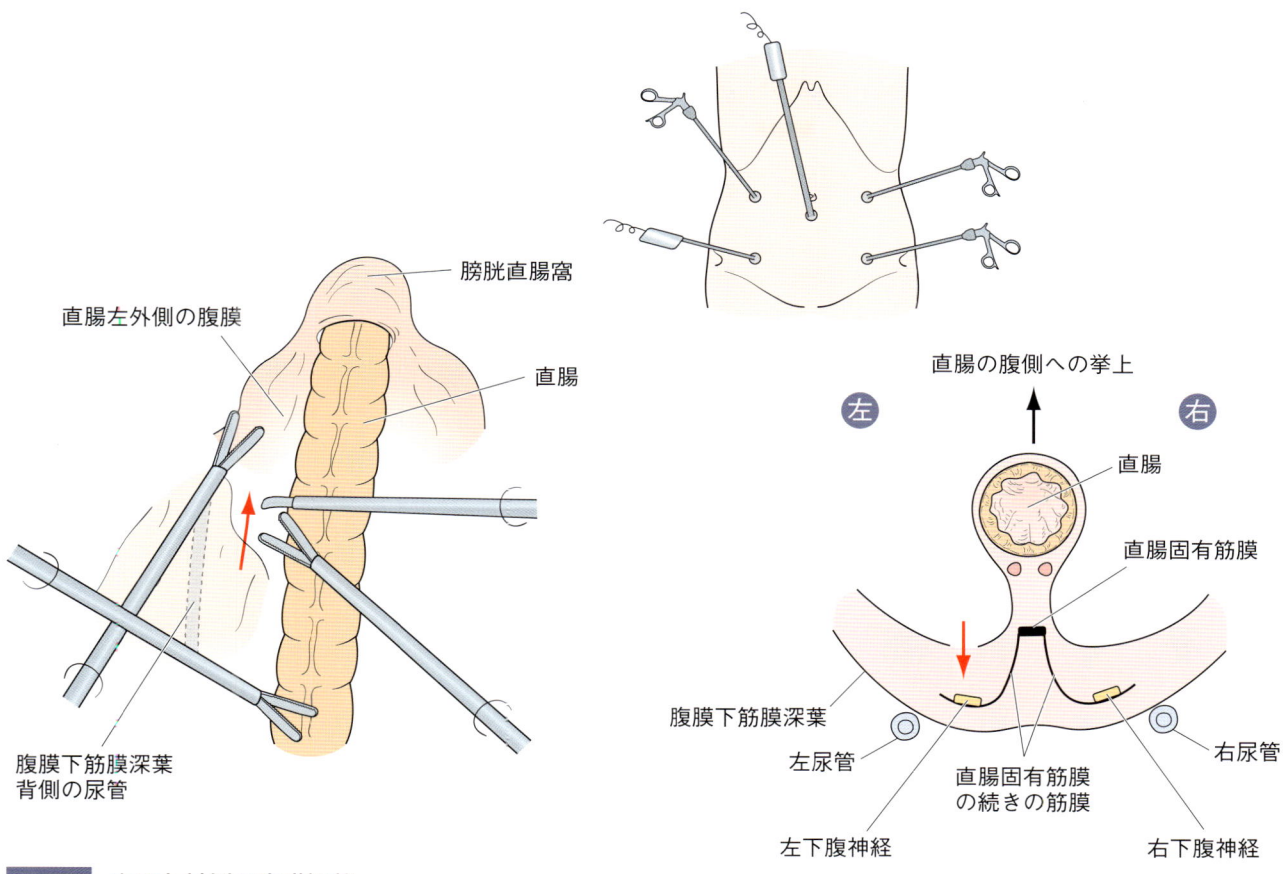

図36 直腸左外側の腹膜切離

視認できた尿管を左側に見ながら，第1助手とのカウンタートラクションでできた直腸左外側の腹膜を切離する。赤色矢印：直腸左外側の腹膜切離方向。

④ 直腸左外側の腹膜切開
- **腹腔鏡**：臍部
- **術者右手**：スパチュラ型電気メス
- **術者左手**：S状結腸窩漿膜最内側を把持
- **助手右手**：S状結腸窩漿膜外側を把持
- **助手左手**：直腸を頭側に牽引

　直腸を頭側に直線化し，腹膜切開部を直腸の左外側の腹膜切開へと続ける（図36）。この時点で左右の腹膜切開線を直腸膀胱窩（直腸子宮窩）で連続させてもよいが，切離線が十分に面を形成できない場合は途中で中止する。

ⓒ 直腸（特に直腸後腔）の剥離
- **腹腔鏡**：臍部
- **術者右手**：スパチュラ型電気メス
- **術者左手**：直腸固有筋膜を腹尾側に牽引
- **助手右手**：術者の微細な操作を補助
- **助手左手**：手術野より腹側の直腸固有筋膜を腹側へ牽引

　直腸背側の術野とする。助手による術野の展開が重要で，右手で脈管断端を把持し，腹側に牽引し，左手で直腸固有筋膜を把持し腹側へ牽引を効かす。これにより，右手は自由になるため，術者の手技の妨げになっているものを排除すると図37の術野となる。

| 図 37 | 直腸後腔の視野と剥離 |

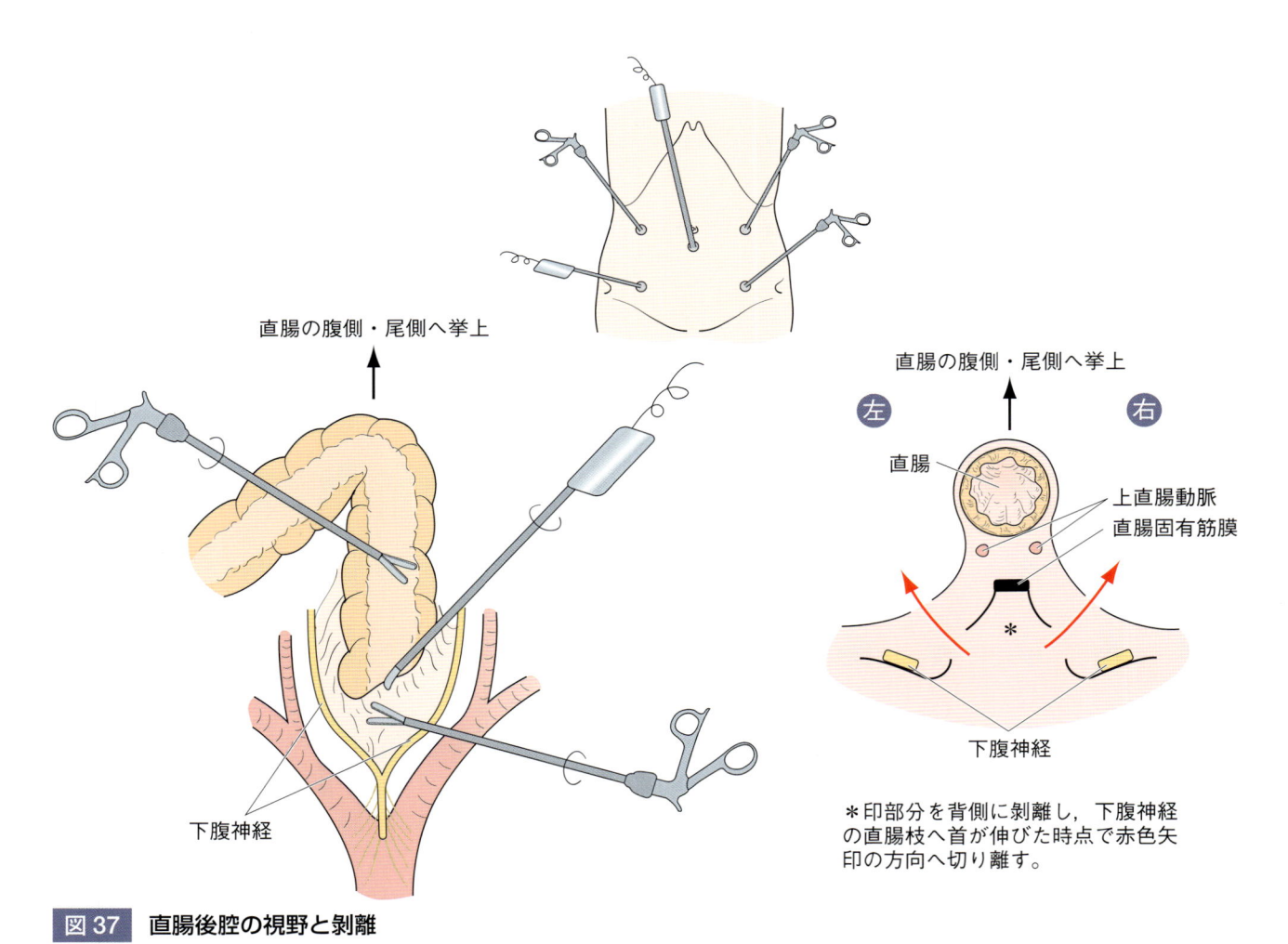

直腸背側の視野は，第1助手による展開が大切である．直腸後腔部分は下腹神経と上下腹神経叢がY字に表される．正中で直腸固有筋膜背側をできれば，直腸仙骨靱帯を切離する部分まで剥離し，下腹神経からの直腸枝の首が伸びた時点で切離する．

　直腸背側で，左右に分かれた下腹神経の脚間，すなわち直腸正中で直腸固有筋膜を剥離する（図37＊印）．ここで，直腸壁に左右から入り込む下腹神経からの直腸枝に気をとられず，直腸背側中心を外さずに剥離をできるだけ骨盤底に向かって行う．この部分では，術者は左手の閉じた腸鉗子で直腸を尾側・腹側に押しながら右手でさらなる奥を尾側・腹側に剥離・切離する．

　さらに，直腸後腔を剥離し，腹膜下筋膜深葉の腹側・頭側への折り返しである直腸仙骨靱帯に到達する（図13 172頁）．この筋膜までは，下腹神経からの神経枝が直腸に近接しており，正中を外さずに進むことが肝要である．この途中で，首の伸びた下腹神経からの直腸枝を順次切離しつつ剥離腔を広げる．直腸仙骨靱帯を切離することにより（図13 実線矢印），骨盤底に到達できる．

　この部分においては，骨盤神経叢からの直腸・肛門管枝が腹側に立ち上がった状態であり，剥離が容易となる（図13 点線矢印 172頁）．この時点で，この腔は左右に曲玉様に剥離でき，骨盤神経叢の内側に沿った剥離が可能となる．ここで，S_4の仙骨神経の立ち上がりの尾側部分を剥離することで，肛門挙筋を視認できる．剥離は，曲玉様に直腸左右側の尾側・腹側に行う．

　直腸を曲玉様に剥離できた後には，正中側に戻り，直腸を尾側・腹側に向かい剥離すと，尾骨から直腸側に向かう anococcygeal raphe（肛門尾骨縫線）が視認できる．さらに，わずかに正中を外した左右の剥離を行うと，anococcygeal raphe がさらにはっきりする（図38）．この左右の直腸筋層をさらに尾側に剥離し，この靱帯をできるだけ遊離し，尾側の直腸よりの hiatal ligament 部で切離する．ここで，hiatal ligament を直腸沿いに切離していくと背側に恥骨直腸筋がU字型に見られる（図14 172頁）．この恥骨直腸筋の内側を剥離することで，肛門管内に入ることができる．

図38 anococcygeal raphe の切離

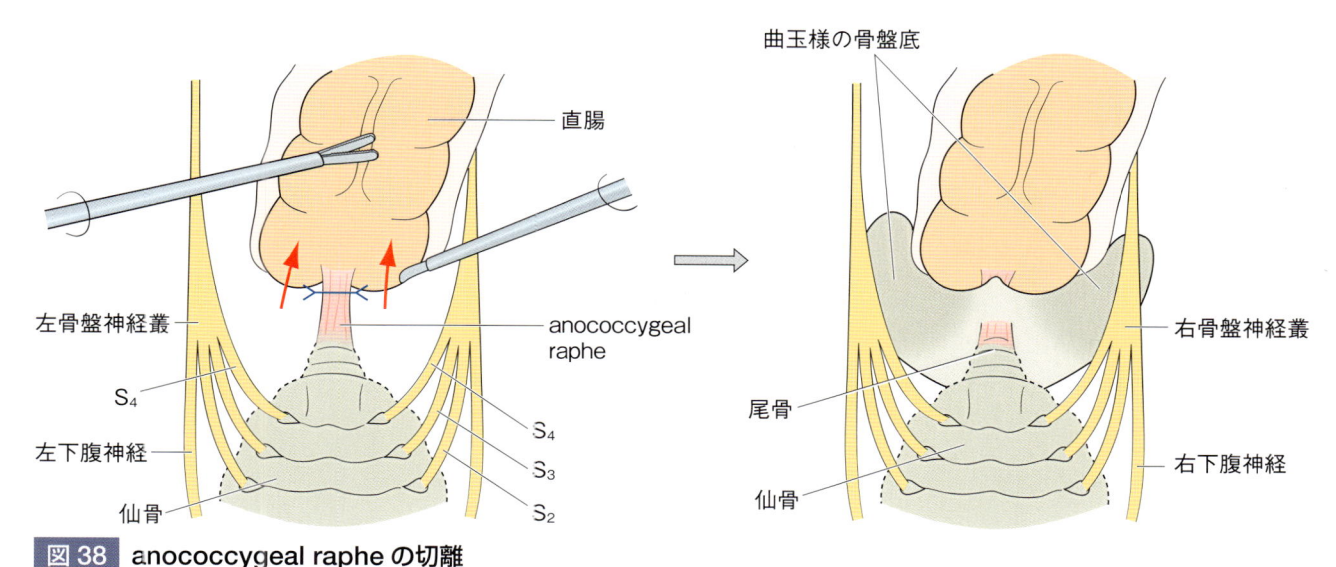

骨盤底で，直腸の正中を外した左右を剥離すると，anococcygeal raphe が見られる．さらに，この靱帯をできるだけ遊離し，尾側の直腸よりの hiatal ligament 近傍で切離する．

d 直腸腹側の切離・剥離（Denonvilliers 筋膜腹側の剥離）

- 腹腔鏡：臍部
- 術者右手：スパチュラ型電気メス
- 術者左手：直腸側の漿膜断端を頭側への牽引
- 助手右手：膀胱側の展開
- 助手左手：直腸の頭側への牽引

　直腸の背側の剥離の視野が十分でないか，手技に不自由さを感じた場合は，腹側の剥離に向かう．

　直腸膀胱窩（直腸子宮窩）の腹膜翻転部から約 10 mm 腹側で腹膜を切離して，これを直腸両外側の腹膜切離部分に連続させる（図39）．助手の左手腸鉗子は直腸を把持し，頭側に牽引し，右手腸鉗子は術者の左手腸鉗子とカウンタートラクションを形成するために膀胱を腹側に牽引する（図39 A）．もちろん，口側直腸を牽引する必要のない場合は，助手の両手と術者の左手による面の展開を行う．助手が膀胱側を展開し，術者の左手が直腸側の腹膜を頭側に牽引する方法も可能である（図39 B）．

　正中部分において，Denonvilliers 筋膜腹側面を背側に排除する操作で剥離を尾側に進める．すなわち，腹側の腹膜下筋膜深葉と Denonvilliers 筋膜間に入る．ここでは，安易に両サイドに剥離を続けず，できるだけ，正中を両精嚢の内側があらわになるように剥離する（図40）．ここで，精嚢背側と Denonvilliers 筋膜との間を剥離するのであるが，精嚢を透明な腹膜下筋膜深葉が覆っていることが確認できれば，剥離層を誤認してはいないことになる．精嚢の外側・頭側部分には精嚢からの小静脈が存在するので注意深く止血してから，尾側に剥離を行う．できるだけ Denonvilliers 筋膜の剥離を尾側まで行っておく．直腸左右側には，挙筋上腔への通路としての凹みが視認できる．

　以上，直腸背側剥離と腹側剥離は必ず前者が終了してから後者を施行するという順序でなくてもよい．背側剥離，腹側剥離を繰り返すことにより牽引が効いた，なおかつ広い術野が確保できていればよい．

図 39　直腸腹側の切離・剥離

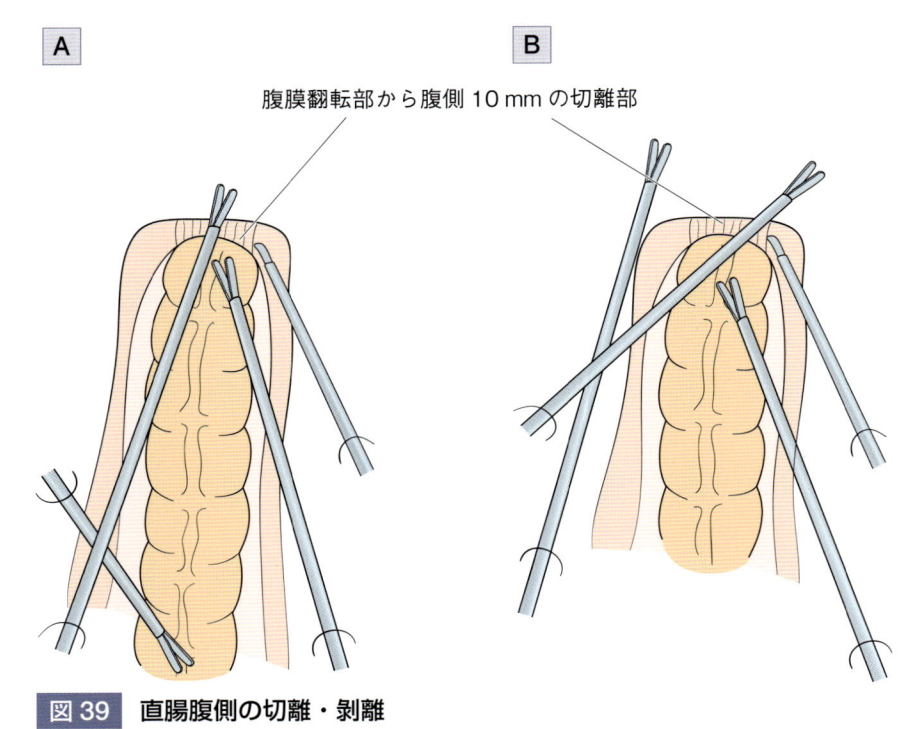

直腸膀胱窩の腹膜翻転部から腹側約 10 mm で腹膜を切離して，これを両側の腹膜切離部に連続させる。第 1 助手の両手と術者の左手で面を形成する。Ⓐ：直腸が切離部分に落ち込む場合。Ⓑ：切離部分が展開しやすい場合。

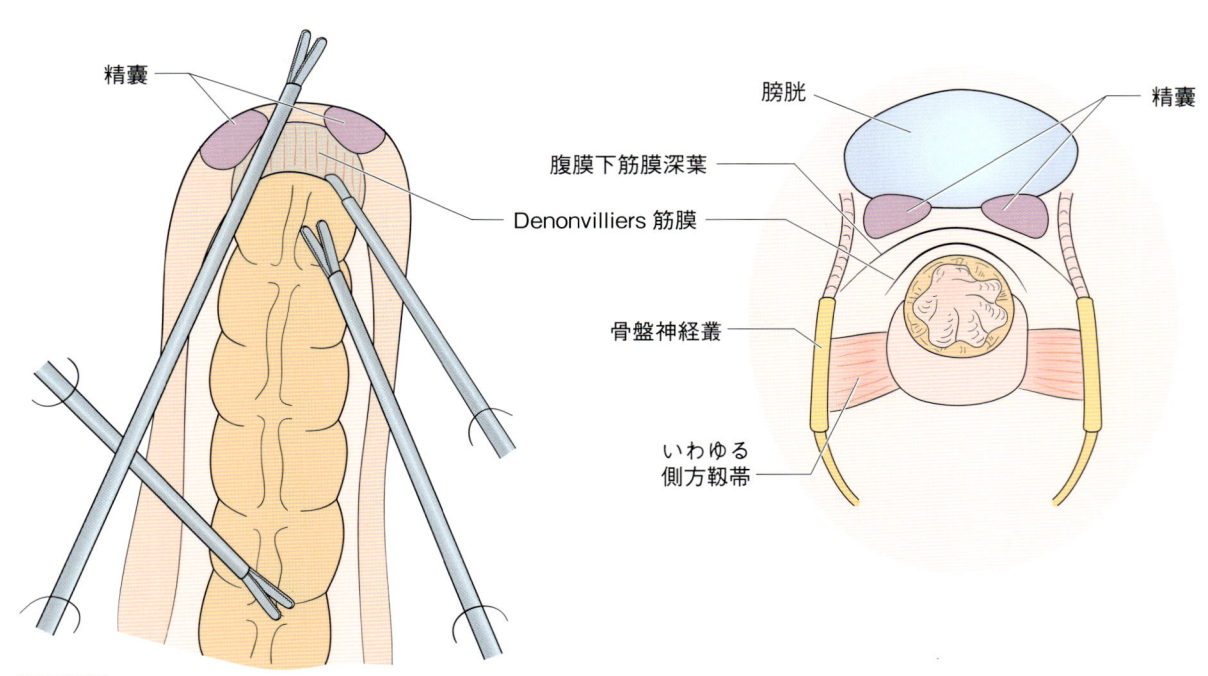

図 40　Denonvilliers 筋膜と腹膜下筋膜深葉の間の剥離

腹側の腹膜下筋膜深葉と Denonvilliers 筋膜間の剥離では，できるだけ正中を剥離する。精嚢を腹膜下筋膜深葉が被覆していることが確認できれば，剥離層を誤認してはいないことになる。

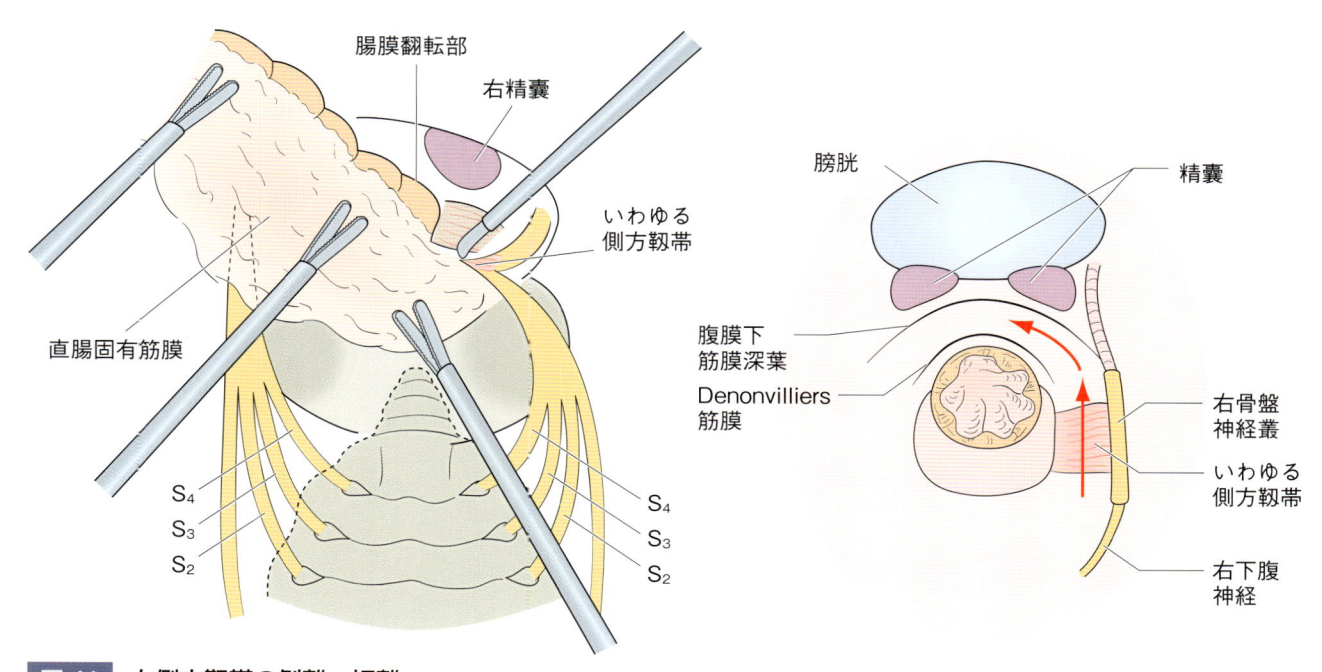

図41 右側方靱帯の剝離・切離
適切な緊張下では骨盤神経叢は，直腸方向へテント状に牽引される。そのテントの頂点を電気メスで鋭的に切離して，鈍的に剝離する操作を加える。赤色矢印：右側方靱帯の切離方向。

ⓔ 右側方靱帯の剝離・切離
- 腹腔鏡：臍部
- 術者右手：スパチュラ型電気メス
- 術者左手：直腸背側を背側・左側へ牽引
- 助手右手：直腸の腹側への挙上
- 助手左手：直腸の頭側への牽引

　術野を直腸右外側面とし，骨盤神経叢の内側面に沿って腹側へ剝離を進めると腹側で先ほど剝離をした精囊に到達する。この途中では，骨盤神経叢は，直腸方向へテント状に牽引される。そのテントの頂点を電気メスで鋭的に切離し，鈍的に剝離する操作を繰り返し，いわゆる側方靱帯が切離されることになる（図41）。

ⓕ 左側方靱帯の剝離・切離
- 腹腔鏡：臍部
- 術者右手：スパチュラ型電気メス
- 術者左手：直腸背側を背側・右側へ牽引
- 助手右手：直腸の腹側への挙上
- 助手左手：直腸全体の頭側への牽引

　ⓔ右側方靱帯剝離と切離と同様に，左骨盤神経叢の内側面に沿って腹側へ剝離を進めると腹側で先ほど剝離をした精囊に到達する。この途中では，骨盤神経叢は，直腸方向へテント状に牽引される。そのテントの頂点を電気メスで鋭的に切離しては，鈍的に剝離する操作を繰り返すといわゆる側方靱帯が切離されることになる（図42）。

図42　左側方靱帯の剥離・切離

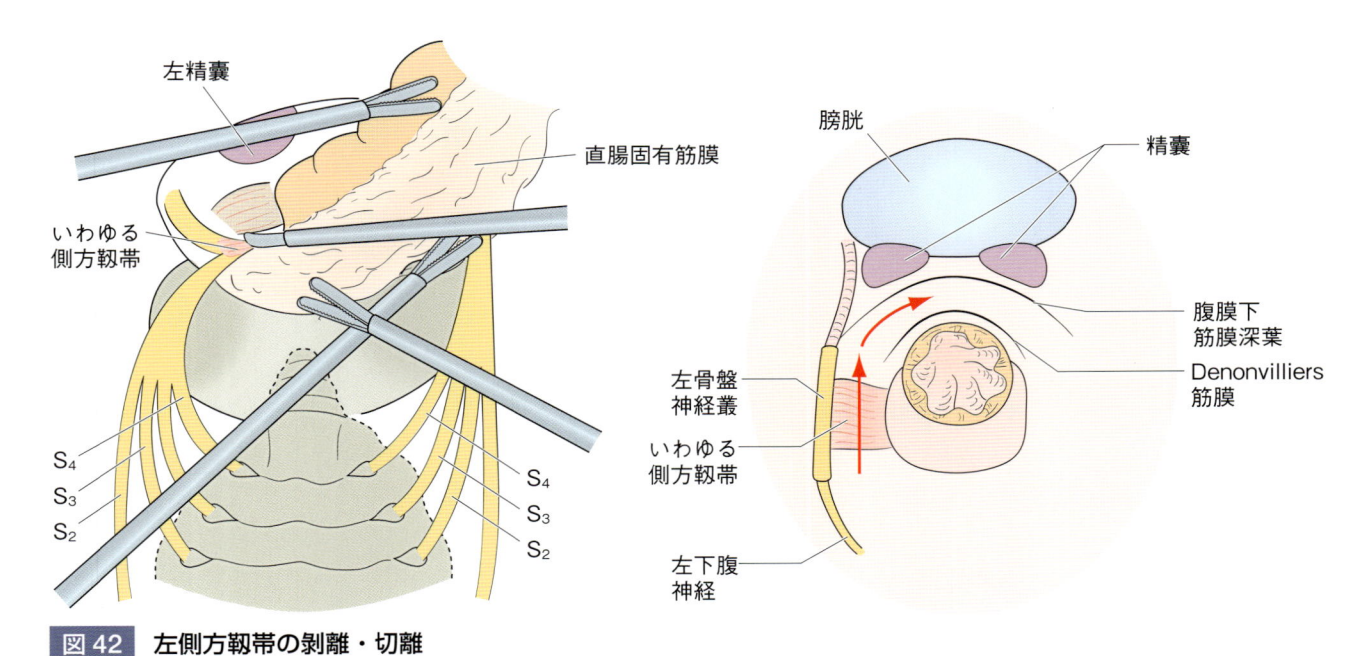

図41の右側方靱帯の剥離と切離と同様に，適切な緊張下では骨盤神経叢は，直腸方向へテント状に牽引される．そのテントの頂点を電気メスで鋭的に切離して，鈍的に剥離する操作を加える．赤色矢印：左側方靱帯の切離方向．

g 直腸腹側のさらなる剥離・切離（Denonvilliers 筋膜の切離）

- 腹腔鏡：臍部
- 術者右手：スパチュラ型電気メス
- 術者左手：直腸の腹側・頭側への牽引
- 助手右手：精嚢側の腹側への牽引
- 助手左手：精嚢側の腹側への牽引

　すでに精嚢と Denonvilliers 筋膜の間，すなわち腹膜下筋膜深葉と Denonvilliers 筋膜の間の剥離はある程度進んでいるが（図40），さらに尾側に向かい剥離を進める．この時，助手は両手の鉗子で精嚢側を腹側に牽引し，術者は直腸を背側・頭側に牽引して Denonvilliers 筋膜腹側に面を形成する．

　Denonvilliers 筋膜の腹側面に沿い鈍的に剥離を続けると，前立腺から剥離することが困難になる．さらに尾側に剥離を行いたい場合は，Denonvilliers 筋膜を切離し，Denonvilliers 筋膜背側で剥離する．

　Denonvilliers 筋膜の両側で直腸に接するように挙筋上腔に向かい剥離を行う．これによって，いわゆる側方靱帯のすべてを切離することができる．外科的神経血管束を損傷しないように，剥離することにより TME 手技までの直腸の剥離ができる．

　以上の操作により肛門管直上までの剥離が完了する．

h 直腸の切離

- 腹腔鏡：臍部
- 術者右手：Endo-GIA®
- 術者左手：クランプ鉗子で直腸を把持する．
- 助手右手：Endo-GIA® 進入路の確保あるいは GIA fire 時にはクランプ鉗子の把持
- 助手左手：直腸の頭側への牽引

　直腸口側をクランプ鉗子で把持し，直腸を平坦化した後，先端が屈曲可能な Endo-GIA® を用いて，直腸を切離する．斜めの切離となってしまうことが多い（図43）．

図43　直腸の切離
先端が屈曲可能な Endo-GIA® を用いても低位の切離では，斜めの切離となってしまうことが多い。

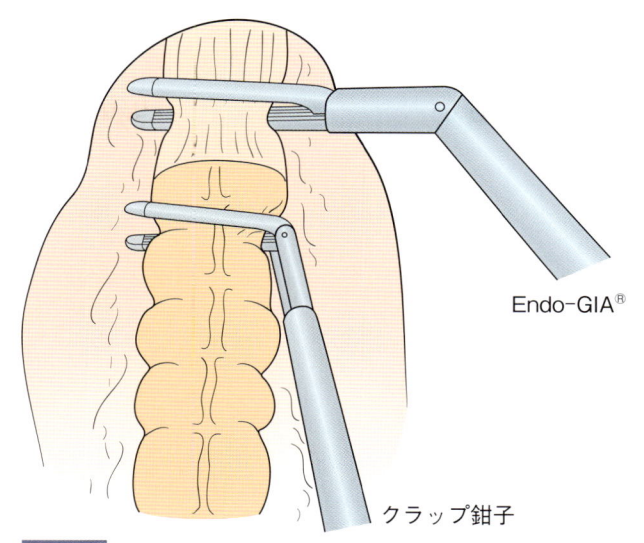

❶ 左側結腸の授動
① S 状結腸剥離からの続き
- **腹腔鏡**：臍部
- **術者右手**：スパチュラ型電気メス（左下腹部ポート）
- **術者左手**：下行結腸漿膜最内側を把持（左側腹部・頭側ポート）
- **助手右手**：S 状結腸を尾側・内側に牽引（右下腹部ポート）
- **助手左手**：横行結腸を右側に牽引（右側腹部・頭側ポート）

　術者は，下肢の間に入るが，小柄な患者の場合は今までのポート位置での手技が可能である。すでに S 状結腸間膜は剥離されているので，この剥離層を維持して下行結腸を頭側・内側へ剥離し脾彎曲に向かう。下行結腸の Toldt's white line を切開し，薄く剥離し腹膜下筋膜深葉の腹側を明らかにすることを目標とする。S 状結腸および下行結腸の左 Toldt 癒合筋膜は，S 状結腸部で確認した筋膜層を外さないように，頭側に剥離を続ける。尾側からの剥離層を維持することが唯一の注意事項である。結腸間膜の脂肪組織を間膜側に押しつけるようにして剥離し，腹膜下筋膜深葉の腹側面を露出する（図44）。腹膜下筋膜深葉の腹側面の層を保持しながら結腸横隔靱帯に至る。

　ここでは，S 状結腸部で腹膜下筋膜深葉の背側に精巣（卵巣）血管と尿管を視認し，この層を維持する。脾彎曲に近づくにつれ腹膜切開は内側にずれ，結腸ギリギリを切離しなくてはならない。脾臓近傍では，腹膜切離よりも背側の腹膜下筋膜深葉の腹側の層の剥離を優先すべきである。脾彎曲部の結腸を右尾側に牽引すると，これらの手技により，剥離層は，あたかも左結腸横隔靱帯や結腸脾靱帯の背側に入り込んだ状態となりうる（図44）。こうすれば，結腸ギリギリに，これらの靱帯を切離することは比較的容易である。

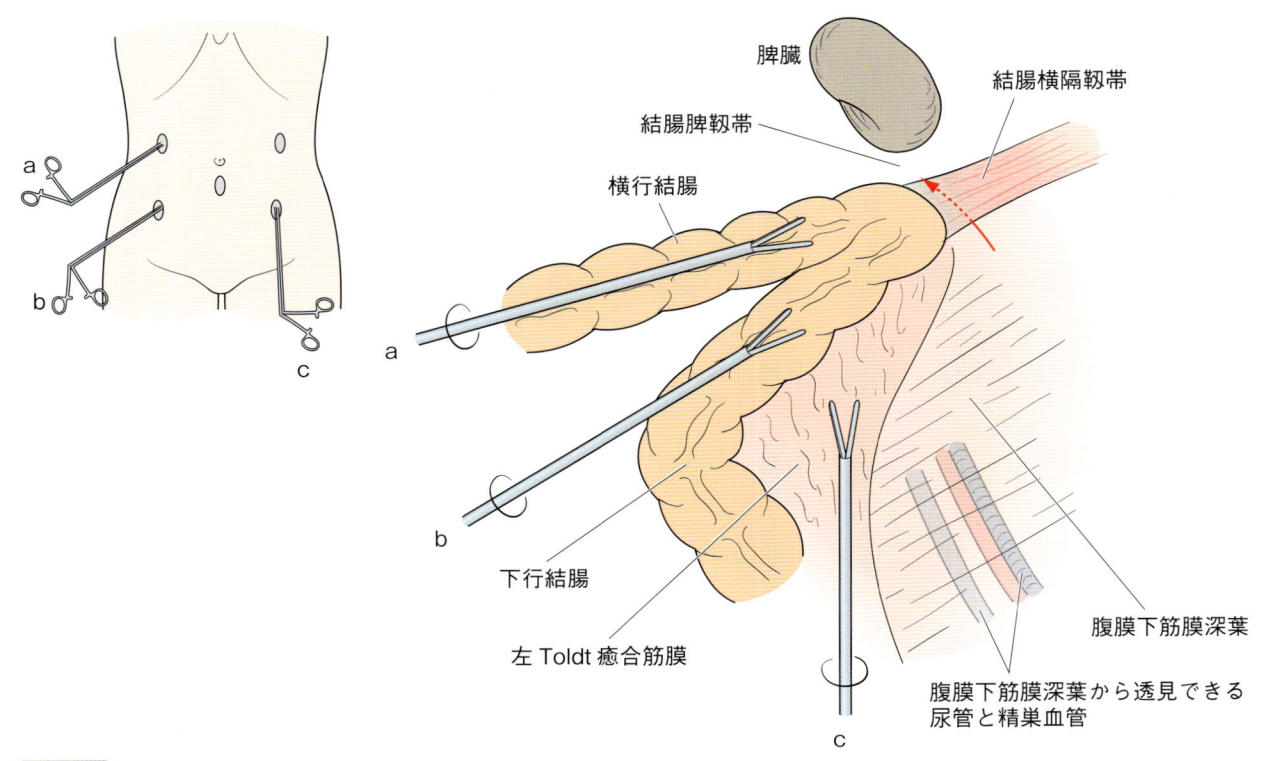

図44 脾彎曲部に向かう剝離

尾側から脾彎曲部に向かい下行結腸を腹膜下筋膜深葉の腹側で剝離し,授動する.赤色矢印:結腸横隔靱帯の背側での剝離方向を示す.

② 胃結腸間膜からのアプローチ
- 腹腔鏡:臍部
- 術者右手:スパチュラ型電気メスあるいは USAD(右下腹部ポート)
- 術者左手:大網を腹側に牽引(右側腹部・頭側ポート)
- 助手右手:横行結腸を右側・尾側に牽引(左側腹部・頭側ポート)
- 助手左手:横行結腸を右側・尾側に牽引(左下腹部ポート)

　術者,腹腔鏡担当助手(第2助手)は,患者の右側に移動する(図23 B 181頁).やや頭高位あるいは水平位とし,頭側に引き上げてあった小腸を骨盤に戻し,視野を胃結腸間膜左側とする.切離は,横行結腸の結腸紐に付着する大網を左外側方向に切離・剝離しつつ,背側腸間膜3枚目と癒合筋膜(背側腸間膜4枚目と横行結腸間膜腹側葉との癒合)との間の剝離層に入り(図16 174頁,図18 176頁),左外側に向かう(図45,図19 177頁).この部分の剝離層は比較的疎である.大網を切離して,網囊内からの視野を得てから左外側に向かうほうが手技は簡単であると考えやすいが,下行結腸の剝離層と連続させるためには,大量の大網を切離しなくてはならず,面を意識した手技とは言い難い(図20 178頁).しかし,結腸脾彎曲部の癌で,大網を合併切除したほうがよい場合もあり,網囊に入る手技も覚えておかなければならない(図20 178頁).

　尾側および頭側からの2方向のアプローチにより,結腸脾彎曲部は,左Toldt癒合筋膜1枚の切離を残して(図19 C 177頁),腹膜下筋膜深葉から内側に遊離することができる.

　以上の胃結腸間膜側からの脾彎曲剝離は,尾側からの剝離が十分であれば,臍上の補助切開層からの手技で行うことができ,時間を節約できる.

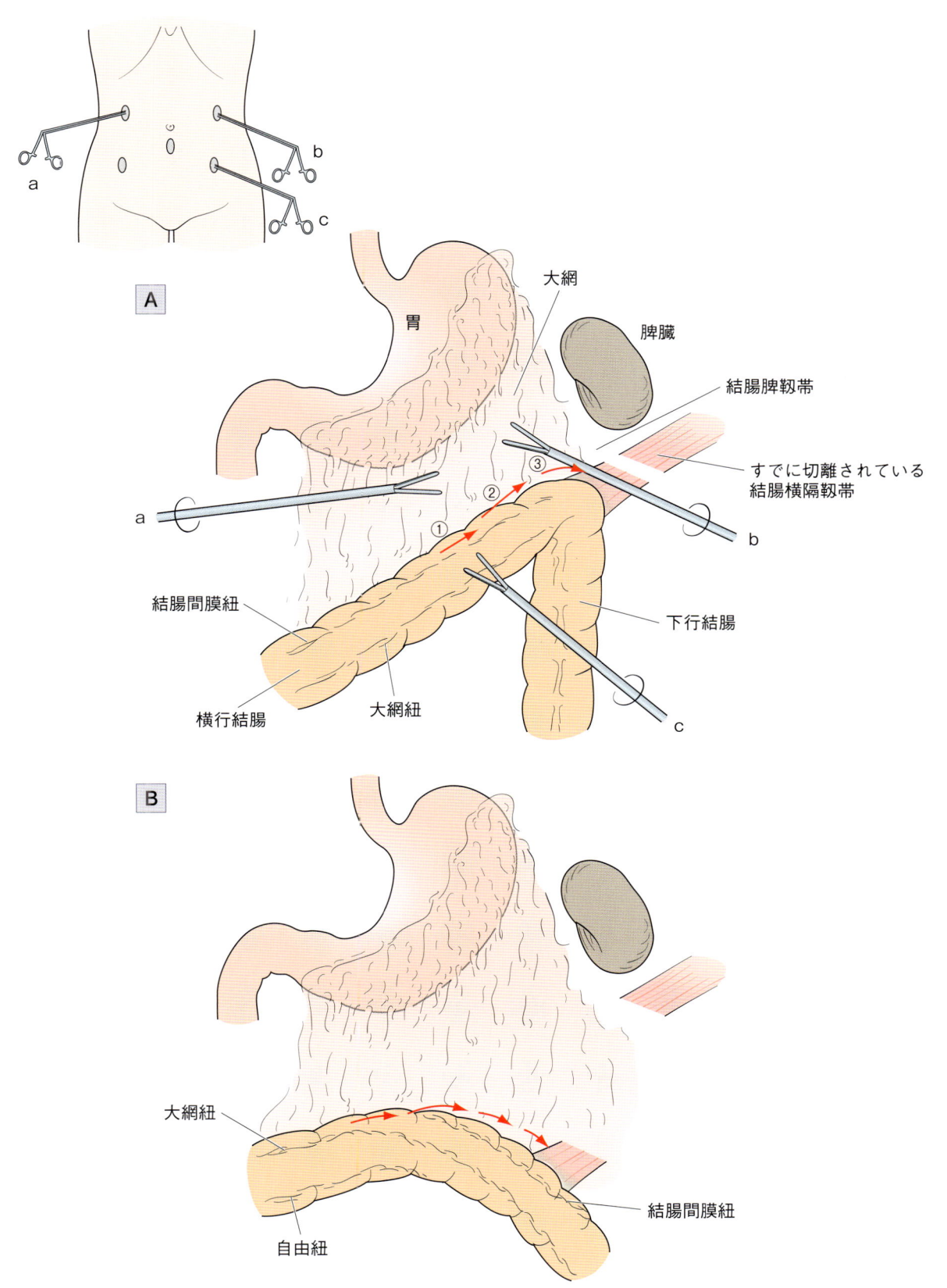

図45 横行結腸と大網の切離・剥離

第1助手の2本の鉗子と術者の左手で大網紐部分に面を形成し，大網を横行結腸ギリギリで左外側に向かい切離する（A）。左外側に向かいつつ，助手は，手術野を大網紐から結腸紐へと回転させ，背側腸間膜3枚目と癒合筋膜との間に入り，横行結腸ギリギリに尾側へと剥離を続ける（B）。A赤色矢印：横行結腸紐部分①から背側腸間膜3枚目と癒合筋膜との間の剥離層②に入り，さらに外側③に向かう。B赤色矢印：Aでの剥離をさらに尾側の下行結腸側に向かう。

G 腹腔鏡下大腸亜全摘術

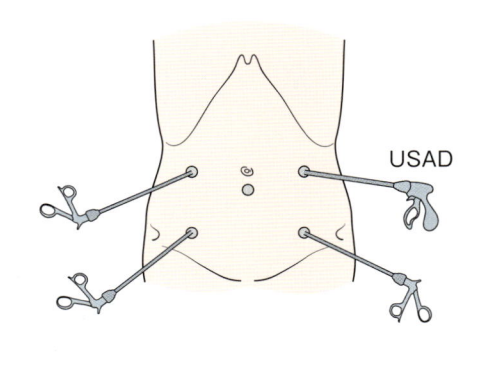

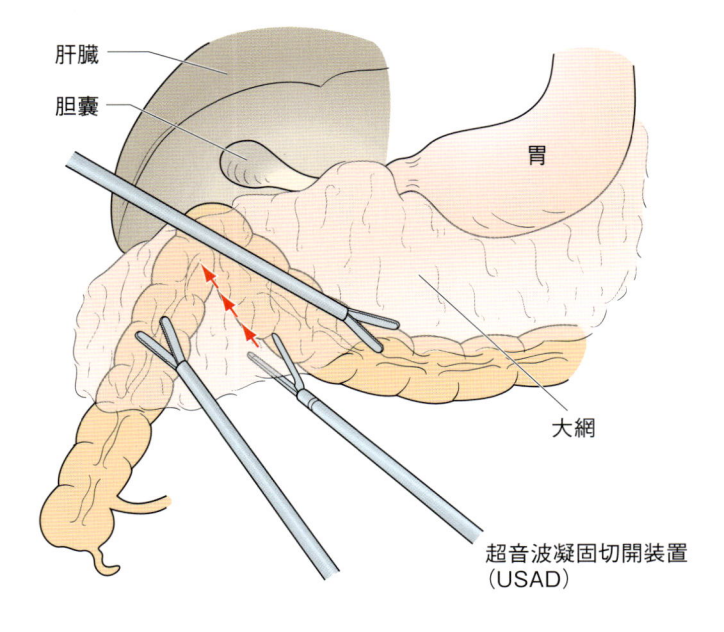

図46 上行結腸と横行結腸の直線化

上行結腸と横行結腸間に張っている大網を切離して，これらの結腸を直線化する。これにより，肝彎曲の牽引が容易となる。赤色矢印：大網の切離方向。

j 肝彎曲の授動

① 上行結腸と横行結腸の直線化
- **腹腔鏡**：臍部
- **術者右手**：USADで，上行結腸と横行結腸の大網を切離する（左側腹部・頭側ポート）。
- **術者左手**：上行結腸と横行結腸の間の大網を把持し切離の補助を行う（左下腹部ポート）。
- **助手右手**：横行結腸の把持，左手との協調で，上行結腸と横行結腸の間に大網の面を作る（右下腹部ポート）。
- **助手左手**：上行結腸の把持，左手との協調で，上行結腸と横行結腸の間に大網の面を作る（右側腹部・頭側ポート）。

術者，腹腔鏡担当助手（第2助手）は患者の左側へ，第1助手は右側に移動する（図23 A 181頁）。視野を胃結腸間膜右側とする。腹腔鏡は臍部ポートとする。USADを使用し上行結腸と横行結腸の間の大網を切離し，これらの結腸を直線化する（図46）。

② 肝彎曲の授動
- **腹腔鏡**：臍部
- **術者右手**：USADで，大網を横行結腸から切離・剝離していく。
- **術者左手**：大網のコントロール
- **助手右手**：横行結腸の把持，左手との協調で，横行結腸頭側・右側部に面を形成する。
- **助手左手**：上行結腸の把持，左手との協調で，上行結腸と横行結腸の間に大網の面を作る。

十二指腸第2部より内側の横行結腸部より結腸間膜紐に付着する大網を頭側・右側に剝離することにより膵前筋膜腹側の層に入ることができる（図22 ①〜④ 180頁）。これを剝離しながら，外側・頭側に剝離を続けると肝彎曲部に達する。最後に肝彎曲部腹膜の切離を行うことにより肝彎曲が剝離される。これらの操作は，先ほどの上行結腸から横行結腸が直線化させてあることにより容易となる。この剝離面を右側に続けて切離を繰り返し，肝彎曲部の腹膜の切離を終了する（図22 ⑤，⑥ 180頁）。引き続き，十二指腸腹側・外側の層を尾側に剝離を進めると，すなわち右Toldt癒合筋膜が2枚の癒合筋膜に分かれる腹側の筋膜（膵前筋膜へと続く筋膜）を切離すると，後腹膜側からの剝離側と連なる（図6 ③ 166頁，図22 ⑦ 180頁）。

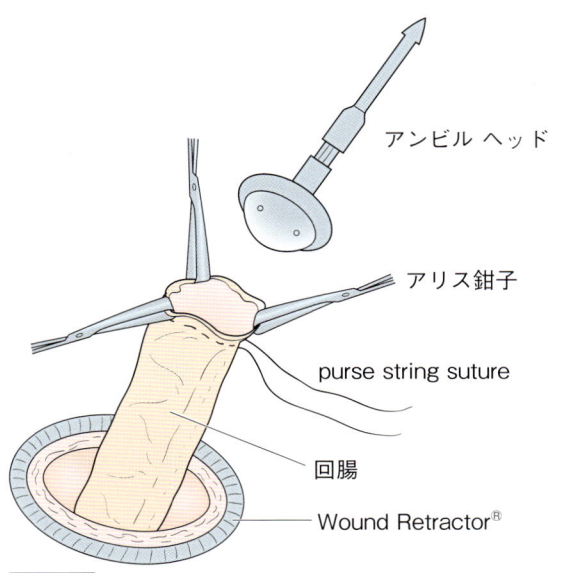

図 47 補助切開創での操作
臍上部で小開腹する。回腸断端を把持し，Purse string instrument®を用いて自動吻合器のアンビルヘッド(anvil head)を口側結腸に装着し，腹腔内に還納する。

ⓚ 上腹部での小開腹
① 終末回腸の切離と標本の取り出し
　気腹を中止し，臍上部で小開腹する。切開創の長さは通常約 50 mm 程度であるが，あまり長さにとらわれず，腫瘍が無理なく体外に引き出せる長さとする。病変および腸管を体外に引き出す時には，創縁保護のため必ず Wound Retractor®を使用し愛護的に行う。横行結腸の脈管を処理した後，ICA を温存し，盲腸ギリギリで回腸を切離し，大腸を摘出する。
② アンビルヘッドの装着
　回腸断端をアリス鉗子で把持し，Purse string instrument®を用いて自動吻合器のアンビルヘッドを回腸に装着し，腹腔内に還納する（図 47）。

ⓛ 腸管吻合
- **腹腔鏡**：臍部。スコープに angle をかけて吻合時に吻合部を見せる。
- **術者右手**：Circular stapler の操作
- **術者左手**：Circular stapler の操作と吻合部近傍の組織の排除
- **助手右手**：周囲組織の排除
- **助手左手**：周囲組織の排除

　上腹部切開創の Wound Retractor®に手術用手袋を装着して，再度気腹する。肛門から自動吻合器 PCEEA®を愛護的に導入して，トロッカーでリニアステープラーの切離線近傍を貫く。トロッカーを本体から抜去後，先端につけた糸を牽引することにより，腹腔内から除去する。その後，double stapling technique（DST）で吻合する（図 48）。腸管の捻転や吻合部への組織の挟み込みに十分注意する。骨盤腔に生理食塩水を満たし，シーリングテストを行う。

ⓜ ドレーン挿入と閉創
　吻合終了後にシラスコン®デュープルドレーンを左下腹部ポートから誘導して吻合部近傍に留置して手術を終了する。補助切開創は，0-PDS®糸にて mass closure とする。Hasson カニューレ創は，3-0 Vicryl®糸で腱膜縫合を行い，4-0 PDS®を用いた埋没縫合にて閉創する。ほかのポート創も同様の埋没縫合で閉創する。

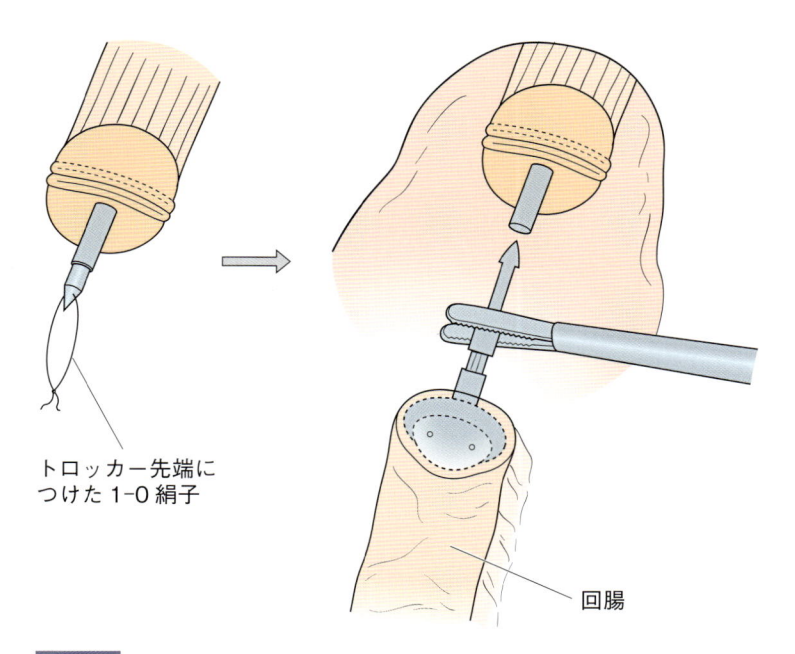

図48　回腸直腸吻合
肛門から自動吻合器 PCEEA®を愛護的に導入して，できる限りリニアステープラーの切離線近傍をトロッカーで貫く。トロッカーを抜去後，先端につけた糸を牽引することにより，腹腔内から除去する。その後，double stapling technique（DST）で吻合する。

VII　筋膜構成を理解すれば将来は QOL を備えた腹腔鏡下大腸全摘術も可能に

　良好な QOL（quality of life）も兼ね備えた腹腔鏡下大腸亜全摘術は，大腸の各部位の癌手術術式を統合することにより可能となる。特に腹腔と骨盤内の筋膜構成の連続性を認知すれば，面の手術として施行できる。最終的には，腹腔鏡下手術の適応となりにくい横行結腸中央部を小切開創とすることにより，この部分の血管処理と臓器摘出が完了できる。さらに，回腸と直腸の吻合は，さまざまに工夫されてきたが，単に端々吻合でも十分に quality が保たれる。

　将来的には，症例を積み重ねている内肛門括約筋切除術（ISR：intersphincteric resection）による肛門温存手術の手法をも取り入れて，腹腔鏡下大腸全摘術も可能である。

　腹腔鏡下大腸亜全摘術について述べた。各領域の臨床解剖に基づいた手技を合わせることにより，広い範囲の手術手技も比較的スムーズに施行しうる。

文献

1) Lockhart-Mummery HE, Dukes CE, Bussey HJ : The surgical treatment of familial polyposis of the colon. Br J Surg 43 : 476-481, 1956
2) Garcia-Ruiz A, Milsom JW, Ludwig KA, et al : Right colonic arterial anatomy. Implications for laparoscopic surgery. Dis Colon Rectum 39 : 906-911, 1996
3) VanDamme JP, Bonte J : Vascular anatomy in abdominal surgery. pp48-78, New York, Thieme Medical Publishers, 1990
4) 高橋 孝：直腸後方の筋膜構成について—いわゆる Waldeyer 筋膜について．消化器外科 27 : 1967-1976, 2004
5) 高橋 孝：直腸後方の筋膜構成について—いわゆる Waldeyer 筋膜について．消化器外科 28 : 115-122, 2005
6) 高橋 孝：直腸後方の筋膜構成について—いわゆる Waldeyer 筋膜について．消化器外科 28 : 221-227, 2005
7) 高橋 孝：直腸後方の筋膜構成について—いわゆる Waldeyer 筋膜について．消化器外科 28 : 475-480, 2005
8) 高橋 孝：直腸後方の筋膜構成について—いわゆる Waldeyer 筋膜について．消化器外科 28 : 1039-1044, 2005
9) Walsh PC, Donker PJ : Impotence following radical prostatectomy : Insight into etiology and prevention. J Urol 128 : 492-497, 1982
10) Shafik A : Anorectum. *In* Skandalakis' Surgical Anatomy. The Embryologic and Anatomic Basis of Modern Surgery. Edited by Skandalakis JE, Colborn GL, Weidman TA, et al. pp944-1002, New York, McGraw-Hill, 2004

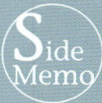

Side Memo: 腹部筋膜構成の理解が難しい部位での考え方

　胎生期の腹膜配置・体壁の基本図（図49）を示す。体幹周囲の筋膜構成の解釈の基本として，Tobin ら[1]および佐藤[2]の解釈がある。これによると，横隔膜より肛門側の体幹の構造は，円筒内の直線腸管として単純化して考えることができる。そして，その構成の基本は腹腔内の構成（円筒内の構成）と体壁の構成（円筒壁の構成）とに分けて考察される。前者においては頭側腹部で，背側腸間膜と腹側腸間膜が存在し，尾側腹部では背側腸間膜のみが腸管に関与する。後者は環状構成であり，支持組織の層の内方として腹膜下筋膜浅葉と深葉が腹部全周に存在する。体壁は筋層を中心として，対称の位置関係となる。体幹は発生学的に multi-layer structure（onion structure）と考えることができる[3]。

　そして，後腹膜腔の重要な諸臓器，諸器官は2葉の腹膜下筋膜の間にある。重要な諸臓器，諸器官を包んでいる2葉の筋膜を臨床解剖学的に理解することが大切である。さらに後腹膜腔の筋膜構成の腸間膜内への移行と，脈管，神経の筋膜穿通箇所の存在も考察しなくてはならない。

　佐藤[2]は，後腹膜腔内の腹膜下筋膜深葉は，そのまま腸管に向かう脈管に沿って腸間膜内に移行しているとの解釈を展開している。また，腹膜下筋膜浅葉には，脈管，神経の穿通箇所があり，ここで筋膜は脈管に沿って外方に向かい，ついには皮下筋膜深葉に移行していると考察している（図50）。

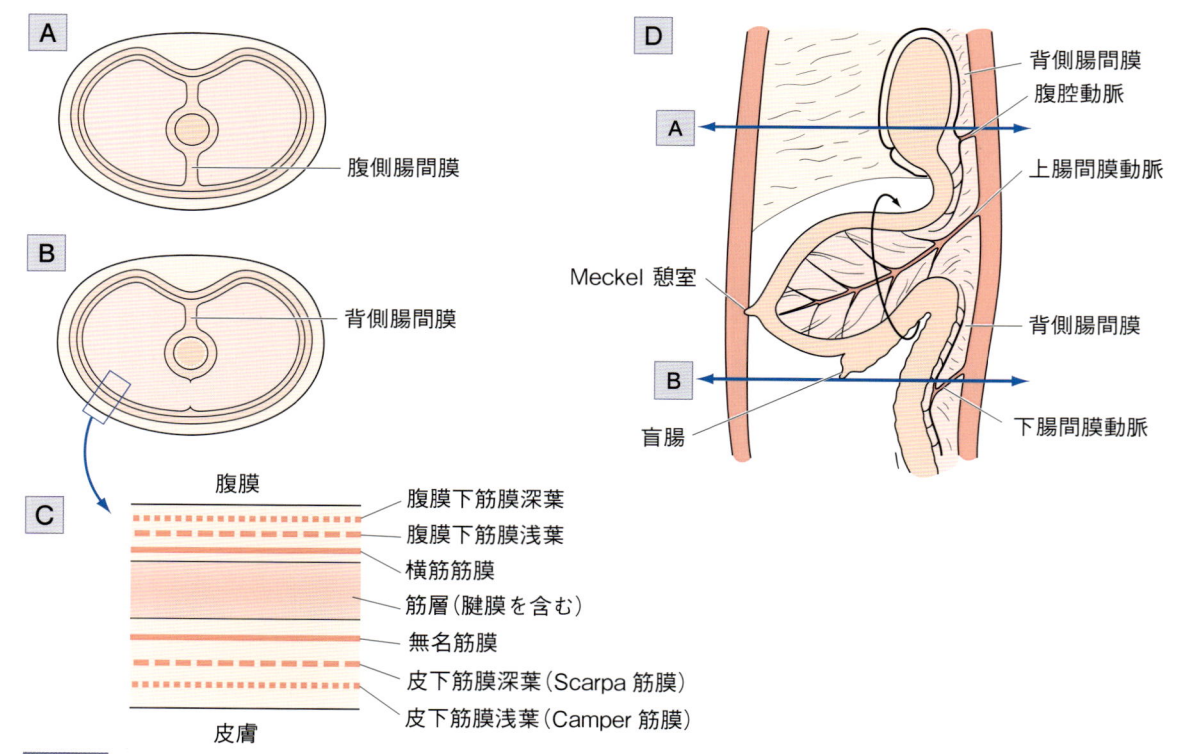

図49　胎生期の腹膜配置・体壁の基本図
体幹の構造は，腹腔内の構成（円筒内の構成）と体壁の構成（円筒壁の構成）に分けられる。後者は，筋層を中心として対称の関係にある。

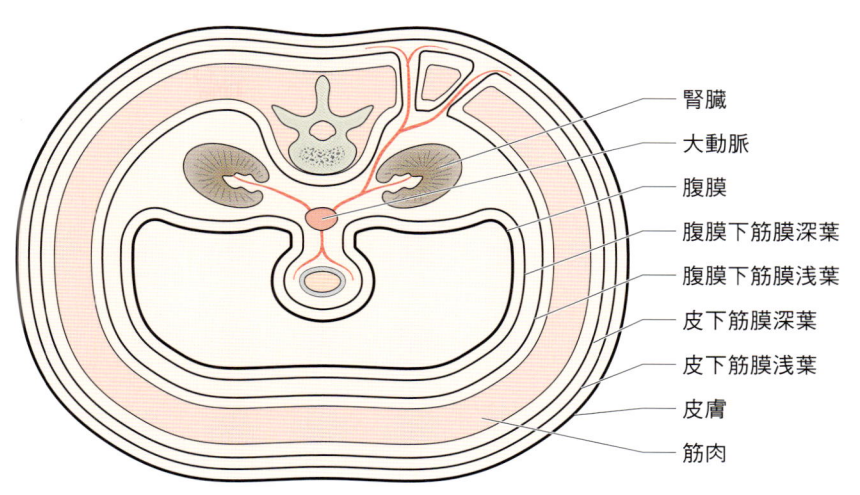

図50 佐藤の概念

腹膜下筋膜深葉は，そのまま腸管に向かう脈管に沿って腸間膜内に移行している．また，腹膜下筋膜浅葉は脈管・神経の穿通箇所に沿って外方に向かい，ついには皮下筋膜深葉に移行している．

　この佐藤の解釈を，腹部での筋膜構成がいまだに不確かな部位の考察に用いることにより，筋膜構成の理解が可能となる．

　すなわち，結腸の腸間膜は2枚の筋膜で構成されているとは限らないと考えられる．実際に，結腸手術において腸間膜剝離の際に，腸間膜を1枚切開しても，その背側に脈管を包む筋膜を視認することは日常的にある．さらに本来すべての腸管，腸間膜を覆う腹膜は壁側腹膜を含めて同一構造とされ，腹膜はfibrous layer（the tunica subserosa）とsurface layer of mesothelium（tunica serosa）からなっていることから考えると当然かもしれない[4]．さらに，佐藤の解釈を加えると（図50）[2]，腸間膜は4～6枚の筋膜として考えてよいことになる．

　現在まで外科手術において，腹腔における筋膜構成に疑問が残っている部位は以下の4か所である．すなわち，①右側結腸の授動の十二指腸第2部近傍で，右Toldt癒合筋膜と腹膜下筋膜深葉を剝離している時の筋膜構成，②S状結腸の授動で左Toldt癒合筋膜と腹膜下筋膜深葉の剝離を行っている時に，左Toldt癒合筋膜側に何枚かの筋膜を見てしまう場合，③Denonvilliers筋膜の直腸側に透明な筋膜が存在する場合，④Kraskeの後方アプローチにおいて，仙骨直腸靱帯より尾側の直腸背側表面に筋膜が存在する場合，である．

　以上のことを，腸間膜は2枚ではなく少なくとも4枚は同定できるとする考え方に基づいて考察する．①内側・後腹膜アプローチによる右側結腸授動の際に，十二指腸第2部部分で多くの筋膜が存在することも理解可能である（図51）．さらに，②S状結腸授動の際に見てしまう筋膜も考察可能となり，指標とする筋膜である腹膜下筋膜深葉のみに注意を集中させればよいことがわかる（図52）．③Denonvilliers筋膜は2枚の腹膜が癒合したことによるfusion theoryで説明されることが多い[5～10]．したがって，Denonvilliers筋膜の背側にさらに1枚存在する筋膜は，腹膜下筋膜深葉の続きの筋膜が直腸漿膜下まであることから（図50），当然直腸側の筋膜である．（図53）．しかし，この部分におけるこの筋膜の背側・頭側への連続性については，未解決である．ただし，④Kraske手術において，直腸仙骨靱帯を越えた後の直腸表面の筋膜は，佐藤の解釈を用いても未解決と言わざるをえない（図54）．

　筋膜構成の理解の基礎として，佐藤の解釈を述べた．しかし，佐藤の解釈をすべての腸管部位に適応することは避けなくてはならない．なぜなら，私たちの臨床解剖の目的は，その解剖を臨床の場，すなわち手術中に視認できる構造物としてその意義を見出すことにあるからである．したがって，佐藤の解釈を信じるあまり，背側腸間膜を起源とする大網が8枚の筋膜からできているという現実離れした表現を臨床の場に持ち出すのは，臨床解剖とはとても言えない．

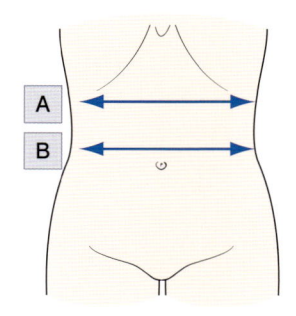

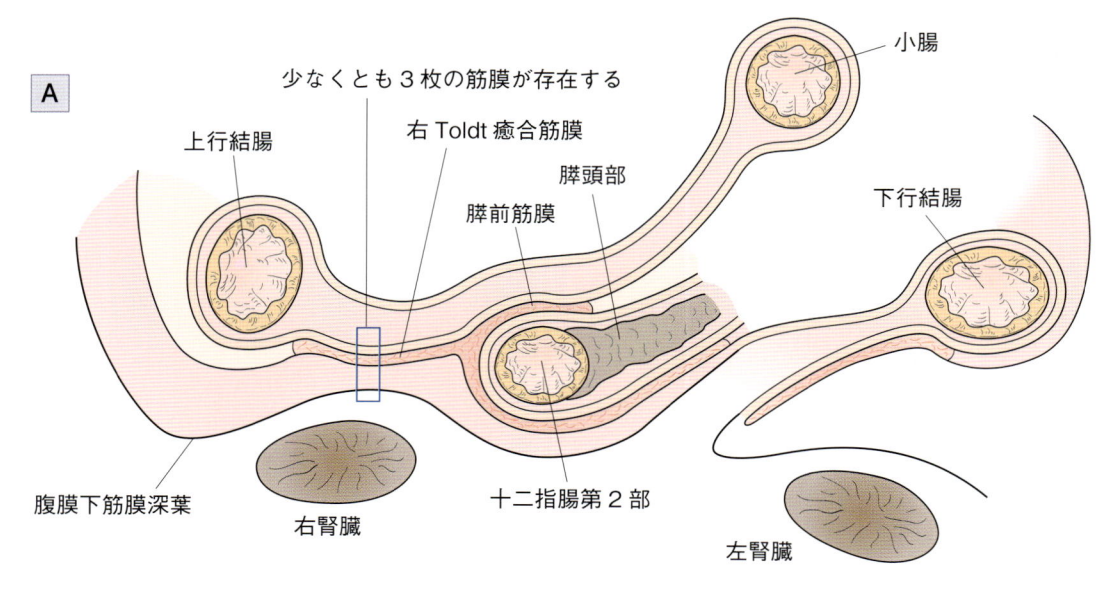

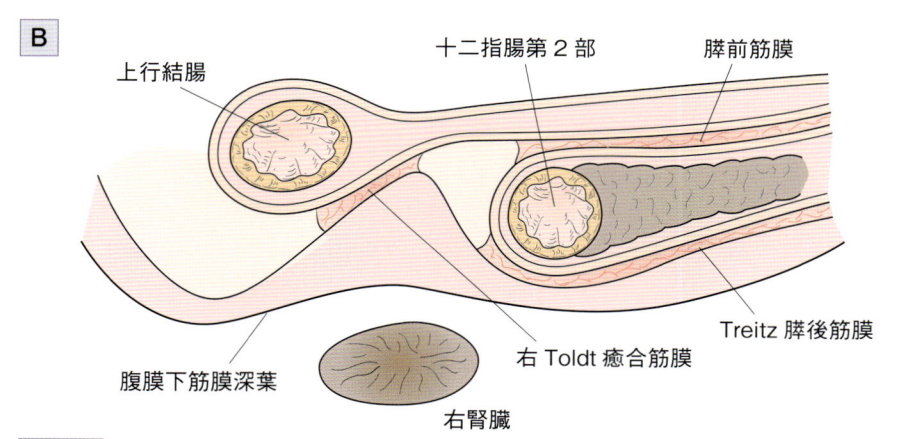

図 51　右側結腸授動における筋膜構成
内側・後腹膜アプローチによる右側結腸授動の際に，十二指腸第 2 部で多くの筋膜が存在することも佐藤の概念で理解可能である．

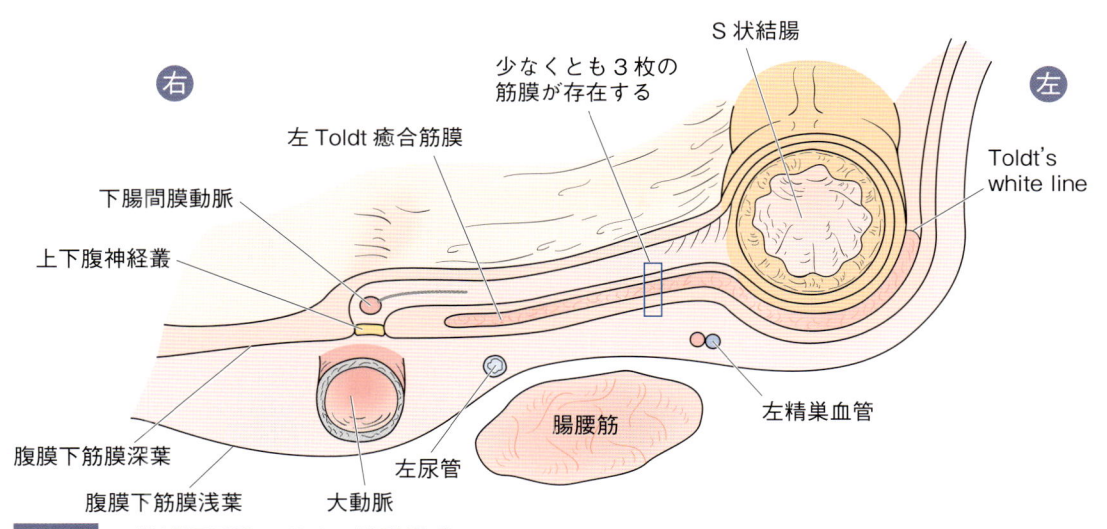

図52 S状結腸授動における筋膜構成

S状結腸授動の際の筋膜も考察可能となり，指標とする筋膜である腹膜下筋膜深葉のみに注意を集中させればよいことがわかる。

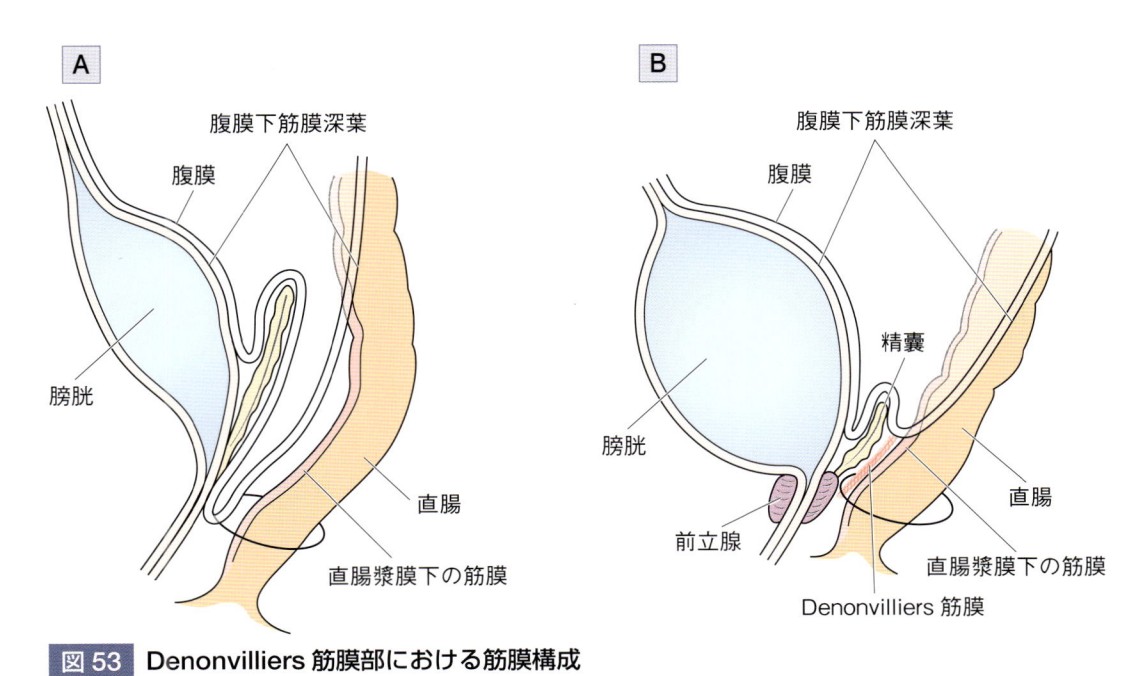

図53 Denonvilliers筋膜部における筋膜構成

Fusion theoryで考察すると，Denonvilliers筋膜の背側にさらに1枚存在する筋膜は，腹膜下筋膜深葉の続きの筋膜が直腸漿膜下まであることから直腸側の筋膜である。

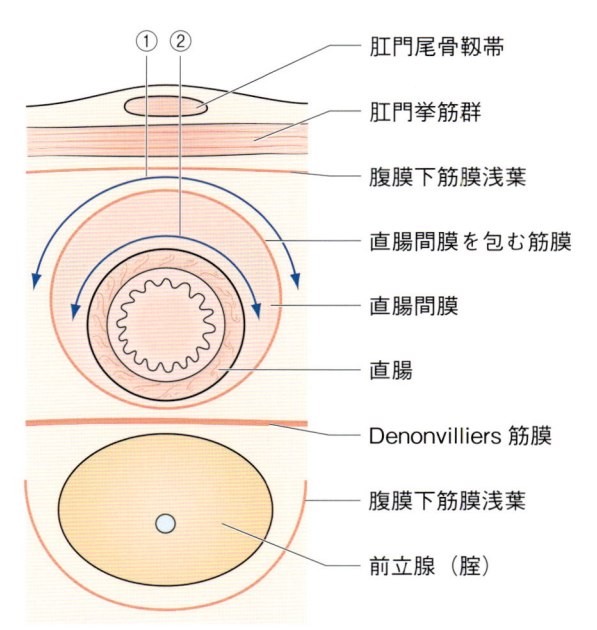

```
① ②
```
― 肛門尾骨靱帯
― 肛門挙筋群
― 腹膜下筋膜浅葉
― 直腸間膜を包む筋膜
― 直腸間膜
― 直腸
― Denonvilliers 筋膜
― 腹膜下筋膜浅葉
― 前立腺（腟）

図 54　Kraske 手術における筋膜構成
直腸仙骨靱帯を越えた後の直腸表面の筋膜は，佐藤の解釈を用いても未解決と言わざるをえない。

文献

1) Tobin CE, Benjamin JA, Wells JC：Continuity of the fascia lining the abdomen, pelvis, and spermatic cord. Surg Gynecol Obstet 83：575-596, 1946
2) 佐藤達夫：体壁における筋膜の層構成の基本設計．医学のあゆみ 114：C168-175，1980
3) Sato T, Hashimoto M：Morphological analysis of the fascial lamination of the trunk. Bull Tokyo Med Dent Univ 31：21-32, 1984
4) Skandalakis JE：Peritoneum, omenta, and internal hernias. In Skandalakis' Surgical Anatomy. The Embryologic and Anatomic Basis of Modern Surgery. Edited by Skandalakis JE, Colborn GL, Weidman TA, et al. pp503-513, New York, McGraw-Hill, 2004
5) Tobin CE, Benjamin JA：Anatomical and surgical restudy of Denonvilliers' fascia. Surg Gynecol Obstet 80：373-388, 1945
6) Uhlenhuth E, Wolfe WM, Smith EM, et al：The rectogenital septum. Surg Gynecol Obstet 86：148-163, 1948
7) Uhlenhuth E, Day EC, Smith RD, et al：The visceral endopelvic fascia and the hypogastric sheath. Surg Gynecol Obstet 86：9-28, 1948
8) Van Ophoven A, Roth S：The anatomy and embryological origins of the fascia of Denonvilliers：A medico-historical debate. J Urol 157：3-9, 1997
9) Richardson AC：The rectovaginal septum revisited：Its relationship to rectocele and its importance in rectocele repair. Clin Obstet Gynecol 36：976-983, 1993
10) Milley PS, Nichols DH：A correlative investigation of the human rectovaginal septum. Anat Rec 163：443-451, 1969

欧文索引

・太字の数字は主要説明頁を示す

A・B

abdominoperineal resection of the rectum　109
anococcygeal body　113, 115
anococcygeal raphe
　　　　64, 85, 102, 103, 115, 171, 194
──の切離　86
Applied Wound Retractor　52

Bursectomy　9

C

Camper 筋膜　4
circumferential resection margin
　　　　58, 96
condensation theory　96
Cooper 靱帯　5
CRM　58, 96

D

D2 郭清　79
D2 手術　37
D3 手術　37
Denonvilliers 筋膜
　　　　62, 63, 86, 87, 95, 96, 170, 198, 207
──の切離　88
Denonvilliers 筋膜腹側の剥離　86
──, 腹腔鏡下大腸亜全摘における
　　　　195
double stapling technique　52, 91
──による吻合　203
DST　52, 91

E

Endo-GIA®　90, 128
endopelvic visceral fascia　95

F

fibrous layer　7
functional end-to-end anastomosis
　　　　128, 129
fusion theory　96, 207

G

gastrocolic trunk　10
GCT　10
Gillot の surgical trunk　116

H

Hasson カニューレ　20
──の挿入　16
Henle's trunk　117
hiatal ligament　64, 85, 115, 171, 194
high tie　25, 59

I

ICA　10, 117, 161
ICV　117
ileocolic artery　10, 117, 161
ileocolic vein　117
IMA　11, 25, 58, 59, 78, 92, 134
──の切離　187
IMV　38
inferior mesenteric artery
　　　　11, 25, 58, 92, 134
inferior mesenteric vein　38
intersphincteric resection for rectal cancer　98, 204
ISR　98, 204

K

Kocher 授動術　127
Kraske 手術　113, 207

L

LAC　116, 134
Lap S　56
LapAPR　98
laparoscopic abdominoperineal resection of the rectum　98
laparoscopic left colectomy　134
laparoscopic low anterior resection of the rectum　58
laparoscopic right colectomy　116
laparoscopic sigmoidectomy　24
LapLAR　58
LapS　24
Lateral-to-medial　132
──, アプローチ　56
LCA　11, 25, 59, 81, 118, 134, 161
left colic artery　11, 25, 59, 118, 134, 161
Lloyd-Davies position　99
Loan-Star 開創器　105
long intestinal tube　24
low tie　25, 59

M

MCA　10, 117, 134, 161
Medial-to-lateral　132
──, アプローチ　56
mesorectum　54, 89, 95
middle colic artery　10, 117, 134, 161
Miles 手術　109
Modified Lloyd-Davies position　100
multi-layer structure　4, 58

O

onion structure　4, 58
open 法　17, 20

P

PCEEA　91
perineal body　64, 105, 106, 115, 171
picking up 手技　30, 145
presacral fascia　95
Purse string instrument®　52, 90, 203

R

RCA　10, 116, 161
Retzius 腔　64, 110, 171
right colic artery　10, 116, 161

S

S 状結腸　24, 28, 167
──の筋膜構成　95, 167
──の切離, 腹腔鏡下腹会陰式直腸切断術における　104
──の動脈系　59, 161
──の剥離　54, 56, 100
──の剥離層　27

211

S状結腸1孔式人工肛門造設術　108
S状結腸窩
　26, 28, 45, 54, 66, 81, 138, 146, 167, 168,
　173, 184, 191
　──の剥離・切離　31, 32, 146, 192
S状結腸外側アプローチ　65, 145
S状結腸窩斜根　146
　──の切離　192
S状結腸窩垂直根の切離　192
S状結腸癌　53
S状結腸間陥凹　26
S状結腸間膜
　26, 36, 42, 44, 53, 66, 74, 76, 79, 92, 95,
　145, 149, 167, 185
　──の授動　146
　──の漿膜切離　37
　──の癒合　168
S状結腸間膜右側の漿膜剥離　78
S状結腸間膜窩　54, 82
　──の剥離・切離　67, 146
S状結腸間膜根　26, 167
S状結腸間膜の剥離
　　　　　45, 46, 82, 84, 154, 155, 188
　──, 外側アプローチにおける　167
　──の断面図（頭側）　45, 83
　──の断面図（尾側）　46, 84

S状結腸切除術　15
S状結腸動脈　11, 14, 25, 79, 118, 135
S状結腸内側アプローチ　147
S状結腸の授動　45
　──, 外側からの　30, 48, 65, 82
　──, 内側アプローチによる　183
　──, 内側からの　35, 41, 69, 75
SA　11, 14, 25, 118
Scarpa筋膜　4
Shafikの解剖　64, 104, 110
sigmoid artery　11, 14, 25, 118
SMA　6, 10, 25, 59, 92, 117, 134, 161
SMV　10, 117
SRA　25, 59
superior mesenteric artery
　　　　　6, 10, 25, 59, 92, 117, 134, 161
superior mesenteric artery/vein　117
superior mesenteric vein　10, 117
superior rectal artery　25, 59
surface layer of mesothelium　7
surgical trunk　10
　──, Gillotの　117

T

TME　89, 110, 161

Toldt癒合筋膜　3, 66
Toldt's fusion fascia　66, 138
Toldt's white line　28, 30, 55, 66
Toldt's white lineの切離　145, 155, 191
　──, S状直腸外側の　66
total mesorectal excision　89, 110, 161
Treitz膵後筋膜　121, 130, 162, 179
TSME　89
tumor specific mesorectal excision　89
tunica serosa　7
tunica subserosa　7

U

ultrasonically activated device　2, 37
USAD　2, 37

W

waisting　110
waisting回避のための解剖　111
Waldeyer筋膜　96

和文索引

あ・い

アプローチの基本　20

胃・横行結腸間の筋膜構成　160
胃結腸間膜　8, 160
胃結腸間膜からのアプローチ
　──, 腹腔鏡下左側結腸切除の　156
　──, 腹腔鏡下大腸亜全摘における
　　　　200
胃結腸静脈幹　10, 117
胃と横行結腸　8

う

右側結腸　10
　──の筋膜構成　120, 162
　──の膵十二指腸からの剥離　183
　──の動脈　161
　──の腹膜下筋膜深葉からの剥離
　　　　125, 183
右側結腸間膜の剥離　130
右側結腸切除術式　118
右側結腸の授動　131, 132, 166
　──, 腹腔鏡下大腸亜全摘術における
　　　　182
右側結腸部における筋膜の構成　130
右側結腸リンパ節郭清度　116
右側傍十二指腸ヘルニア　7

え

会陰腱中心　64, 171
会陰操作　105, 106
会陰体　105

お

横筋筋膜　4, 5, 16
横行結腸
　──と十二指腸との癒合　179
　──の動脈　161
　──の動脈処理　160
　──の剥離・切離　157, 201
横行結腸癌　160
横行結腸間膜　8, 9, 137, 173, 176
横行結腸間膜根　137, 173
横行結腸間膜前（腹側）葉剥離　9
横行結腸間膜背側葉　10, 122
横行結腸間膜腹側葉　8, 10, 122, 158
横行結腸切除術　15
横行結腸大網紐　156
横行結腸動脈
　　　10, 11, 14, 117, 118, 134, 135, 161
横行結腸と大網の切離・剥離　157
　──, 腹腔鏡下大腸全摘における　201
横行結腸癒合筋膜　141

か

下行結腸　26
下行結腸間膜　26, 145, 167, 173
下行結腸授動, 腹腔鏡下左側結腸切除における　154
下腸間膜静脈　7, 38, 74
下腸間膜動脈
　　　4, 11, 12, 25, 28, 39, 59, 78, 92, 134, 135
下腹神経　28, 54, 61, 84, 92, 101, 147, 194
下腹神経前筋膜　53
家族性大腸腺腫症　161
回結腸静脈　117
回結腸動脈　10, 11, 14, 117, 161
回腸直腸吻合術　161
回盲部切除術　118
解剖学的指標　23
外肛門括約筋深部　115
外肛門括約筋浅部　115
外肛門括約筋皮下部　115
外側アプローチ　55, 56, 132
　──, Ｓ状結腸の　145
　──, 右側結腸切除の　132
　──, 腹腔鏡下Ｓ状結腸切除の　30
　──, 腹腔鏡下直腸低位前方切除の　65
　──の指標　55
外側からのＳ状結腸の授動　154, 191
外腸骨静脈　5
外腸骨動脈　5
外腹斜筋腱膜　5
拡大結腸右半切除術　15, 118, 119
拡大切除, 大腸の　118
郭清　2
郭清度
　──, 腹腔鏡下左側結腸切除の　134
　──, 腹腔鏡下大腸亜全摘術の　161
　──, 腹腔鏡下低位前方切除の　58
肝円索　16
肝彎曲　121

肝彎曲動脈　10, 11, 14, 117, 161
肝彎曲の授動　179
　──, 右側結腸切除における　127
　──, 腹腔鏡下大腸亜全摘における
　　　　202
肝彎曲部動脈　118
肝彎曲部の筋膜構成　179
肝彎曲部腹膜　127

き

気腹　20
既往手術の癒着　20
挙筋上腔
　　　64, 84, 85, 101, 102, 110, 171, 195
挙肛筋　102
筋層　4
筋膜　2
筋膜構築, 右側結腸の　132

く

クリップ法　24, 58
区域切除術
　──, 結腸の　137
　──, 大腸の　118

け

外科的神経血管束
　　　62, 63, 89, 109, 171, 198
経網嚢的アプローチ, 腹腔鏡下左側結腸切除の　156
経網嚢的剥離　143, 178
結腸亜全摘術　15
結腸右半切除術　15, 118, 119
結腸横隔靱帯　145, 199
結腸癌手術術式　14
結腸癌手術の定義　15, 118
結腸間膜脂肪組織　155
結腸間膜紐　202
結腸間膜腹側葉　8
結腸肝彎曲部　130
結腸筋膜構成　95
結腸区域切除　15
結腸左半切除術　15
結腸全切除術　161
結腸全摘術　15
結腸動脈　10, 118

結腸半切除術　15
結腸脾靱帯　140〜142, 155, 176, 199
結腸脾彎曲剝離　145
結腸脾彎曲部　11, 138, 155
　——の筋膜構成　158
　——の血管支配　134
　——の固定　174
　——の授動　158
　——へのアプローチ　33
結腸紐　156, 160, 176, 201
結腸部の筋膜構成　92
結腸部分切除　15
結腸傍溝　122

こ

肛門温存手術　204
肛門管　64
肛門挙筋　105, 113, 194
肛門挙筋群　85, 115
　——の切離　104
肛門側Ｓ状結腸切離　49
肛門尾骨靱帯　113
肛門尾骨縫線　64, 85, 102, 171, 194
肛門閉鎖，術前　99
岬角　36, 62, 149, 185
岬角レベルの筋膜　169
後胃間膜　8
後腹膜アプローチ　130
後腹膜下筋膜　6
骨盤神経叢
　　54, 84, 85, 88, 92, 101, 109, 171, 194, 197
骨盤底筋群　64, 110, 171
骨盤底筋膜の構成　109
骨盤内筋膜構成　60, 92, 169
骨盤内臓神経　102, 109
骨盤内の筋膜構成　92

さ

左側結腸　11, 25, 163
　——の動脈　135
左側結腸癌手術術式　136
左側結腸間膜　138
左側結腸授動　147
　——, 腹腔鏡下大腸亜全摘における
　　　　199
左側結腸切除術式　136
左側傍十二指腸ヘルニア　7
佐藤の概念　207
坐骨直腸窩　103
　——の脂肪組織　113
坐骨直腸窩脂肪　105
臍筋膜　16
臍輪　16

し

シラスコン®デュープルドレーン
　　52, 91, 107
ジャックナイフ体位　113
斜根　66
終末回腸の切離，腹腔鏡下大腸亜全摘における　203
十二指腸水平部　124
十二指腸第2部　121, 131, 132, 179
十二指腸第3部　22, 130
術前処置
　——, 腹腔鏡下S状結腸切除の　24
　——, 腹腔鏡下低位前方切除の　58
術中偶発症　58
術中診断的腹腔鏡　116
術中体位
　——, 腹腔鏡下S状結腸切除の　29
　——, 腹腔鏡下右側結腸切除の　123
　——, 腹腔鏡下左側結腸切除術の　144
　——, 腹腔鏡下大腸亜全摘術の　180
　——, 腹腔鏡下直腸低位前方切除の　64
　——, 腹腔鏡下腹会陰式直腸切断術の
　　　　99
術直前処置，腹腔鏡下腹会陰式直腸切断術の　99
助手による術野の展開　101
小開腹
　——, 右側結腸切除における　127
　——, 腹腔鏡下左側結腸切除における
　　　　158
小骨盤腔内の剝離　83
小骨盤腔の筋膜構成　58, 95
小腸移動　21
小腸間膜　21, 124
小腸間膜基部　22, 166
　——の切離・剝離　124, 182
小腸脱転　21
漿膜　7
漿膜下層　7
上下腹神経叢
　　41, 43, 54, 60, 72, 76, 92, 147, 151, 169,
　　184
　——における直腸固有筋膜の剝離　78
上行結腸間膜　120
　——の癒合　164
上行結腸と横行結腸の直線化，右側結腸切除における　126
上腸間膜静脈　10, 117
上腸間膜動静脈　117
上腸間膜動脈
　　4, 6, 7, 10, 11, 25, 59, 92, 117, 161
上直腸動脈　25, 59
上腹部小開腹，腹腔鏡下大腸亜全摘における　203

す

神経回廊　54
人工肛門
　——の maturation　108
　——の作製　107
腎筋膜　6

ステップ法　20
ストーマサイトマーキング　98
スパチュラ型電気メス　66
垂直根　66
膵前筋膜　121, 126, 127, 130, 162

せ

正中臍靱帯　16
正方形模型　136
生理的癒着　3
精索　5
精巣（卵巣）血管　33, 66, 138
精囊　86, 195
切除範囲
　——, 腹腔鏡下S状結腸切除の　24
　——, 腹腔鏡下左側結腸切除の　134
　——, 腹腔鏡下大腸亜全摘術の　161
　——, 腹腔鏡下低位前方切除の　58
切石位　29, 64
切離　2
仙角　62, 71, 76
仙骨前筋膜　95
仙骨前腔　113
仙骨直腸靱帯　95, 96, 207
浅会陰横筋　105
線維層　7
全直腸間膜切除　89, 110

そ

鼠径靱帯　5
総腸骨動脈　28
臓側　3
臓側骨盤内筋膜　54
臓側腹膜　6
側方靱帯　62, 63, 95, 171
側方靱帯レベルの筋膜　171

た

たまねぎ構造　4, 58
多重層構造　4
体位変換　21
体壁　4
胎生期の腹膜配置・体壁　4, 206
大腿静脈　5
大腿動脈　5

大腿ヘルニアにおける筋膜構成 5
大腸
　――の筋膜構成 162
　――の血管解剖 161
　――の骨格 136
大腸亜全摘術 161
大腸血管解剖 10
大腸手術術式の定義 14, 118
大腸動脈 14
　――の基本構成 119, 136
大動脈分岐部 60, 71, 149, 185
大動脈分岐部レベルの筋膜 169
大網 8, 9, 137, 160, 173, 174
　――の切離 126, 143, 156, 200
　――の剝離 141
　――の面を作る 202
大網紐 160, 201

ち

恥骨直腸筋 64, 113, 115, 171, 194
恥骨尾骨筋 115
腟後壁 105
中結腸静脈 117
中結腸動脈 10, 11, 14, 117, 134, 135, 161
中心性肥満患者 33, 67, 146
中枢側 D1＋α 郭清 81
　――, 自動縫合器を用いた 41, 48, 76
　――, 腹腔鏡下左側結腸切除の 153
中枢側 D2 郭清 40, 47, 75, 80
　――, 腹腔鏡下左側結腸切除の 152
中枢側 D3 郭清 39, 43, 73, 79
　――, 腹腔鏡下大腸亜全摘における 187
中枢側血管処理, 腹腔鏡下大腸亜全摘術における 186
中枢側リンパ節郭清 37, 44
　――, 内側アプローチにおける 78
　――, 腹腔鏡下左側結腸切除の 150
　――, 腹腔鏡下大腸亜全摘術の 161
　――, 腹腔鏡下直腸低位前方切除における 72
中皮の表層 7
超音波凝固切開装置 2, 37
腸回転と結腸間膜 139
　――の関係 175
腸管回転 117
　――と結腸間膜 139, 175
　――と腹膜 6
腸管拡張, 腹腔鏡の視野を妨げる 161
腸管切除・吻合, 腹腔鏡下左側結腸切除における 158
腸管の減圧, 術前処置としての 161
腸管吻合, 腹腔鏡下 S 状結腸切除における 52
腸間膜 7, 95

腸間膜根 130
腸骨恥骨靱帯 5
腸骨尾骨筋 115
腸腰筋 28
直腸
　――の解剖 109
　――の筋膜構成 60, 169
直腸 S 状部間膜 62, 169
直腸間膜 54, 62, 89, 92, 96
　――の切離 49, 51
直腸間膜全切除 161
直腸間膜内リンパ節 113
直腸筋膜構成 95
直腸筋膜の臨床解剖 91
直腸後腔 62, 85, 113
　――の視野 50
直腸後腔の剝離 83
　――, 腹腔鏡下大腸亜全摘における 193
直腸後方切除術, 直腸癌に対する 113
直腸固有筋膜
　28, 33, 34, 35, 36, 41, 43, 45, 54, 60, 61,
　62, 76, 77, 92, 95, 101, 109, 113, 147,
　149, 151, 167, 169, 184, 185, 188, 194
　――の剝離 49, 72
直腸子宮窩 62, 67, 86, 96, 170, 195
直腸周囲の剝離 49
直腸切離 49
直腸仙骨靱帯
　60, 62, 64, 84, 93, 95, 96, 101, 109, 171,
　194
直腸前方切除術, 直腸癌に対する 113
直腸側方での筋膜構成 96
直腸低位前方切除術 161
直腸の切離 89
　――, 腹腔鏡下大腸亜全摘における 198
直腸背側の剝離 86, 100, 195
直腸左外側の腹膜切開 68, 193
直腸腹側の切離・剝離 86
　――, 腹腔鏡下大腸亜全摘における 195
直腸腹側剝離 86
直腸吻合 91
直腸膀胱窩 62, 63, 67, 96, 170, 185, 195
　――の腹膜翻転部 86
直腸膀胱窩腹膜 62, 170
直腸膀胱窩レベルの筋膜 170

と

トロッカー 20
頭低位 21, 64, 123

な

内肛門括約筋切除術 204
内肛門括約筋部分切除による肛門温存術式 98
内視鏡下クリップ法, 術前マーキングの 116
内側
　――・後腹膜アプローチ法 124, 182
　――からの S 状結腸の授動 147, 183
内側アプローチ 56, 131, 132
　――, S 状結腸の 147
　――, 右側結腸切除の 132
　――, 腹腔鏡下 S 状結腸切除の 35, 41
　――, 腹腔鏡下大腸亜全摘術における 183
　――, 腹腔鏡下直腸低位前方切除における 75
　――の指標 54, 92
　――の範囲, 腹腔鏡下 S 状結腸切除の 48
内側からの切離・剝離 71
　――, S 状結腸の 185
内側臍索帯 16
内ヘルニア 7
波型鉗子 90

に

尿管 31, 66, 138, 192
　――の視認 32
尿管下腹神経筋膜 6, 53

は

バーサステップ 20
背側胃間膜 174
背側腸間膜
　4, 6, 8～10, 26, 121, 137, 141, 158, 162,
　173, 176
背側腹腔 26
背側腹膜 66
剝離 2
剝離線 4
剝離層 4
半切除, 大腸の 118

ひ

皮下筋膜深葉 4
皮下筋膜浅葉 4
肥満患者 33, 67, 146
脾彎曲部
　――に向かう剝離 156
　――の筋膜構成 173

215

―― の動脈　162, 163
　　―― の動脈支配　135
尾骨切除　113
左 Toldt 癒合筋膜
　　26, 28, 39, 43, 45, 76, 81, 95, 138, 141,
　　146, 149, 158, 160, 167, 168, 173, 188,
　　207
左 Toldt's white line の切離　191
左下腹神経　109
左結腸横隔靱帯
　　　　　　　140〜142, 155, 160, 174, 199
左結腸切除術　15
左結腸動脈
　　11, 12, 14, 25, 59, 81, 118, 134, 135, 161
左精巣血管　28
左側方靱帯の剥離・切離　88
　　――, 腹腔鏡下大腸亜全摘における
　　　　　　　　　　　　　　　　　　197
左内側臍靱帯　16
左尿管　28
左腰内臓神経　72, 153
病的癒着　3
病変の術前マーキング
　　――, 腹腔鏡下 S 状結腸切除の　24
　　――, 腹腔鏡下右側結腸切除の　116
　　――, 腹腔鏡下左側結腸切除の　134
　　――, 腹腔鏡下低位前方切除の　58

ふ

部分切除術, 大腸の　118
副右結腸静脈　117
副中結腸動脈　117
腹会陰式直腸切断術　98, 109
腹横筋腱膜　5
腹腔鏡下 S 状結腸切除術　24, 56
腹腔鏡下右側結腸切除術　116
腹腔鏡下結腸全切除術　161
腹腔鏡下左側結腸切除術　134
腹腔鏡下手術での剥離　4
腹腔鏡下大腸亜全摘術　161
腹腔鏡下大腸全摘術　204
腹腔鏡下直腸低位前方切除術　58
腹腔鏡下腹会陰式直腸切断術　98
腹腔検索, 術前　23
腹直筋前後鞘　107

腹直筋前鞘　107
腹膜下筋膜　4, 6, 28
腹膜下筋膜深葉
　　4, 6, 30, 33, **34**, 43, 45, **53**, 54, 60, 61, 63,
　　87, 92, 95, 109, 122, 131, 138, 149, 167,
　　169, 184, 188, 195, 199, 207
　　――, 最終ラインの尾側レベルの筋膜
　　　　　　　　　　　　　　　　　　171
　　―― からの剥離, 右側結腸の　125
　　―― の最終ラインの尾側　64
腹膜下筋膜浅葉
　　4, 6, 54, 63, 64, 92, 109, 113, 171, 207
腹膜切開, S 状結腸の剥離・授動におけ
　　る　185
腹膜切離, 直腸左外側の　33
腹膜配置　4
吻合部の屈曲予防　129

へ

ヘモクリップ　38
ヘルニアステープラー　49
壁側　3
壁側骨盤内筋膜　54
壁側腹膜　6, 26
臍　16
　　―― の筋膜解剖　16

ほ

補助小切開創　20
補助切開創, 腹腔鏡下大腸亜全摘におけ
　　る　203
北條式開肛器　107
傍十二指腸ヘルニア　7
傍仙骨アプローチ　113
　　―― の剥離層　114
傍仙骨的直腸切除術　113

ま・み

曲玉様に剥離, 直腸を　194
右 Toldt 癒合筋膜
　　　　120, 125, 130, 131, 160, 162, 179, 207
右横隔結腸靱帯　160

右結腸切除術　15
右結腸動脈　10, 11, 14, 161
右側方靱帯の剥離・切離　88
　　――, 腹腔鏡下大腸亜全摘における
　　　　　　　　　　　　　　　　　　197
右直腸動脈　116
右内側臍靱帯　16

む・め・も

無名筋膜　4

メッケル憩室　10, 117

盲腸の移動性　130
盲腸尾側部　130
網嚢　8, 137, 138, 143, 174, 176
網嚢切除　8, 9
網嚢背側壁　10, 158

ゆ・よ

癒合　2
癒合筋膜　2
癒着　2

腰内臓神経　38, 39, 44, 72, 74, 109, 188

ら

ラップディスク　90
卵円窩　5
卵黄嚢　10, 117
卵巣血管　33

り

リンパ節郭清, 腹腔鏡下低位前方切除の
　　　　　　　　　　　　　　　　　　58
リンパ節郭清度　10, 11

れ

レビテーター®　29, 64, 99
裂孔ヘルニア　7